RÖNTGENDIAGNOSTIK UND STRAHLENTHERAPIE IN DER KINDERHEILKUNDE

VON

DR. MED. JOSEPH BECKER
PRIVATDOZENT UND OBERARZT DER KINDERKLINIK
AN DER UNIVERSITÄT BONN

MIT 293 ABBILDUNGEN

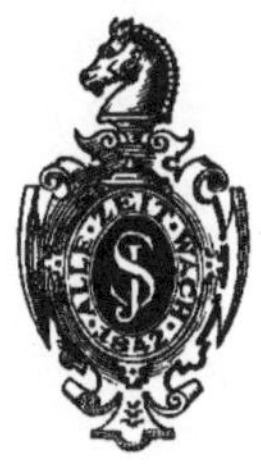

Springer-Verlag Berlin Heidelberg GmbH

ISBN 978-3-642-98849-3 ISBN 978-3-642-99664-1 (eBook)
DOI 10.1007/978-3-642-99664-1

URSPRÜNGLICH ERSCHIENEN BEI JULIUS SPRINGER IN BERLIN
SOFTCOVER REPRINT OF THE HARDCOVER 1ST EDITION 1931

Vorwort.

Die Röntgenkunde ist heute mit dem gesamten Gebiete ärztlicher Tätigkeit so eng verflochten, daß sie längst aufgehört hat eine seltene Kunst weniger Institute zu sein; infolgedessen sehen wir ein zunehmendes Bedürfnis nach Ausbildung in der Röntgenkunde bei den Studierenden und nach Fortbildung bei den praktizierenden Ärzten. Daß vor allem die Röntgendiagnostik und Strahlentherapie in der Kinderheilkunde ein bevorzugtes Gebiet der Ausbildung sein muß, bewiesen die Teilnehmer an den von der Bonner Röntgengesellschaft veranstalteten Fortbildungskursen und die Hörer meiner Vorlesung über dieses Gebiet. Immer wieder wurde der Wunsch geäußert, das Vorgetragene in Buchform zu besitzen, zumal eine knappe Zusammenfassung der Röntgendiagnostik *und* der Strahlentherapie in der Kinderheilkunde auf dem Buchmarkte fehlt und die Anschaffung mehrerer Werke bei der heutigen wirtschaftlichen Lage nur den wenigsten möglich ist.

Trotzdem fiel mir der Entschluß zu einer buchmäßigen Darstellung nicht leicht; die Grenze zwischen „zuviel" und „zuwenig" ist recht schwer zu ziehen. So habe ich das Gebiet denn dargestellt, wie ich es heute nach mehr als zehnjähriger klinischer und poliklinischer Tätigkeit mit den Kollegen bespreche und den Bedürfnissen der täglichen Praxis wie der Klinik für angepaßt halte.

Das Buch soll durchaus praktisch-klinischen Zwecken dienen, wie es auch aus der praktisch-klinischen Tätigkeit heraus entstanden ist. Es soll Auskunft geben, wann und wie eine Röntgenuntersuchung die klinische Diagnose fördern kann, und darauf hinweisen, wann der Arzt von einer Strahlenbehandlung für das kranke Kind Vorteile erwarten darf. Die Aufzählung der Literaturnachweise ist mit Absicht eingeschränkt worden und enthält in erster Linie solche Arbeiten, in denen der wissenschaftlich Arbeitende weitere Wege und Pfade zu den Quellen findet.

Nicht verfehlen möchte ich Herrn Professor Dr. Th. Gött für die freundliche Förderung, die er auf Grund seiner langjährigen klinisch-röntgenologischen Erfahrung mir hat zuteil werden lassen, an dieser Stelle meinen herzlichsten Dank auszusprechen.

Meinen besonderen Dank sage ich auch dem Herrn Verleger für das große und wohlwollende Entgegenkommen, das er mir in allen Dingen gezeigt hat, besonders als er meinem Wunsche nachgab, an Serienbildern desselben Patienten den Verlauf der Erkrankung darzustellen.

Möge das Buch mithelfen an der schönsten Aufgabe des Arztes — unseren Kindern die Gesundheit zu erhalten!

Bonn, im September 1931.

J. Becker.

Inhaltsverzeichnis.

A. Die Röntgendiagnostik in der Kinderheilkunde.

I. Kurze physikalisch-technische Einführung.

1. Allgemeines zur Physik der Röntgenstrahlen. Im Jahre 1895 entdeckte der Würzburger Physiker WILHELM CONRAD RÖNTGEN eine neuartige Strahlung, der die Fähigkeit eigentümlich ist, Materie durchdringen zu können. Diese Strahlen, die Röntgen zunächst als „X-Strahlen" bezeichnete, wurden ihrem Entdecker zu Ehren in Deutschland „RÖNTGEN-Strahlen" genannt. Zur Entdeckung dieser Strahlen kam RÖNTGEN durch das Studium der Erscheinungen beim Durchgang von elektrischem Strom durch verdünnte Gase. Verbindet man nämlich zwei in die Enden eines Glasrohres eingeschmolzene Glaselektroden mit einer geeigneten elektrischen Kraftquelle, etwa den beiden Sekundärpolen eines Induktors, so springen bei einer gewissen Entfernung der Elektroden bei Atmosphärendruck Funken über. Verdünnt man aber schrittweise durch Auspumpen die Luft in dem Rohr, so zeigen sich allmählich Leuchterscheinungen, das sogenannte „GEISSLER-Licht" (nach dem Bonner Glastechniker GEISSLER benannt). Treibt man durch weiteres Auspumpen die Luftverdünnung sehr weit, dann geht schließlich von der Elektrode, die mit dem negativen Pol der Elektrizitätsquelle verbunden ist, der „Kathode", ein bläulich-weißes Lichtbündel aus, die sogenannte *Kathodenstrahlung*; die Kathodenstrahlen setzen sich senkrecht zur Oberfläche der Kathode gradlinig fort und üben gewisse chemische, mechanische und thermische Wirkungen aus. Sie werden durch ein Magnetfeld aus ihrer Richtung abgelenkt; wo Kathodenstrahlen auf das Glas der Röhre treffen, zeigt sich eine Fluorescenz. Als RÖNTGEN eine solche Röhre während des Betriebes mit schwarzem Karton abblendete, beobachtete er, daß ein in der Nähe befindlicher Barium-Platin-Cyanürschirm aufleuchtete; er schloß daraus, daß eine Strahlung die Fluorescenz des Leuchtschirmes erregte, die Materie zu durchdringen imstande war. RÖNTGEN selbst konnte sehr bald feststellen, daß der neuen Strahlung auch die Fähigkeit zukam, ähnlich wie Lichtstrahlen auf die photographische Platte zu wirken. Er fand ferner, daß die neue Strahlung dort entstand, wo Kathodenstrahlen auf das Glas der Röhre auftrafen, ja überhaupt stets dort, wo Materie von Kathodenstrahlen getroffen wurde. Da die aufprallenden Kathodenstrahlen das Glas der Röhre stark erhitzten, kam RÖNTGEN bald auf dem Gedanken, die durch eine hohlspiegelähnliche Kathode gesammelten Kathodenstrahlen auf eine unter 45^0 geneigte, im Brennpunkt des Hohlspiegels angeordnete Platinfläche auftreffen zu lassen, alles Einrichtungen, die auch heute noch bei älteren Röhrenmodellen gebräuchlich sind: Schwermetall-Antikathode im Kathodenbrennfleck aufgestellt. Überhaupt waren die Untersuchungen RÖNTGENs von einer solchen umfassenden Gründlichkeit, daß er alle wesentlichen Eigenschaften der neuentdeckten Strahlenart selbst festlegen konnte: Sie setzen sich gradlinig fort, sind nicht durch den Magneten ablenkbar, lassen sich weder durch Linsen sammeln noch durch Prismen zerlegen, durchdringen Materie, erregen Fluorescenz, wirken auf die photographische Platte und lösen photo-chemische Reaktionen aus. Weiterhin fand RÖNTGEN, daß alle von diesen Strahlen getroffenen

Körper selbst wieder Röntgenstrahlen aussenden, die sogenannten Sekundärstrahlen; ferner, daß die Röntgenstrahlen die Luft ionisieren, d. h. leitfähig machen: Treffen Röntgenstrahlen ein aufgeladenes Elektroskop, so verliert es seine Ladung. Er beobachtete auch, daß die Durchdringungsfähigkeit der Strahlen umso größer ist,

1. je höher die angelegte Spannung,
2. je höher das Röhrenvakuum,
3. je geringer die Dichte der durchstrahlten Substanz und
4. je niedriger ihr Atomgewicht.

Für die Ausbreitung der Röntgenstrahlen ermittelte er die Gesetzmäßigkeit, daß ihre Intensität umgekehrt proportional ist dem Quadrat der Entfernung vom Ausstrahlungsort, ferner, daß sie sich allseitig gradlinig ausbreiten.

2. Vom Wesen der Röntgenstrahlen. Das eigentliche Wesen der Röntgenstrahlen hat sich erst mit der Entwicklung der modernen Atom-Physik schrittweise enthüllt. Wir haben gesehen, daß Röntgenstrahlen immer dort entstehen, wo Materie von Kathodenstrahlen getroffen wird. Die Entstehung der Kathodenstrahlen selbst erklärt man sich so, daß beim Stromdurchgang durch das verdünnte Gas der Geisslerröhre die Gasatome durch Zusammenstöße teilweise zertrümmert werden. Jedes Gasatom besteht nach neuerer Anschauung aus einem positiv geladenen Atomkern, um welchen Träger negativer Ladungen, die „Elektronen", in konzentrischen Bahnen kreisen. Unter dem Einfluß der an der Röhre liegenden Spannung treten Elektronen aus dem Atomverbande aus und werden als negative Ladungen von der ebenfalls negativ geladenen Kathode abgestoßen. Da mit dem Austritt von Elektronen in den „Atomresten" die positive Ladung überwiegt (man bezeichnet sie als positiv geladene „Ionen"), werden sie von der Kathode angezogen, treffen auf ihrem Wege zum Teil wieder auf Gasatome, aus welchen beim Zusammenprall ebenfalls wieder freie Elektronen abgeschleudert werden, die anodenwärts wandern, so daß also ein Strom von freien Elektronen zur Anode hin fortbewegt wird. Diesen Vorgang bezeichnet man als „*Stoßionisation*".

Elektronen entstehen auch, wenn ein Körper auf Weißglut erhitzt wird. Dabei nimmt mit steigender Temperatur die Anzahl der austretenden Elektronen zu. Diese Erscheinung spielt bei den neueren Röntgenröhren eine grundlegende Rolle, auf die wir noch näher zu sprechen kommen.

Die von der Kathode aus zur Anode hin sich bewegenden Elektronen stellen einen elektrischen Strom dar. Weil nun aber durch die angelegte Spannung zwischen Anode und Kathode ein elektrisches Feld herrscht, erleiden die von der Kathode fortbewegten Elektronen noch eine Beschleunigung, die mit der Größe der Spannungsdifferenz wächst, so daß bei den hohen Spannungen an modernen Röntgenröhren die Geschwindigkeit der Elektronen in einem solchen Felde sehr groß wird und nahe an die Lichtgeschwindigkeit heranreichen kann. Wo nun solche schnellbewegten Elektronen auf Materie treffen, entstehen *Röntgenstrahlen*. Man hat die Entstehung der Röntgenstrahlen so erklärt, daß bei dem Auftreffen der schnellbewegten Elektronen auf die Antikathode eine Bremswirkung stattfindet, bei der eine elektromagnetische Schwingung angeregt wird, eben die Röntgenstrahlung. Man kann sich das etwa an einem sinnfälligen Beispiel folgendermaßen klarmachen: Ein auf den Amboß fallender Hammer erregt beim Aufprall auch Schallwellen. In ähnlicher Weise wird auch beim Auftreffen der Elektronen auf Materie, also in der Röntgenröhre auf die Antikathodenfläche, eine elektromagnetische Schwingung, die Röntgenstrahlung, angeregt. Die kinetische Energie des in seinem Fluge plötzlich abgebremsten Elektrons wird in andere Energieformen umgewandelt. Es hat sich gezeigt, daß der größte Teil in Wärme und leider nur der kleinste Teil in Röntgenstrahlung umgeformt wird. Die Röntgenstrahlen stellen also eine elektromagnetische Schwingung dar.

3. Betrieb der Röntgenröhre. Da die *Glühkathode* umso mehr Elektronen aussendet, je stärker sie erhitzt wird, ist es ein Leichtes, durch stärkeres oder schwächeres Heizen der Kathode die Produktion von Elektronen und damit sekundär auch die Menge der erzeugten Röntgenstrahlen zu regulieren; da die „*Härte*" (= Durchdringungsfähigkeit) der Röntgenstrahlen von der angelegten Spannung abhängig ist, kann man die Qualität der Strahlung ebenfalls in einfachster Weise den jeweiligen Erfordernissen anpassen indem man die Spannung steigert oder vermindert. Die notwendige Hochspannung wird heute fast ausnahmslos durch *Transformatoren* erzeugt. Der hochgespannte Wechselstrom, der im Transformator erzeugt wird, verläuft in bezug auf Stromstärke und Spannung auf der Sekundärseite im wesentlichen sinusförmig und besitzt also *eine* Phase, die ohne weiteres für den Betrieb der Röntgenröhre unerwünscht ist. Es muß also entweder durch eine *Ventilvorrichtung* die unerwünschte Phase unterdrückt oder aber durch besondere Schaltung und Bau des *rotierenden Gleichrichters* dem anderen Teil der Halbwelle gleichgerichtet werden. Da unsere Wechselstromanlagen durchweg einen 50 periodigen Strom liefern, ergibt die erstere Anordnung 50, die letztere 100 Impulse in der Sekunde.

Die diagnostische Leistung eines Röntgenapparates ist umso größer, je mehr Röntgenstrahlen von der für den Bildaufbau erforderlichen Durchdringungsfähigkeit in der Zeiteinheit erzeugt werden. Da die Unruhe der Kinder es wünschenswert und meist notwendig erscheinen läßt, für die Röntgenphotographie mit möglichst kleinen Belichtungszeiten auszukommen, so ergibt sich zwangsläufig die Forderung gerade für die diagnostischen Arbeiten bei Kindern einen möglichst leistungsfähigen Großapparat zu benutzen.

4. Der Aufbau des Röntgenbildes. Die Qualität einer Röntgenaufnahme wird durch die *Bildschärfe* und den *optischen Kontrast* bestimmt. Die Bildschärfe ist nach geometrischen Gesetzen umso größer:

1. je kleiner der Röhrenbrennfleck ist;
2. je weiter der Brennfleck vom darzustellenden Objekt entfernt ist,
3. je näher sich das darzustellende Objekt an der Projektionsfläche befindet.

Eine ideale Abbildungsschärfe wäre dann erreicht, wenn jeder Punkt des Objektes auch wieder als Punkt abgebildet würde.

Die größtmögliche Verwirklichung der ersten Forderung bietet zur Zeit der GOETZEsche *Strichfokus*; die beiden anderen Forderungen können jedoch nur sehr annähernd erfüllt werden, so daß das Röntgenbild mit diesen unvermeidlichen Fehlern der Zentralprojektionen behaftet ist.

Der optische Kontrast wird bestimmt durch die relative Flächenhelligkeit benachbarter Stellen innerhalb bestimmter Grenzen. Die Beobachtung vor dem Röntgenschirm zeigt, daß mit zunehmender Spannung (Erzeugung durchdringungsfähigerer, „härterer", Strahlen) die Kontraste des Bildes abnehmen, mit abnehmender Spannung („weicherer" Strahlung) dagegen das Bild kontrastreicher erscheint (Einfluß der Sekundärstrahlen).

(Man beachte, daß im Gegensatz zur Lichtphotographie die Röntgenphotographie ein kontrast*reiches* Bild als „weich", ein *kontrastarmes, flaues,* Bild als „hart" bezeichnet, also entsprechend der Qualität der Strahlung.) — Es besteht also je nach der Dickenausdehnung und der Absorptionsfähigkeit für jeden Körperteil eine optimale Strahlenhärte, deren absolutes Maß bei Kindern, entsprechend den Unterschieden durch Alter und Ernährungszustand, von Fall zu Fall wechselt und nur auf Grund der Erfahrung richtig geschätzt werden kann.

Empfindlichkeit und *„Gradation“* sind die für den Aufbau des Röntgenbildes wesentlichen Eigenschaften des photographischen Materials selbst. Mit „Gradation“ bezeichnet man das Maß der Schwärzung, die eine lichtempfindliche Schicht durch eine kontinuierliche Folge von Belichtungen erleidet. Diese Schwärzung ist umso größer, je höher (bei gleichbleibender Qualität) die Intensität der Strahlung und je länger ihre Einwirkungsdauer ist, hängt also bei der Röntgenstrahlung von der Milliampère- (m.A.) Zahl des Röntgenstromes und der Expositionszeit ab. (Für die Aufnahme auf Doppelfilm mit Verstärkerfolien gilt das *licht*photographische Gesetz, daß die Schwärzung in stärkerem Maße von der Intensität abhängig ist, in praxi also höhere m.A.-Werte und kürzere Belichtungszeit bessere Bilder ergeben als kleinere m.A.-Werte bei gleichem Milliampère-Sekunden-Produkte, — gleiche Röhrenspannung vorausgesetzt.)

Durch die Herstellung von Filmen von besonders günstiger „Gradation“ liefert die Industrie sowohl Negativmaterial von besonderer Eignung für eine reine Röntgenstrahlung (z. B. für Extremitätenaufnahmen), wie solches, das unter Verwendung von Doppelfolien auch mit härterer Strahlung noch kontrastreiche Bilder ergibt, wodurch die Leistungsfähigkeit einer Röntgenapparatur wesentlich vergrößert wird.

5. Der Einfluß der Streustrahlung auf die Bildqualität. Jedes von Röntgenstrahlen getroffene Masseteilchen sendet selbst wieder Röntgenstrahlen aus, die man als *„Sekundärstrahlung“* bezeichnet; da dieselben nach allen Richtungen sich ausbreiten, stören sie das Projektionsbild und machen es unscharf. Weil nun die Größe der Streustrahlung von der Dicke des Objektes, der Härte der Strahlung und von der Größe des Strahlenkegels abhängig ist, ergibt sich zunächst die Notwendigkeit, eine möglichst geringe Strahlenhärte zu wählen; eine Verringerung der Objektdicke durch Kompressionsblenden ist bei Kindern, die sich eine solche Belästigung nicht gefallen lassen, unmöglich. Eine wesentliche Verringerung der Streustrahlenwirkung erzielt man durch Verwendung der *Bucky-Aufnahmeblende*. Diese besteht aus einem beweglichen System von parallelen Bleistreifen, das fast ausschließlich Strahlen in der Richtung des primären Strahlenbündels durchläßt und alle störenden, schräg zur Bildfläche gerichteten Sekundärstrahlen abfängt.

6. Zur Aufnahmetechnik. Voraussetzung für eine gute Aufnahme ist vor allem die Ruhigstellung des Patienten. Um diese zu erzielen, muß man in erster Linie darauf bedacht sein, dem kleinen Patienten möglichst jede Unbequemlichkeit in der Lagerung und beim Festhalten zu ersparen; geschickte Helferhände sind bei Kindern jeder mechanischen Fixiervorrichtung unendlich überlegen. Über besondere Hilfsmittel, die sich uns bei speziellen Aufnahmezwecken bewährt haben, ist in den betreffenden Abschnitten berichtet, ebenso über die Aufnahmerichtung bei den einzelnen Organen.

Die Frage: „Platte oder Film“ ist wohl heute endgültig zugunsten des doppelseitig begossenen Filmes entschieden.

Für Extremitätenaufnahmen ist zur Erzielung feinster Zeichnungsschärfe in der Knochenstruktur der Film ohne Folie zu benützen.

Für Aufnahmen des Schädels, der Wirbelsäule, des Beckens, des Darmes und der Niere bevorzugen wir den Gebrauch der *Doppelfolie* bei Anwendung der Buckyblende. Für Lungenaufnahmen ist wohl heute allgemein die Doppelfolie üblich, da die dadurch ermöglichte Kürze der Belichtungszeit ein Vorteil ist, der die geringe Einbuße an Schärfe der Zeichnung vielfach überwiegt.

Was die spezielle *Aufnahmetechnik* anbetrifft, so ist es aus den früher genannten Gründen unmöglich zahlenmäßige Angaben zu machen, wie man von jedem Kind jederzeit eine gute Röntgenaufnahme herstellen kann. Dazu gehört Übung und Erfahrung, die jeder selbst erwerben muß.

Als groben Anhalt können die nachfolgenden Zahlen dienen, die auf ein mäßig starkes Instrumentarium zugeschnitten sind und die Verwendung doppelseitig begossener Filme, bester Folien und einer Glühkathodenröhre mit Strichfokus voraussetzen.

Fokus-Plattenabstand 60 cm.

Körperteil	m.A.	K. V.	Sek.
Doppelfilm ohne Folie.			
Finger	60	40	1
Handgelenk bis 3 Jahre	60	40	1—1,5
„ über 3 „	60	45	1—1,5
Fußgelenk bis 3 „	60	40	1,5
„ über 3 „	60	50	1,5
Kniegelenk bis 3 „	60	45—50	1,5
„ über 3 „	60	50—55	1,7
Doppelfilm mit Folienkombination			
Lunge, Kleinkinder	70	40	0,2
„ größere Kinder	70	40—45	0,3
Schädel, sagittal	60	70	1—1,5 } mit Bucky-Blende
„ frontal	65	60	1,2—1,5 } mit Bucky-Blende
Becken	65	60	1,2—1,5 } mit Bucky-Blende

Bei der *photographischen Verarbeitung* des Röntgenfilms hält man sich zweckmäßig an die für die benutzte Filmart vorgeschriebenen Regeln. Die automatische Standentwicklung bietet große Vorteile durch Zeit- und Materialersparnis, sofern täglich Filme entwickelt werden müssen. Unterexponierte und unterentwickelte Filme können durch Verstärkung verbessert werden, überentwickelte und überbelichtete geben nach Abschwächung mit Blutlaugensalz meist noch recht brauchbare Resultate; zu „hart“ und dabei zu lange exponierte Filme sind im allgemeinen unbrauchbar.

Die Betrachtung der trockenen, fertigen Negative erfolgt im *Plattenschaukasten,* der unbedingt in seiner Helligkeit regulierbar sein muß. (Einzelheiten s. Physik und Technik des Röntgenverfahrens von Brenzinger, Janitzky und Wilhelmy 1930. Die photographischen Grundlagen des Röntgenbildes, R. Herz 1929. Kontrast und Schärfe im Röntgenbild. Bronckhorst 1927.)

II. Die Röntgenuntersuchung der Wachstumsvorgänge.

1. Die normalen Wachstumsvorgänge am Knochen.

Die Erkennung der oft verwickelten Wachstumsstörungen am Skelet setzt die Kenntnis der feineren Vorgänge des normalen Knochenwachstums voraus. Für die Röntgenuntersuchung kommen in erster Linie die entsprechenden Prozesse an den Röhrenknochen in Frage.

Das ursprünglich knorpelig angelegte Skelet wird im Laufe der Entwicklung durch zweierlei Vorgänge, die beim Menschen immer gemeinsam wirksam sind, durch Knochen ersetzt: Durch die perichondrale und durch die enchondrale Verknöcherung.

In den ersten Anfängen der Verknöcherung, etwa eines langen Röhrenknochens, bildet sich von der Mitte nach den Enden zu fortschreitend vom Perichondrium aus Knochen, der den Schaft manschettenförmig umschließt. Dieser von Knochen umschlossene Teil ist die Diaphyse, die freiliegenden Knorpelenden sind die Epiphysen. Der vom Knochen eingehüllte Knorpelbezirk wird von innen heraus verdrängt durch die enchondrale Verknöcherung: Blutgefäße dringen durch den Knochenmantel in den Diaphysenknorpel ein und bilden dort den primären Markraum, der sich soweit vergrößert, daß nur noch an den Enden dünne Knorpelbezirke erhalten bleiben. Diese Grenzschicht zwischen Epiphyse und Diaphyse ist das eigentliche Zentrum des Längenwachstums. An diesen Stellen vermehren sich die Knorpelzellen sehr lebhaft, vergrößern sich und bilden Längsreihen, „Knorpelzellsäulen", zwischen denen Knorpelgrundsubstanz liegt. Man kann sich das körperlich etwa so vorstellen wie eine Honigwabe, in der das Wachsgerüst der Knorpelgrundsubstanz und der honiggefüllte Innenraum den Knorpelzellsäulen entsprechen würde. In den diaphysenwärts gelegenen Teilen nimmt die Knorpelgrundsubstanz Kalksalze auf (präparatorische Verkalkungszone). Im weiteren Verlauf des Verknöcherungsprozesses werden die am weitesten diaphysenwärts vorgeschobenen, geblähten Zellen der Knorpelsäulen von Gefäßsprossen des Markraumes zerstört, während sich gleichzeitig Knochenbildungszellen (Osteoblasten), Abkömmlinge der Markgefäße, an die stehengebliebenen Bälkchen der Knorpelgrundsubstanz anlegen. Durch die Tätigkeit dieser Osteoblasten bildet sich zunächst osteoide Substanz, die weiterhin sich mit Kalksalzen imprägniert und dadurch zu echtem Knochen wird. Andere von den Markgefäßen abstammende Zellen, die Osteoclasten, haben die Fähigkeit, Knochensubstanz abzubauen, also eine Funktion, die der der Osteoblasten entgegengerichtet ist. Durch ihre Tätigkeit wird der Teil des Knochens, der aus statischen Gründen überflüssig erscheint, wieder vernichtet, so daß das bekannte Bälkchengerüst der Knochenspongiosa übrig bleibt.

Solange das Wachstum anhält, werden unaufhörlich neue Knorpelzellsäulen gebildet, neue Anteile der Knorpelgrundsubstanz mit Kalksalzen durchtränkt, von osteoblastisch gebildetem Knochen eingemauert und durch Osteoclasten wieder bis auf die funktionell unbedingt notwendigen Anteile abgebaut, so daß an den Wachstumszonen ein fortwährendes Wechselspiel zwischen Anbau und Abbau von Knochensubstanz stattfindet.

Gleichzeitig mit diesen Vorgängen, die den Knochen in die Länge wachsen lassen, wird durch die periostale Verknöcherung eine Dickenzunahme des Knochens erreicht; nämlich von der Knochenhaut aus werden immer neue Schichten von Knochensubstanz peripher gebildet und so der Querschnitt des Knochens vergrößert. Gleichzeitig mit dieser Apposition findet von der Markhöhle aus eine Resorption der älteren Knochenschichten statt, wodurch einer übermäßigen Wandstärke des Röhrenknochens entgegengearbeitet wird. Wie ausgedehnt der Resorptionsvorgang und damit der Umbau des ganzen Knochens ist, kann man beispielsweise daraus ersehen, daß der Querschnitt des Schenkelknochens eines Neugeborenen nicht einmal den Querschnitt der Markhöhle des Schenkelknochens vom erwachsenen Individuum ausfüllt, und der Oberschenkelknochen eines dreijährigen Kindes schon fast nichts mehr von der Knochensubstanz des Neugeborenen enthält.

An einem gewissen, jeweils verschiedenen Zeitpunkte der Entwicklung, beginnt an jedem Röhrenknochen auch im Inneren der Epiphyse der Verknöcherungsvorgang. Auch hier sprossen vom Perichondrium aus Gefäße in das Innere des Knorpels ein, bilden einen primären Markraum und erzeugen durch Osteoblasten

Knochensubstanz, ganz ähnlich wie bei der enchondralen Verknöcherung der Diaphyse. Diese sogenannten epiphysären Knochenkerne vergrößern sich im Laufe der Entwicklung, so daß die Wachstumszone zwischen verknöcherter Diaphyse und knöchernem Epiphysenkern mit der Zeit immer mehr eingeengt wird. Da sich im Röntgenbild verknöcherter Epiphysenkern und Diaphysenknochen durch ihren Gehalt an Kalksalzen deutlich abzeichnen, dagegen die Knorpelwucherungszone keinen Schatten gibt, so erscheint sie späterhin als eine schmale, strahlendurchlässige Zone zwischen knöcherner Epi- und Diaphyse. Diese Lücke, anatomisch der Knorpelfuge entsprechend, ist ein Zeichen dafür, daß noch wachsender Knorpel vorhanden ist, infolgedessen noch die Möglichkeit weiteren Längenwachstums besteht. Mit dem Verschmelzen von Epiphyse und Diaphyse in späteren Jahren, im Röntgenbild durch das Verschwinden der Epiphysenlinie gekennzeichnet, hört die Möglichkeit weiteren Längenwachstums für den betreffenden Knochen auf.

Auftreten der Verknöcherung[1].

Finger-Phalangen	bei der Geburt vorhanden
Proximaler Epiphysenkern der Daumengrundphalanx	2.—3. Jahr
Proximale Epiphysenkerne der Grundphalangen	2.—3. ,,
Proximale Epiphysenkerne der Mittelphalangen	2.—3. ,,
Proximale Epiphysenkerne der Endphalangen	3. Lebensjahr
Mittelhand:	
Diaphysen der Metacarpi	bei der Geburt vorhanden
Distale Epiphysen der Metacarpi (II—V)	$2^1/_2$—3. Jahr
Distale Epiphyse des Metacarpus I	3. Jahr
Handwurzel:	
Os capitatum	1.—13. Lebensmonat
Os hamatum	1.—6. ,,
Os triquetrum	3.—4. Lebensjahr (Ende)
Os lunatum	3.—6. ,, ,,
Os naviculare	5.—8. ,,
Os multangulum minus	4.—5. ,,
Os multangulum majus	4.—7. ,,
Os pisiforme	9.—14. ,,
Unterarm:	
Radius-Diaphyse	bei der Geburt vorhanden
Ulna-Diaphyse	,, ,, ,, ,,
Distale Radius-Epiphyse	1.—3.Lebensjahr (Anfang)
Distale Ulna-Epiphyse	6.—8. ,,
Capitulum radii	5.—6. ,,
Olecranon-Kerne	10.—13. ,,
Oberarm:	
Humerus-Diaphyse	bei der Geburt vorhanden
Caput humeri	4.—8. Lebensmonat
Tuberculum majus	2.—3. Lebensjahr
Tuberculum minus	4. ,,
Epicondylus lateralis	8.—12. ,,
Trochlea humeri	10.—11. ,,
Zehen:	
Diaphysen der Phalangen	bei der Geburt vorhanden
Proximale Epiphysen der Phalangen	3. Lebensjahr
Mittelfuß:	
Diaphysen der Metatarsi	bei der Geburt vorhanden
Epiphysen der Metatarsi	3. Lebensjahr

[1] Einzelheiten über die normale Ossification siehe in dem während der Drucklegung erschienenen Werk von E. RUCKENSTEINER. Daselbst ausführliches Literaturverzeichnis!

Fußwurzel:

Calcaneus	bei der Geburt vorhanden
Talus	,, ,, ,, ,,
Os cuboideum	,, ,, ,, ,,
Os cuneiforme III	5.—7. Lebensmonat
Os cuneiforme I und II	2.—3. Lebensjahr
Os naviculare	4. ,,
Calcaneus-Apophyse	6.—10. ,,

Unterschenkel:

Diaphysen von Tibia und Fibula	bei der Geburt vorhanden
Proximale Tibia-Epiphyse	,, ,, ,, ,,
Distale Tibia-Epiphyse	8.—18. Lebensmonat
Distale Fibula-Epiphyse	12.—18. ,,
Proximale Fibula-Epiphyse	3.—6. Lebensjahr
Patella	3.—5. ,,
Tuberositas tibiae	10.—12. ,,

Oberschenkel:

Femur-Diaphyse	bei der Geburt vorhanden
Collum femoris	,, ,, ,, angedeutet
Distale Femur-Epiphyse	9.Fötal- bis 1.Lebensmonat
Caput femoris	10. Lebensmonat
Trochanter major	3.—4. Lebensjahr
Trochanter minor	8.—11. ,,

Brust:

Costae	bei der Geburt vorhanden
Clavicula	,, ,, ,, ,,
Manubrium sterni	,, ,, ,, ,,
Corpus sterni (variable Kerne)	, ,, ,, ,,
Processus ensiformis	6.—7. Lebensjahr
Capitulum costarum	8. ,,
Tuberculum costarum	8. ,,
Clavicula (sternaler Epiphysenkern)	15.—20. ,,

Rücken:

Vertebrae	bei der Geburt vorhanden
Os sacrum	,, ,, ,, ,,
Os coccygeum I	,, ,, ,, ,,
Processus coracoideus scapulae	1. Lebensjahr

Hals:

Zungenbeinkörper	1.—3. Lebensjahr
Zungebeinhörner	6.—10. ,,

Da erfahrungsgemäß die einzelnen Knochenkerne der Epiphysen sowie die Verknöcherungszentren der kurzen Knochen zu ganz bestimmten Zeiten der Entwicklung erscheinen, wenn auch mit einer gewissen physiologischen Schwankungsbreite, so sind aus ihrem Auftreten Schlüsse erlaubt auf die Wachstumsintensität des betreffenden Individuums.

Die individuelle Schwankungsbreite im Auftreten der einzelnen Knochenkerne ist recht groß, wie wir aus zahlreichen Untersuchungen wissen, so daß eine gewisse Zurückhaltung bei der Beurteilung der Knochenentwicklung auf Grund des Radiogrammes am Platze ist. STETTNER, dem wir eingehende vergleichende Untersuchungen verdanken, stellte fest, daß Kinder der begüterten Volksschichten im Längenwachstum und auch in der Differenzierung der Knochen den Kindern der Arbeiterbevölkerung gleichen Alters voraus sind. Die geringsten Längenmaße und die rückständigste Knochenkernentwicklung sollen die Kinder der Landarbeiter haben. Die tägliche Erfahrung bestätigt STETTNERS Beobachtung, daß hochwüchsige Individuen in besonders gutem Ernährungszustand aus wohlhabenden Familien sehr häufig auch in der Entwicklung der Knochenkerne dem

Altersdurchschnitt etwas voraus sind. Neben der sozialen Lage, von der ja wohl auch die Ernährungsform abhängig ist, können auch Krankheitszustände die Knochenentwicklung beeinflussen (Coeliakie, Hypophyse usw.). Über den normalen Zeitpunkt für das Auftreten der einzelnen Knochenkerne liegen zahlreiche Untersuchungen vor, die uns neben eigener Erfahrung die Daten für die vorstehenden Tabellen geliefert haben. In der Praxis am meisten bewährt hat sich bei uns ebenso wie an zahlreichen übrigen Röntgeninstituten die bekannte Tabelle von GÖTT, die nur die Differenzierung des Handskeletes berücksichtigt (Abb. 1). Abgesehen von besonderen wissenschaftlichen Fragestellungen genügt in den allermeisten Fällen auch die Aufnahme des Handskelets durchaus für eine Beurteilung der Knochenentwicklung, besonders wo die Kostenfrage eine Rolle spielt. Die große ausführliche Tabelle kommt nur für die einzelnen Fälle in Betracht, in denen besondere Fragestellungen vorliegen. Einen besonderen Vorzug

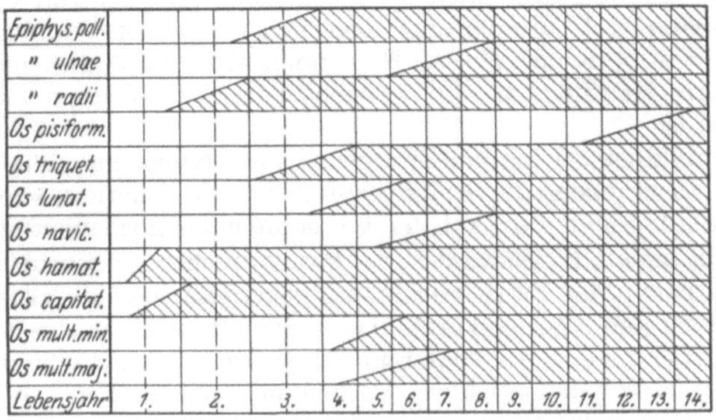

Epiphys. poll.
" ulnae
" radii
Os pisiform.
Os triquet.
Os lunat.
Os navic.
Os hamat.
Os capitat.
Os mult. min.
Os mult. maj.
Lebensjahr 1. 2. 3. 4. 5. 6. 7. 8. 9. 10. 11. 12. 13. 14.

Abb. 1. Das Auftreten der Knochenkernschatten im Röntgenbild. (Nach GÖTT.)

der GÖTTschen Tabelle erblicken wir darin, daß aus ihr mit einem Blick zu ersehen ist, in welchem Alter die einzelnen Knochenkerne frühestens erwartet werden können, und von welcher Zeit an sie normaler Weise vorhanden sein müssen. Die Beurteilung der Knochendifferenzierung in einem Radiogramm der Hand mit Hilfe dieser Tabelle nimmt kaum eine Minute Zeit in Anspruch. Der in der Praxis am häufigsten vorkommende Fall, bei dem die Tabelle gebraucht wird, ist die Hypothyreose bzw. Athyreose einerseits und die Pubertas praecox andererseits. (Siehe die betreffenden Abschnitte.)

2. Wachstumsstörungen allgemeiner Art.

a) Hemmungen des Skeletwachstums.

Zwergwuchs. (Nanosomie, Mikrosomie.) Mit der allgemeinen Kleinwüchsigkeit, die uns in den verschiedenen Formen des Zwergwuchses entgegentritt, dürfen jene Fälle von Infantilismus nicht verwechselt werden, bei denen die Kleinwüchsigkeit mit den Anzeichen einer verspäteten funktionellen Entwicklung vergesellschaftet ist, z. B. mangelhafter Entwicklung der sekundären Geschlechtsmerkmale, verspätetem Eintritt der Pubertät, kindlicher Psyche usw.; bei dem Infantilismus handelt es sich daher um das Stehenbleiben auf einer gewissen Entwicklungsstufe (Ateleiosis).

(Hypophysäre Ateleiosis bei Erkrankungen der Hypophyse.)

Nach dem Vorgehen von HANSEMANN hat man zwischen echtem Zwergwuchs (VIRCHOW) — primordialer Nanosomie, und der infantilen Nanosomie — PALTAUFschem Zwergwuchs zu unterscheiden. In beiden Gruppen handelt es sich um einen proportionierten Zwergwuchs.

Die primordiale Nanosomie (HANSEMANN). Echter proportionierter Zwergwuchs kommt bei gewissen Zwergvölkern als Rasseeigentümlichkeit vor (Rassenzwerge nach KOLLMANN). Die bei hochwüchsigen Rassen sporadisch auftretenden proportionierten Zwerge sind als pathologisch aufzufassen (Kümmerzwerge nach KOLLMANN). (Der Vergleich mit den durch ungünstige Lebensbedingungen erzeugten Zwergpflanzen, insbesondere Zwergkoniferen der ostasiatischen Kulturkreise liegt sehr nahe.) Dieser sporadische proportionierte Zwergwuchs beruht auf einer allgemeinen Entwicklungshemmung und nicht etwa auf einer Skeleterkrankung oder etwa einer Störung der innersekretorischen Drüsen. Infolgedessen bleiben auch die Körperproportionen entsprechend dem Kanon des normalen Kindes erhalten, nur sind sie insgesamt kleiner. Der echte Zwerg ist von Geburt an zu klein, bleibt später stets altersproportioniert, Knochenentwicklung und Zahnwechsel erfolgen in normaler Weise. Es handelt sich gewöhnlich um männliche Kinder; familiäre Häufung, die oft beobachtet ist, läßt daran denken, daß der Zustand erblich ist.

Im Röntgenbild ist bei echtem Zwergwuchs am Knochensystem kein krankhafter Befund zu erheben; die Epiphysenfugen verknöchern zur gewöhnlichen Zeit; ebenfalls entspricht die Zahl der vorhandenen Knochenkerne dem Alter.

Infantile Nanosomie (HANSEMANN) = PALTAUFscher Zwergwuchs.

Der PALTAUF-Typ des Zwergwuchses ist gekennzeichnet durch eine Verspätung im Auftreten der Knochenkerne, das lange Offenbleiben der Schädelnähte und der Epiphysenfugen. In späterem Alter kommen manchmal noch Anregungen für die Knochenentwicklung vor, so daß nachträgliches Wachstum gelegentlich beobachtet wird (WIELAND).

HUSLER macht darauf aufmerksam, daß diese Formen der Nanosomie durch fließende Übergänge mit normaler familiärer Kleinwüchsigkeit verbunden sind, so daß es manchmal schwer hält, die Grenze des physiologischen Minderwuchses gerade bei jungen Kindern mit Sicherheit festzustellen. Es empfiehlt sich daher, bei jungen Kindern dieser Art in größeren Zeitabständen röntgenologisch das Skelet auf Wachstum- bzw. Entwicklungsfortschritte zu untersuchen.

b) Steigerungen des Skeletwachstums.

Nach WIELAND ist ein sogenannter physiologischer Riesenwuchs (Hochwuchstypus) von echtem Riesenwuchs (Makrosomie) zu unterscheiden. Während sich beim Hochwuchstypus im Laufe des Wachstums die Körperproportionen in normaler Weise verändern, der Körpermittelpunkt von der Nabelgegend zur Symphyse hinwandert, weil die Unterlänge stärker wächst, erscheint beim echten Riesenwuchs der Rumpf im Verhältnis zu den Beinen gegenüber dem normalen gleichaltrigen Kinde zu lang, weil alle Teile in gleicher Weise an dem vermehrten Wachstum teilnehmen. Röntgenologisch ist eine Differentialdiagnose nur selten möglich, da die Wachstumssteigerung gewöhnlich in einem Alter beginnt, wo die meisten Knochenkerne schon vorhanden sind. Bei jüngeren Kindern (Fall THOMAS, wo es sich um ein $6^1/_2$ Monate altes Kind handelt) kann das vorzeitige Auftreten von Knochenkernen im Röntgenbild zur Klärung der Diagnose wertvolle Dienste leisten. WIELAND hat das abnorm lange Offenbleiben der Epiphysenfugen öfter bei Hochwuchstypen als bei echtem Riesenwuchs festgestellt.

WIELAND beschreibt auch einen partiellen, lokalen Riesenwuchs einzelner Finger, Zehen, ganzer Gliedmaßen und sogar einer ganzen Körperhälfte, der stets angeboren ist. Für diese Form schlägt er den Namen „dystrophische Form des angeborenen partiellen Riesenwuchses" vor.

Die beschleunigte Knochenentwicklung bei der Pubertas praecox (wohl stets dysglandulären Ursprungs) geht nicht mit verspätetem Epiphysenschluß einher (Lit. bei NEURATH).

Das bekannte Krankheitsbild der Akromegalie ist bei Kindern außerordentlich selten.

III. Veränderungen am Skelet bei Krankheitszuständen.

1. Kongenitales Myxödem (= Sporadischer Kretinismus).

Bei dem Krankheitsbilde des kongenitalen Myxödems, verursacht durch das Fehlen oder die mangelhafte Funktion der Schilddrüse, ist mit der gesamten Lebensenergie (GÖTT) in besonders sinnfälliger Weise das Wachstum beeinträchtigt. Entsprechend dem Ausfall an Schilddrüseninkret ist auch das Wachstum mehr oder weniger stark gehemmt; da diese Wachstumshemmung naturgemäß das ganze Skelet gleichmäßig betrifft, resultiert ein proportionierter Zwergwuchs.

Ob das Fehlen von Schilddrüsensubstanz anlagemäßig bedingt ist (THOMAS), oder, wie HOCHSINGER meint, durch eine fetale Erkrankung verursacht wird, ist für das klinische Bild wenig belangreich. Bei der Röntgenuntersuchung der Knochen myxödemkranker Kinder fällt zunächst das Zurückbleiben des Längenwachstums auf und das verspätete Auftreten der Knochenkerne in den kurzen Knochen und den Epiphysen der langen Röhrenknochen. Dementsprechend bleiben auch die Epiphysenfugen weit über die normale Altersgrenze hinaus erhalten. Das Knochensystem bleibt jahrelang auf einer zurückliegenden Altersstufe stehen (s. Abb.).

Von den anatomischen Befunden der Wachstumszonen prägt sich im Röntgenbild nicht viel aus. Die Verschmälerung der Knorpelwucherungszone, die Degeneration der Knorpelzellen, die spärliche Ausbildung breiter und schräg verlaufender Markspressen, die Umwandlung des lymphoiden Markes in Fettmark ist im Röntgenbild nicht darstellbar. Das Ergebnis der Wachstumshemmung, die Ausbildung einer breiten, siebartig von den Markgefäßen durchlöcherten Knochenabschlußplatte zwischen Epiphyse und Diaphyse (von LANGHANS als „Querbalken" bezeichnet), ist im Röntgenbild als intensiver querer Schattenstreifen in der Metaphysengegend sichtbar (s. Abb. 2 u. 5).

Beim neugeborenen Kinde sind in der Regel entsprechend dem Fehlen klinischer Symptome auch im Röntgenbild keine charakteristischen Befunde vorhanden, da ja bis zur Geburt infolge der Zufuhr von Schilddrüseninkret mit dem mütterlichen Blute beim Kinde trotz des Fehlens der Schilddrüse oder ihrer unzureichenden Anlage genügend Schilddrüseninkret vorhanden war. Dieser Vorrat von mütterlichem Schilddrüsenstoff hält gewöhnlich für die allererste Lebenszeit, nach SIEGERT allerdings kaum für den ersten Monat, vor. Das Vorhandensein von athyreotischen Symptomen beim neugeborenen Kinde (ABELS) ist eine große Seltenheit und wahrscheinlich auf eine ungenügende Funktion der mütterlichen Schilddrüse infolge kropfiger Entartung zurückzuführen. Da die Milch gesunder Mütter das Auftreten athyreotischer Erscheinungen bei Kindern mit Schilddrüsenmangel nicht verhüten kann (SIEGERT), ist der Übertritt mütterlicher Schilddrüsenstoffe in die Milch unwahrscheinlich. Wenn wir also in der Regel beim Neugeborenen die Anzeichen der Athyreose vermissen, so können wir im Röntgenbild erst nach Verlauf einiger Zeit feststellen, daß Knochenkerne, die bei normal entwickelten Kindern an dem betreffenden Zeitpunkte bereits regelmäßig angetroffen werden, bei dem athyreotischen Säugling fehlen. Wir schließen also auf den Entwicklungsrückstand aus dem Vergleich der Röntgenaufnahme des kranken Kindes mit der einer entsprechenden Körperstelle vom gleichaltrigen normalen Kind. In der Praxis leistet für den Vergleich die Tabelle der Knochenkerne nach GÖTT vorzügliche Dienste; in der Regel genügt ein Radiogramm der Handwurzel, da normalerweise die Knochenkerne der Epiphysen und Handwurzelknochen in besonders günstiger Zeit auftreten. Bleibt die Athyreose jahrelang unbehandelt, so kann der Entwicklungsrückstand sehr bedeutend werden, so daß man gelegentlich athyreotische Kinder beobachtet, welche gegenüber dem normalen Altersdurchschnitt um 5—7 Knochenkerne allein in der Handwurzel zurück sind (s. Abb. 2 u. 5). Die Form der Knochen ist im allgemeinen plumper als die der normalen, was vor allem an den kurzen Röhrenknochen auffällt; es wird dies vielfach damit erklärt, daß die periostale Verknöcherung weniger beeinträchtigt sein soll als die enchondrale. Nach DIETERLE sind zwar auch sowohl die Appositions- wie die Resorptionsvorgänge am Skelet bei der Athyreose vermindert, die letzteren jedoch in höherem Maße als die ersteren; da infolgedessen die Knochenbälkchen verhältnismäßig breit und stark verkalkt sind, entsteht im Laufe der Zeit eine gewisse Einengung der Markhöhle (Osteosklerose); besonders hochgradig kann diese Osteosklerose an den bindegewebig präformierten Knochen, z. B. den Schädelknochen gefunden werden.

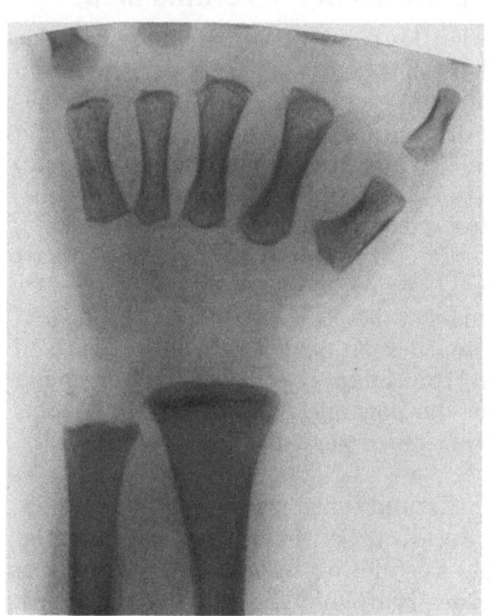

Abb. 2. L. J., $3^1/_2$ Jahre alt. Myxödem. Keine Knochenkerne der Handwurzel. Vergleiche nebenstehende Aufnahme eines gesunden gleichaltrigen Kindes (Abb. 3).

Durch das Ausbleiben der normalen Verknöcherung an der Synchondrosis spheno-occipitalis (nicht wie VIRCHOW zuerst irrtümlich annahm, durch vorzeitige Verknöcherung des Os tribasilare) entsteht die charakteristische Einziehung der Nasenwurzel; dementsprechend können auch die übrigen Synchondrosen (z. B. die Schädelnähte) offen bleiben.

Gelegentlich wird bei der Athyreose die Bildung von Pseudoepiphysen am proximalen Ende der Mittelhand- und Mittelfußknochen beobachtet; zu den charakteristischen Merkmalen der Schilddrüsenstörung sind diese Pseudoepiphysen jedoch nicht zu rechnen (SIEGERT, JOSEFSON, BECKER).

Der Erfolg therapeutischer Verabreichung von Schilddrüsenstoffen zeigt sich im Röntgenbilde einmal in dem Auftreten von bisher nicht nachweisbaren Knochenkernen (Abb. 7, 8 u. 9), sodann in dem fortschreitenden Längenwachstum der Röhrenknochen. Der kalkdichte Querbalken bleibt noch lange Zeit im Röntgenbilde mehr oder weniger deutlich sichtbar; neu einsetzende Wachstumsstillstände nach erfolgreichem Beginn der Behandlung, etwa durch unzureichende Dosierung, zeigen sich im Röntgenbild der Röhrenknochen durch eine neuerliche Ausbildung eines Querstreifens am Metaphysenende an, so daß gelegentlich das Vorhandensein einer ganzen Anzahl solcher Querschatten an allen Metaphysen beobachtet werden kann, „Jahresringe", wie GÖTZKY und WEIHE es bezeichnen. Der Ansicht der genannten Autoren ist insofern beizupflichten, als man in diesen Querstreifen den radiologischen Ausdruck eines zeitweiligen Wachstumsstillstandes zu erblicken hat, wobei sich jedesmal eine dichter verknöcherte Abschlußplatte ausbildet; die sogenannten Jahresringe sind aber nicht charakteristisch für die Athyreose, da sie bei Wachstumsstillständen aus irgend einem Anlaß, nach STETTNER z. B. im Gefolge akuter Infektionskrankheiten, sowie bei Ernährungsstörungen vorkommen. Auffallend häufig und zahlreich haben wir sie in Übereinstimmung mit den Befunden FANCONIS bei der Coeliakie gefunden, doch trifft

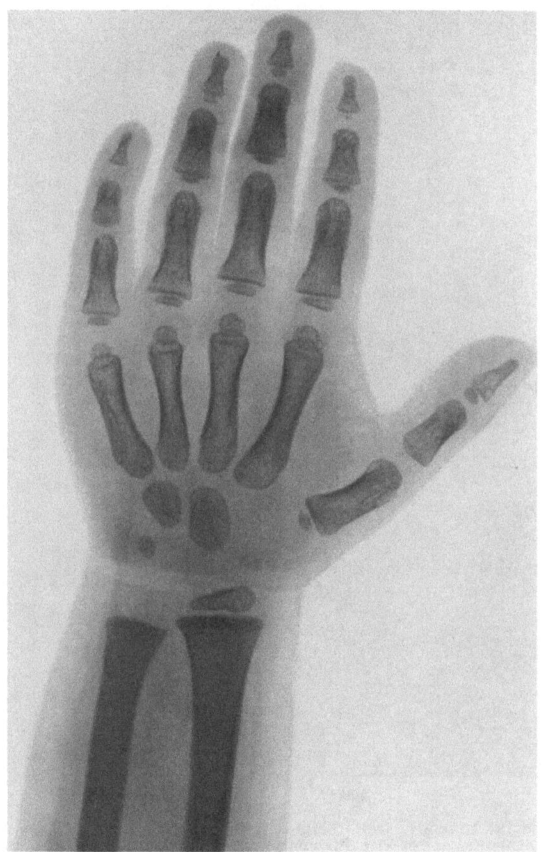

Abb. 3. Gesundes Kind, 3½ Jahre alt.

man sie auch in zahlreichen Fällen als Gelegenheitsbefund bei Kindern ohne charakteristische Anamnese an.

Ist nun in den Fällen von Athyreose bei den zahlreichen klinischen eindeutigen Hinweissymptomen die Röntgenuntersuchung ein diagnostisch entbehrliches, wenn auch willkommenes Hilfsmittel, so wird man in den Fällen, wo klinische Momente (psychische Störungen, Wachstumshemmung, Obstipation usw. usw.) das Bestehen einer Hypothyreose, also einer mangelhaften Produktion von Schilddrüsenstoffen, vermuten lassen, auf die Röntgenuntersuchung als objektivste Methode nicht verzichten wollen. Statt des beinahe vollständigen Wachstumsstillstandes bei der Athyreose verursacht bei der Hypothyreose das nur relativ unzureichende Schilddrüsenmaterial eine von Fall zu Fall verschieden starke Wachstumshemmung. Infolgedessen finden wir im Röntgenbilde kein völliges Ausbleiben der Knochenkernentwicklung, sondern nur eine Verlangsamung des Auftretens. Gewöhnlich erscheinen die Knochenkerne des Capitatum und des Hamatum etwa bis zum vierten Jahre; in den nächsten Jahren finden sich dann auch in mehr oder weniger großer Anzahl noch weitere Knochenkerne der Handwurzel und der Epiphysen ein. Gerade in diesen Fällen ersparen die

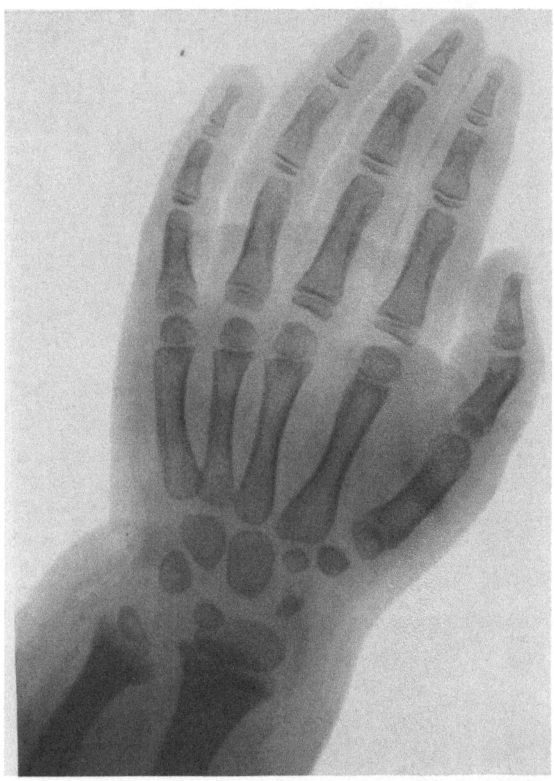

Abb. 4. $2^3/_4$ Jahre alt, Pubertas praecox, weit fortgeschrittene Differenzierung der Knochenkerne. Die Patientin ist menstruiert und zeigt die Proportionen und sekundären Geschlechtsmerkmale der Erwachsenen. Standhöhe 100 cm, Kopfumfang 52 cm.

aus großem Material hervorgegangenen Tabellen der Knochenkernentwicklung die Anfertigung von Kontrollaufnahmen bei gleichaltrigen und gesunden Kindern. Die übrigen Veränderungen am Skeletsystem sind nur graduell von denen bei kompletter Athyreose verschieden.

Wird die Schilddrüsenstörung erst im Laufe des extrauterinen Daseins durch Krankheit erworben, so bleiben die bis zum Einsetzen der Störung vorhandenen Knochenkerne erhalten, es kommen jedoch keine neuen mehr hinzu, falls ein völliger Wachstumsstillstand eintritt; ist der Schilddrüsenausfall nur partiell, so treten die noch zu erwartenden Knochenkerne verspätet auf. Das Erhaltenbleiben etwa noch vorhandener Synchondrosen und das Eintreten der Osteosklerose erfolgt sinngemäß je nach dem Grade des Funktionsausfalls der Schilddrüse. Die Röntgenuntersuchung kann also unter Umständen die Frage klären, ob es sich im gegebenen Falle um eine angeborene oder um eine erworbene Hypo- bezw. Athyreose handelt; je eher der Schilddrüsenausfall einsetzt, um so geringer ist die Anzahl der vorhandenen Knochenkerne. Nach SIEGERT kann man auch aus dem Vorhandensein von rachitischen Symptomen am Skeletsystem mit Sicherheit den Schluß herleiten, daß es sich um eine erworbene Athyreose handeln muß, da Rachitis und Athyreose sich gegenseitig ausschließen sollen. (Abgesehen von den Fällen, die bereits mit Schilddrüsensubstanz behandelt worden sind, s. Abbildung 7—9.) Da bei der rachitischen Wachstumshemmung nur die Verknöcherung des im übrigen reichlich gebildeten Knorpels ausfällt, dagegen bei der Athyreose der mangelhaft gebildete und schlecht abgebaute Knorpelrahmen stark verkalkt, kann man mit Recht von einer Gegensätzlichkeit beider Prozesse sprechen. Wenn es auch an Widersprüchen gegen diese vor allem von DIETERLE und SIEGERT vertretene Ansicht nicht gefehlt hat, so scheint mir doch eine einwandfreie Widerlegung bisher nicht gelungen und der Befund sicherer rachitischer Knochenveränderungen bei unbehandelter Athyreose zu dem Schluß zu berechtigen, daß es sich um eine erworbene Form handelt. (Literatur siehe bei SIEGERT, BERNHEIM-KARRER, HERTHOGHE, KLOTZ, QUINCKE.)

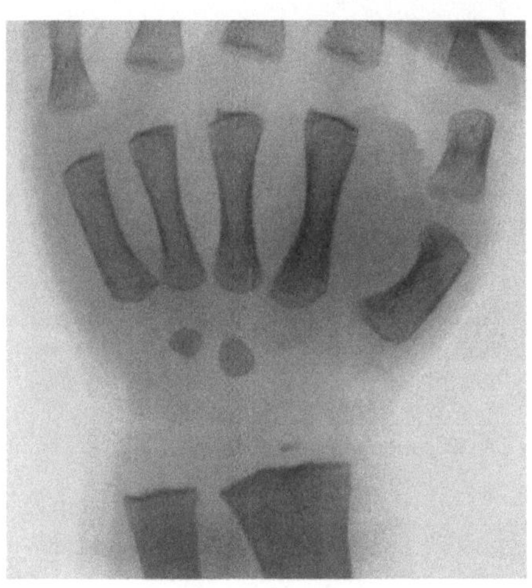

Abb. 5. H. H., 7½ Jahre alt. Myxödem. Hochgradiger Differenzierungsrückstand der Verknöcherung. Vergleiche nebenstehende Aufnahme eines gesunden gleichaltrigen Kindes (Abb. 6).

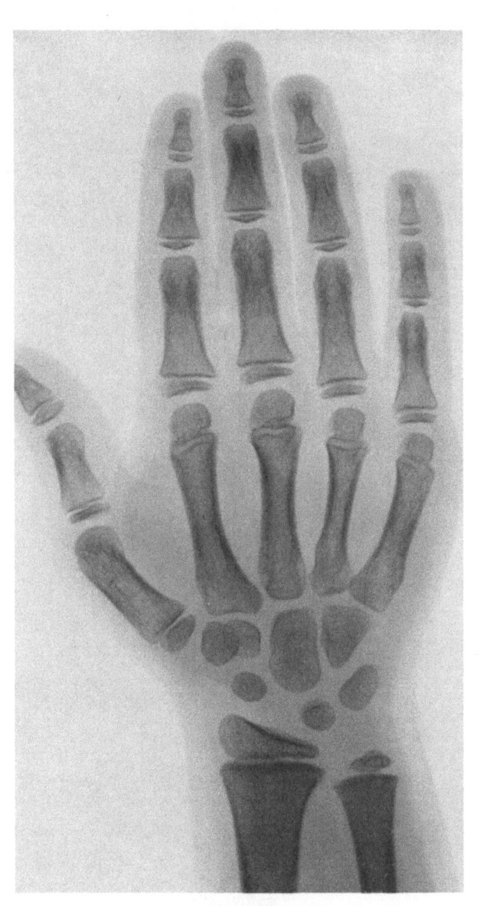

Abb. 6. Gesundes Kind, 7½ Jahre alt.

Wenn also die Röntgenuntersuchung bei der Athyreose für die Diagnose entbehrlich ist, so kann sie einerseits die Frage, ob es sich um eine erworbene oder angeborene Form handelt, entscheiden, andererseits ist sie uns für die Beurteilung des Erfolges der Substitutionstherapie unentbehrlich. Ebenfalls kann für die Erkennung der häufig schwieriger diagnostisch zu klärenden leichten Hypothyreosen eine Röntgenuntersuchung entscheidend werden.

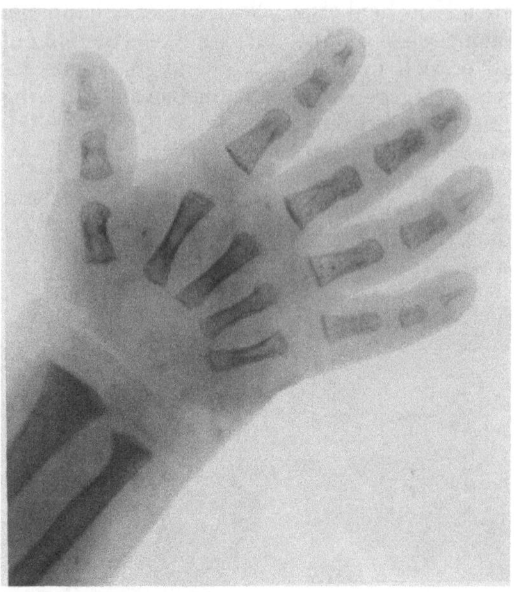

Abb. 7. S. R., 1 Jahr alt. Myxödem. Keine Knochenkerne der Handwurzel.

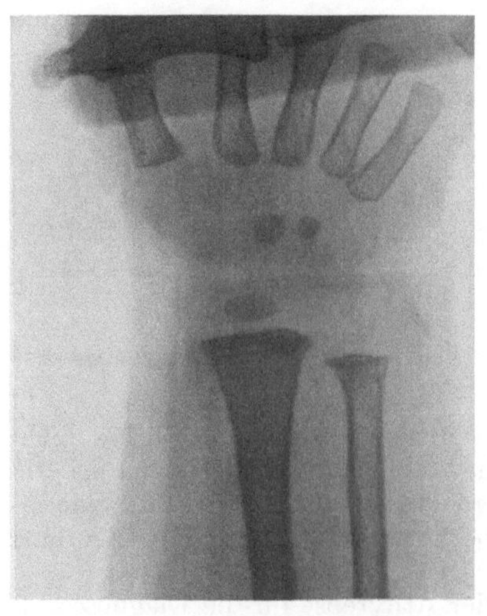

Abb. 8. S. R. Myxödem. Dasselbe Kind nach 5monatiger Behandlung mit Thyreoidin. Auftreten der Knochenkerne. Metaphysäre „quere Schattenstriche".

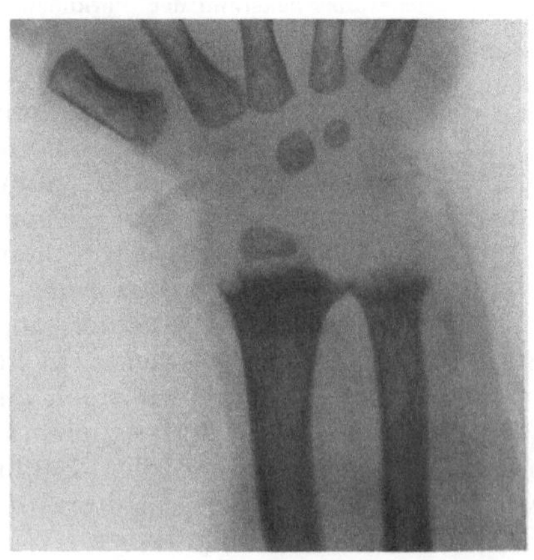

Abb. 9. S. R. Dasselbe Kind im Alter von 2 Jahren. Mit Thyreoidin behandeltes Myxödem. Mit dem Einsetzen des Wachstums hat sich eine Rachitis entwickelt.

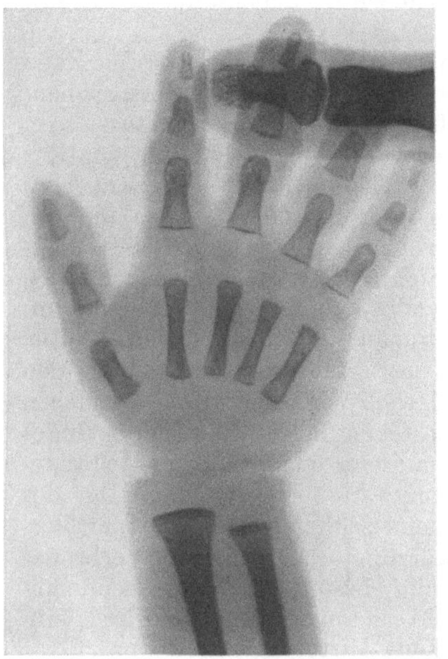

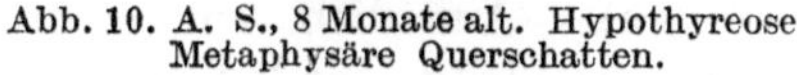

Abb. 10. A. S., 8 Monate alt. Hypothyreose. Metaphysäre Querschatten.

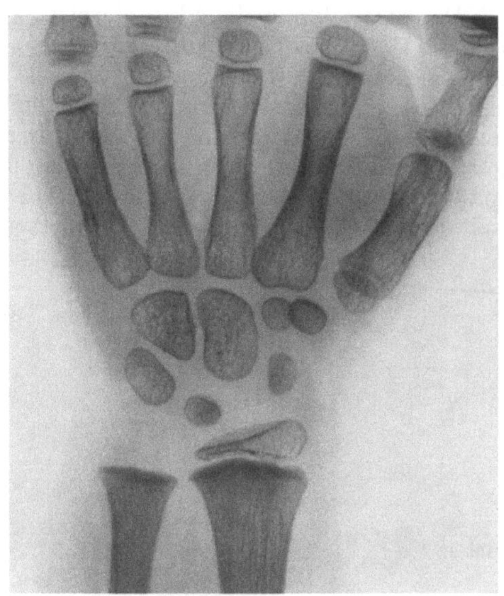

Abb. 11. J. R., 5 Jahre alt. Durch Thyreoidin gut kompensierte Hypothyreose.

2. Der endemische Kretinismus.

Beim endemischen Kretinismus deckt die Röntgenuntersuchung eine Wachstumshemmung auf, die etwa der bei angeborener Hypothyreose entspricht, jedenfalls nicht so hochgradig ist wie sie beim angeborenen Myxödem gefunden wird; das Auftreten der Knochenkerne ist verzögert, die Epiphysenfugen bleiben über die normale Zeit hinaus offen. Die Untersuchungen v. Wyss' am Handwurzelskelet jugendlicher Kretins, die aus dem Kanton Bern stammen, lassen eine Rückständigkeit der Knochenkerne etwa zwischen 3 und 7 Jahren erkennen. Aus den histologischen Befunden Stoccadas (bei erwachsenen Kretins) ergibt sich die Wahrscheinlichkeit, daß die Wachstumsstörung, soweit sie formal der hypothyreotischen entspricht, bei jugendlichen Individuen weniger stark ausgeprägt ist als bei älteren; im übrigen ist die Wachstumshemmung bei den einzelnen Individuen jeweilig ganz verschieden stark. Ob die Wachstumshemmung beim endemischen Kretinismus direkt auf eine Hypothyreose zurückgeführt werden kann, ist z. Z. nicht mit aller Sicherheit erwiesen.

3. Mongoloide Idiotie.

Während die klinische Diagnose der mongoloiden Idiotie allein durch die äußere Betrachtung keine Schwierigkeiten bietet, sind die Befunde der Röntgenuntersuchung bei dieser Erkrankung keinesfalls eindeutig, da kein Körperorgan, auch nicht das Skeletsystem, in charakteristischer Weise geschädigt ist. Vielmehr sind es nur Degenerationserscheinungen allgemeiner Art, die das Röntgenverfahren aufdeckt. Es handelt sich bei mongoloiden Idioten nach Siegert um „Erschöpfungsprodukte" entweder alter oder durch zahlreiche, rasch aufeinanderfolgende Wochenbetten geschädigter, oder aber junger, durch konsumierende Zustände — Tuberkulose, Lues, Neuropathie — herabgekommener Mütter.

„Letzteres mehr in gutsituierten Ehen, ersteres die Regel beim Proletarier.“ Öfters findet man auch besonders große Unterschiede im Lebensalter der Eltern solcher Kinder.

Die Entwicklung des Skelets weist zwar in der Regel einzelne abnorme Züge auf, die jeder für sich als Hinweissymptom eine gewisse Beachtung beanspruchen, aber insgesamt, wie schon erwähnt, alle nichts eigentlich Charakteristisches an sich haben. Die Entwicklung der Knochenkerne ist durchweg nicht beeinträchtigt; nach GÖTT findet man eine gewisse Unregelmäßigkeit im Auftreten der Knochenkerne beim Mongolismus insofern, als einzelne zu früh, andere wieder auch im mäßigen Grade verspätet auftreten. Eine sehr erhebliche allgemeine Rückständigkeit der Knochendifferenzierung, gemessen am Sichtbarwerden der Knochenkerne, gehört jedenfalls nicht zu den Symptomen der mongoloiden Idiotie. Konstante Veränderungen an den Metaphysen der Röhrenknochen bestehen nicht. Sehr häufig findet man eine eigentümliche Veränderung an der Mittelphalanx des kleinen Fingers, die in einer Verkürzung und relativen Verbreiterung besteht. Auch Pseudoepiphysen am distalen Ende der Kleinfinger-Mittelphalanx kommen vor (BECKER). Äußerlich entspricht dieser Verbildung eine Verkürzung des Kleinfingers, der nicht, wie es der Fall sein sollte, die Grenze zwischen Mittel- und Endphalanx des Ringfingers erreicht, und dabei eine daumenwärts gerichtete Verkrümmung aufweist. Durch diese Eigentümlichkeit des Kleinfingers und eine relative Kürze des Daumens bekommt die Hand der mongoloiden Idioten ein eigentümliches Aussehen, das aber gelegentlich auch bei ganz normalen Kindern angetroffen werden kann.

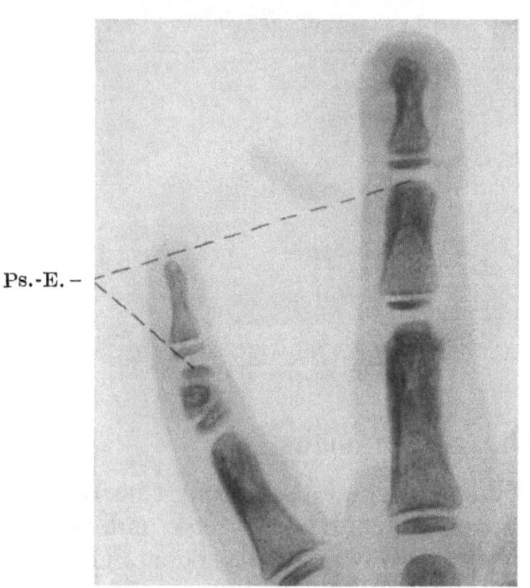

Abb. 12. Phalangeale Pseudoepiphysen bei mongoloider Idiotie. Ps.-E. Pseudoepiphysen.

Weitere Pseudoepiphysen finden sich in der Regel an den proximalen Enden der Mittelhandknochen und Mittelfußknochen, die alle Entwicklungsgrade vom leichten Höcker bis zu einer fast vollständigen Epiphyse erreichen können. Fast regelmäßig ist das proximale Ende des Zeigefingers solchermaßen verändert, sehr häufig auch das distale Ende des Metacarpus I, gelegentlich sind alle Mittelhandknochen in mehr oder weniger starkem Maße betroffen. Die Entstehung dieser Pseudoepiphysen hat man sich nach den anatomischen Untersuchungen (PFITZNER und FREUND, LAUCHE) so vorzustellen, daß sich in einem gewissen Zeitpunkte eine knöcherne Abschlußleiste, besser gesagt „Abschlußscheibe“ bildet, die jedoch Lücken aufweist; bei einem neu einsetzenden Wachstumsimpuls kann dann von diesen Lücken aus die enchondrale Verknöcherung weitergehen, der so gebildete Knochen sich oberhalb der Abschlußscheibe ausbreiten und den Eindruck einer verstümmelten Epiphyse erwecken. Solche Pseudoepiphysen fand SIEGERT aber auch bei Myxödem und Chondrodystrophie, KÖHLER ebenfalls bei Myxödem an allen Mittelhandknochen, JOSEFSON bei 53% aller wachsenden Patienten mit endokrinen Störungen; wenn man auf ihr Vorkommen achtet, findet man sie auch bei normalen Individuen, in einem Falle habe ich sogar bei einem ganz gesunden Kinde neben der oben beschriebenen Verkürzung und Verkrümmung der Kleinfinger-Mittelphalanx an deren distalem Ende auch eine sehr ausgesprochene Pseudoepiphyse festgestellt. Auf die fast stets vorhandene Brachycephalie sei noch hingewiesen; einzelne Autoren erwähnen noch eine mangelhafte Entwicklung der Keilbeinhöhle, die aber wohl nicht regelmäßig gefunden wird. Die gelegentlichen Befunde von echten Mißbildungen am Skelet (Polydaktylie, Syndaktylie) sowie am Herzen weisen im Verein mit den oben beschriebenen Veränderungen darauf hin, daß der Erkrankung eine Hemmungsbildung im SIEGERTschen Sinne zugrunde liegt. Über das gemeinsame Vorkommen von Myxödem und Mongolismus ist hier nur so viel zu sagen, daß es nicht einzusehen ist, warum nicht bei einer allgemeinen Entwicklungsstörung, wie es die mongoloide Idiotie ist, gelegentlich die Schilddrüse ebenfalls mißgebildet sein sollte. Immerhin dürften solche Fälle zu den Seltenheiten zählen. Diagnostische Schwierigkeiten bestehen kaum, weil in diesen Fällen neben den klinischen Symptomen der unterwertigen Schilddrüsenfunktion auch eine im Röntgenbilde nachzuweisende beträchtliche Rückständigkeit der Knochenkernentwicklung gefunden werden muß. In diesen Fällen läßt sich die hypothyreotische Komponente durch Zufuhr von Schilddrüsen-Substanz ausgleichen, während naturgemäß an der mongoloiden Idiotie nichts geändert werden kann.

4. Der Ausdruck zeitweiser Wachstumsverzögerungen bzw. Stillstände im Röntgenbild.

Verzögerungen im Wachstum der Röhrenknochen bei Ernährungsstörungen im Säuglingsalter treten dann auf, wenn sie, wie STETTNER ausführt, zu einer Allgemeinschädigung führen, derart, daß alle vorhandenen Kräfte für die Erhaltung des Lebens eingesetzt werden müssen und für das Wachstum zunächst nichts mehr übrigbleibt. Entsprechend dem Stehenbleiben der gesamten Körperlänge kann auch die Differenzierung des Skeletsystems zurückbleiben. Dieses Stehenbleiben der Knochenentwicklung drückt sich im Röntgenbilde durch eine Verdichtung am epiphysären Ende der Diaphyse aus, entsprechend einer erheblicheren Einlagerung von Kalksalzen. Wenn nun nach Behebung des Krankheitszustandes das Wachstum weitergeht (STETTNER sieht in seinem Wiederbeginn eines der sichersten objektiven Zeichen der eintretenden Wiederherstellung), dann bleibt noch diese in stärkerem Maße verknöcherte Zone zurück und ist im Röntgenbilde mehr oder weniger sichtbar. Wenn verschiedene Male Krankheitszustände das Wachstum behindern, dann kann eine ganze Reihe solcher Querstreifen am Diaphysenende beobachtet werden, die gleichsam der stehengebliebene Ausdruck der vorhergegangenen Erkrankungen sind. Daß längst nicht alle Krankheitszustände einen Wachstumsstillstand bedingen, erhellt sich aus der alten Beobachtung, daß manche Kinder bei längerer Bettruhe stark in die Länge wachsen.

Bei einem Krankheitszustand prägt sich aber das Zurückbleiben der allgemeinen Entwicklung ganz besonders deutlich in der Struktur des Skeletes aus, bei der chronischen Verdauungs-Insuffizienz, der Coeliakie (HERTER-HEUBNERscher Infantilismus). Bei diesem Krankheitsbilde finden wir im Röntgenbilde eine mehr oder weniger hochgradige Atrophie der Knochen. Besonders die langen Röhrenknochen zeigen eine fast papierdünne Rindenschicht, die Knochenbälkchen sind in ihrem Bestande stark rarefiziert. Auch die Entwicklung der Knochenkerne bleibt entsprechend der geringeren Allgemeindifferenzierung hinter dem Altersdurchschnitt gesunder Kinder zurück. Bei diesen Kindern findet man denn auch später entsprechend den Perioden völligen Wachstumstillstandes und

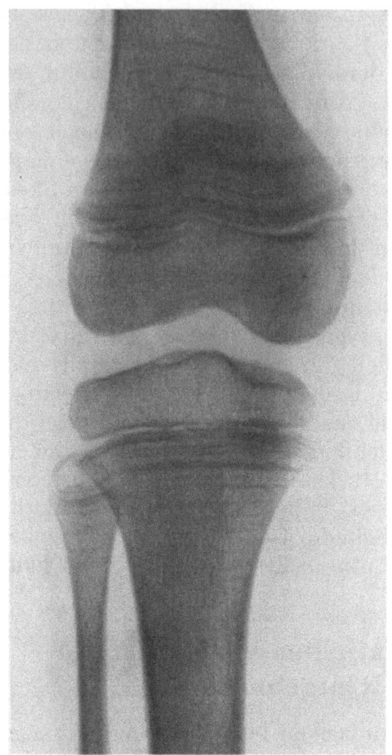

Abb. 13. E. M., 6 Jahre alt. Lues congenita, intermittierend behandelt. Sehr stark ausgeprägte Zonen verlangsamten Wachstums.

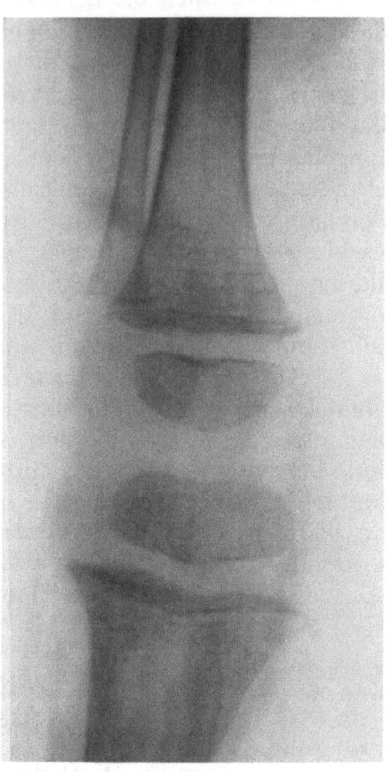

Abb. 15. C. F., $4^3/_4$ Jahre alt. Coeliakie. „Wachstumszonen".

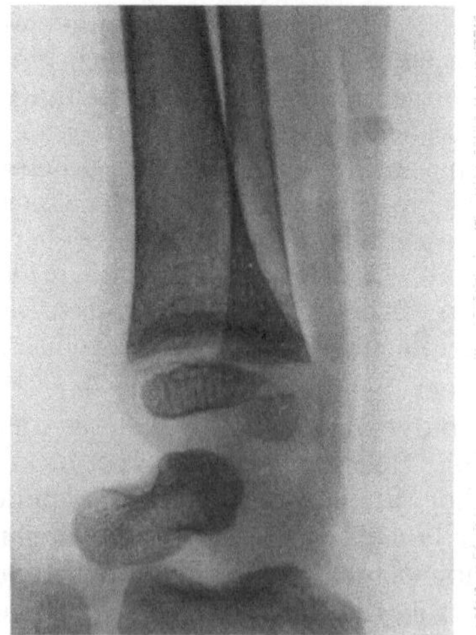

Abb. 14. C. F., 4 Jahre alt. Coeliakie. Knochenatrophie, „Wachstumszonen".

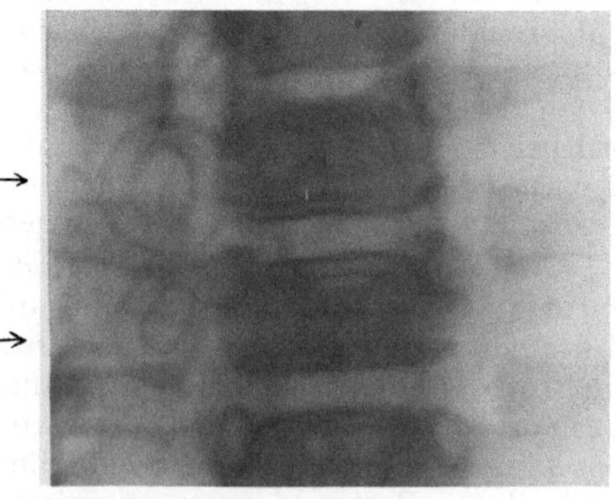

Abb. 16. $1^3/_4$ Jahre, chronische Verdauungsinsuffizienz, abgelaufenerMorbus Barlow. Doppelte Konturierung der Wirbelkörper. Kokardenartige Doppelringe der sternalen Verknöcherungszentren (Pfeile).

relativer Besserung besonders deutlich und besonders häufig im Röntgenbild die besprochenen Querbänder am Schaftende der langen Röhrenknochen. In ähnlicher Weise drücken sich diese Zeiten verschieden starker Knochendifferenzierung im Röntgenbild der kurzen Knochen der Hand- und Fußwurzel aus (Fanconi). Die Hand- und Fußwurzelknochen bekommen durch diese konzentrischen Verdichtungszonen ein eigentümliches „kokardenähnliches" Aussehen. In ähnlicher Weise sind auch die Wirbelkörper eingesäumt und z. B. die Knochenkerne des Brustbeines (s. Abb.).

5. Die Chondrodystrophie.

Die Chondrodystrophie, auch als Achondroplasie bezeichnet (Parrot), beginnt bereits in den ersten Fetalmonaten und soll nach Kaufmann auf einem vitium primae formationis beruhen. Im Gegensatz hierzu nehmen andere Autoren eine mechanische Behinderung der Entwicklung durch zu enge Eihäute an, eine Auffassung, die in letzter Zeit wieder von Duken und von Jansen aus guten Gründen vertreten wird. Auch Störungen der inneren Sekretion verschiedener Art werden für das Zustandekommen dieser Erkrankung beschuldigt, doch erscheint die Annahme einer Hemmungsbildung in Form einer minderwertigen Knorpelanlage in jeder Weise zwangsloser und einfacher. Eine Vererbung der Erkrankung durch Vater oder Mutter soll nach Siegert zu den Ausnahmen gehören, doch ist in einigen Fällen das Vorkommen von Chondrodystrophie in mehreren Generationen bekannt geworden (Boeckh, Gralka); auch familiäres Auftreten ist bekannt. Da die krankhafte Störung die enchondrale Ossification betrifft, wird in erster Linie das Längenwachstum der Knochen stark geschädigt, und da die periostale Verknöcherung nicht beeinträchtigt ist und sogar verstärkt werden soll, kommt es zu keiner Verminderung des Dickenwachstums; die Erkrankung bewirkt also einen unproportionierten Zwergwuchs dadurch, daß Rumpf und Kopf etwa die normale Größe haben, dagegen die Gliedmaßen durch die Wachstumshemmung der langen Röhrenknochen verkürzt sind (Mikromelie).

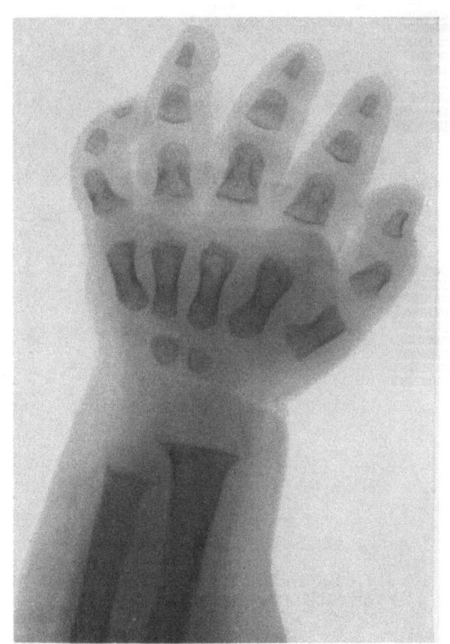

Abb. 17. Th. H., 6 Monate alt. Chondrodystrophie.

Die anatomischen Veränderungen an den Wachstumszonen sind gut bekannt; es werden drei verschiedene Formen oder Grade der Erkrankung beschrieben:

1. die normale Knorpelwucherung und Bildung von Knorpelzellsäulen ist in den zentralen Abschnitten nur gering, in den peripheren fehlt sie ganz (hypoplastische Form der Chondrostrophie);
2. es findet eine Knorpelwucherung statt, die aber nicht zu regelmäßig longitudinal angeordneten Zellsäulen führt, sondern sich in übermäßiger und regelloser Weise seitlich ausbreitet, wodurch eine eigentümlich breite, pilzartige, unregelmäßige Form der Metaphyse zustande kommt (hyperplastische Form der Chondrodystrophie);

3. die Knorpelwucherungszone erweicht (malacische Form der Chondrodystrophie).

Radiologisch studiert sind die Veränderungen bei der hyperplastischen und bei der hypoplastischen Form; malacische Chondrodystrophien sind nach REYHER bisher nicht radiologisch untersucht, da sie gewöhnlich frühzeitig zugrunde gehen.

Bei der reinen Form der hypoplastischen Chondrodystrophie findet sich im Röntgenbild nach GÖTT ein unregelmäßiger mehr oder weniger intensiver, oft verwaschener und unterbrochener Schattenstreifen am Diaphysenende, sowie eine relative Kürze und Plumpheit der Röhrenknochen. Bei der ausgesprochen

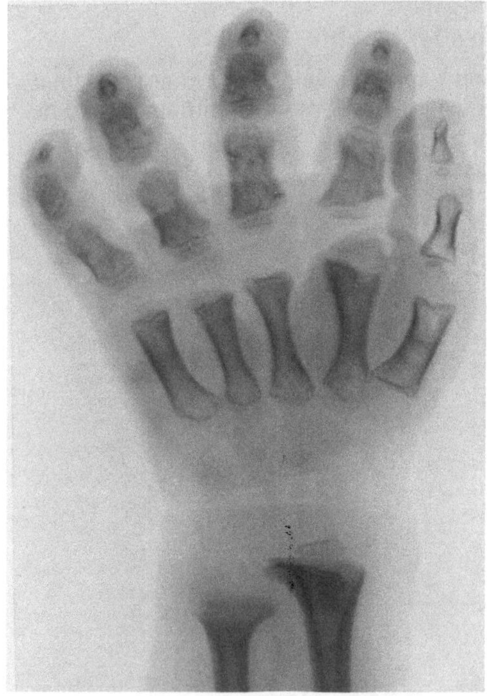

Abb. 18. P., 5 Jahre alt. Chondrodystrophie. Starke Spornbildung. „Dreizackhand".

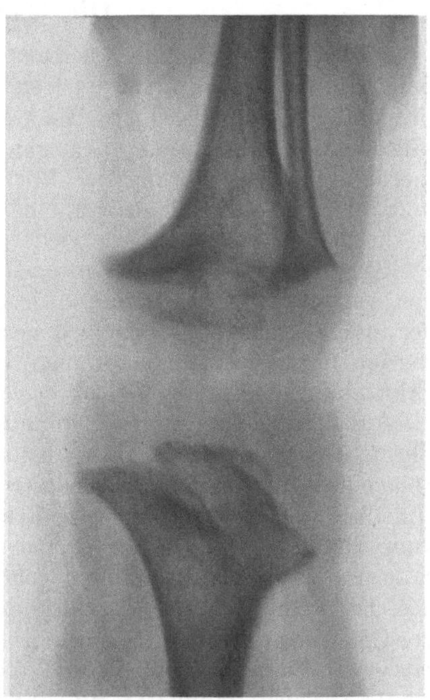

Abb. 19. P., 5 Jahre alt. Chondrodystrophie. Große metaphysäre „Knochensporne"

hyperplastischen Form ist im Röntgenbild naturgemäß die seitliche Verbreiterung der Knorpelwucherungszone selbst nicht darstellbar, doch kann sie dadurch erkannt werden, daß die anschließende Diaphyse in erheblichem Maße pilzartig verbreitert erscheint.

Von vielen Untersuchern wird hervorgehoben, daß bei älteren Individuen hypoplastische und hyperplastische Veränderungen in buntem Wechsel gefunden werden.

Im einzelnen erleiden die verschiedenen Skeletbestandteile bedeutende Formveränderungen, wie sie aus dem Zusammenspiel der gehemmten enchondralen Verknöcherung bei unvermindertem Fortgang der perichondralen Verknöcherung sich zwangsweise ergeben. Abgesehen von der Osteosklerose, die sich durch den dichten Knochenschatten im Röntgenbilde ausdrückt, fallen in erster Linie am Diaphysenende der langen Röhrenknochen Knochensporne auf, die dadurch zustande kommen, daß der periostal gebildete Knochen die zurückgebliebene

Epiphyse teilweise umwächst. Die häufige Verkrümmung der Röhrenknochen kommt nach REYHER dadurch zustande, daß das Wachstum an der enchondralen Verknöcherungszone in ungleicher Weise vorangeht (schräggestellte Epiphysenlinie). MORO beobachtete auch eine ungleichmäßige Entwicklung der Femurkondylen. Mehr oder weniger ausgesprochen findet man auch fast regelmäßig eine besonders starke Ausprägung der Knochenvorsprünge an den Muskelansätzen, die bis zur Bildung großer Osteophyten gehen kann. Nach SIEGERT ist es ein charakteristisches Zeichen der Chondrodystrophie, daß die Fibula nicht wie

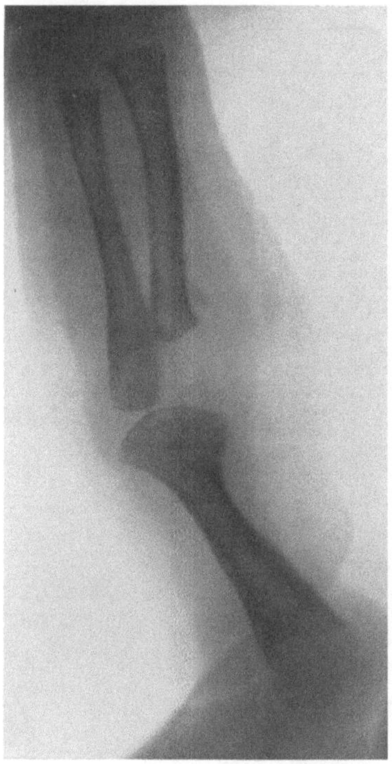

Abb. 20. Th. H., 6 Monate alt. Chondrodystrophie.

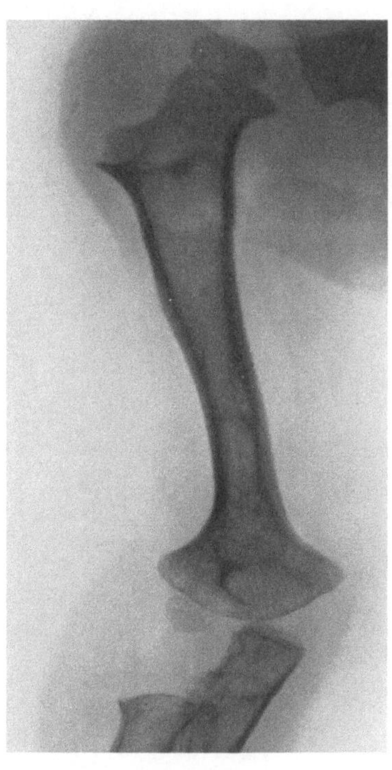

Abb. 21. P., 5 Jahre alt. Chondrodystrophie.

normal am äußeren Condylus der Tibia anliegt, sondern das Fibulaköpfchen in gleicher Höhe mit der Tibiafläche liegt und dieselbe sogar noch überragen kann.

Betrachtet man die Knochen im einzelnen, so ist kaum einer von den chondrodystrophischen Veränderungen verschont geblieben: Die sternale sowohl wie die vertebrale Verknöcherungszone der Rippen ist unregelmäßig, zackig und abnorm breit; das Os sacrum erscheint verschmälert mit breiter Vereinigung von Körper und Flügelfortsätzen; die Wirbelkörper sind ebenfalls in uncharakteristischer Weise verschmälert; durch die Erkrankung des Os tribasilare bildet sich eine eigenartige steile Stellung der Schädelbasis aus mit Einziehung der Nasenwurzel; die Gelenkpfannen an Schulter- und Hüftgelenk sind häufig klein und eigentümlich seicht, manchmal mit zackigen Randwülsten; Luxationen an den beiden genannten Stellen werden gelegentlich beobachtet. Besonders auffällig erscheinen die Veränderungen an den kurzen Röhrenknochen der Extremitäten; alle Knochen der Mittelhand, des Mittelfußes, der Finger und Zehen sind verkürzt, manchmal in verschieden starkem Maße. Die von SIEGERT zuerst beschriebene besondere Beteiligung des Metacarpus IV ist mehrfach später bestätigt worden. An den Epiphysengrenzen aller dieser kurzen Röhrenknochen erscheinen wulstige und zackige Knochenbildungen der verschiedensten Form, die zu axialen Verschiebungen der kleinen Gliedmaßen führen können; hierauf ist die eigentümliche

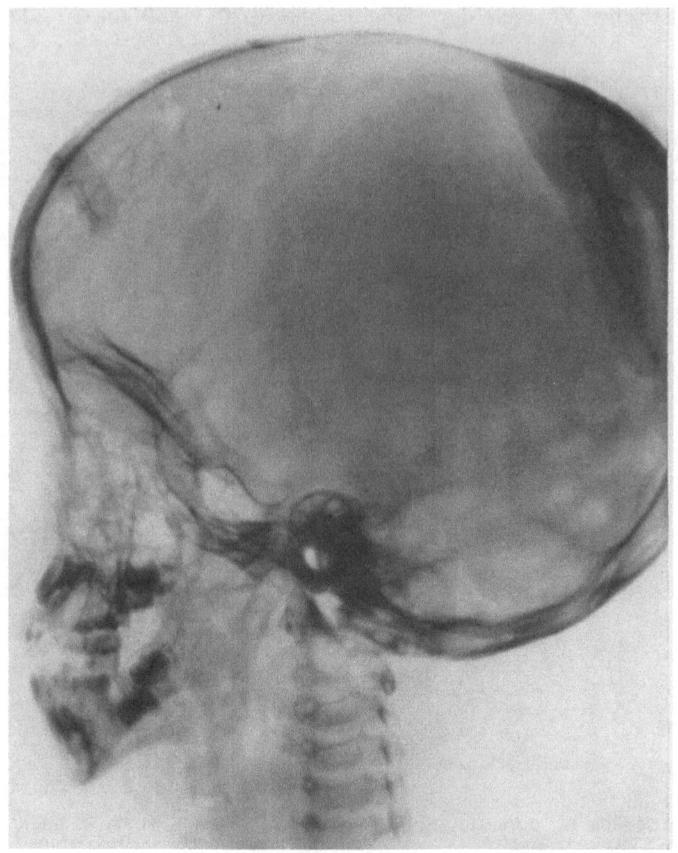

Abb. 22. A. P., 5 Jahre alt. Chondrodystrophie. Kyphose und Verkürzung der Schädelbasis; dadurch bedingte Entwicklungshemmung des Oberkieferskeletes.

„Dreizackhand" der Chondrodystrophiker zurückzuführen. Die Wachstumsstörung der verschiedenen Anteile des Beckens äußert sich in einer hochgradigen Abplattung und Verengung.

Das Auftreten der Knochenkerne in den Epiphysen der Röhrenknochen und in den Knochen der Hand- und Fußwurzeln erfolgt durchweg innerhalb der physiologischen Grenze, jedenfalls nicht wesentlich später als normal.

Das ganze Krankheitsbild kann in sehr verschieden hohem Grade ausgeprägt sein von den schwersten bis zu den leichtesten Fällen. Die Veränderungen im Röntgenbilde sind aber so charakteristisch, daß diagnostische Schwierigkeiten kaum bestehen und im allgemeinen lediglich aus dem Röntgenbild die Diagnose gestellt werden kann.

Der äußerst seltene Befund streng einseitiger Chondrodystrophie (SIEGERT) dürfte eine weitere Stütze für die Annahme sein, daß der Chondrodystrophie eine primäre Hemmungsbildung zugrunde liegt.

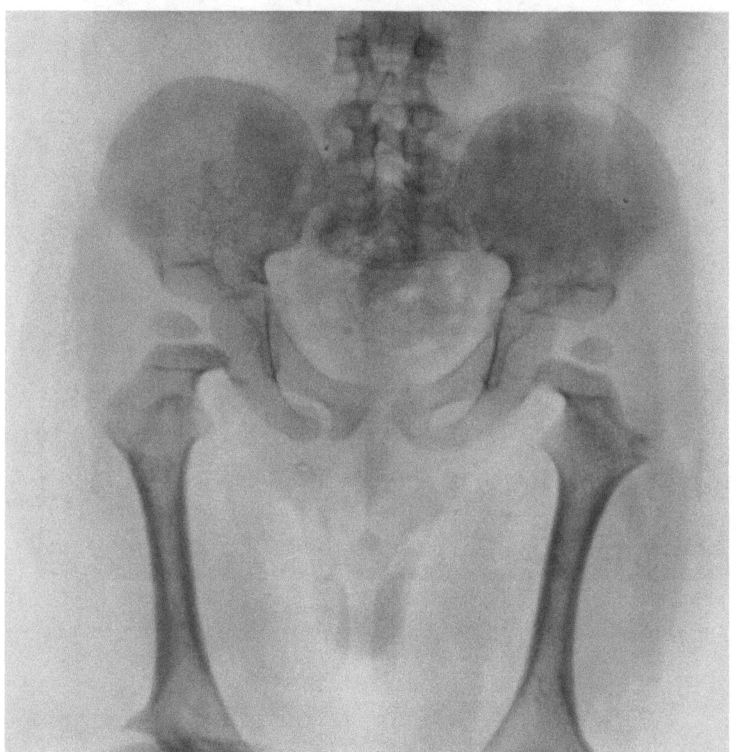

Abb. 23. P., 5 Jahre alt. Chondrodystrophie.

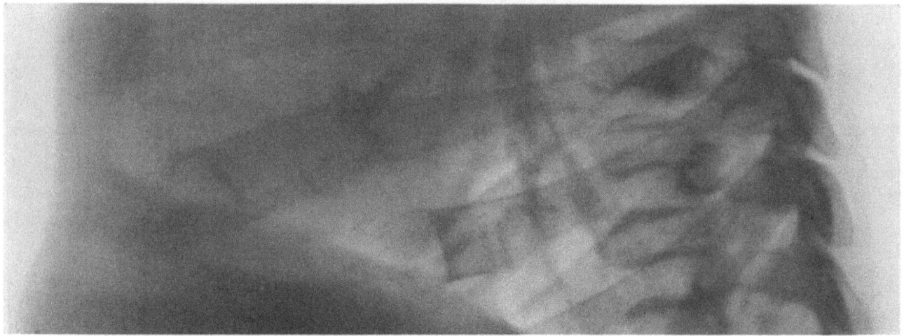

Abb. 24. Th. H., 6 Monate alt. Rippenveränderungen („Rosenkranz") bei Chondrodystrophie.

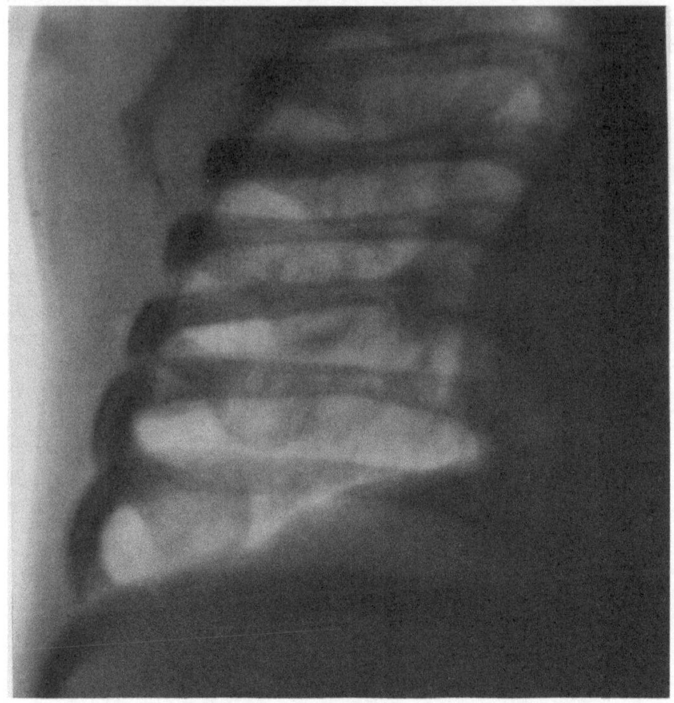

Abb. 25. K. B., 7 Monate alt. Rachitischer Rosenkranz (unbehandelte Rachitis, Bronchopneumonie).

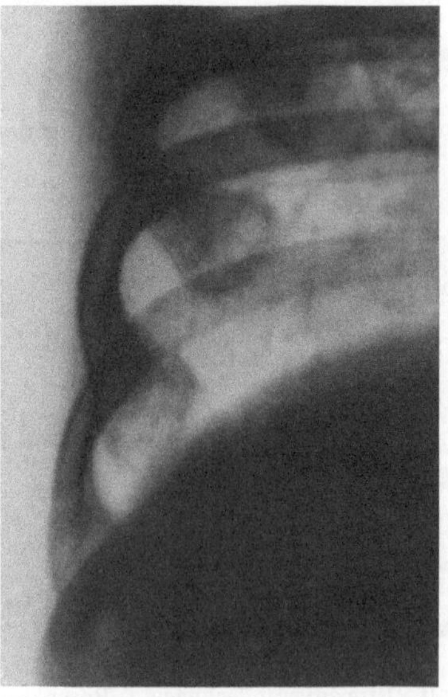

Abb. 26. „Rosenkranz“ bei Morbus Barlow.

6. Osteopsathyrosis congenita.

Osteogenesis imperfecta = Osteoporosis congenita.

Die Osteopsathyrosis congenita hat mit der Chondrodystrophie an klinischen Zügen gemeinsam, daß sie ebenfalls schon im fetalen Dasein beginnt und ferner, daß sie zur Mikromelie führt. Die Störung jedoch, welche dieser Erkrankung zugrunde liegt, ist das gerade Gegenteil der zur Chondrodystrophie führenden Wachstumsstörung insofern, als bei der Osteopsathyrosis die enchondrale Verknöcherung, und somit das Längenwachstum der langen Röhrenknochen in keiner Weise beeinträchtigt ist, dagegen die periostale Verknöcherung der Röhrenknochen sowie die Ossification der bindegewebig angelegten Knochen stark gehemmt ist. Während also im Röntgenbild keine Veränderungen an den Metaphysen gefunden werden, zeichnen sich die periostal und endostal verknöchernden Skeletbestandteile durch eine außerordentliche Zartheit und scheinbare Durchsichtigkeit aus. (Nach Gött gilt das mehr für etwas ältere Kinder als für Säuglinge.) Der Schatten der Corticalis der Röhrenknochen kann bis auf einen schmalen Saum verdünnt sein; die Knochenaufhellung kann soweit gehen, daß die Fibula streckenweise geradezu sich im Schatten der umgebenden Weichteile zu verlieren scheint, ein allgemein anerkanntes Hinweissymptom. Da nach Wieland bei der verringerten Knochenanlagerung eine normale oder sogar noch gesteigerte Resorption vorhanden ist, wird der Knochen abnorm brüchig. Im Gegensatz zu den rachitischen Weichholzfrakturen (Knickungsbrüche) kommt es bei der Osteopsathyrosis aus den geringsten Anlässen zu Totalfrakturen (Querbrüchen), die manchmal in außerordentlich hoher Anzahl nachzuweisen sind (113 Brüche bei dem Fall Lowett). Die Callusbildung scheint keinesfalls behindert zu sein, sie wird von den meisten Untersuchern sogar als besonders reichlich geschildert. Die Folge dieser abnormen Knochenbrüchigkeit ist die Verkürzung und Deformierung der Extremitäten.

Das Röntgenbild der platten Knochen erscheint ebenfalls besonders kalkarm und wird manchmal als lückenhaft bezeichnet entsprechend dem klinischen Befunde, daß z. B. der Schädel des Neugeborenen sich palpatorisch gleichsam als eine Blase mit spärlichen Knocheninseln darstellt.

Diagnostische Schwierigkeiten bietet das Röntgenbild der Osteopsathyrosis kaum, da beim Neugeborenen sich durchweg neben frischen auch bereits von Callus umgebene Knochenbrüche vorfinden. Bei älteren Kindern verhindert das Fehlen der für die Rachitis charakteristischen Metaphysenveränderung eine Verwechslung mit der osteomalacischen Form der Rachitis, wozu unter Umständen die abnorme Knochenbrüchigkeit Veranlassung geben könnte. Im späteren Kindesalter scheint eine Kombination von leichter Rachitis mit Osteopsathyrosis nicht ganz selten zu sein (Gött). Eine gleichzeitig bestehende Barlowsche Erkrankung konnte Segawa beschreiben.

Trotz vereinzelter abweichender Literaturangaben scheint das Auftreten der Knochenkerne in den kurzen Knochen und in den Epiphysen zur normalen Zeit zu erfolgen.

Looser hält aus guten Gründen die Osteogenesis imperfecta und die idiopathische Osteopsathyrosis (älterer Kinder) für ein pathologisch-anatomisch identisches Leiden. In bezug auf den klinischen Beginn der Krankheit findet er alle Übergänge zwischen der kongenitalen Form und den erst im späteren Kindesalter auftretenden Erkrankungen und hält es für wahrscheinlich, daß auch die letzteren Fälle von Osteogenesis imperfecta im weiteren Sinne auf kongenitale Veränderungen zurückzuführen seien (Dysplasie des Mesenchyms). Auch Bauer hält die fetale und die infantile Form für wesensgleich. Im Gegensatz hierzu ist Peiser der Ansicht, daß es sich bei der Osteopsathyrosis idiopathica um ein

Krankheitsbild besonderer Art handelt, obschon sie meist mit Rachitis kombiniert vorkommt. Seine Ansicht wird von Czerny und Keller geteilt, welche die abnorme Knochenbrüchigkeit älterer Kinder, die gleichzeitig an Rachitis erkrankt waren, mit der damals üblichen Phosphor-Lebertran-Behandlung nicht beeinflussen konnten, dagegen durch Verabreichung von Möhrensaft glatt zur Heilung brachten. Ob wir berechtigt sind, die abnorme Knochenbrüchigkeit rachitischer Kinder auf Grund der von den genannten Autoren angegebenen Abweichungen ohne weiteres den Fällen von Osteopsathyrosis tarda ohne jede rachitische Veränderung gleichzustellen, erscheint mir vorläufig noch zweifelhaft. Es ist anzunehmen, daß sich mit der Erweiterung unserer Kenntnisse über die Mangelkrankheiten auch diese Frage in absehbarer Zeit klären wird. Vorläufig besteht kein zwingender Grund, die Auffassung Loosers zu verlassen.

7. Skorbut im Kindesalter (Barlowsche Krankheit).

Die durch den Mangel an antiskorbutischem Vitamin in der Nahrung hervorgerufenen Krankheitserscheinungen bei Kindern sind seit langem bekannt und

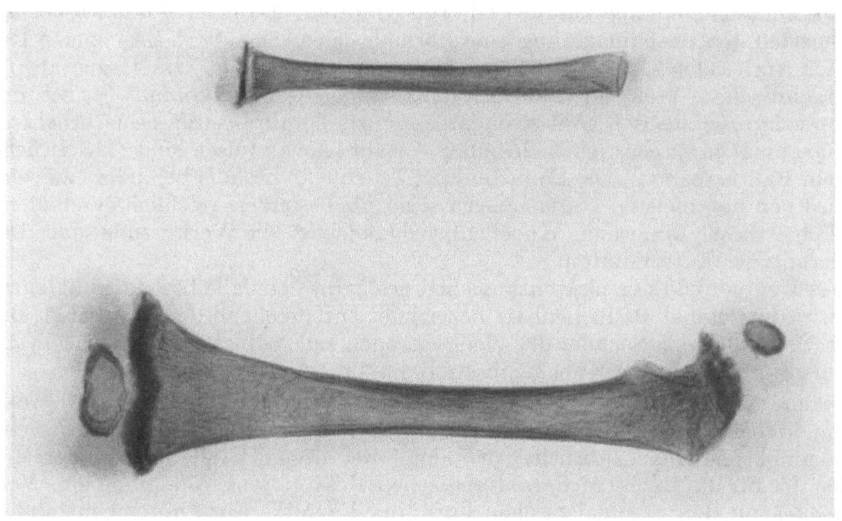

Abb. 27. Skeletierte Knochen eines 10 Monate alten Kindes mit schwerstem Säuglingsskorbut. (Aus Wimberger: Ergebnisse der inneren Medizin und Kinderheilkunde, Bd. 28, S. 351.)

eingehend erforscht. Seit Barlow im Jahre 1883 das von Möller 1859 als akute Rachitis beschriebene Krankheitsbild aus klinischen und anatomischen Gründen der Gruppe der skorbutischen Krankheitszustände einreihte, haben eine ganze Reihe von Nachuntersuchungen ergeben, daß Barlows Ansicht durchaus zu Recht besteht; insbesondere konnte Tobler nachweisen, daß das klinische Bild der Barlowschen Krankheit zeitlich nicht zu begrenzen und durch fließende Übergänge mit dem klassischen Krankheitsbilde des Skorbuts der Erwachsenen verbunden ist.

Da die klinischen Anzeichen des Säuglingsskorbuts (Dystrophie, Anämie, Schmerzhaftigkeit der Bewegungen, Periost- und Schleimhautblutungen) vieldeutig sind, kann in manchen Fällen die Röntgenuntersuchung der Diagnose die entscheidende Richtung geben. Immerhin sind erst in fortgeschrittenen Fällen

Knochenveränderungen vorhanden, die durch das Röntgenverfahren nachzuweisen sind, so daß bei leichteren Erkrankungen, besonders im Beginn solcher, auch die Röntgenuntersuchung nicht immer typische Veränderungen aufdeckt.

Die skorbutische Knochenerkrankung beginnt nach allgemeiner Ansicht mit einer eigentümlichen Veränderung des Knochenmarkes, das sich durch eine abundante Wucherung des Stützgewebes in das sogenannte Stütz- oder Gerüstmark umwandelt. In erster Linie ist von diesem Prozeß das Mark in der Nähe

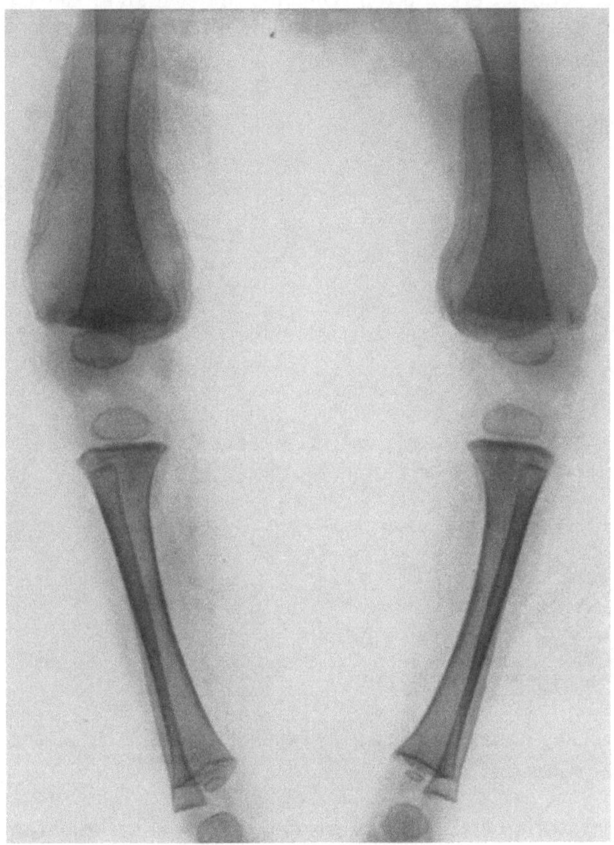

Abb. 28. Schwerer Skorbut eines etwa 8 Monate alten Säuglings. Mäßig breite Trümmerfeldzonen; Osteoatrophie. Sehr große subperiostale Hämatome. Die mehrfachen periostalen Ossificationszonen zeigen, daß wiederholt schubweise Blutungen erfolgt sind. (Aus WIMBERGER: Ergebnisse der inneren Medizin und Kinderheilkunde, Bd. 28, S. 355.)

der Wachstumszone betroffen. Hierdurch wird die enchondrale Verknöcherung gestört insofern, als zwar die Resorption der provisorisch verkalkten Knorpelsubstanz unverändert vorwärts geht, dagegen durch mangelhafte oder ganz fehlende Osteoblastentätigkeit die endgültige Verknöcherung ausbleibt. Es kommt so zu einer Lückenhaftigkeit, Atrophie und abnormen Brüchigkeit des Knochens und infolgedessen zu Zerstörungen in der Spongiosa, zur Ausbildung einer sogenannten „Trümmerfeldzone", die aus einem Gewirre von Stützmark, Knochen- und Kalktrümmern, Blutungsherden und Pigmentmassen besteht.

Bei leichtesten traumatischen Anlässen kann es zu Verschiebungen zwischen Knochenschaft und Metaphyse kommen. Hinzu treten als Ausdruck der Gefäßschädigung Blutergüsse in den Markraum und unter das Periost. Durch solche subperiostalen Blutungen kann die Knochenhaut in großer Ausdehnung vom Knochen abgehoben werden. Betroffen werden von den skorbutischen Knochenschädigungen in erster Linie die distalen Wachstumszonen der Oberschenkel und des Unterarmes, die proximalen der Unterschenkel und die der Rippen. Diese Stellen kommen für die Röntgenuntersuchung hauptsächlich in Frage.

Im Röntgenbilde der erkrankten Knochen findet man an der Grenze zwischen Diaphyse und Epiphyse statt des schmalen, scharf begrenzten Schattens der

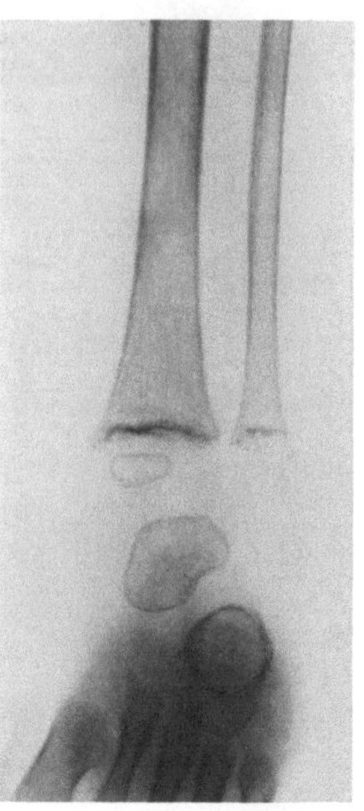

Abb. 29. 13 Monate alt. Morbus Barlow, seit 4 Wochen behandelt. Osteoatrophie; „Blasenform" der Fußwurzelknochenkerne.

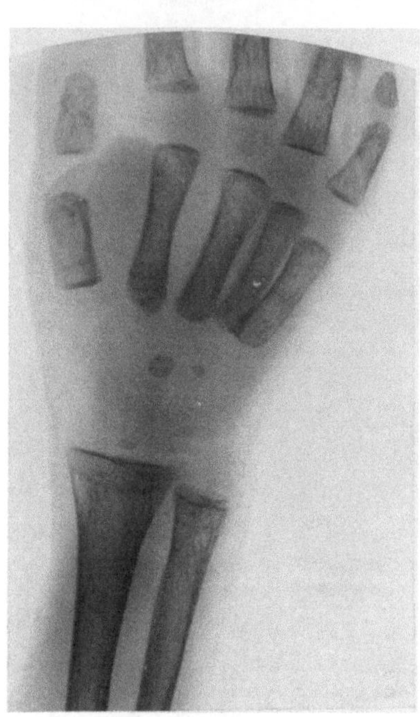

Abb. 30. H. G., 2 Jahre 3 Monate alt. Abgeheilter Skorbut.

normalen präparatorischen Verkalkungszone einen zwar kalkdichten, aber unregelmäßig begrenzten und in der Knochenmitte breiter als an den Seiten erscheinenden Querschatten („Trümmerfeldzone"), an den sich diaphysenwärts manchmal eine etwa ebenso breite aufgehellte Zone anschließt. Das allgemeine Bild der Knochen ist das einer meist hochgradigen Atrophie, gekennzeichnet durch Vergröberung und Verschwommenheit der Trabekelzeichnung, Verdünnung und Kalkarmut der Corticalis. Die letztere kann papierdünn erscheinen. Die Knochenkerne der Epiphysen erscheinen aufgehellt, blasenförmig, mit einem dichteren Randschatten umgeben (Gött). Nach Wimberger entspricht der Randschatten dem Bereich einer peripheren Trümmerfeldzone. Die Knochenkerne der Hand- und Fußwurzel zeigen nur in fortgeschrittenen Fällen ähnliche Veränderungen.

An der Knorpel-Knochengrenze der Rippen findet man im Röntgenbilde eine eigentümlich wellige Begrenzung und fleckige Verdichtung des Knochenendes, das im ganzen verbreitert ist. Die Grenzfläche erscheint bei schräger oder sagittaler Aufnahmerichtung elliptisch. Die subperiostalen Blutungen sind ein weniger konstantes Symptom der BARLOWschen Erkrankung. Gewöhnlich pflegen solche in der Nähe der Metaphyse der langen Röhrenknochen, in erster Linie am distalen Ende des Femur aufzutreten. Die Knochenhaut kann durch größere Blutergüsse so stark abgehoben werden, daß im Tastbild der Knochen keulenförmig verdickt erscheint. Diese Blutungen können auch auf weite Strecken den Knochenschaft umgeben. Auffallenderweise sind diese Blutungen in frischem Zustande von Anfang an nicht sichtbar, wie durch REYHER und WIMBERGER, die solche an größerem Material fortlaufend röntgenologisch verfolgen konnten, sichergestellt ist. Nach den genannten Autoren zeichnet sich etwa eine Woche

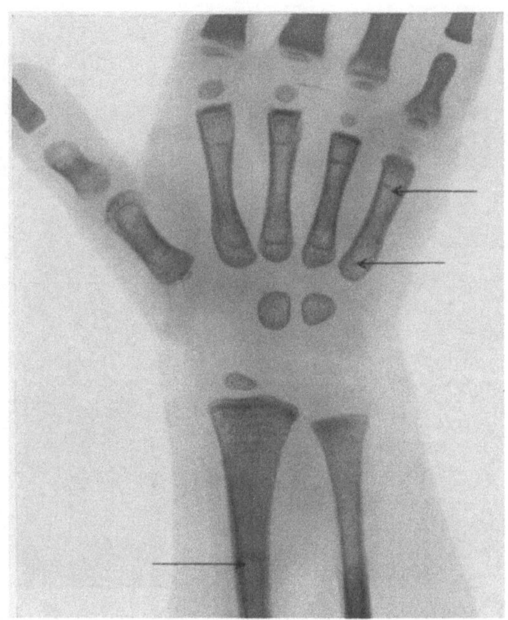

Abb. 31. $1^{3}/_{4}$ Jahre. Morbus Barlow und chronische Verdauungsinsuffizienz. Die Schatten der alten Trümmerfeldzonen (Pfeile) deutlich sichtbar.

nach Auftreten der Blutung das Hämatom durch einen zwar unscharf begrenzten, aber fast knochendichten deutlichen Begleitschatten des Knochens ab, der in der Nähe der Epiphyse breit ist und sich schaftwärts allmählich verschmälert. In manchen Fällen entwickelt sich durch periostale Verknöcherung ein scharfer Randstrich, der die äußere Begrenzung des Blutungsschattens bildet; gelegentlich ist sogar beobachtet worden, daß durch schubweise sich folgende periostale Blutungen sich mehrere periostale Knochenlamellen übereinander abgelagert haben. Wenn also die frische Blutung auch im Röntgenbilde nicht konstant nachzuweisen ist, so gelingt doch sehr bald die röntgenologische Darstellbarkeit entsprechend der Organisation der Blutmasse und der fortschreitenden periostalen Knochenbildung. (Ähnliche Verhältnisse bestehen ja auch bei dem durch das Geburtstrauma entstandenen Kephalohämatom.) Der Röntgennachweis eines subperiostalen Hämatoms bei BARLOWscher Erkrankung ist also durchaus kein Frühzeichen; im Gegenteil, im Röntgenbild kann unter Umständen das Hämatom dann erst sichtbar werden, wenn bereits der Krankheitszustand in Heilung begriffen ist. Im übrigen verlieren sich nach der klinischen Ausheilung diese

Begleitschatten sehr rasch; die skorbutischen Veränderungen an den Metaphysen hingegen bilden sich weit langsamer zurück. Wenn durch Zufuhr von antiskorbutischen Zusatznahrungsmitteln die klinischen Erscheinungen, Blutungsbereitschaft und Anämie, sich bereits weitgehend gebessert haben, dauert es manchmal noch längere Zeit, bis die Knochenveränderungen auszuheilen beginnen. Das breite Schattenband der Metaphyse wird schmäler, schärfer begrenzt, dabei deutlich gegen die Trümmerfeldzone abgegrenzt, diese bekommt mit der Zeit wieder eine regelmäßigere Struktur, die zunächst aber noch recht grob erscheint; WIMBERGER vergleicht sie mit der einer „gestrickten Borte“, die

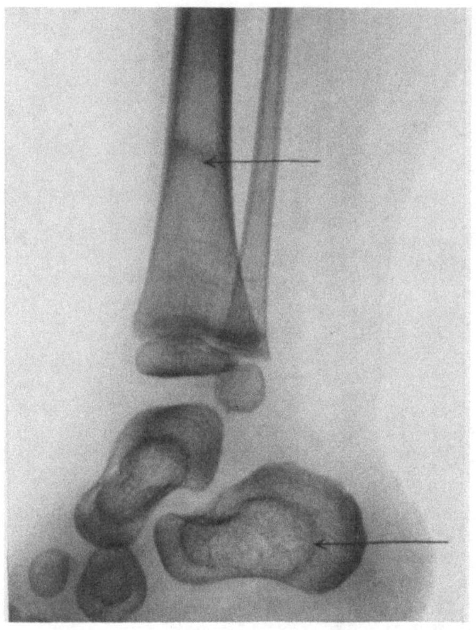

Abb. 32. 1¾ Jahre alt. Kombination von Morbus Barlow und chronischer Verdauungsinsuffizienz. Die Pfeile bezeichnen die alten Trümmerfeldzonen.

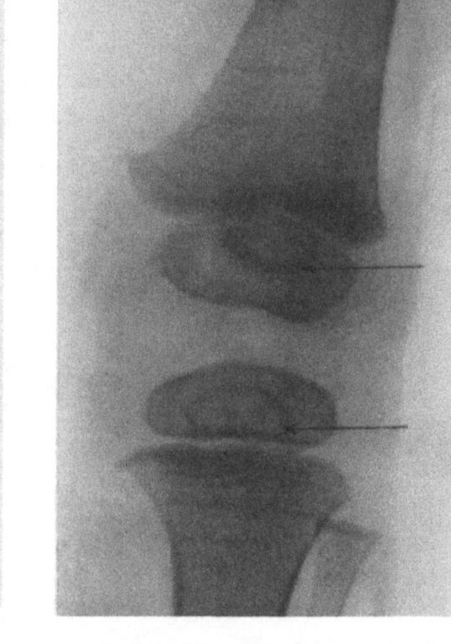

Abb. 33. B., 1¾ Jahre alt. Dasselbe Kind. Pfeile = alte Trümmerfeldzonen.

quer über den Knochenschaft gelegt erscheint. Epiphysenwärts von der skorbutischen Trümmerfeldzone setzt sich währenddessen die normale Verknöcherung in regelmäßiger Weise fort. Noch lange nach der klinischen Heilung, in schwereren Fällen noch nach 4—5 Jahren, kann man aus den Resten der alten Trümmerfeldzone, die durch ihre grobe Struktur deutlich erkennbar ist, auf die frühere Skorbuterkrankung zurückschließen; aus der Breite der Trümmerfeldzone lassen sich ebenso Schlüsse ziehen auf die Dauer der Erkrankung.

WIMBERGER weist weiter darauf hin, daß die Epiphysenkerne ein sehr geeignetes Testobjekt für die Spätdiagnose sind. Infolge der größeren Wachstumsintensität der peripheren Anteile des Epiphysenkerns gegenüber den axialen kommt es dazu, daß der dichte Trümmerfeldsaum des Epiphysenkerns mit fortschreitendem Wachstum immer stärker exzentrisch gelegen ist; es entsteht also ein exzentrischer Doppelring, dessen Grenzlinien an der Epiphysenfuge zusammenlaufen. Nach WIMBERGER ist dieses Zeichen einzig für M. Barlow charakteristisch.

Obschon es durchaus denkbar ist, daß es bei einer C-Vitaminarmen Ernährung der Mutter auch beim Brustkinde zu skorbutischen Veränderungen kommen könnte, so ist doch bisher kein Fall beschrieben, der mit Sicherheit die typischen röntgenologischen und klinischen Merkmale der echten BARLOWschen Erkrankung vollständig aufgewiesen hätte (s. a. POGORSCHELSKY).

Bei Skorbut der älteren Kinder zeigt das Röntgenbild im großen und ganzen prinzipiell dieselben Veränderungen wie beim Säuglingsskorbut, vor allem den breiten Schatten der Trümmerfeldzone. WIMBERGER, der in den Hungerjahren nach dem Kriege eine Reihe solcher Fälle röntgenologisch untersucht hat, weist darauf hin, daß die Diagnose dadurch erschwert wird, daß normalerweise vom 4. bis 5. Lebensjahre ab der Abschluß der Metaphyse schon grob und oft ungleichmäßig dick ist; infolgedessen sei eine sichere Diagnose skorbutischer Knochenerkrankung bei älteren Kindern nur dann zu stellen, wenn man eine gewisse Breite des Metaphysenschattens finde, und dazu eindeutige, wenn auch feinste Bruchsymptome an der Peripherie des Trümmerfeldes, das bisweilen deutlich spornartig über die Schaftkonturen vorragt. Durch die geringere Wachstumsintensität in diesem Lebensalter fehlt auch der dichte Randschatten um die Epiphysenkerne herum.

8. Die Rachitis.

Bei der großen Verbreitung und der sozialen Bedeutung der Rachitis ist die frühzeitige Erkennung von besonderer Wichtigkeit. Wenn auch einerseits die Skeletveränderungen nur *ein* Symptom der rachitischen Allgemeinerkrankung sind, andererseits die klinischen Frühzeichen eine Diagnose bereits vor der Ausbildung röntgenologisch nachweisbarer Knochenveränderungen gestatten, so kommt doch der Röntgenuntersuchung bei der Rachitis eine besondere Bedeutung zu; die Beurteilung des Krankheitsstadiums und die Verfolgung der Heilungsvorgänge ist durch das Röntgenverfahren in einfacher und bequemer Weise möglich. Für die Praxis kommen die chemischen Bestimmungen des Blutphosphors und Blutcalciums kaum jemals in Frage. Das Röntgenverfahren gestattet uns jederzeit den Erfolg unserer Behandlungsmethode mit Sicherheit objektiv zu kontrollieren.

Die Rachitis ist eine ausgesprochene Erkrankung des rasch wachsenden Organismus, ihre Knochenerscheinungen sind daher auch an den Wachstumszonen des Skelets in erster Linie nachweisbar. Dementsprechend finden wir beim jungen Säugling an den Röhrenknochen die krankhaften Veränderungen hauptsächlich an der enchondralen Verknöcherungszone; dagegen bei Kleinkindern, etwa vom 3. bis 4. Jahre an bis zu der Zeit, wenn durch den Epiphysenschluß das Längenwachstum des Knochens aufhört (wir sprechen in diesem Falle von einer Rachitis tarda) sind die Veränderungen an der enchondralen Verknöcherungszone geringer, und die Diaphyse wird mehr und mehr betroffen.

Pathologisch-anatomisch zeigt sich die Rachitis an der Metaphyse der langen Röhrenknochen darin, daß zwar osteoides Gewebe gebildet wird, dagegen die normale Verkalkung ausbleibt. Es bleibt aber nicht nur die Ablagerung der Kalksalze in diejenigen Knochenteile aus, die während der Erkrankung neu gebildet werden, sondern auch bereits vorhandene Knochenteile verarmen an Kalk.

An der Wachstumszone der Röhrenknochen wird zwar die präparatorische Verkalkungszone vom Markraum her noch abgebaut, dagegen hört die Einlagerung von Kalksalzen auf, so daß den vordringenden Gefäßsprossen gewissermaßen die richtunggebende axiale Stütze fehlt, und sie infolgedessen regellos zwischen die gewucherten Knorpelmassen vordringen. Es bildet sich so ein eigentümliches kalkarmes Bindegewebe, das Osteoid, zwischen dem teilweise Knorpelwucherungszonen eingesprengt sind. Infolge stärkerer mechanischer Beanspruchung finden sich gerade an den Diaphysenenden größere Massen von osteoidem Gewebe. Abhängig von der Stärke der Wachstumsintensität sind nach WIMBERGER die sternalen Enden der mittleren Rippen in erster Linie betroffen; es folgen dann das distale Femur-, das proximale Humerusende und die distalen Enden der Unterarmknochen; erst später folgen Tibia und Fibula, distales Humerusende und in größerem Abstande erst die proximalen Enden von Radius und Ulna, die erst bei schwerer Rachitis Veränderungen aufweisen.

Die ersten Knochenveränderungen bei Rachitis treten gewöhnlich nicht vor der Mitte des zweiten Lebensmonates auf, doch werden die meisten Fälle gegen Ende des ersten bis zum Ende des zweiten Lebenshalbjahres beobachtet. Bei Frühgeburten fand YLPPÖ bereits sichere rachitische Knochenveränderungen im Alter von drei bis sechs Wochen (s. u.).

Es sei noch darauf hingewiesen, daß der angeborene Weichschädel (WIELAND) von der rachitischen Kraniotabes zu unterscheiden ist. Der röntgenologische Nachweis beider gelingt außerdem so gut wie nie.

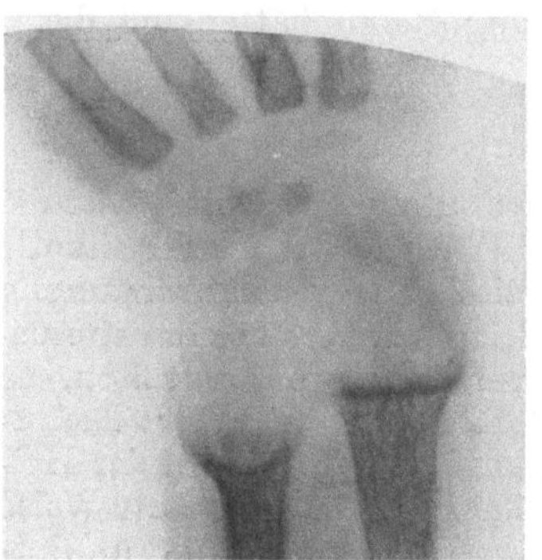

Abb. 34. Th. V., 11 Monate alt. Floride Rachitis.

Da die röntgenologische Darstellbarkeit eines Knochens wesentlich von seinem Kalkgehalt abhängt, so ist der Nachweis der rachitischen Kalkarmut des gesamten Knochensystems und insbesondere die Darstellung der rachitischen Veränderungen an den Metaphysen der Röhrenknochen verhältnismäßig leicht. Andererseits sind jedoch die Bilder sehr arm an Kontrasten, da sich das kalkarme osteoide Gewebe in seiner Durchlässigkeit für Röntgenstrahlen kaum von den umgebenden Weichteilen unterscheidet; diese Kontrastarmut wird noch gesteigert durch die oft besonders starke Ausbildung des Subcutangewebes bei rachitischen Säuglingen. Es wird so verständlich, daß die Röntgenaufnahmen rachitischer Skeletveränderungen bei jungen Säuglingen wenig „schön“, d. h. flau, kontrastarm, erscheinen.

Wenn beim gesunden Säugling das epiphysäre Ende der Metaphyse durch die präparatorische Verkalkungszone im Röntgenbild als ein quer verlaufender, dichter, scharf begrenzter Schattenstrich sich darstellt, an den sich diaphysenwärts das feine Bälkchengerüst des primären Markraumes anschließt, erscheint schon bei leichteren rachitischen Veränderungen die präparatorische Verkalkungszone ungleichmäßig dicht und verbreitert; bei stärkeren Krankheitserscheinungen verschwindet der Schatten der präparatorischen Verkalkungszone immer mehr, so daß der gegen die Epiphyse zu gerichtete Abschluß der Metaphyse unscharf ausgefranst und verwaschen ist und diaphysenwärts zurückverlagert erscheint. Unter besonders glücklichen Aufnahmebedingungen kann es gelingen, durch die Darstellung der Umrißform eines Teiles des Perichondriums einen Eindruck von der Auftreibung der erkrankten Epiphyse zu gewinnen, in die das Schaftende in feinen, weichen Fasern einmündet. Nach den eingehenden Untersuchungen WIMBERGERS kommt diese von ihm als „passive Form“ der Rachitis bezeichnete Veränderung hauptsächlich bei solchen Kindern vor, die sich wenig bewegen und oft wochenlang in passiver Rückenlage verharren. Nach demselben Autor entwickelt sich bei solchen Kindern, die bei der Rachitis einen guten Ernährungszustand zeigen, und deren körperliche und geistige Beweglichkeit lebhaft bleibt, der sogenannte „aktive Typus“ der Skeletrachitis, im Röntgenbild durch die bekannte Becherform der Metaphyse ausgeprägt. Diese kommt so zustande, daß an den medianen Teilen die Störung der Verknöcherung am frühesten und am stärksten sich ausbildet, während in den peripheren Wandteilen noch Kalksubstanz abgelagert wird, so daß die corticalen Säume die gleichsam entkalkte zentrale Masse kelchartig umfassen. Man kann sich das nach ERDHEIM etwa so vorstellen, daß die Verkalkung unter dem vielen vorhandenen Osteoid gleichsam die statisch am meisten beanspruchten Teile bevorzugt, also der wenige Kalk, der bei Rachitis überhaupt zur Ablagerung gelangt, an die am stärksten beanspruchte Stelle, also in diesem Falle die Rindenschicht, dirigiert wird. Je nach dem Kalkgehalt erscheint die konkave Zone dieses Bechers mehr oder weniger unregelmäßig und verwaschen. Die rachitischen Veränderungen der Diaphyse bilden sich zeitlich im Röntgenbilde nach den Störungen der enchondralen Ossificationszone aus. Das Bälkchenwerk erscheint weitmaschiger und unregelmäßig; die Corticalis verschmälert sich immer mehr und wird für Röntgenstrahlen durchlässiger. In schweren Fällen kann die Wand der dicken Röhrenknochen lamellös aufgelockert erscheinen. An der allgemeinen Kalkverarmung des Knochens nehmen mehr oder weniger alle einzelnen Bestandteile teil, so daß z. B. auch die Epiphysenkerne kalkarm, in ihrer Struktur unscharf und verwaschen erscheinen.

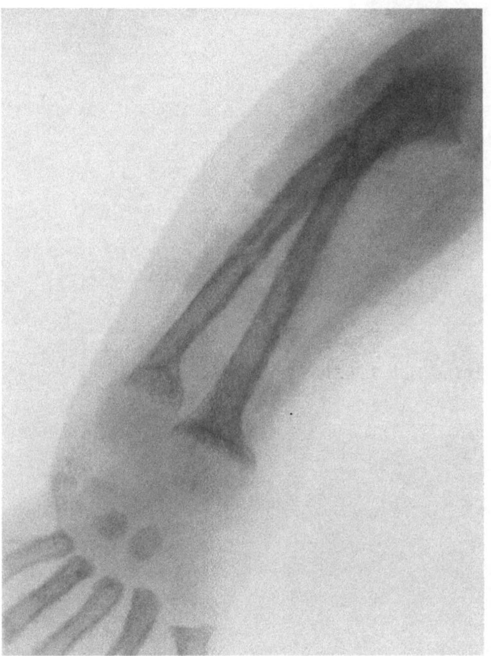

Abb. 35. A. W., 19 Monate alt. Floride Rachitis. Infraktionen von Ulna und Radius.

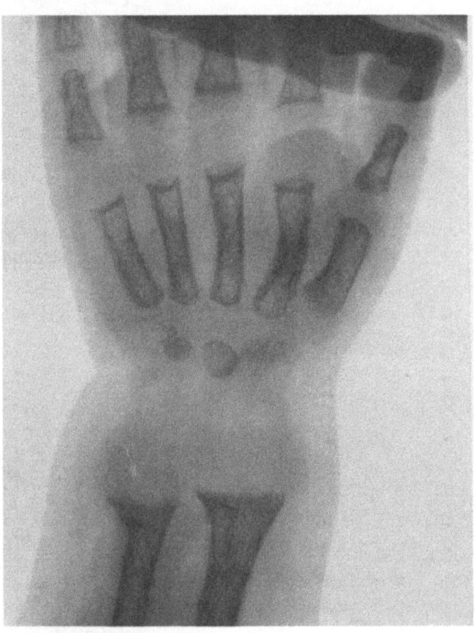

Abb. 36. K. B., 14 Monate alt. Floride Rachitis.

Die infolge der Kalkarmut entstehenden rachitischen Infraktionen, klinisch als „Grünholzbrüche" bezeichnet, sind im Röntgenbild mit Leichtigkeit als solche zu erkennen. Die am Knickungswinkel gebildeten Osteophytmassen sind in der Regel als weiche Schattenbezirke im Röntgenbilde nachweisbar; sie werden auch bei florider Rachitis durch teilweise Verkalkung im Laufe der Zeit deutlicher sichtbar und gleichen den Winkel, der durch den Einbruch des Knochens gebildet wird, in etwa aus. Im übrigen ist das osteoide Gewebe am florid-rachitischen Knochen für gewöhnlich durch das Röntgenverfahren nicht deutlich als solches darzustellen.

3*

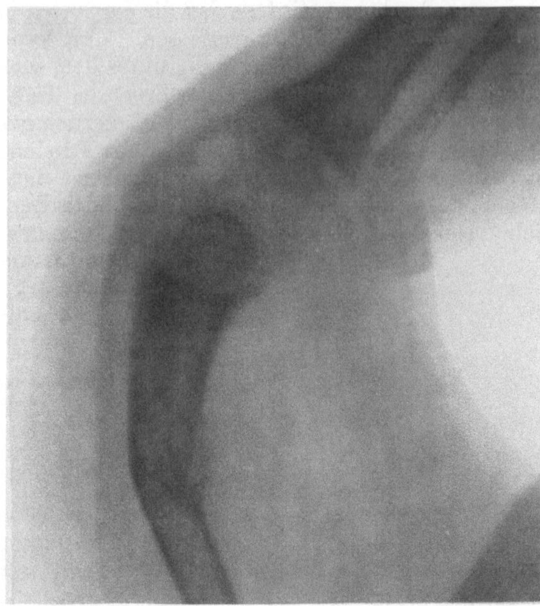

Abb. 37. M. S., $2^1/_4$ Jahre alt. Infraktion bei florider Rachitis.

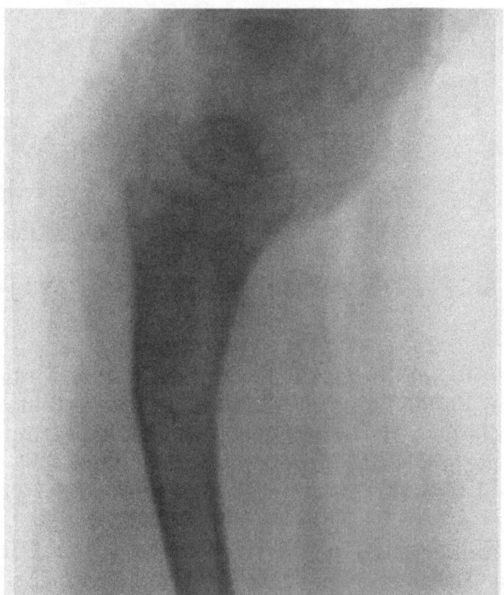

Abb. 38. S. L., $2^1/_2$ Jahre alt. Spontane Infraktion bei florider Rachitis.

Die Heilung der Rachitis kennzeichnet sich im Röntgenbilde durch die zunehmende Dichte der Schatten infolge der neu erfolgenden Kalkeinlagerung in die Knochen. Bevor noch die vorhandenen Zeichnungen der Knochenbälkchen

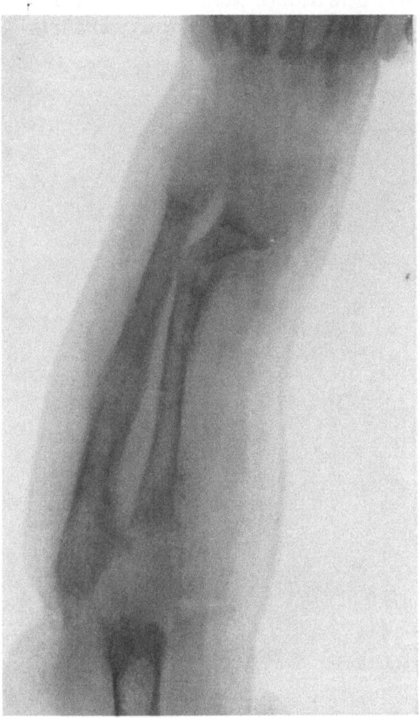

Abb. 39. K. L., 2 Jahre alt. Osteomalacische Form der Rachitis; bisher unbehandelt, trotzdem Kalkeinlagerung in den Callus der Frakturen an Ulna und Radius.

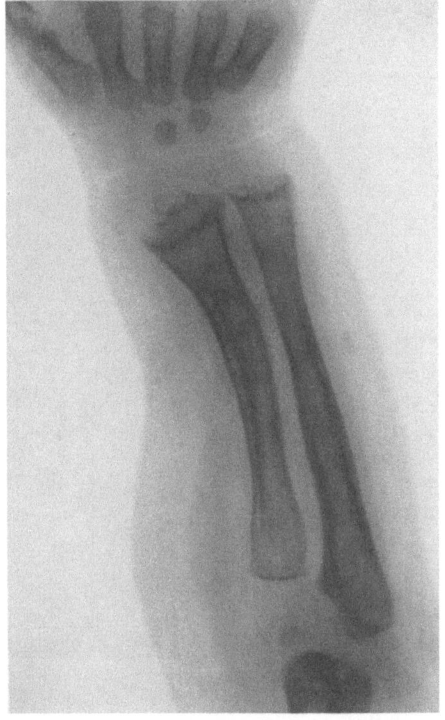

Abb. 40. K. L. Nach vierwöchiger Behandlung Kalkeinlagerung deutlich, ebenfalls die verkalkende „Umbauzone" des Radius und der Mittelhandknochen.

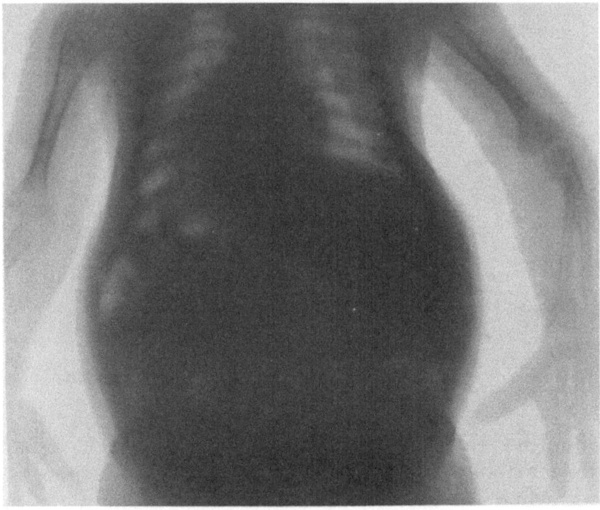

Abb. 41. K. L., 2 Jahre alt. Schwere Rachitis. Glockenförmiger Thorax; hochgradige Kalkverarmung des ganzen Skeletes.

und der Corticalis der Röhrenknochen an Dichte gewinnen, zeigt sich als erstes Kennzeichen der beginnenden Heilung ein feiner Schattensaum epiphysenwärts

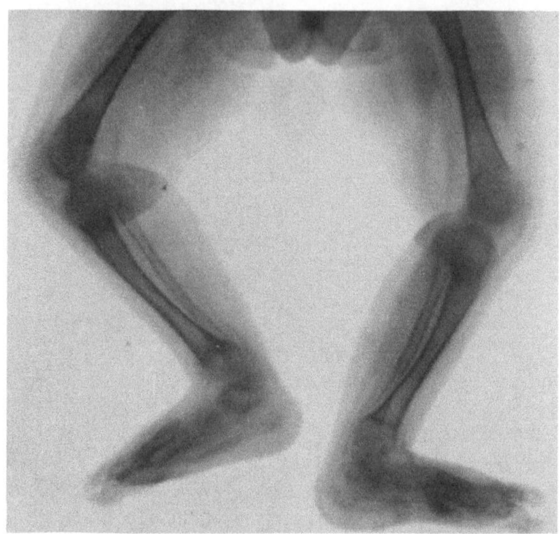

Abb. 42. K. L., 2 Jahre alt. Schwere floride Rachitis.

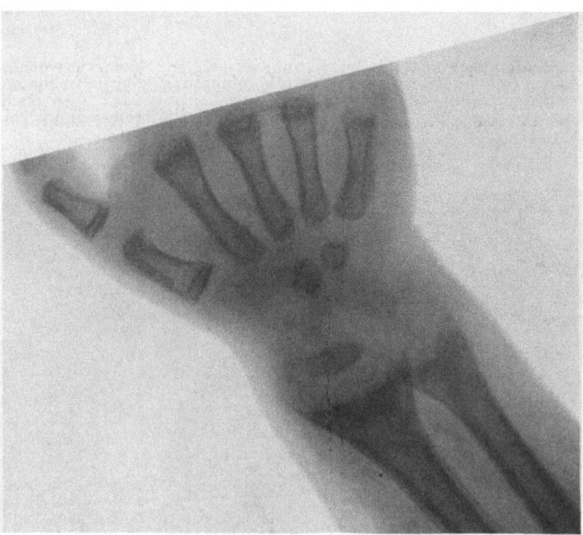

Abb. 43. G. N., 2 Jahre alt. Floride Rachitis, unbehandelt.

vom sichtbaren Ende der Metaphyse. Ein Vergleich mit histologischen Präparaten ergibt, daß dieser Schattensaum der neuen präparatorischen Verkalkungszone entspricht; der scheinbar leere Raum wird zwischen ihr und dem im Röntgenbilde sichtbaren Diaphysenende von der rachitischen Knorpelwucherungszone eingenommen, die keinen Schatten im Röntgenbilde gibt. Aus der Größe dieses im Röntgenbild „leeren" Raumes, welcher der Höhe des während der Erkrankung gebildeten Osteoids entspricht, kann man einigermaßen auf die Dauer der rachitischen Erkrankung schließen. Das Einsetzen des Heilungsvorganges zeigt sich also im Röntgenbild durch das Auftreten einer neuen präparatorischen Verkalkungszone. Auf guten Aufnahmen, in denen diese vom Zentralstrahl frontal getroffen wird, stellt sie sich als leicht wellige, manchmal auch etwas ausgezackte Linie dar, deren Begrenzung ungefähr der normalen Abschlußfläche der Metaphyse entspricht. Bei fortschreitendem Heilungsverlauf wird diese neue Verkalkungszone breiter und dichter und immer schärfer und glatter gegen die Epiphyse hin begrenzt; im Laufe von Wochen füllt sich dann auch der bis dahin „leere" Raum zwischen ihr und der Diaphyse mit feinen Längsstreifchen, die mit fortschreitender Heilung immer dichter werden und schließlich die Verbindung zwischen Verknöcherungszone und Diaphyse in der gewohnten Weise herstellen. An den Diaphysen der Röhrenknochen wird die Corticalis während des Heilungsprozesses gewöhnlich stark verdickt und verdichtet. Die Spongiosa der Diaphyse bleibt manchmal noch lange rarefiziert und grob, im Gegensatz zu der mit der Heilung besonders dicht werdenden Trabekelzeichnung der Metaphyse, so daß aus diesem Gegensatz im Röntgenbild noch nach längerer Zeit festgestellt werden kann, daß eine Rachitis früher bestanden hat.

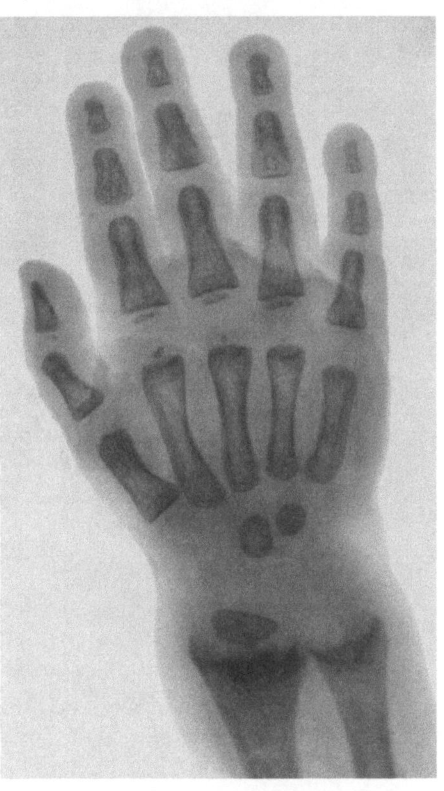

Abb. 44. G. N., 2 Jahre alt. Rachitis nach 3 wöchiger Behandlung. Starke Kalkeinlagerung. „Zuwachszone" deutlich sichtbar an den Mittelhandknochen und Grundphalangen.

Die rachitischen periostalen Säume verkalken während des Heilungsstadiums oft hochgradig, so daß die Knochen dadurch in ihren Umrissen besonders plump erscheinen. Wird die Heilung aus irgend einem Grunde verzögert, etwa durch Aussetzen der antirachitischen Behandlung, so sieht man auch im Röntgenbild einen Stillstand der Verkalkung, und in schweren Fällen können nun epiphysenwärts von dieser „Reparationszone" wieder neue rachitische Veränderungen sich zeigen. Bei neuerlichem Einsetzen der Heilung bildet sich dann, wiederum durch eine helle Zone von der kalkhaltigen ersten Reparationszone getrennt, eine zweite in typischer Form aus. Man kann also aus dem Vorhandensein und der Ausdehnung mehrerer reparatorischer Verkalkungszonen Rückschlüsse auf den Verlauf des Heilungsprozesses ziehen.

Was nun die Beteiligung der einzelnen Skeletabschnitte am rachitischen Krankheitsprozeß anbetrifft, so werden, wie wir vorhin gesehen haben, in erster Linie sichtbar die langen Röhrenknochen betroffen. In schweren Fällen kann die Kalkverarmung soweit gehen, daß die Rindenschicht im Röntgenbild papier-

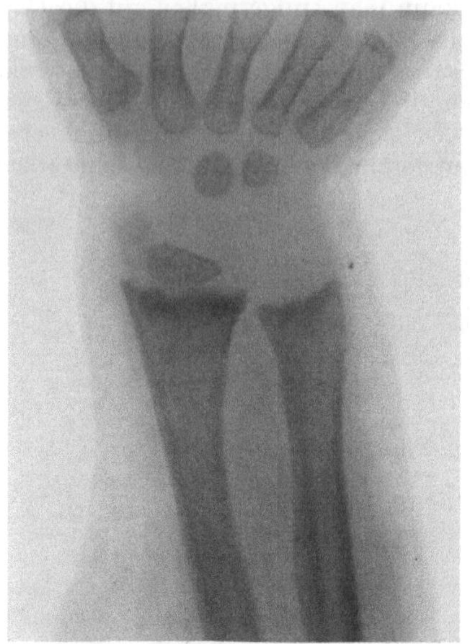

Abb. 45. G. N., 2 Jahre alt. Dasselbe Kind, weitere 3 Wochen später.

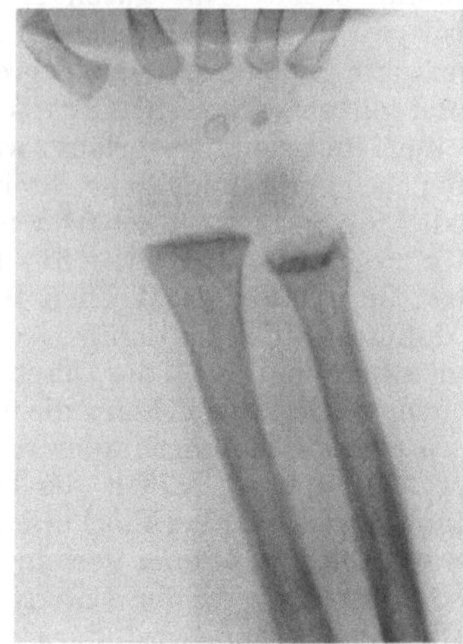

Abb. 46. E. S., 13 Monate alt. Rachitis in der dritten Woche der Vigantolbehandlung. Gute Kalkeinlagerung; „Umbauzone“ des Metacarpus II.

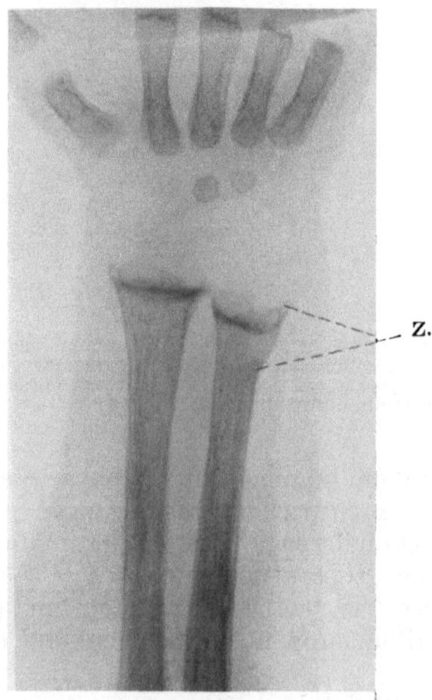

Abb. 47.

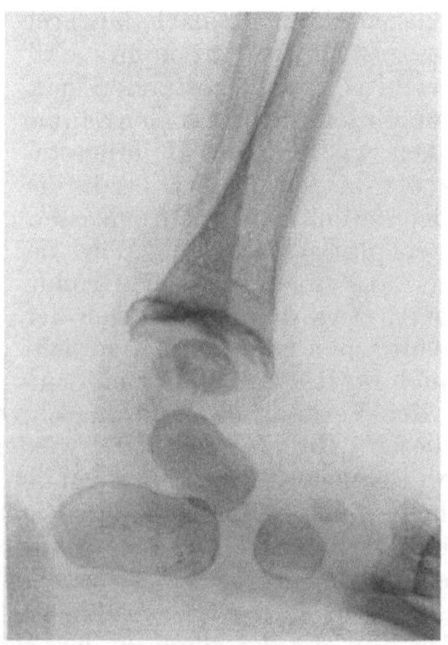

Abb. 48.

Abb. 47 u. 48. L. A., 17 Monate alt. Rachitis, während der Behandlung. Neben der starken Kalkablagerung ist an der Ulna bei Z. die „Zuwachszone“ sichtbar geworden, an den Metacarpen die periostale Verknöcherungsschicht.

dünn erscheint und eine Bälkchenstruktur überhaupt nicht mehr nachzuweisen ist. Dieser Röntgenbefund entspricht der sogenannten osteomalacischen Form der Rachitis, bei der die kalkarmen Knochen klinisch biegsam wie Gummi werden.

An den kurzen Röhrenknochen der Hände und Füße zeigen sich nach SIEGERT die rachitischen Veränderungen im Röntgenbilde besonders an den Knochenabschnitten, welche die größte Wachstumsintensität haben, also an den distalen Metaphysen der Metacarpen und Metatarsen und an den proximalen der Phalangen. Im einzelnen sind die Veränderungen dieselben, wie sie auch in den Metaphysen der langen Röhrenknochen gefunden werden. Die rachitische Erkrankung der Wirbel zeigt sich durch eine Verbreiterung der Knorpelfugen, unscharfe und wellige Begrenzung der Konturen der Wirbelkörper und gelegentliche Aufhellungen in der Struktur derselben. Durch Rachitis skoliotisch und kyphotisch verbogene Wirbelsäulen zeigen vor allem der Biegung entsprechend einseitig verschmälerte Fugen zwischen den einzelnen Wirbelkörpern.

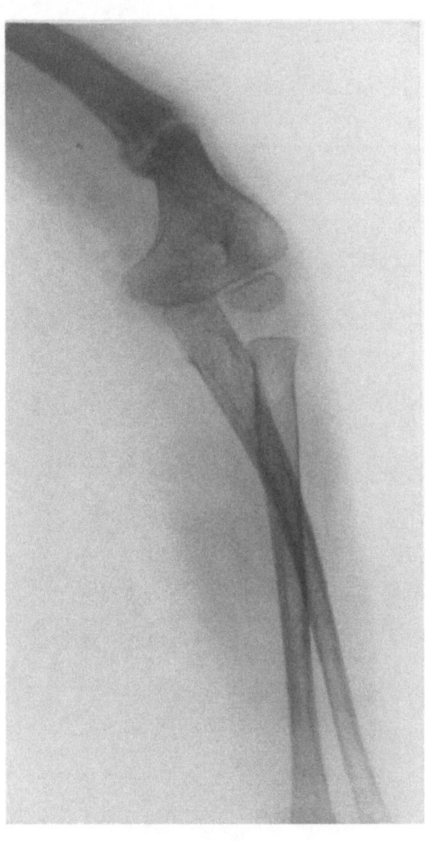

Abb. 49. E. Z., 4 Jahre alt. Spätrachitis während der Behandlung. Hochgradige Knochenatrophie, gut verkalkter Frakturcallus.

Der rachitische Rosenkranz ist im Röntgenbild bei guter Aufnahmetechnik häufig darstellbar und zeigt bei schwereren Erkrankungen eine deutliche Becherung und Auffaserung der Knorpel-Knochengrenze sowie eine Kalkverarmung der gesamten Rippen. Ähnliche Veränderungen stellte SAUPE zuerst am Übergang in den Rippenhals fest, daneben manchmal auch eine paravertebrale aufgehellte Zone, welche scheinbar die Rippe vom Wirbel trennt.

Von den rachitischen Prozessen der platten Knochen ist die Craniotabes, wie schon erwähnt, im Röntgenbilde kaum darstellbar. Die rachitischen Veränderungen am Becken, in ihrem Endzustand als die Kartenherzform des Beckens allgemein bekannt, sollen hauptsächlich durch eine Verkürzung der Pars iliaca zustande kommen. Entgegen der verbreiteten Meinung, daß die rachitische Beckenverbildung erst durch die aufrechte Körperhaltung zustande komme, betont HOFFA, daß ganz unzweifelhaft deutliche rachitische Beckenverbildungen auch bei solchen Säuglingen und Kleinkindern gefunden werden, die nie gesessen oder gestanden haben.

Über den Einfluß der Rachitis auf das gesamte Wachstum gehen die Angaben der Autoren auseinander. Während SIEGERT und SCHLOSS feststellen, daß das Wachstum insgesamt in mäßigen Grenzen gehemmt wird, ergaben die sehr sorgfältigen Untersuchungen von WIMBERGER, daß man vielleicht von einer vorrachitischen Wachstumsverlangsamung sprechen kann, die aber in der Rachitisrekonvaleszenz von einer Wachstumssteigerung kompensiert wird. Diese vorrachitische Wachstumsverlangsamung bezieht sich offenbar auf die Zeit, wo zwar die Erkrankung schon begonnen hat, aber im Röntgenbild noch nicht mit Sicherheit festzustellen ist. Wenn nun auch eine einmalige Rachitiserkrankung für gewöhnlich das Gesamtwachstum nicht wesentlich beeinträchtigt, so kann anderseits die chronisch rezidivirierende Rachitis durch

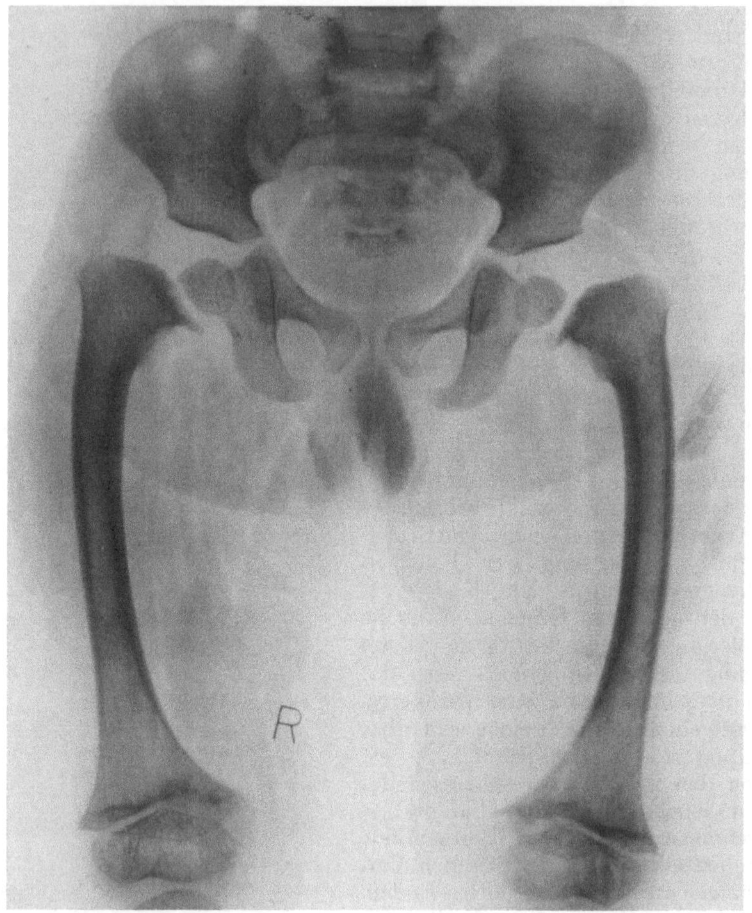

Abb. 50. P. B., 4 Jahre alt. Coxa vara rachitica. Deformierung des Schenkelhalses, Verbiegung des Schaftes.

die dauernden Störungen der enchondralen Verknöcherung das Längenwachstum beträchtlich verzögern (WIMBERGER). In diese Gruppe gehört der bekannte rachitische Zwergwuchs.

Das Verhalten der Knochenkerne bei Rachitis hängt wesentlich von der Schwere der Erkrankung ab. Während in leichten Fällen die Ossificationszentren innerhalb der physiologischen Schwankungsbreite auftreten können, erscheinen sie in schweren Fällen verzögert; im floriden Stadium einer Rachitiserkrankung werden neue Ossificationszentren im Röntgenbilde nicht sichtbar, weil eben die

Kalkeinlagerung fehlt; daß aber eine Differenzierung der Knochenkerne auch während der Erkrankung stattfindet, kann man aus der Tatsache schließen, daß bei erfolgreicher Therapie mit dem Einsetzen der Heilung gleich eine ganze Anzahl von Knochenkernen, und zwar verhältnismäßig großen Umfanges sichtbar wird; aus der Größe der Kerne ersieht man deutlich, daß sie zwar ausgebildet, aber während der Erkrankung nicht verkalkt waren.

Von den bleibenden Knochenverbildungen auf rachitischer Grundlage ist die Beckendeformität bereits erwähnt. Die Veränderungen an den langen Röhrenknochen, worunter in erster Linie die Verbiegungen zu verstehen sind, pflegen sich sehr häufig in späteren Jahren von selbst zurückzubilden. Die rachitische Coxa vara jedoch, die dadurch entsteht, daß durch die Belastung der Übergang vom Schenkelhals in den Schenkelschaft nachgiebig wird und seitlich ausweicht, wodurch der Rollhügel nach oben rückt und in schweren Fällen der stumpfe Winkel zwischen Schenkelhals und Schenkelschaft in einen spitzen umgewandelt wird, ist nicht rückbildungsfähig. In den Fällen dagegen, wo eine Coxa vara durch eine seitlich konvexe Verbiegung des Oberschenkelschaftes vorgetäuscht wird (Coxa vara spuria), tritt häufig in späteren Jahren eine Rückbildung ein.

Die Rachitis des späteren Kindesalters, gewöhnlich als Rachitis-tarda bezeichnet, kann man als Bindeglied zwischen der Säuglingsrachitis und der Osteomalacie des Erwachsenen betrachten. Neben den anatomischen Untersuchungen (Looser, Schmorl) beweist auch die Wirksamkeit derselben therapeutischen Maßnahmen die Ähnlichkeit der Prozesse. Eine Festlegung der unteren Altersgrenze ist mehr oder weniger willkürlich (manche Autoren bezeichnen schon die Rachitis bei 2-, 3- und 4jährigen Kindern als Rachitis-tarda); die obere Altersgrenze ist bestimmt durch den Zeitpunkt der Epiphysenfugen-Verknöcherung. Im allgemeinen spricht man von Rachitis-tarda bei Kindern im Schulalter. Besonders in der Zeit der unzulänglichen Ernährungsverhältnisse gegen Ende des Krieges und nach demselben sind eine ganze Reihe von Fällen beobachtet worden, wo bei Kindern etwa um das 10. Lebensjahr herum objektiv und subjektiv die Anzeichen der Rachitis auftraten. Die röntgenologisch nachweisbaren Knochenveränderungen, welche das klinisch häufig unklare Krankheitsbild mit erfreulicher Sicherheit klären, entsprechen im großen und ganzen den Befunden der Säuglingsrachitis: Man findet gewöhnlich eine mehr oder weniger hochgradige Verdünnung der Corticalis und eine grobmaschige Spongiosa als Kennzeichen der Knochenatrophie; eine weite, kalkarme Zone zwischen Epiphysenkern und Schaft, sowie eine unscharfe, häufig becherförmig ausgehöhlte Begrenzung der Diaphyse. Solche röntgenologisch einwandfrei festgestellten Fälle von Rachitis-tarda sind bei Personen bis zum 19. Lebensjahre beschrieben (A. Köhler).

Die Rachitis bei frühgeborenen Kindern weist in ihrer Entwicklung einige beachtenswerte Besonderheiten auf. Aus den Untersuchungen von Ylppö und neuerdings von Hottinger wissen wir, daß sich bei Frühgeburten Rosenkranz und Epiphysenverdickungen erst später entwickeln. Beide Symptome werden erst gegen Ende des ersten Lebensjahres beobachtet; in der vorhergehenden Zeit kommt es dagegen besonders häufig zu Spontanfrakturen.

Die radiologische Diagnose der Rachitis bei Frühgeburten ist erschwert durch das Fehlen gröberer Veränderungen an den Epiphysengrenzen. An Stelle der Verbreiterung und becherförmigen Aushöhlung wird häufig nur eine leichte Auffaserung der sonst geraden Epiphysenlinie gefunden; dabei ist die Kalkarmut aller Knochen sehr hochgradig, gehäufte Infraktionen sind nicht selten. Hottinger beobachtete, daß „in anderen Fällen die Becherform an den Epiphysengrenzen erst im Reparationsstadium auftrat“.

9. Die Skeletsyphilis im Kindesalter.

Bei der kindlichen Syphilis kommt der Röntgenuntersuchung eine ganz besondere Bedeutung insofern zu, als sie in vielen Fällen nicht nur berufen ist, im Zweifelsfalle zur diagnostischen Klärung wesentlich beizutragen, sondern häufig allein aus den radiologischen Kennzeichen die Diagnose gestellt werden kann und bei negativem Ausfall der serologischen Blutuntersuchung auch gestellt werden muß. Da die Knochenerkrankungen luetischer Art im Kindesalter ganz andere sind als beim Erwachsenen, soweit die häufigste Form, die kongenitale Syphilis, in Frage kommt, wird man gut tun, sich an die klinisch gebräuchliche Einteilung nach Altersstufen zu halten und zu unterscheiden: die Knochenveränderungen bei fetaler Syphilis, bei der Säuglingssyphilis, bei der Syphilis des frühen Kindesalters, bei der Spätsyphilis.

Bei der Syphilis im Kindesalter ist in jedem Falle mit einer mehr oder weniger starken Erkrankung des Skeletsystems zu rechnen. Es unterscheiden sich aber die Merkmale der Krankheitszustände bei angeborener Syphilis im Säuglingsalter von denen, wo Krankheitserscheinungen erst im späteren Kindesalter am Knochensystem auftreten. Da erfahrungsgemäß die stärksten syphilitischen Veränderungen dort entstehen, wo durch besonders reichlichen Zufluß von Blut auch die meisten Spirochäten angeschwemmt und von der Capillarwandung festgehalten werden, so dürfen wir ohne weiteres vermuten, daß im wachsenden Knochen auch an der Wachstumszone, also zum Beispiel an der Grenze zwischen Epi- und Diaphyse der langen Röhrenknochen, besonders starke krankhafte Veränderungen auftreten. Diese syphilitischen Veränderungen an den Wachstumszonen der Knochen sind naturgemäß am besten studiert bei Frühgeburten. Die syphilitischen Knochenveränderungen des späteren Fetalalters und der ersten Säuglingszeit weisen übereinstimmend die Merkmale der spezifischen Entzündung an rasch wachsenden Skeletteilen auf, dürfen also als gleichartige Typen betrachtet werden. WIELAND sagt von ihnen: „Durch ihre Gleichartigkeit im intrauterinen und extrauterinen Leben bilden die kongenitalsyphilitischen Knochenaffektionen den natürlichen Übergang, gewissermaßen das Bindeglied zwischen den angeborenen und zwischen den erworbenen Krankheiten des Knochensystems ganz im allgemeinen." Am stärksten ausgeprägt finden sich die syphilitischen Veränderungen am Knochen in den ersten Lebensmonaten, um etwa von der Halbjahresgrenze ab seltener zu werden. Diese Gruppe der fetalen und Säuglingslues wird am Knochensystem durch die anatomisch und röntgenologisch wohlbekannten Krankheitsbilder der Osteochondritis und der primären Periostitis luetica beherrscht. Andere Symptome und Lokalisationen an den Knochen spielen in diesem Stadium eine geringere Rolle. Etwa vom 2.—3. Lebensjahre ab werden die Krankheitsbilder der Spätlues häufiger, die Periostitis ossificans, die Ostitis gummosa circumscripta, also Veränderungen, die dem Tertiärstadium der erworbenen Lues in etwa entsprechen.

a) Die Osteochondritis syphilitica und Periostitis luetica; Ostitis gummosa.

Die typischen Lokalisationen der Osteochondritis syphilitica sind die Metaphysen der langen Röhrenknochen und daneben öfters auch die Knochen-Knorpelgrenzen der Rippen. Die anatomischen Veränderungen beginnen mit einer Verbreiterung der Verkalkungszone, die außerdem gegen den Markraum zu unregelmäßig begrenzt erscheint. Bei stärkerer Ausbildung der Krankheitserscheinung wird die Verkalkungszone eigentümlich krümelig, ein spezifisches Granulationsgewebe schiebt sich zwischen Spongiosa und Verkalkungszone, das manchmal große Teile der jüngsten sekundären Knochenbälkchen und der präparatorischen Verkalkungszone zerstört. Bei solch schweren Veränderungen kann es natürlich bei leichteren Traumen zu Trennungen der Kontinuität und Verschiebungen kommen, die man herkömmlich als „Epiphysenlösung“ bezeichnet. Streng genommen handelt es sich dabei in Wirklichkeit um gummöse Zerstörungen im Bereich der Metaphyse. Nach WIELAND beruhen diese Vorgänge auf einer Hemmung der normalen Knorpeleinschmelzung und der normalen, osteoplastischen Knochenapposition bei andauernder Resorption und gesteigerter Kalkablagerung in die Grundsubstanz und in die Zellen der Knorpelwucherungszone. HEUBNER sagt sehr anschaulich: „An Stelle der soliden Mauer tritt das unsichere Gerüst.“

Diese osteochondritischen Prozesse werden häufig von periostalen Wucherungen begleitet, die sich aber auch über größere Abschnitte der Diaphyse erstrecken können, selbst ohne nachweisbare Osteochondritis. Diese Periostwucherung neigt in besonderem Grade zur Verkalkung. Schon bei Neugeborenen kann ein deutlicher Kalkgehalt nachweisbar sein, der dann in den nächsten Wochen stark zunimmt. Die Periostitis ossificans tritt auch an den platten Knochen auf (Tubera frontalia, „Caput natiforme“). Dichte periostitische Kalkschalen können gelegentlich durch gummöse Prozesse zerstörte Metaphysen geradezu einschienen (s. Abb. 57). Auch bei den syphilitischen Prozessen der kurzen Röhrenknochen, der Phalangitis syphilitica (HOCHSINGER) (genau gleiche Prozesse können übrigens auch an den Knochen der Mittelhand und des Mittelfußes angetroffen werden), handelt es sich um eine Kombination von osteochondritischen und periostitischen Veränderungen. Ähnlich verhält es sich mit den seltener nachgewiesenen kongenital luetischen Prozessen am Schädeldach, an der Scapula und an der Darmbeinschaufel. Durch die Röntgenaufnahme sind diese syphilitischen Knochenerkrankungen mit Sicherheit darstellbar.

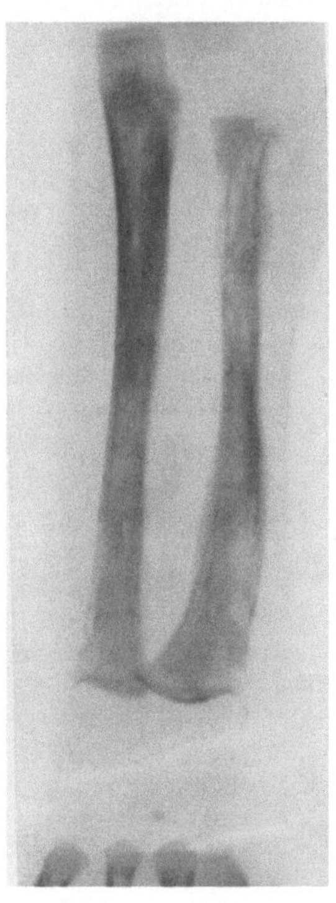
Abb. 51. B. S., 4 Wochen alt. Lues congenita (unbehandelt). Osteochondritis; schwere gummöse Diaphysensyphilis.

Die Osteochondritis syphilitica zeigt sich im Röntgenbild als Verbreiterung der präparatorischen Verkalkungszone, die in sich gleichmäßig dicht erscheinen kann, aber gegen die Diaphyse zu wie gegen die Diaphyse hin unscharf begrenzt, verwaschen, ausgefranst ist. Diaphysenwärts liegt hinter diesem verbreiterten Schatten der Verkalkungszone ein aufgehelltes Querband, entsprechend einem Schwinden der Knochenbälkchen infolge der gesteigerten Knochenresorption. (Auch die Rindenschicht des Knochens kann mit der Zeit verdünnt erscheinen.) Während am normalen Knochen die Zeichnung der Knochenbälkchen bis zur präparatorischen Verkalkungszone reicht, finden wir bei der Knochenlues fast stets angrenzend an die verbreiterte und unregelmäßige Schattenzone Unregelmäßigkeiten, Aufhellungen und unklare Strukturzeichnung. Manchmal sieht es geradezu so aus, als ob eine Ecke der Metaphyse fehle, wobei die erhaltene Verkalkungszone seitlich frei zu schweben scheint. Je nach dem Grade der Resorptionserscheinungen ist das Bild in jedem Falle wieder anders; das Auftreten gummöser Prozesse zeigt sich im Röntgenbilde durch die Ausbildung heller Flecken in der Strukturzeichnung. Die Zerstörung kann so groß werden, daß die präparatorische Verkalkungszone durch eine unscharf aufgehellte Schicht voll-

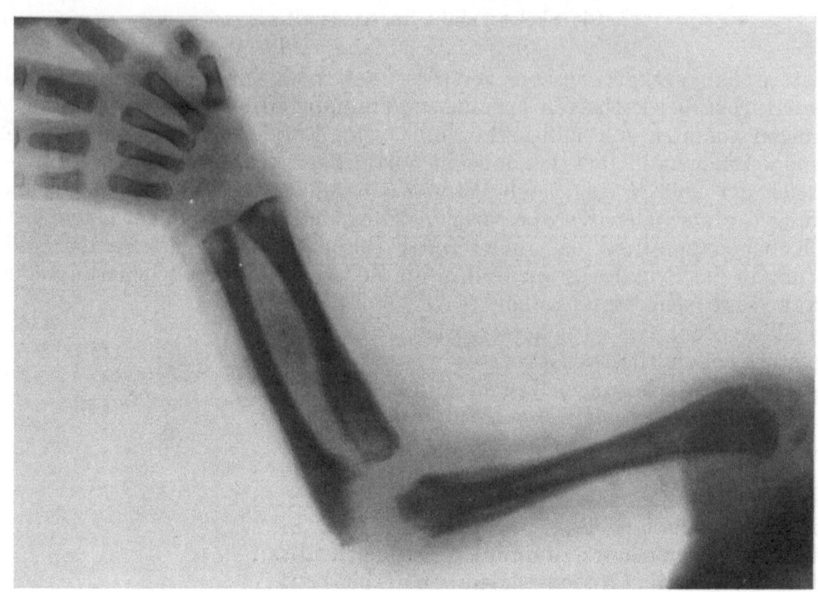

Abb. 52. M. B., 6 Wochen alt. Lues congenita. Osteochondritis und Periostitis luetica. Metaphysengummata.

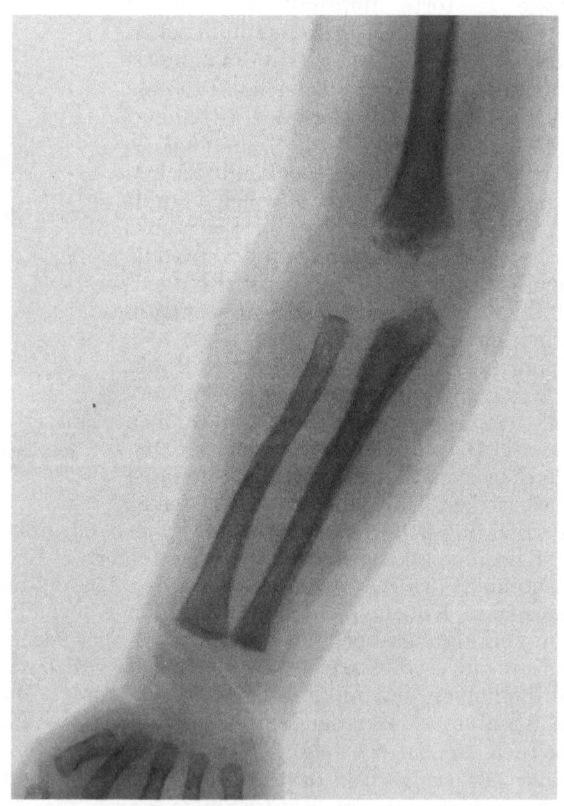

Abb. 53. J. Br., 8 Wochen alt. Lues congenita. Osteochondritis und Periostitis luetica.

kommen von der Diaphyse abgetrennt erscheinen kann. WIMBERGER bezeichnet für den jungen Säugling es als ganz charakteristisch, daß gummöse Herde sich durch das Fehlen jeder Begrenzung gegen die umgebende Spongiosa auszeichnen. Beim älteren Säugling und beim Kleinkinde erscheinen die gummösen Herde nicht mehr diffus, sondern schon häufiger mehr umschrieben. Das Charakteristische der Osteochondritis luetica im Röntgenbild besteht also in einer Verbreiterung und unregelmäßigen, feinzackigen Begrenzung der präparatorischen Verkalkungszone, die um so mehr ins Auge fällt, je stärker die diaphysenwärts anschließende Aufhellungszone ausgeprägt ist.

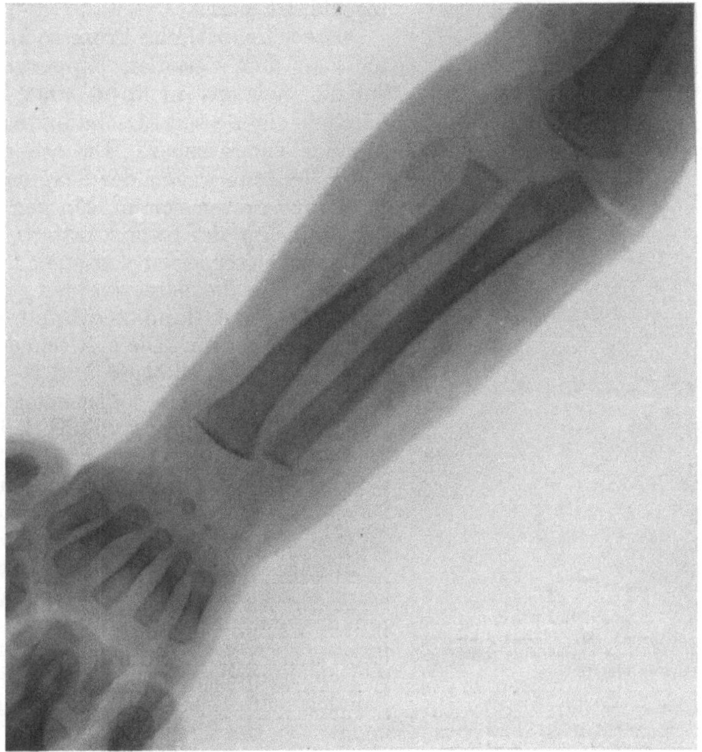

Abb. 54. G. G., 3 Monate alt. Lues congenita. Osteochondritis luetica und Periostitis luetica ulnae.

Der epiphysäre Querschatten kann wie zerrissen aussehen und bei gummösen Prozessen geradezu von der aufgehellten metaphysären Schicht abgetrennt erscheinen. Bei schwerer Zerstörung kann der Röntgenschatten der präparatorischen Verkalkungszone ganz fehlen, wobei dann die ausgezackte Metaphyse frei zu endigen scheint.

Deformationen und seitliche Verschiebungen der durch gummöse Prozesse teilweise zerstörten Metaphysen sind im allgemeinen durch die Reste der präparatorischen Verkalkung im Röntgenbild gut darstellbar.

In den Diaphysen der langen Röhrenknochen kann es bei schwerer syphilitischer Erkrankung durch die Ausbildung gummösen Gewebes zu stärkeren Aufhellungen kommen, weil teilweise nicht nur das Bälkchensystem, sondern auch die angrenzende Rindenschicht abgebaut wird. In manchen Fällen erscheint ein ganzer Röhrenknochen mit solchen Aufhellungen geradezu vollständig durchsetzt. In anderen Fällen sind nur einzelne Flecken, etwa in den Unterarmknochen, nachweisbar. Mit besonderer Häufigkeit treten diese durch gummöse Prozesse hervorgerufenen Aufhellungen im Röntgenschatten im proximalen Ende der Tibia an der Innenseite auf (Wimberger). Diese Ostitis gummosa ist meistens mit einer Periostitis verbunden, tritt fast ausnahmslos vollkommen symmetrisch an beiden Tibien auf und hat deshalb besondere diagnostische Bedeutung, weil sie bei sagittaler Ausnahmerichtung mit großer Regelmäßigkeit auch in solchen Fällen darstellbar ist, bei denen andere Knochenerscheinungen der Lues ganz fehlen oder nur schwach ausgebildet sind.

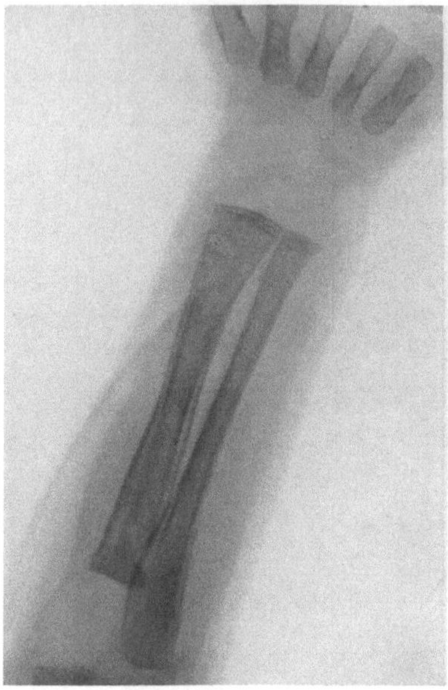

Abb. 55. K., 5 Monate alt. Lues congenita (unbehandelt). Perichondritis und Periostitis luetica.

Osteochondritische Prozesse können sich auch an den sternalen Rippenenden vorfinden, meistens in Form einer Verbreiterung und einer Strukturschädigung im Röntgenbilde nachweisbar. Die osteochondritischen Veränderungen der Scapula und des Os ileum verraten sich im Röntgenbild durch Verbreiterung der Randschatten, die gegen die Knochenkörper zu von einer feinen Aufhellungszone begleitet werden, etwa vergleichbar einem doppelten Rand um einen Briefbogen herum. Die luetischen Veränderungen der Wirbelkörper und des Schädeldaches haben für die röntgenologische Diagnostik der Säuglingssyphilis keine praktische Bedeutung. Es handelt sich im wesentlichen um eine Weitmaschigkeit der Spongiosa mit verwaschenen, unscharfen Lücken.

Infolge einer spezifischen Osteomyelitis kann es an den Diaphysen der langen Röhrenknochen zu einer Sargbildung kommen, indem über einer teilweise zerstörten Rindenschicht dichte verknöcherte periostitische Schalen sich ausbilden, so daß im Röntgenbild der zerstörte Teil des Knochenschaftes gleichsam wie mit einem Verband umwickelt aussieht.

Die Periostitis luetica ist in den meisten Fällen schon beim neugeborenen Kinde nachweisbar, in den Anfängen als ein feiner, mitteldichter Begleitschatten der Corticalis. Diese Begleitschatten werden im weiteren Verlaufe an den Randteilen dichter, bis zuletzt die ossifizierten periostitischen Auflagerungen mit der Corticalis im Röntgenbilde ganz verschmolzen erscheinen. Als charakteristisch für die luetische ossifizierende Periostitis gilt ihre absolute Gleichmäßigkeit. Nach Dünzelmann und Schmitz hat man zwischen der diaphysären Form der luetischen Periostitis als selbständiger luetischer Erkrankung und der epiphysären Form zu unterscheiden, die sekundär als periostale Reaktion in der Nachbarschaft gummöser Prozesse auftritt. Bei der Phalangitis syphilitica findet man im Röntgenbild eine fleckige Aufhellung der Bälkchenzeichnung und Defekte der Corticalis. Neben diesen Erscheinungen des Knochenschwundes sind aber auch unregelmäßige, sehr dichte Knochenneubildungen als Schatten sichtbar und häufig starke periostitische Begleitschatten. Die phalangitischen Prozesse sind fast ausnahmslos an allen Extremitäten mehrfach zu finden, jedoch nicht in streng symmetrischer Ausbildung. Ihr frühester Nachweis gelang HOCHSINGER bei einem 12 Tage alten Kinde. Dem röntgenologischen Nachweis der Phalangitis syphilitica kommt deshalb besondere Bedeutung zu, weil sie manchmal das erste nachweisbare Zeichen bei einer symptomarm verlaufenden Lues ist. Was die Häufigkeit der Lokalisation osteochondritischer Prozesse anbelangt, fand H. SCHMIDT, daß die oberen Extremitäten stärker disponiert sind; der häufigste Sitz osteochondritischer Prozesse war in dem von ihm untersuchten Material das distale Ende der Unterarmknochen; danach kam in deutlichem Abstand der Unterschenkel und weit hiervon entfernt Oberarm und Oberschenkel (untersucht wurden 52 Kinder mit Lues congenita). Eine Schaftperiostitis fand

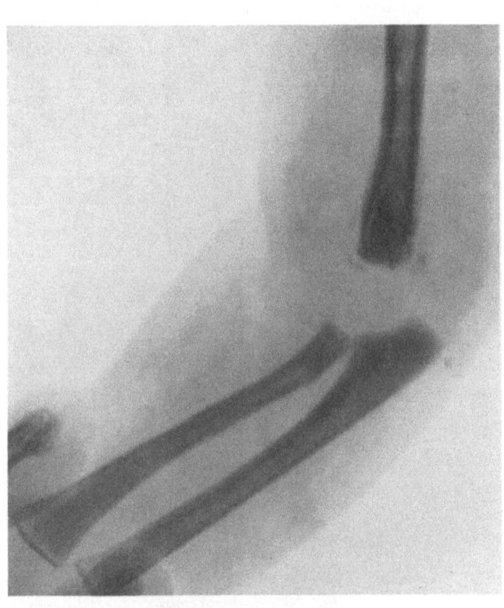

Abb. 56. B. K., 10 Tage alt. Osteochondritis und Periostitis luetica. Lues congenita unbehandelt.

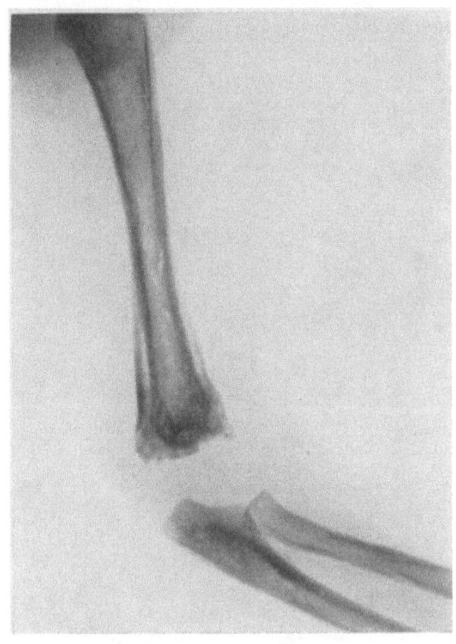

Abb. 57. B. K., 3 Wochen später bei Spirocidbehandlung. Starke reparatorische Periostitis.

sich dagegen vorwiegend an der Tibia, eine Periostitis überhaupt bei 86,5 $^0/_0$ der von ihm untersuchten luetischen Säuglinge. Unbeschadet dieser Tatsache wird man sich in diagnostisch unklaren Fällen jedoch nicht mit röntgenologischer Untersuchung der Unterarmknochen begnügen dürfen, sondern das gesamte Extremitätenskelet nachsehen und vor allem auf die von WIMBERGER angegebene Sagittalaufnahme des proximalen Tibiaendes nicht verzichten können.

b) Kindliche Spätlues im Röntgenbild.

Entsprechend der veränderten Wachstumsintensität, wahrscheinlich aber auch noch aus anderen, uns bisher nicht bekannten Gründen, kommt es bei der Lues jenseits des Säuglingsalters nicht zur Osteochondritis, sondern zu solchen Knochenprozessen, die weitgehend den tertiären Erscheinungen bei erworbener Lues ähnlich sind. Dabei handelt es sich einmal um hyperostotische Sklerosierungen, daneben aber auch um gummöse Prozesse, in deren Nachbarschaft wiederum periostitische Veränderungen häufig sind. Die bekannteste periostitische Veränderung betrifft die vordere Tibiakante, wo über der normalen Corticalis ein gewöhnlich gleichmäßiger, nicht selten jedoch auch gewellter Begleitschatten sichtbar wird, in welchem mit der Zeit immer mehr Kalksubstanz abgelagert wird. Durch wiederholte periostitische Schübe werden manchmal mehrere Schichten schalenförmig übereinander abgelagert, so daß mit fortgesetzter Verknöcherung die vordere Tibiakante unförmig dick werden kann und in späteren Jahren als eburnisierte homogene Knochenmasse im Röntgenbild erscheint — das bekannte Bild der Säbelscheiden-Tibia. Ähnliche periostitische Prozesse können an den verschiedensten Skeletteilen auftreten, auch am Schädeldach. Röntgenologisch sind sie von tuberkulösen Periostitiden nicht zu unterscheiden.

Die luetischen Knochenzerstörungen in diesem Stadium beruhen meistens auf einer

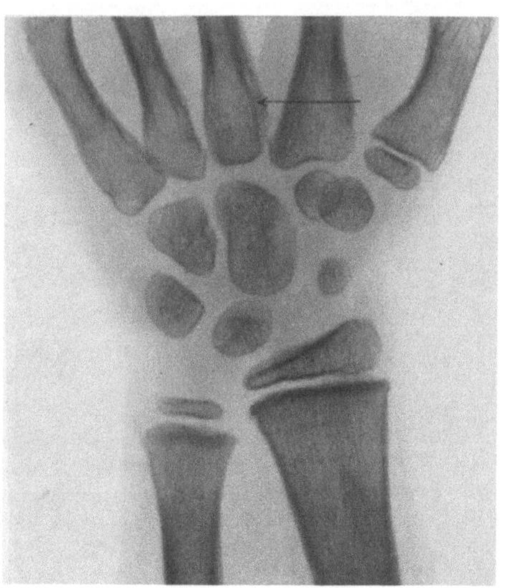

Abb. 58. F. Z., 8 Jahre alt. Lues congenita tarda, bisher unbehandelt. Periostitis metacarpalium.

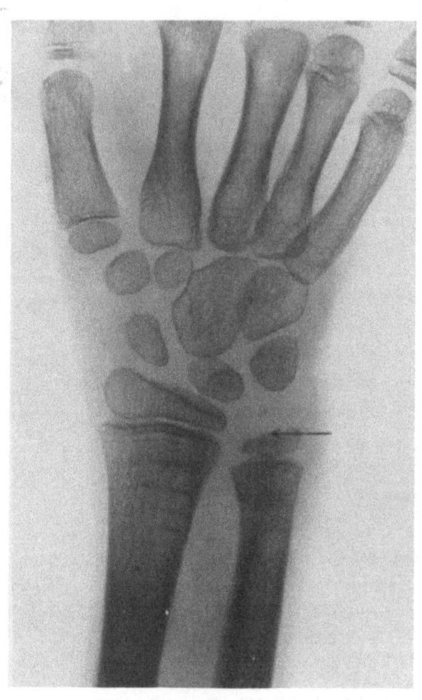

Abb. 59. E. M., 6 Jahre alt. Lues congenita tarda; intermittierend behandelt. „Querbänder" der langen Röhrenknochen. Pfeil = kleiner gummöser Prozeß in der Ulnaepiphyse.

Osteomyelitis gummosa; sie erscheinen im Röntgenbild als Aufhellungen von guter Begrenzung, aber (wenn auch selten) gelegentlich in Form von diffusen ausgedehnten Schattenverminderungen des Knochenbildes. Fast ausnahmslos bestehen gleichzeitig osteoplastische Veränderungen der Umgebung, die zu stärkeren Auftreibungen der Diaphysen führen können. Insgesamt wird durch diese Kombination destruktiver und produktiver Prozesse bei der Lues tarda das Bild ein sehr buntes und vielgestaltiges und kann differentialdiagnostisch außerordentlich schwer gegen tuberkulöse und osteomyelitische Prozesse sowie gegen Tumoren abgrenzbar sein. In den meisten Fällen wird sich aus dem Röntgenbild allein ohne klinische Untersuchung ein sicheres Urteil nicht fällen lassen. Das gleiche gilt auch für die Phalangitis in diesem Altersstadium, da ja bekanntlich auch bei Kindern periostale Reaktionen bei tuberkulösen Knochenveränderungen selten vermißt werden.

10. Knochentuberkulose.

Während bei der akuten Osteomyelitis gleich im Beginn die Beschwerden sehr stark sind, und die im Röntgenbild nachweisbaren Knochenveränderungen noch ganz geringfügig sein können, ist das Verhältnis bei den tuberkulösen Knochenerkrankungen gerade umgekehrt: Geringe Beschwerden, die erst nach längerer Zeit stärker werden, und im krassen Gegensatz dazu deckt das Röntgenbild dann gewöhnlich ausgedehnte und tiefgreifende Knochenzerstörungen auf. Die Röntgenuntersuchung wird uns so zu einem diagnostischen Hilfsmittel ersten Ranges, da sie es ermöglicht, frühzeitig den Beginn des Leidens zu erkennen.

Da die tuberkulöse Infektion des Knochens für gewöhnlich durch hämatogen verschleppte Bacillen erfolgt, finden wir am häufigsten die epiphysären Wachstumszonen der Röhrenknochen, die kleinen Hand- und Fußknochen, sowie die Wirbelkörper als Sitz der Erkrankung — wahrscheinlich infolge besonderer Gefäßversorgung im Zusammenhang mit dem Wachstum. Die platten Knochen werden natürlich gelegentlich ebenfalls befallen, jedenfalls weit seltener als die oben genannten.

Der Prozeß beginnt meist mit der Bildung von Tuberkeln im Bereiche der Spongiosa; die Knochenbälkchen werden zerstört und teilweise resorbiert; sobald Einschmelzungsprozesse an den Knochenbälkchen einsetzen, wird der Krankheitsprozeß bei der dünnen, verhältnismäßig wenig Strahlen absorbierenden Corticalis des kindlichen Knochens in technisch guten Röntgenaufnahmen erkennbar; das tuberkulöse Granulationsgewebe selbst ist natürlich radiographisch nicht darstellbar, so daß aus der Größe der im Röntgenbild sichtbaren Spongiosaeinschmelzung kein Rückschluß auf die Ausdehnung des Krankheitsherdes gestattet ist, zumal bei der käsigen Form der Tuberkulose die zwar nekrotischen Knochenbälkchen noch erhalten bleiben können, obschon sie in tuberkulöses Gewebe eingebettet sind. Bei der fungösen Form der Tuberkulose ist der Spongiosaschwund sehr ausgesprochen; man sieht im Radiogramm infarktähnliche Aussparungen im Knochen; deutlich erkennt man auch im Röntgenbilde die hochgradige diffuse Atrophie des erkrankten Knochenstückes und der benachbarten Knochenteile, deren Kalkarmut sich durch die kontrastarme, zarte, verwaschene Durchzeichnung verrät. (Siehe auch unter Gelenktuberkulose.)

Die Tuberkulose der Corticalis der Röhrenknochen zeichnet sich dadurch aus, daß die Aufhellungszone ohne scharfe Grenze in das nichttuberkulöse Gebiet übergeht; die scharfe Demarkation des Sequesters, wie wir sie bei der eitrigen Osteomyelitis sehen, fehlt.

Eine ossifizierende Periostitis, wie bei der Osteomyelitis, fehlt gewöhnlich über der tuberkulösen Knochenschicht, da das Periost selbst in der Regel in ein fungöses Granulationsgewebe umgewandelt wird; in anderen Fällen findet sich wohl eine knochenbildende Periostitis auch bei der Tuberkulose, aber nicht über den erkrankten, sondern über den nicht oder noch nicht ergriffenen gesunden Teilen in der Umgebung des Herdes.

Im einzelnen ist das Bild der Knochentuberkulose sehr ungleichmäßig, je nach der Intensität, mit der die Erkrankung fortschreitet: An den Metaphysen sichtbare verwaschene, keilförmige „Infarktherde", deren Spitze diaphysenwärts gerichtet ist, entsprechend dem Ausbreitungsgebiet eines Gefäßes; unregelmäßig gebuchtete metaphysäre Einschmelzungen; rundliche, unscharf begrenzte Herde mit fehlender Bälkchenzeichnung, Verdünnung und teilweise Zerstörung der Corticalis. Zu berücksichtigen ist, daß an den Röhrenknochen die tangentiale Projektion der Corticalis einen rindennahen Spongiosaherd im Radiogramm „auslöschen" kann; wenn aus klinischen Gründen eine Knochenerkrankung wahrscheinlich ist, müssen dann eben Aufnahmen in verschiedenen Ebenen gemacht und unter Umständen nach Verlauf einiger Zeit wiederholt werden.

Eine der häufigsten tuberkulösen Erkrankungsformen im Kindesalter ist die Spina ventosa; im Bereiche der Spongiosa der Phalangen (im weiteren Sinne auch der Metacarpen und Metatarsen) zeigen sich die ersten Veränderungen in Form der bekannten verwaschenen Aufhellungszonen; im weiteren Verlauf erscheint der befallene Knochen kolbig aufgetrieben durch eine ossifizierende Periostitis, während

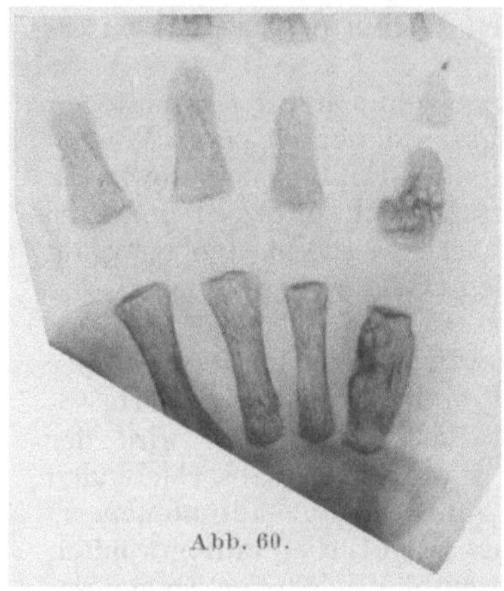

Abb. 60.

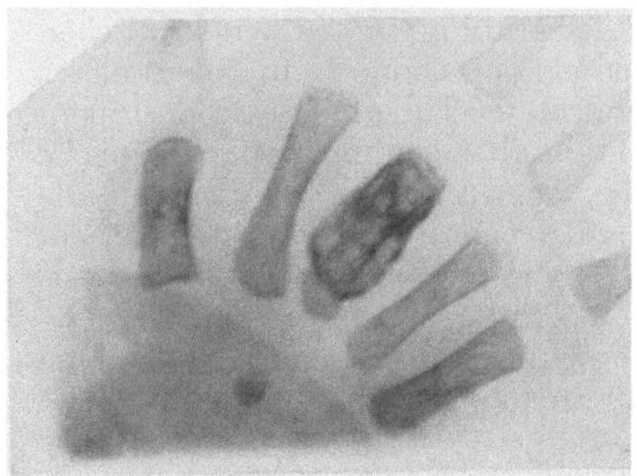

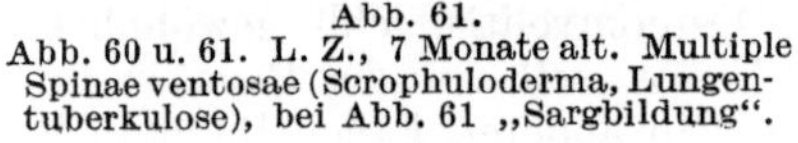

Abb. 61.

Abb. 60 u. 61. L. Z., 7 Monate alt. Multiple Spinae ventosae (Scrophuloderma, Lungentuberkulose), bei Abb. 61 „Sargbildung".

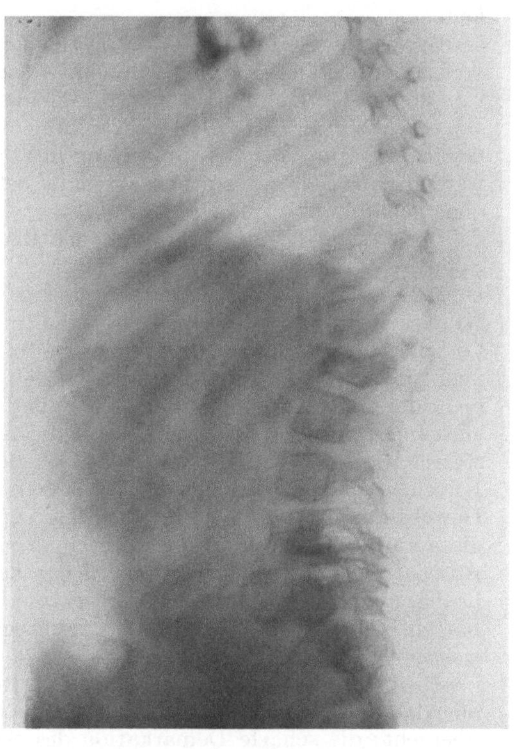

Abb. 62. E. L., 4 Jahre alt. Spondylitis tuberculosa. Neben den schweren Zerstörungen der Wirbelkörper ist der kalkhaltige Absceß deutlich als Schatten erkennbar.

in den zentralen Teilen die Spongiosa und mehr oder weniger auch die Corticalis in verschieden großem Umfange zerstört wird; alle Variationen von der Sargbildung bis zum völligen Verschwinden des ganzen Knochens kommen vor, auch multiple Durchlöcherungen der Corticalis und Sequesterbildung. Ähnlichkeiten mit syphilitischen Knochenveränderungen einerseits und mit der eitrigen Osteomyelitis andererseits sind reichlich gegeben; wenn wir bedenken, daß uns das Röntgenbild nur über den verschieden starken Kalkgehalt des Knochens unterrichtet, der Kalkgehalt selbst nur der Ausdruck des Wechselspiels zwischen einem knochenzerstörenden Krankheitsprozeß und der Abwehrtätigkeit des Körpers ist, der durch die ossifizierende Periostitis den Krankheitsherd gegen die Umgebung abzudämmen versucht, dann ist es ohne weiteres erklärlich, daß man gegen eine ätiologische Diagnose lediglich auf Grund des Röntgenbildes grundsätzlich große Bedenken haben muß. Der erfahrene Radiologe wird in

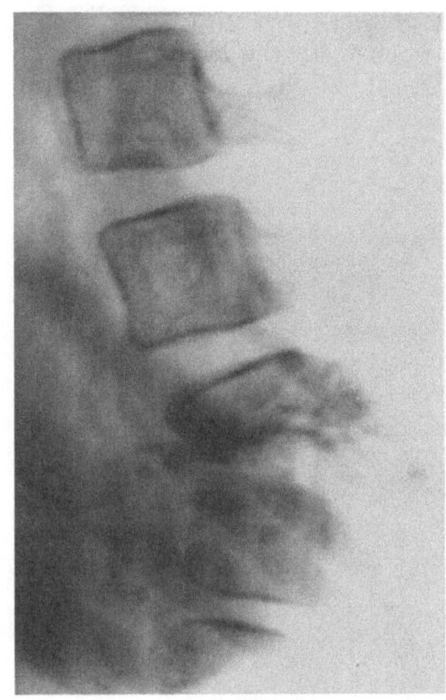

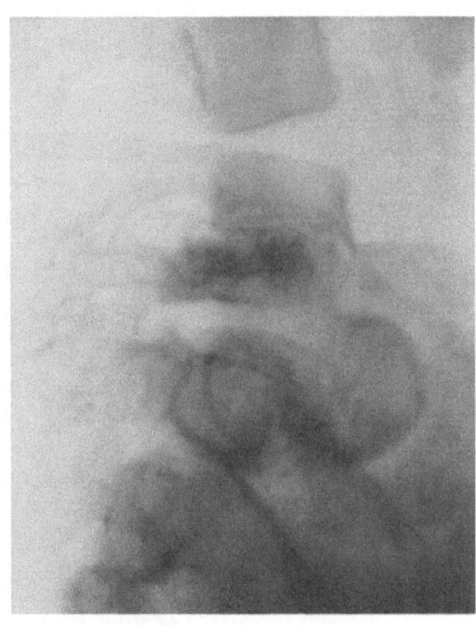

Abb. 63. Abb. 64.

Abb. 63 u. 64. E., etwa 4 Jahre alt. Verkalkende Abscesse bei Spondylitis tuberculosa (Seitenaufnahme).

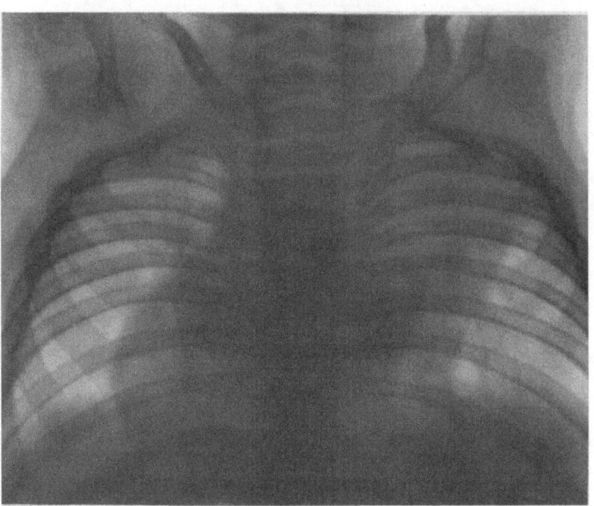

Abb. 65. M., 2 Jahre alt. Spondylitis tuberculosa; paravertebraler Absceß. Zusammenrücken der Rippenansätze „wie Spinnenbeine“ durch Zerstörung der Wirbelkörper.

Zweifelsfällen nicht versäumen, den Röntgenbefund und die klinischen Erscheinungen gleicherweise für die Diagnosestellung zu verwerten. KIENBÖCK, der doch wirklich über außerordentliche Erfahrungen verfügt, kommt zu dem

Schluß, daß letzten Endes klinische Momente, nicht radiographische Symptome im Einzelfalle die Differentialdiagnose zwischen Lues, eitriger Osteomyelitis und Tuberkulose stellen, eine Ansicht, die man nur durchaus unterstreichen kann. Diese differentialdiagnostischen Schwierigkeiten gelten nicht nur für die Erkrankungen der kurzen Röhrenknochen, sondern ebenso für die langen Knochen der Extremitäten; auch dort können diaphysäre Herde zur Knochenauftreibung

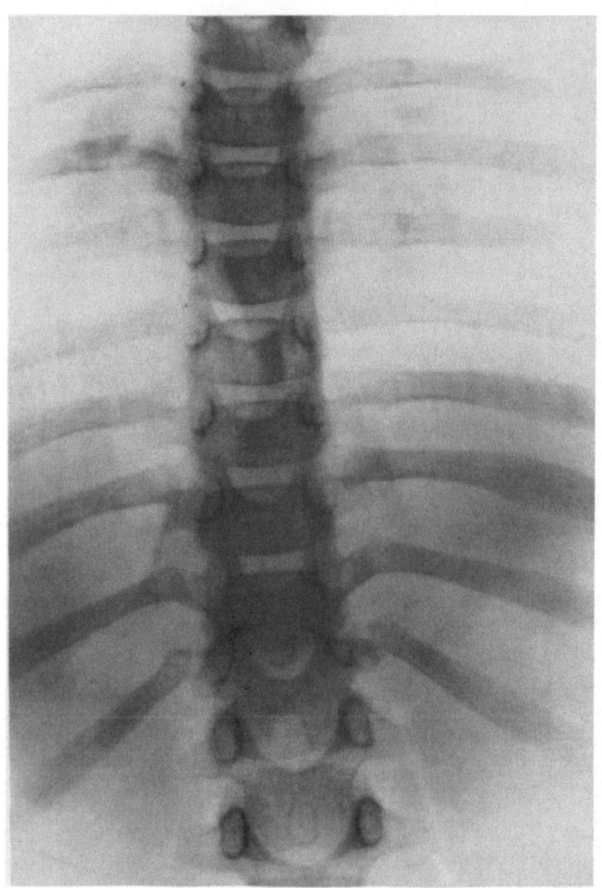

Abb. 66. C. H., $3^1/_2$ Jahre alt. Tuberculosis corporis vertebrae XI. et XII. Cranialwärts der zusammengesunkenen Wirbelkörper deutlich erkennbarer Absceßschatten. Aufnahme ventro-dorsal; Buckyblende, Rückenlage.

und ossifizierender Periostitis der Umgebung, gelegentlich auch zur Sequesterbildung führen, so daß die Unterscheidung von der Osteomyelitis und unter Umständen auch Lues lediglich nach dem Röntgenbilde im Einzelfall schwierig und ganz unmöglich werden kann. Günstiger liegen die Verhältnisse für die Röntgenuntersuchung manchmal bei den Erkrankungen der Wirbelsäule; befallen wird häufiger der untere Teil der Brustwirbelsäule und der obere Teil der Lendenwirbelsäule, und zwar die Wirbelkörper in erster Linie. Die ersten Anfänge, fleckige Aufhellungsbezirke mit fehlender Strukturzeichnung, entsprechen auch hier nicht der anatomischen Ausdehnung des Herdes. Bei weitergehenden

Zerstörungen der Wirbelkörper erscheint der erkrankte Wirbelkörper, falls der Prozeß lateral sitzt, keilförmig zusammengebrochen, bei totaler Zerstörung erscheint er nur als undeutliche, schmale, strukturlose Masse zwischen den gesunden, scharf durchgezeichneten Nachbarwirbeln. Die angrenzenden Aufhellungen, die den Zwischenwirbelscheiben entsprechen, sind verschmälert, häufig mehrere benachbarte Wirbel gleichzeitig erkrankt. Wegweisend ist häufig das Zusammenrücken der Rippen an der Wirbelsäule, „wie die Beine einer Spinne" (s. Abb. 65). Bei klinischem Verdacht auf tuberkulöse Wirbelsäulenerkrankung soll man sich grundsätzlich nicht mit einer Aufnahme in ventrodorsaler Richtung begnügen, sondern mindestens noch eine seitliche Aufnahme machen, welche manchmal die erst kleinen Zerstörungen oder Annagungen des Wirbelkörpers

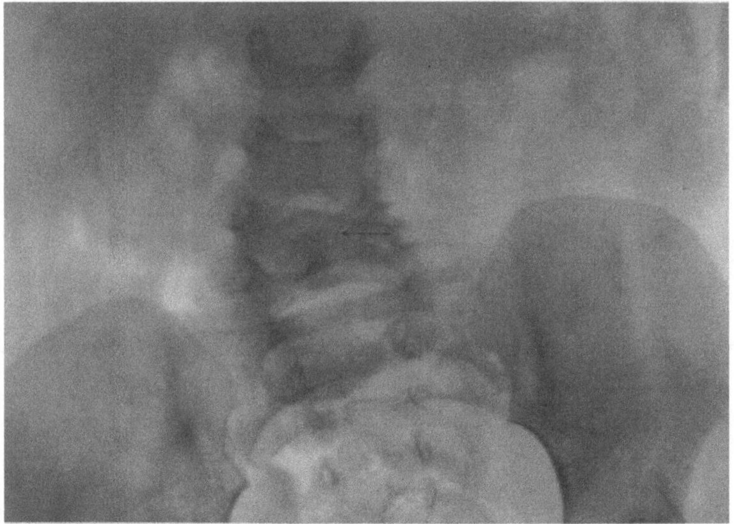

Abb. 67. E. L., 4 Jahre alt. Tuberkulöse Zerstörung der Lendenwirbel (Pfeil); abwärts kalkhaltiger Absceßschatten.

erkennen läßt. Die begleitenden tuberkulösen Abscesse sind manchmal als paravertebrale Schatten mit lateral konvexer Krümmung deutlicher zu erkennen als der Knochenherd selbst; oft sind diese Absceßschatten asymmetrisch. Es kann aber auch vorkommen, daß infolge geringer Dichteunterschiede gegen die Umgebung ein vorhandener Absceß radiographisch sich nicht nachweisen läßt. Infolgedessen darf bei klinisch begründetem Verdacht auf eine Wirbeltuberkulose ein negativer Röntgenbefund nicht ausschlaggebend bewertet werden, sondern es ist nach einiger Zeit die Röntgenuntersuchung zu wiederholen.

Die im Kindesalter so häufigen tuberkulösen Gelenkerkrankungen, gewöhnlich entstanden im Anschluß an ein Trauma oder an eine allgemeine Resistenzverminderung durch eine Infektionskrankheit, greifen entweder von der Gelenkkapsel auf den Knorpel und Knochen über, oder aber nehmen ihren Ursprung von einem Knochenherd aus, wobei käsige Einschmelzungsprodukte in das Gelenk durchbrechen. Kommt es nur zu einem tuberkulösem Gelenkerguß, so läßt sich derselbe erst von einer gewissen Größe ab im Röntgenbild nachweisen durch vergrößerten Abstand der das Gelenk bildenden Knochen, welche selbst manchmal strahlendurchlässiger als normale Knochen erscheinen. Gelegentlich kann auch im Kindesalter die Verdickung der Gelenkkapsel selbst nachweisbar sein.

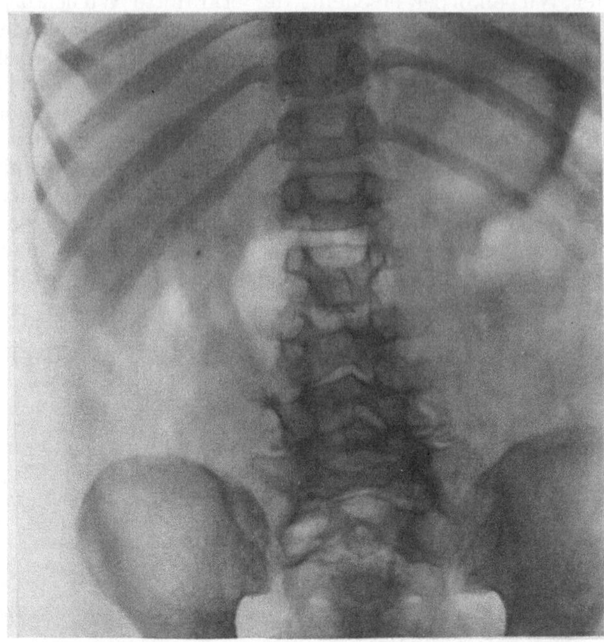

Abb. 68. N. D., 6 Jahre alt. Lumbo-sacraltuberkulose im Beginn. Einsinken der caudalen Lendenwirbel.

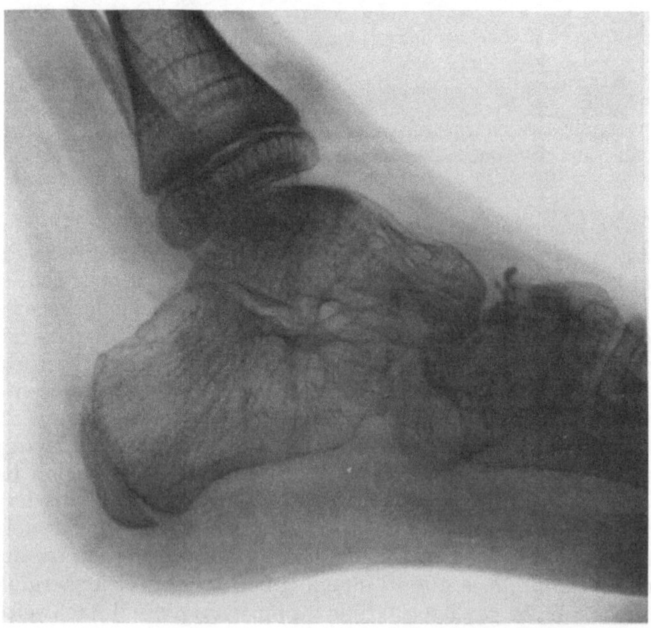

Abb. 69. M. L., 10 Jahre alt. Tuberkulose der Fußwurzelknochen, ausheilend.

Eine Einschmelzung des Gelenkknorpels bei der fungösen Gelenktuberkulose und eine Beschädigung der gelenknahen Knochenteile, unter Umständen auch die Zerstörung ganzer Knochenstücke, ist ohne weiteres gut nachweisbar. Während bei der fungösen Form die Aufhellungsherde unscharf begrenzt erscheinen, sieht man bei der Caries sicca des Schulter- und Hüftgelenkes grübchenartige Aussparungen der Gelenkköpfe, die sich scharf gegen den benachbarten Knochen absetzen.

Abscedierungen der Gelenke zeigen sich im Röntgenbild durch das gleichzeitige Vorhandensein der Hydropszeichen und der Knochenzerstörung; Luxationen an schwer erkrankten Gelenken sind natürlich häufig. Charakteristisch bei der Gelenktuberkulose ist die weitgehende Atrophie aller Knochen in der Umgebung des Herdes, auch der nichterkrankten.

Während das Längenwachstum bei bestehender Knochentuberkulose von verschiedenen Untersuchern abweichend beurteilt wird, herrscht nahezu Einstimmigkeit darüber, daß eine Beschleunigung der Ossification in der Nähe tuberkulöser Knochenprozesse die Regel ist (STETTNER, GRALKA). Letzterer fand, daß das Längenwachstum eher leicht gehemmt erschien, dagegen der Verkalkungsprozeß mitunter hochgradig beschleunigt war.

Die Heilungsvorgänge bei der Knochentuberkulose zeigen sich im Röntgenbild durch die teilweise Wiederherstellung einer Bälkchenzeichnung; klinisch gut ausgeheilte Fälle können aber auch noch lange in Form von Aufhellungen und Knochenatrophie nachweisbar bleiben.

11. Osteomyelitis.

Die akute Osteomyelitis ist eine relativ häufig im Kindesalter vorkommende Erkrankung. Warum gerade Kinder so häufig von dieser Krankheit befallen werden, ist leicht erklärlich, wenn man berücksichtigt, daß sie durch hämatogen verschleppte Krankheitserreger hervorgerufen wird, die sich in den Capillaren des Knochenmarkes ansiedeln. Der besondere Reichtum der Knochenwachstumszone an Gefäßschlingen gibt den Erregern gute Ansiedlungsmöglichkeiten, so daß in einer ganzen Anzahl von Fällen der Krankheitsprozeß gerade in der Wachstumszone auftritt; man hat infolgedessen den Ausdruck „akute Epiphysitis“ geprägt. Es scheint sogar, daß auch die Wachstumsgeschwindigkeit insofern eine Rolle spielt, als gerade die am raschesten wachsenden Knochen auch in erster Linie erkranken, der Häufigkeit nach etwa in der Reihenfolge: Unteres Femurende, unteres Tibia-, oberes Tibiaende, unteres Humerusende, Radius, Ulna, Fibula. Die kurzen Röhrenknochen und die platten Knochen werden natürlich ebenfalls gelegentlich betroffen. Im Anschluß an Typhus treten mit Vorliebe Eiterherde in den Rippen auf.

Knocheneiterungen schließen sich an alle möglichen Infektionen mit Strepto- und Staphylokokken an, ebenfalls an Scharlach, Masern, Influenza, Pneumonie und, als bei uns große Seltenheit, Variola. Häufig sieht man Osteomyelitis im Anschluß an ein metapneumonisches Empyem.

Da die ersten Knochenmarksreaktionen bei Osteomyelitis zunächst keine Veränderungen im Kalkgehalt des Knochens bewirken, kann man also auch die ersten Anfänge der Erkrankung im Röntgenbild nicht nachweisen. Leider leistet also gerade im Beginn der Erkrankung die Röntgenuntersuchung nichts. Nach kurzem Bestehen kann der Knochenmarksprozeß auch aus dem Röntgenbild erschlossen werden, da einerseits Kalkverminderung und Strukturänderung des Knochens selbst und andererseits eine ossifizierende Periostitis auftritt; beide Prozesse sind aus dem Röntgenbilde deutlich zu erkennen. Die Corticalis in der Nähe des Eiterherdes zeigt sehr bald ein fleckiges Aussehen infolge lokaler

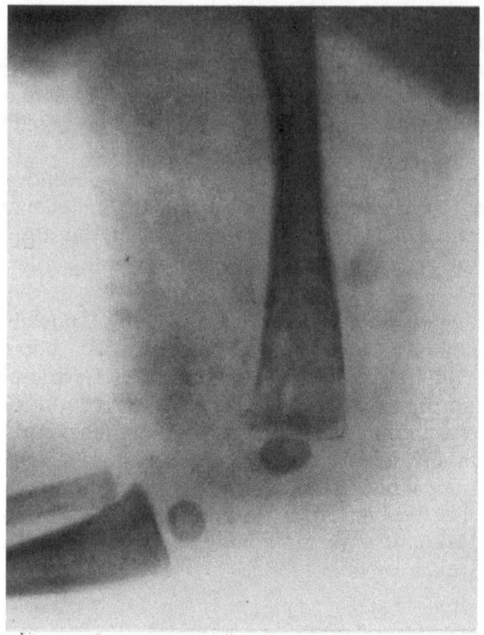

Abb. 70. C. O., $1^1/_2$ Jahre alt. Frische Osteomyelitis.

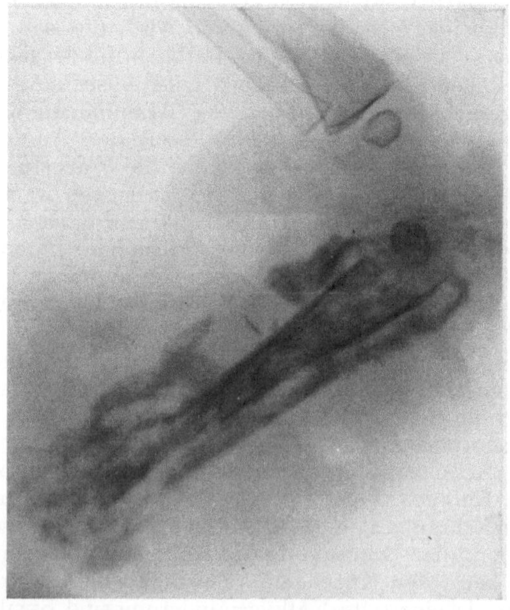

Abb. 71. C. O., Osteomyelitis. Dasselbe Kind 3 Wochen später. Totenladenbildung. Atrophie der benachbarten Röhrenknochen.

Knochenatrophie; in manchen Fällen sieht sie geradezu durchlöchert aus, etwa wie ein von Bohrwürmern befallenes Stück Holz. Gleichzeitig tritt auch ein Schwund der Knochenbälkchen auf, die äußere Begrenzung der Knochen wird unscharf, schartig. Das Periost bildet an der Knochenoberfläche auf den reaktiven Reiz der Eiterung hin eine Knochenschale, die das erkrankte Knochenstück umschließt (Totenlade). Durch diese örtliche ossifizierende Periostitis können gelegentlich zentimeterdicke Knochenschalen entstehen, doch kann auch dieser neugebildete Knochen von innen her durch den Krankheitsprozeß zerstört und sogar nach außen hin durchbrochen werden. Das ursprünglich ergriffene Knochenstück wird häufig in mehr oder weniger großer Ausdehnung nekrotisch und sequestriert. Bei sehr stürmisch verlaufenden Prozessen wird das Periost frühzeitig zerstört, so daß eine Totenladenbildung unmöglich gemacht wird; statt dessen bricht dann gewöhnlich das erkrankte Knochenstück ein und wird beim chirurgischen Eingriff vom Periost entblößt in einer Eiterhöhle liegend vorgefunden.

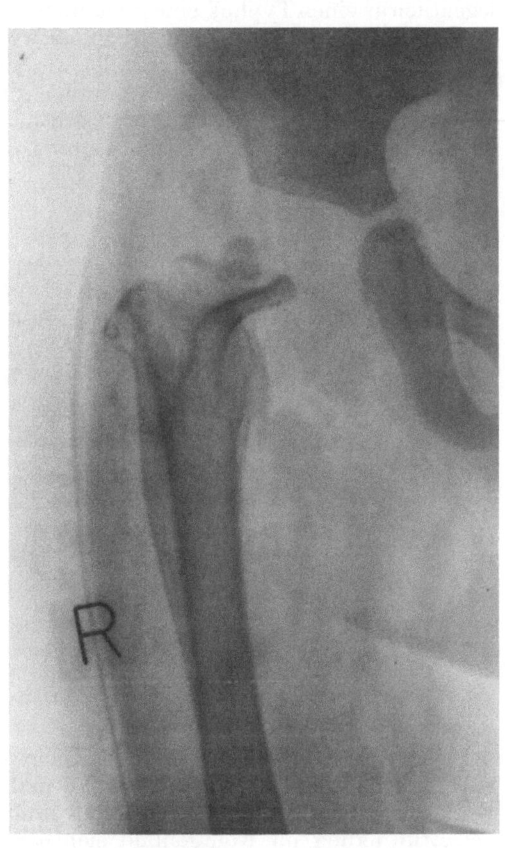

Abb. 72. H. K., $1^3/_4$ Jahre alt. Akute Osteomyelitis. Schwere Zerstörung des Schenkelkopfes, Periostitis.

Von den metaphysären Herden aus kommen Eiterdurchbrüche ins Gelenk vor und Epiphysenlösungen, die im Röntgenbild durch die axiale Verschiebung der Diaphyse gegen die Epiphyse leicht nachzuweisen sind. Solche abgetrennten Epiphysen können bei sachgemäßer Behandlung später auch wieder anheilen. Als Spätfolge der Osteomyelitis kommt es an Unterarm und Unterschenkel gelegentlich zu Verkrümmungen durch Wachstumshemmung des erkrankten Knochens. Andererseits soll bei Prozessen der Diaphyse der Entzündungsreiz auf die Metaphysen ein vermehrtes Längenwachstum des erkrankten Knochens bewirken.

Von osteomyelitischen Erkrankungen der kurzen Knochen sind praktisch wichtig die Prozesse der Extremitäten und der Wirbelsäule. Der Nachweis osteomyelitischer Herde der Wirbelkörper und der Wirbelfortsätze im Röntgenbild gestaltet sich häufig recht schwierig; unter Umständen gibt die Ausbildung eines paravertebralen Abscesses einen deutlichen Fingerzeig, der im Verein mit einer erkennbaren Zerstörung der Knochenbälkchen zur richtigen Diagnose führt. Osteomyelitische Herde der kurzen Knochen der Extremitäten sind bei Berücksichtigung der klinischen Erscheinungen nicht leicht zu verkennen.

Bei Säuglingen auftretende Osteomyelitiden der knöchernen Orbitalwand und der Kieferknochen sind meist im Röntgenbild nicht darstellbar.

Da gelegentlich syphilitische, gummöse Knochenprozesse mit Sargbildung vorkommen (Osteomyelitis gummosa) muß man bei unklaren Prozessen immerhin mit der Möglichkeit einer solchen rechnen, zumal sie einseitig beobachtet wurde (PRIESEL).

12. Subakute und chronische Knochen- und Gelenk-Erkrankungen.

Arthritis infectiosa. Arthritische Erkrankungen im Kindesalter reihen sich gelegentlich an einen Typhus, eine Pneumokokkenerkrankung, besonders aber an eine Gonorrhöe an. Die ätiologische Diagnose wird gleichwohl nur auf Grund klinischer oder anamnestischer Daten gestellt werden. Es findet sich bei der Arthritis gonorrhoica eine hochgradige Atrophie der Knochen in der Umgebung des Krankheitsherdes, die im Laufe der Zeit auch an den Knochen der weiteren Umgebung in Erscheinung tritt; sie ist an der Aufhellung der Knochenschatten und

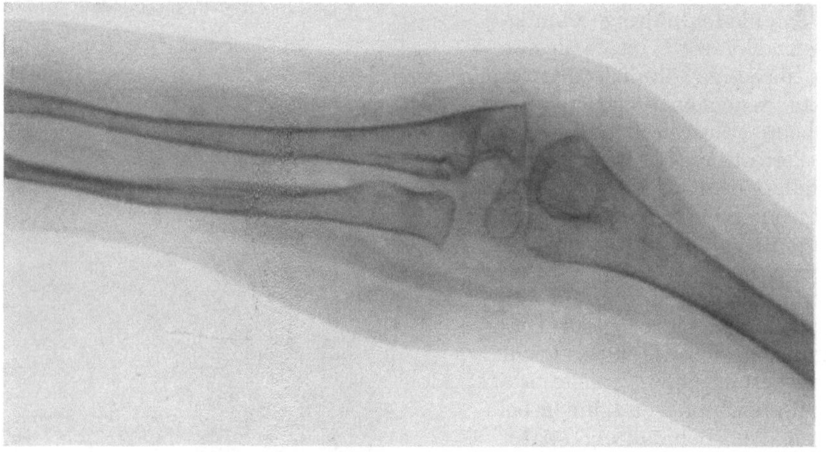

Abb. 73. 6 Jahre alt. Chronische Arthritis. Hochgradige Knochenatrophie.

der verwischten Strukturzeichnung leicht erkennbar. Ähnliche Bilder machen auch die Arthritiden nach Typhus- und Pneumokokkenerkrankungen. Der Beginn der Knochenatrophie soll gewöhnlich etwa in der vierten Woche nach der Erkrankung im Röntgenbild sichtbar werden und etwa nach 12 Wochen einen Höhepunkt erreichen (A. KÖHLER). Bei Ausheilung des primären Herdes findet im Laufe von Wochen eine völlige Wiederherstellung der Knochenstruktur statt; durch das Auftreten von Synostosen kann aber auch der Aufbau der benachbarten Knochen strukturell geändert werden.

Bei der **chronischen infantilen Polyarthritis,** als deren Ursache man Staphylokokken und Streptokokken bzw. deren Toxine vermutet, kommt es neben der Knochenatrophie auch zu unregelmäßigen Aufrauhungen der Gelenkfläche mit miliaren subchondralen und subcorticalen Zerstörungsherden, die im Radiogramm leicht zu finden sind. In der Literatur ist mehrfach darauf hingewiesen, daß dabei die benachbarten Knochenkerne besonders früh auftreten, ähnlich wie bei der chronischen Osteomyelitis und der Schafttuberkulose. Der klinische Wert der Röntgenuntersuchung liegt im Nachweis des Umfanges der Knochenveränderung. Auch bei der infantilen chronischen Polyarthritis ist eine Ausheilung mit Synostosen beobachtet (HUSLER).

Die **Stillsche Krankheit** stellt insofern eine Sonderform dar, als es bei ihr im Laufe der Zeit zu einer Versteifung und Verdickung aller Gelenke kommt, ohne daß im Radiogramm gröbere Veränderungen der benachbarten Knochenabschnitte nachweisbar sein sollen. Die allgemeine Atrophie unterscheidet sich nicht, soweit bekannt, von einer gewöhnlichen Inaktivitäts-Atrophie.

Koeppe beschreibt bei Stillscher Krankheit eine Veränderung der Finger-Grundphalangen; die taillenartige Einschnürung fehlt, so daß die Phalanx rhombisch, seitlich gradlinig begrenzt erscheint („Suppositorienform"). Die von Johannsen beobachtete zackige Umrißform der Knochenkerne bei Stillscher Krankheit könnte auf den Zusammenhang der öfter beobachteten schmerzhaften

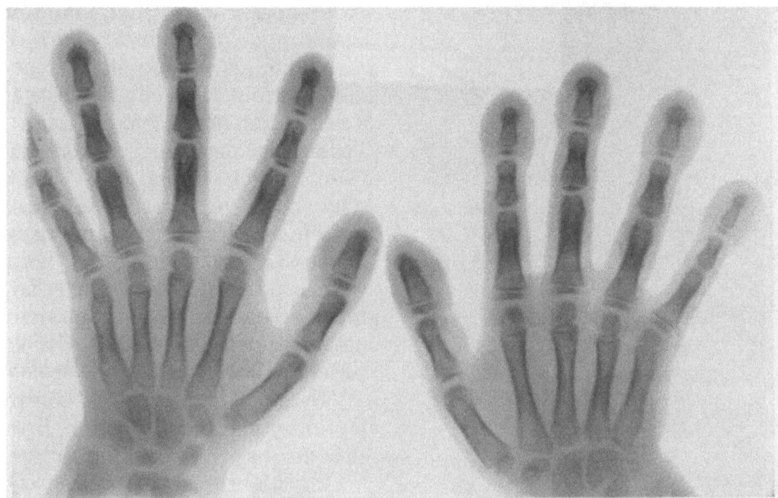

Abb. 74. Trommelschlegelfinger bei Malum Pottii. Haubenförmige Verbreiterung der Processi unguiculares.

Erkrankung des Calcaneus im Gefolge infektiöser Erkrankungen mit der Stillschen Krankheitsform hinweisen (Apophysitis calcanei). Auch hierbei ist die Knochengrenze zackig bzw. unregelmäßig gewellt.

Ob es gestattet ist, von der sekundär infektiösen Arthritis und der chronisch infantilen Polyarthritis noch eine besondere Form als Polyarthritis rheumatica abzutrennen, erscheint nach den neueren Ergebnissen der Rheumaforschung recht zweifelhaft. Im Röntgenbilde zeigt sich nach länger bestehender Polyarthritis eine stärkere Verschmälerung der Gelenkspalten neben einer Knochenatrophie, die sich durch die Verdünnung der Corticalis und Rarefizierung der Spongiosa verrät. Durch die Schrumpfung der Gelenkkapsel werden die Gelenkflächen der Zehen, Finger, Hand- und Fußwurzelknochen sozusagen gestaucht, so daß sie dicht beieinander stehen und oft deformiert erscheinen.

Auf toxisch infektiöse Momente wird auch vielfach die Entstehung der multiplen Exostosen zurückgeführt, ob mit Recht, sei dahingestellt. Sie erscheinen im Röntgenbild als warzenähnliche oder blumenkohlartige Gebilde mit gut kalkhaltiger Trabekelzeichnung, manchmal an der Insertionsstelle von Muskeln bzw. Sehnen gelegen, häufiger in der Nähe der Gelenkflächen (cartilaginäre Exostosen).

In das Gebiet der toxisch infektiösen Knochenerkrankungen gehört offenbar auch das Vorkommen periostaler Verdickungen an den kleinen Röhrenknochen von Hand und Fuß bei Bronchopneumonie und eitriger Bronchitis. Nach dem Vorschlage von Sternberg wird man das Leiden am besten als **„Toxigene Osteo-**

periostitis ossificans“ bezeichnen, nachdem sich im Laufe der Jahre herausgestellt hat, daß die von PIERRE-MARIE gewählte Benennung „Ostéo-Arthropathie hypertrophiante pneumique“ dem ätiologischen Umfang nicht gerecht wird: zuerst von PIERRE-MARIE bei chronisch-eitriger Bronchitis als ossifizierende Periostitis der Diaphysen von Hand- und Fußphalangen, Unterarm- und Unterschenkelknochen beschrieben in Gemeinschaft mit Trommelschlegelfingern, wurde das Syndrom später auch bei anderen Erkrankungen gefunden. Bald stellte es sich heraus, daß auch die Knochen selbst durch ostitische Prozesse fleckweise rarefiziert sein können; die Trommelschlegelfinger können sowohl durch alleinige Weichteilschwellung verursacht sein, als auch auf einer stärkeren Veränderung der Processi unguiculares beruhen, welche dann in pilzförmige Kappen mit strahliger Trabekelzeichnung umgewandelt werden. Als veranlassende Momente führt TELEKY an:

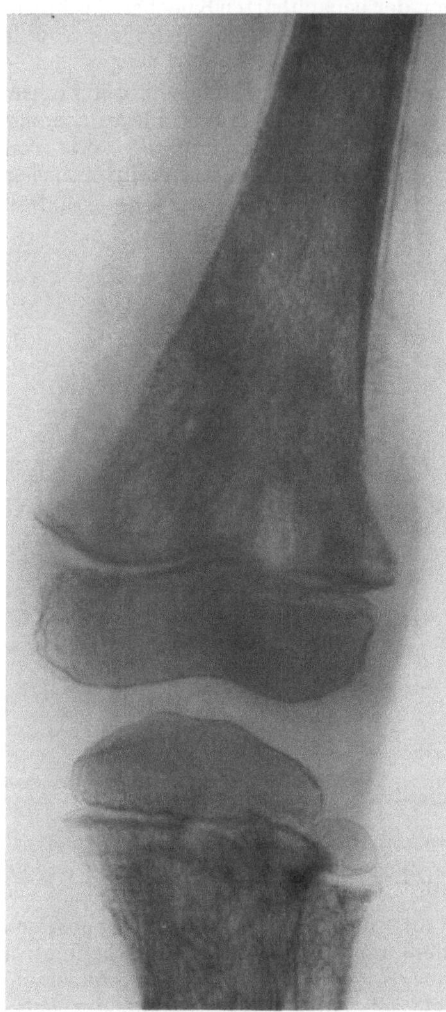

Abb. 75. G. G., $4^3/_4$ Jahre alt; Granulomatose, chronische Sepsis, Endocarditis. Fleckige Knochenatrophie und Sklerose. Periostitis ossificans.

1. eiternde Prozesse: Empyem, Dysenterie, Pyelocystitis, Bronchiektasie, kavernöse Tuberkulose,
2. Infektionskrankheiten: Lues, Pneumonie, Pleuritis,
3. Herzkrankheiten, insbesondere kongenitale, die mit Cyanose einhergehen,
4. Tumoren: Lungensarkom, Carcinom der Lunge, Parotissarkom,
5. Nervenleiden: Syringomyelie (Neuritis ?).

Dazu kommen nach SCHIPPERS noch chronische Arsen- und Phosphorvergiftung, Krankheit der Perlmutterarbeiter usw.

Ferner ist das PIERRE-MARIEsche Syndrom oft ohne nachweisliches Grundleiden beobachtet worden.

Man wird also diese ossifizierenden Periostitiden und Ossitiden am besten mit STERNBERG als toxigene bezeichnen, als Sonderfall toxisch-infektiöser Schädigungen, zugehörig zur Akropachie im weiteren Sinne.

13. Die PERTHESsche Erkrankung.

Osteochondritis deformans juvenilis coxae.

Die Kenntnis des von CALVE, LEGG und PERTHES beschriebenen eigenartigen Krankheitsbildes ist in erster Linie den Fortschritten der röntgenologischen

Diagnostik zu verdanken. Die unbestimmten Beschwerden (ein Kind, gewöhnlich zwischen dem 5. und 15. Lebensjahr, beginnt nach einem leichten Trauma zu hinken), lassen zuerst das Krankheitsbild vieldeutig erscheinen, zumal der Untersuchungsbefund außer einer leichten Muskelatrophie an dem erkrankten Bein nichts Sicheres ergibt. Die meist vorhandene Einschränkung der Abduction kann auch gelegentlich fehlen (eigener Fall). Die Röntgenuntersuchung des Hüftgelenkes deckt nun einen ganz charakteristischen Befund auf, der je nach dem Erkrankungsstadium verschieden stark ausgeprägt sein kann.

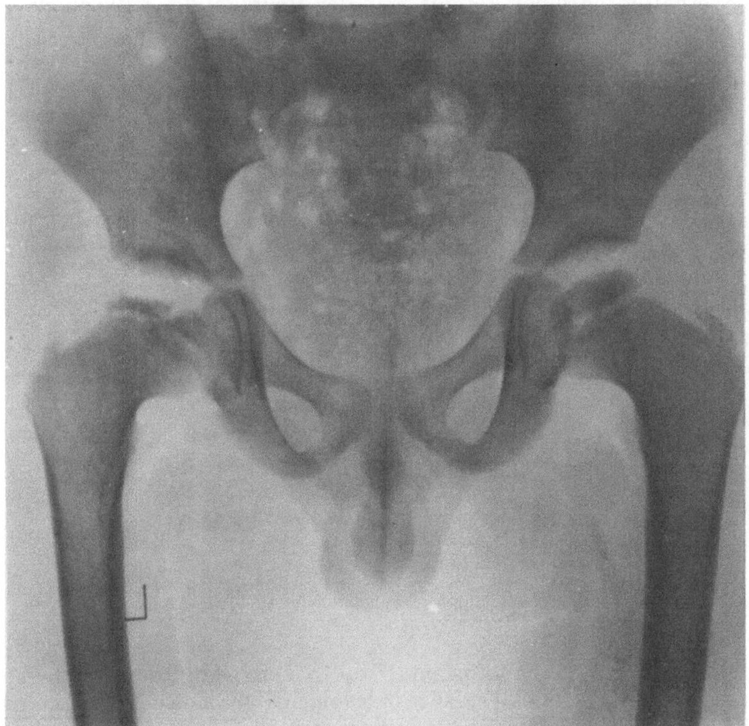

Abb. 76. W. S., 6 Jahre alt. Osteochondritis deformans juvenilis „Perthes". Rarefikation und scheinbare Dissekation des Schenkelkopfes.

Als frühestes Anzeichen gilt eine Abflachung der Schenkelkopfkalotte und eine Aufhellung im Knochenstrukturschatten. Manchmal kommt auch bereits bei der ersten Röntgenuntersuchung eine Abflachung der ganzen Schenkelkopfkalotte zur Beobachtung, die aus unregelmäßigen, verwaschenen, mehr oder weniger schattendichten Stücken zusammengesetzt erscheint; die scheinbare Abflachung kann so stark werden, daß der Schatten des Schenkelkopfes im Röntgenbild nur noch als dünne Scheibe erscheint, oder überhaupt nur noch Stücke des früheren Schenkelkopfes vorhanden zu sein scheinen. Auch im Schenkelhals kommen unregelmäßige Aufhellungen und Strukturschwund zur Beobachtung. Die Epiphysenfuge ist gewöhnlich unregelmäßig, manchmal fleckig verwaschen; der Schenkelhals kann verbreitert erscheinen. Auch am Trochanterkern können ähnliche Veränderungen wie am Schenkelkopf beobachtet werden. Sehr häufig erscheint im floriden Stadium der Knochen der erkrankten Seite relativ durchsichtig infolge der allgemeinen Atrophie. Infolge des Schwundes von Knochensubstanz am Schenkelkopf erscheint der Gelenkspalt verbreitert. Bei weiterem Fortschreiten des Prozesses bildet sich eine Verkürzung und Verbiegung des Schenkelhalses aus, so daß im Röntgenbild der Schenkelkopf nahe an den Trochanter heranrückt.

Da nach den Untersuchungen von FRIEDRICH der Röntgenbefund im floriden Stadium kein getreues Abbild der vorliegenden anatomischen Verhältnisse gibt, weil wirklich vorhandene Knochenteile infolge hochgradiger Entkalkung im Röntgenbild keinen Schatten mehr geben, kann bei Ausheilen des Prozesses auch ein scheinbar zerstörter Schenkelkopf nahezu seine normale Form und Schattentiefe wieder erhalten. Freilich kommt es in der Mehrzahl der Fälle zu einer mehr

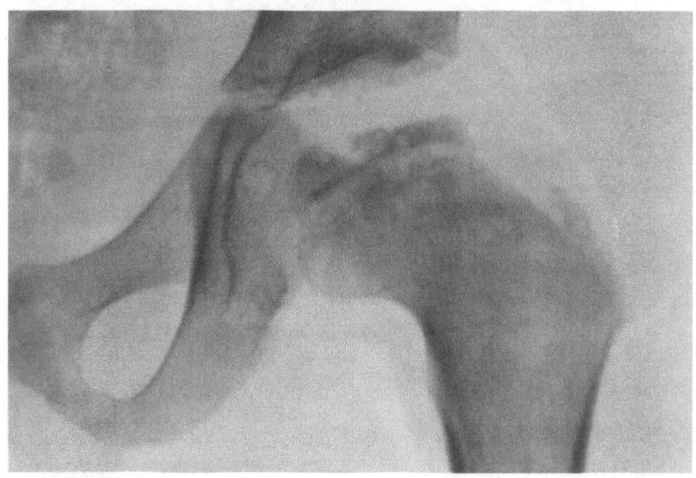

Abb. 77. ♂, etwa 6 Jahre alt. Osteochondritis deformans juvenilis „Perthes“. Abplattung und Destruktion des Schenkelkopfes; Schenkelhals in Mitleidenschaft gezogen.

walzen- oder pilzförmigen Umformung des Schenkelkopfes, der aber — als charakteristisches Zeichen des Endzustandes nach PERTHESscher Erkrankung — eine vollkommen scharfe Begrenzung aufweist.

Die Gelenkpfanne zeigt für gewöhnlich keine deutlichen Veränderungen; eine Verbreiterung, wahrscheinlich als funktionelle Anpassung an einen walzenförmigen Schenkelkopf im Endstadium, ist mehrfach beschrieben. Obschon Ausgänge der Erkrankung in Arthritis deformans bekannt geworden sind, ist die Prognose im allgemeinen recht günstig, da trotz der Deformierung des Schenkelkopfes keine oder nur eine geringe funktionelle Behinderung zurückzubleiben pflegt. Aus den scheinbar schweren Veränderungen im floriden Stadium läßt sich erfahrungsgemäß keinesfalls ein Schluß auf einen ungünstigen Ausgang der Erkrankung ziehen.

Kann im Frühstadium die Differentialdiagnose gegenüber einer tuberkulösen Coxitis schwierig oder ganz unmöglich sein, so ist, abgesehen von den biologischen Reaktionen, gerade die wiederholte Röntgenuntersuchung geeignet, im weiteren Verlaufe die Situation restlos zu klären.

14. Die KÖHLERsche Erkrankung des Os naviculare pedis usw.

Die KÖHLERsche Erkrankung scheint ebenso wie die PERTHESsche Erkrankung auf das Kindesalter beschränkt zu sein und zwischen dem dritten und zehnten Lebensjahre vorzugsweise aufzutreten. Nach der klassischen Beschreibung

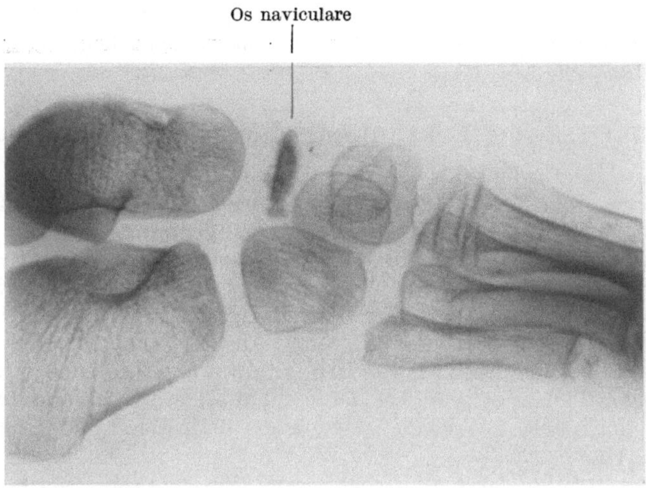

Abb. 78. Dorso-plantare Aufnahmerichtung. Einstellung auf das Os naviculare.

KÖHLERs geben Gehbeschwerden, Druckschmerz in der Gegend des Os naviculare pedis und Weichteilschwellung am Fußrücken den Anlaß zu einer Röntgenuntersuchung, bei der dann das Os naviculare verkleinert, manchmal deformiert,

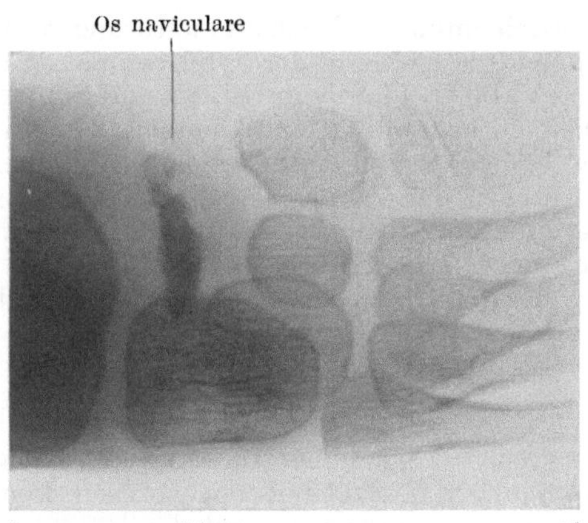

Abb. 79. $5^1/_4$ Jahre alt. KÖHLERsche Erkrankung des Os naviculare pedis. Der Knochenkern des Naviculare ist verkleinert, unregelmäßig und stark verdichtet. Seitliche Aufnahmerichtung.

strukturlos aber dabei hochgradig verdichtet gefunden wird; die Veränderung kann auch symmetrisch auftreten. Unter Schonungstherapie heilt nach KÖHLER in etwa ein bis zwei Jahren die Erkrankung unter Ausbildung eines normal großen und strukturierten Os naviculare wieder aus.

Eine ähnliche Erkrankung des Metatarsophalangealgelenkes (KÖHLER) soll häufiger Kinder jenseits des 10. Lebensjahres betreffen. Die Köpfchen der Mittelfußknochen, meist handelt es sich um das zweite und dritte, zeigen distal statt der normalen bogenförmig konvexen Begrenzung einen etwa S-förmigen Abschluß. In der Metaphyse des Mittelfußknochens sowohl wie der gegenüberliegenden Grundphalanx treten im weiteren Verlauf rundliche Aufhellungen auf, der Knochen wird im ganzen plumper als normal; Spontanfrakturen kommen vor, auch Kalkeinlagerungen in die Gelenkkapsel sind beschrieben.

15. Die SCHLATTERsche Erkrankung der Tuberositas tibiae usw.

Ein eigenartiges Leiden, das mit dem Beginn der Verknöcherung des Tuberositaskerns, etwa im 12. bis 13. Lebensjahr beobachtet wird, zeigt sich im Röntgenbild durch ungleichmäßige Begrenzung des genannten Kerns gegen die Tibiaepiphyse zu und stärkere Vorwölbung. Gelegentlich scheint die Tuberositas in mehrere Stücke zerfallen zu sein. Die Diagnose kann Schwierigkeiten bereiten, da schon normalerweise die Verknöcherung in individuell verschiedener Weise vor sich geht. Nach Ansicht maßgebender Chirurgen handelt es sich bei der SCHLATTERschen Erkrankung um eine Fraktur der schnabelförmigen Tibiaapophyse, bei der nicht die erste Röntgenuntersuchung, sondern erst der nach 4 Wochen auftretende periostale Callus die Diagnose sicherstellt (s. GRASHEY).

Eine weitere, bisher selten beschriebene Epiphysenstörung bei jugendlichen Personen (KÖHLER, ESAU) befällt die Basis der Mittelphalangen des zweiten, dritten und vierten Fingers; ohne erkennbare Ursache entwickelt sich langsam eine schmerzhafte Schwellung der Gelenke; die Röntgenaufnahme zeigt die Epiphyse unregelmäßig, „angenagt" oder in mehrere Stücke zerfallen. Die Veranlassung wird, da spezifische Prozesse auszuschließen sind, vorläufig in einem Trauma gesehen.

Der Kreis der genetisch unklaren Wachstumsstörungen erweitert sich noch andauernd. So lassen sich die Befunde der epiphysennahen lacunären Resorptionsprozesse in den von VALENTIN und von HÜHNE und SCHÖNFELD mitgeteilten Fällen vorläufig mit keinem bekannten Krankheitsbilde identifizieren. Gemeinsam ist den Fällen das Auftreten von Aufhellungen in den Knochenkernen und den epiphysennahen Anteilen der Diaphysen, die teils an das Bild der Ostitis fibrosa, teils an die Trümmerfeldzone bei Morbus Barlow erinnern. Das histologische Bild ist nicht eindeutig (s. HÜHNE und SCHÖNFELD). Der primäre Anstoß wird in einer Degeneration des Epiphysenknorpels erblickt.

16. Ostitis fibrosa.

Bei dieser relativ seltenen Allgemeinerkrankung des Knochens, die in verschieden großer Ausdehnung das Skeletsystem befallen kann (Ostitis fibrosa localisata und Ostitis fibrosa generalisata), zeigt das Röntgenbild deutlich, dem anatomischen Befund cystischer Destruktionsherde entsprechend, vielfach rundliche oder längliche Aufhellungen im Knochen mit Schwund der Trabekelzeichnung. Manchmal sind die einzelnen Herde durch Septen voneinander getrennt, so daß der im ganzen aufgetriebene Knochen ein wabenartiges Aussehen zeigen kann (s. Abb. 80). Die Differentialdiagnose gegenüber zentralen Knochentumoren kann große Schwierigkeiten machen und oft bei fehlenden klinischen Anhaltspunkten ganz unmöglich werden.

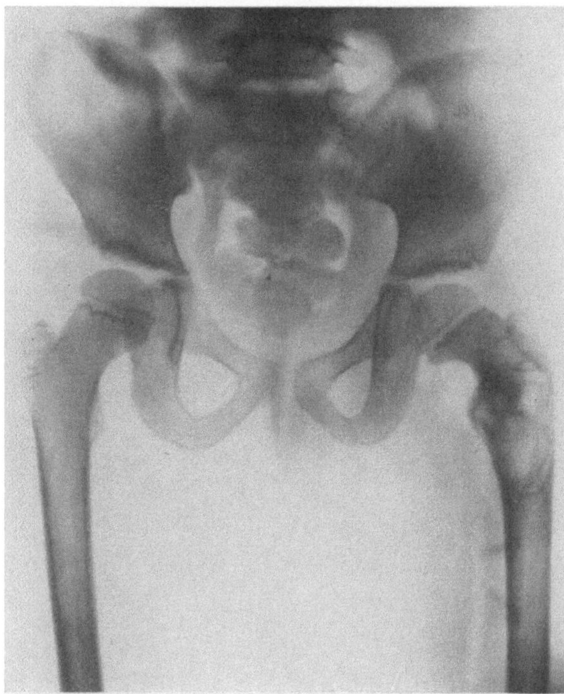

Abb. 80. Ostitis fibrosa cystica. Mehrere Destruktionsherde im linken Oberschenkel, durch knöcherne Septen voneinander getrennt; innerhalb der einzelnen Cysten fehlt die Trabekelzeichnung.

17. Knochen- und Gelenkveränderungen bei Krankheiten des Blutes und des Knochenmarkes usw.

Bei der Hämophilie sind Blutungen innerhalb der Knochensubstanz, wenn sie eine Zeitlang bestehen, als rundliche, unregelmäßige Aufhellungsbezirke erkennbar. Frische Blutungen in das Gelenk vergrößern den Abstand der Gelenkenden, umfangreichere Blutungen lassen auch die Gelenkenden verschleiert erscheinen; mit zunehmendem Alter der Gelenkblutungen können die Gelenkenden auch miteinander verwachsen.

Bei Leukämien sind uncharakteristische Aufhellungen der Knochenschatten beschrieben. (Lit. s. Frangenheim, sowie Trusen.)

Myelome und Chlorome im Knochen zeigen sich als scharf umschriebene, „ausgestanzte" Defekte, die, wenn sie in großer Zahl vorhanden sind, als ein Wabenwerk erscheinen können, in welchem nur noch dünne Knochenlamellen vorhanden sind; die Zahl der Herde soll am Stamm am größten sein und zur Peripherie hin abnehmen. Trotz der sehr fraglichen Berechtigung, die Lymphogranulomatose in diesem Abschnitt zu behandeln, führen wir noch an, daß die granulomartigen Knochenherde bei dieser Erkrankung als rundliche, verwaschene Herde im Röntgenbild darstellbar sind.

Bei Lymphogranulomatose beschreibt Ziegler eine ostitisch-periostitische Form der Erkrankung, welche als Ausdruck chronischer, infektiöser Periostreaktion die natürliche Brücke bildet zu den von v. Sternberg als Gruppe der „toxigenen Osteoperiostitis" zusammengefaßten Krankheitszustände.

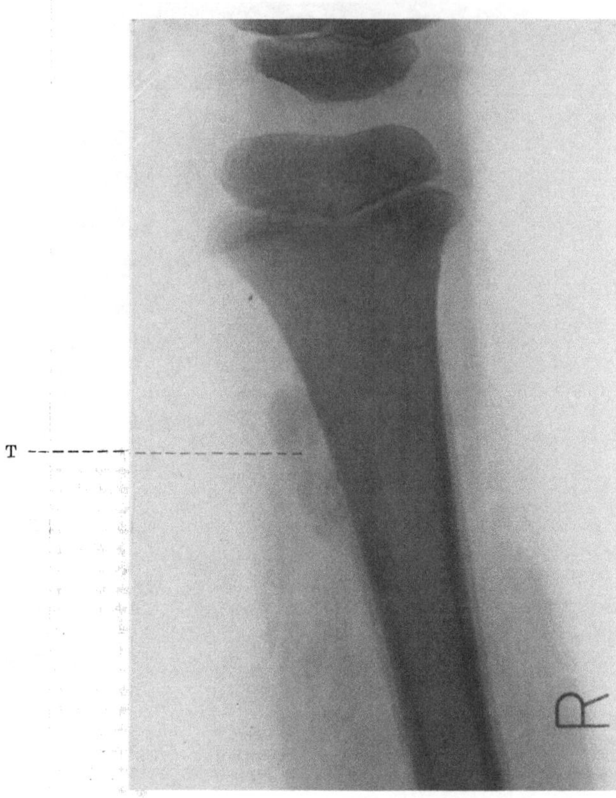

Abb. 81. C. G., 3 Jahre alt. Allgemeine Sarcomatosis. Schaftperiostitis. T periostale Tumormetastase.

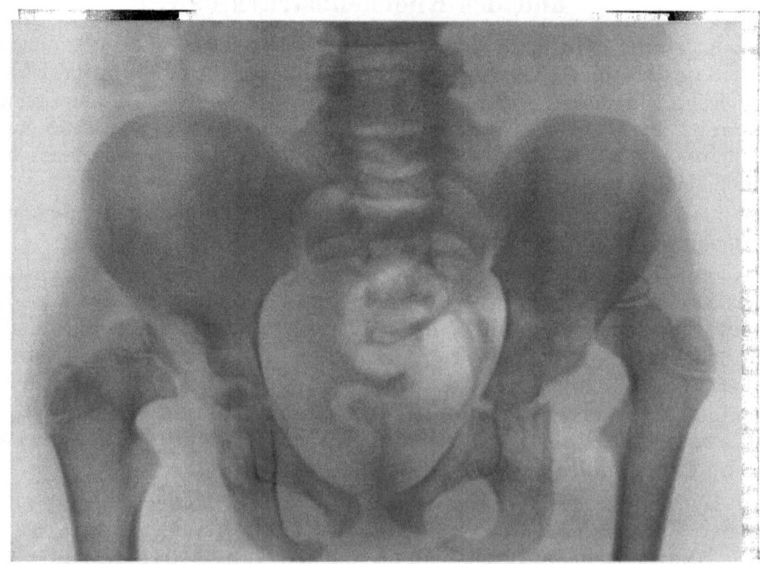

Abb. 82. A. H., 7 Jahre alt. Doppelseitige Hüftgelenksluxation.

Charakteristische Zeichen der L. ostitis ossificans sind nicht bekannt (s. Abb. 75, eigene Beobachtung).

Bei den Knochenzerstörungen des Morbus Gaucher erwähnt PICK als röntgenologisch wichtiges differentialdiagnostisches Merkmal, daß hierbei die Bandscheiben zwischen zerstörten Wirbelkörpern erhalten bleiben (während sie bei tuberkulöser Spondylitis mit einschmelzen), ferner fehlt die reparatorische Knochenbildung in der Umgebung bei längerem Bestehen des Gibbus.

18. Die sogenannte kongenitale Hüftgelenksluxation.

Für die Diagnose der sogenannten kongenitalen Hüftgelenksluxation (nach LORENZ ein auf Grund einer angeborenen Disposition in den ersten Lebensjahren sich ausbildendes Leiden) genügt im allgemeinen eine gut durchgezeichnete antero-posteriore-Aufnahme des gesamten Beckens. Bei der Lagerung des Patienten ist zu beachten, daß die Füße parallel gehalten und Asymmetrien vermieden werden müssen.

Da sich der Grad der Luxation in etwa danach richtet, wie lange das Kind bereits steht bzw. läuft, sind die Stadien der klinischen Einteilung im wesentlichen einem bestimmten Lebensalter zugehörig.

In leichten Fällen steht der Gelenkkopf vorn oberhalb der Pfanne, gleichviel ob man in Streck- oder Beugestellung untersucht. (Luxatio coxae supracotyloidea) In fortgeschritteneren Fällen wandert er nach oben und hinten (Luxatio coxae supracotyloidea et iliaca); in schweren Fällen, wo der Schenkelkopf ganz oben und hinten am Beckenrand gefunden wird, spricht man von einer Luxatio coxae iliaca.

Die Röntgendiagnose der Luxatio coxae stützt sich auf die Lage des Femurkopfes, die Form der Gelenkpfanne und die allgemeine Wachstumsstörung des erkrankten Oberschenkels.

Solange der Knochenkern des Schenkelkopfes nur eine geringe Ausdehnung besitzt (bis ins zweite Lebensjahr) und das Hüftgelenk noch aus Knorpel besteht, ist die Beurteilung erschwert.

Da zu dieser Zeit bereits der distale Anteil des Schenkelhalses verknöchert ist, benutzt man ihn nach HOFFA als Anhaltspunkt für die Stellung des Schenkelkopfes zum Gelenk. Die Schenkelhalsspitze, d. i. der mediane Abschluß des knöchernen Schenkelhalses entspricht etwa dem Stande des unteren Pfannenrandes unter normalen Verhältnissen.

Bei der Luxation findet man also die Schenkelhalsspitze kranialwärts verschoben, in dem in Frage kommenden Alter gewöhnlich etwa in Höhe der Vereinigung von Scham- und Sitzbein; in den späteren Altersstufen ist die Stellung des Schenkelkopfes unter Berücksichtigung der normalen Verhältnisse ohne Schwierigkeit zu erkennen. Die mangelhaft entwickelte, flache Gelenkpfanne zeigt einen eigentümlichen steilen Abschluß des Pfannendaches, der Pfannenboden ist verdickt. Der Schenkelkopf selbst erscheint im Wachstum zurückgeblieben, der Schenkelhals ebenfalls (s. Abb. 82).

19. Praktische Bemerkungen.

Als Unterlage für die radiologische Beurteilung entzündlicher Vorgänge an den Knochen und Gelenken ist ein „möglichst" kontrastreiches gut durchgezeichnetes Bild unbedingt erforderlich. Diese Anforderungen an die Bildqualität lassen sich in vielen Fällen sowohl wegen der Unruhe des Patienten als auch bei dem Kontrastmangel zwischen entzündlich veränderten oder sehr pastösen Weichteilen einerseits und kalkarmen Knochen andererseits zugestandenermaßen nicht leicht realisieren; jeweils ist eben die Technik der Aufnahme dem Einzelfalle durch Wahl der optimalen Härte und geeignete Aufnahmerichtung anzupassen; gerade in diesen schwierigen Fällen ist es angezeigt, technischen Ehrgeiz zu beweisen und eine gewisse Kunstfertigkeit zu entwickeln.

Trotz aller technischen Bildqualitäten wird es aber nicht immer möglich sein, aus dem Röntgenbild allein die Differentialdiagnose zwischen Lues tarda, Tuberkulose, Osteomyelitis, Tumor usw. zu stellen, da ganz verschiedene ätiologische Momente gleiche Wirkungen haben können. Erst die gemeinsame Verwertung klinischer Daten und des Röntgenbefundes führt in den meisten Fällen zum Ziele. Zwar wird man beim Befund eines kleinen Herdes mit geringer Periostreaktion in erster Linie an Tuberkulose denken, doch kann auch bei einer langsam verlaufenden Osteomyelitis die Periostitis erst im Verlauf einiger Zeit sichtbar werden. Obschon bei Kindern die Knochenzerstörung sowohl wie der reparative Prozeß sich verhältnismäßig rasch abspielt, kann es Wochen dauern, bis der Kalkgehalt der Periostreaktion eine radiologische Diagnose ermöglicht. Osteomyelitische Herde sind daher im Beginn der Erkrankung leicht zu übersehen, besonders solche der Wirbelkörper. Auch tuberkulöse Prozesse der Wirbelkörper werden meist erst dann erkannt, wenn es zum Einbruch derselben kommt. Andererseits können entzündliche Knochenherde durch lokale Atrophien, wie sie im Calcaneus, im Schenkelhals und im Femur schon normalerweise vorkommen, vorgetäuscht werden. Auch bei den Gelenkerkrankungen zeigt ein negativer Röntgenbefund eigentlich nur an, daß ein etwa vorhandener Prozeß noch nicht in die Gelenkhöhle durchgebrochen ist. Ein Prozeß, der zum Durchbruch ins Gelenk führt, ist wohl auch stets auf einem guten Röntgenbild nachzuweisen. Andererseits lassen unscharfe Konturen der Gelenkenden und der eventuell vorhandenen Epiphysenkerne allein noch keinen sicheren Schluß auf eine Gelenkerkrankung zu, weil auch ganz normale Knochenkerne im Laufe der Entwicklung besonders im späteren Kindesalter unscharfe Begrenzungen zeigen können. Im Zweifelsfalle solle man nicht versäumen bei einseitigem Erkrankungsverdacht die entsprechende Stelle der gesunden Seite ebenfalls zu untersuchen oder *Vergleichsaufnahmen* von sicher gesunden gleichaltrigen Patienten anzufertigen.

IV. Die Röntgendiagnostik cranio-cerebraler Erkrankungen.

1. Technische Vorbemerkungen.

Für die Röntgendiagnostik cranio-cerebraler Erkrankungen im Kindesalter kommen fast ausschließlich Übersichtsaufnahmen des ganzen Kopfes in Frage, also Sagittalaufnahmen und Profilaufnahmen. Die Aufnahmen in axialer Richtung und die zur Darstellung besonderer Teile der Schädelbasis und des Gesichtsschädels üblichen speziellen Einstellungen liefern ausnahmslos bei der Unruhe des jungen Kindes Aufnahmen, deren Wert für die Diagnose infolge technischer Mängel gleich Null ist, weshalb man besser auf solche Versuche am untauglichen Objekte von vornherein verzichtet.

Für die Aufnahmen in sagittaler Richtung kann der anteroposteriore = fronto-occipitale oder der postero-anteriore = occipito-frontale Strahlengang gewählt werden. Im letzteren Falle, wobei die Anteile des Gesichtsskelets und, soweit sie ausgebildet sind, die pneumatischen Höhlen, besser zur Darstellung kommen, muß der Patient die Unbequemlichkeit mit in Kauf nehmen das Gesicht an die Platte anzulegen; Stirn und Nasenrücken berühren die Kassette, der Zentralstrahl wird über dem Hinterhaupt so eingerichtet, daß er median in einer Ebene liegt, die parallel zur deutschen Horizontalen (unterer Orbitalrand — Porus acusticus externus) durch den oberen Orbitalrand gedacht ist.

Für die dem Patienten weit angenehmere antero-posteriore Aufnahme wird das Hinterhaupt auf die Kassette (bzw. Buckyblende) so aufgelegt, daß die deutsche Horizontale mit der Kassette einen cranialwärts offenen Winkel von etwa 75° bildet; der Zentralstrahl soll durch die Nasenwurzel gehen.

Zur Profilaufnahme wird der Kopf mit der Medianebene parallel zur Platte gelagert; der Zentralstrahl schneidet senkrecht zur Platte die Mitte zwischen

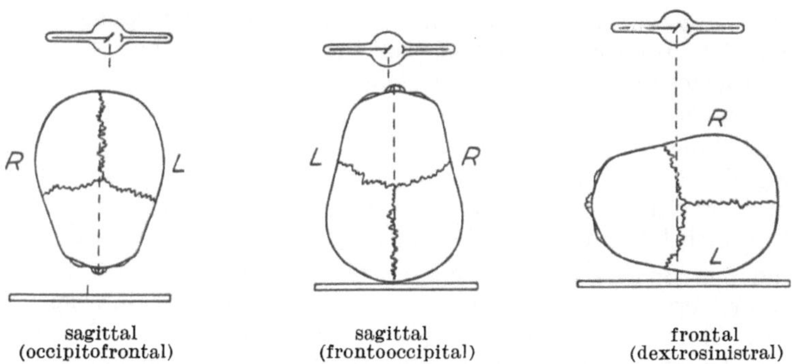

Abb. 83. Hauptsächlichste Projektionsrichtungen für Schädelaufnahmen. (Aus F. PELTASON: Grundzüge der Röntgendiagnostik innerer Erkrankungen. München: J. F. Bergmann 1928.)

äußerem Orbitalrand und äußerem Gehörgang. Diese Aufnahme genügt in vielen Fällen zur Übersicht über die Dicke, Dichte und Modellierung der Schädelkapsel, Lage und Beschaffenheit der Schädelgruben, der Keilbeinhöhle, Stirnhöhle sowie die Ausbildung der Sella turcica.

Zur Fixation der Kinder für die Schädelaufnahme hat sich uns geschicktes Halten bei bequemer Lagerung jeder mechanischen Feststellvorrichtung weit überlegen gezeigt. Chemische Beruhigung (durch Somnifen, Bromural) ist bei unzugänglichen Kindern manchmal notwendig, selten muß man zum Chloralhydratklysma greifen. Die Bucky-Aufnahmeblende möchten wir nicht mehr missen.

2. Allgemeines, Schädelform und Schädelbasis.

Die äußere Form des Schädels zeigt im Röntgenprofilbilde manchmal Abweichungen von der Norm, die bei der Inspektion und Palpation weniger deutlich hervortreten, so die Einsenkung des Scheitels beim Caput sulcatum, den Höcker des Caput carinatum, die Abknickung bei der Bathrocephalie; die allgemeine Mikrocephalie erscheint im Röntgenbild ohne die „Maske des Haares“ besonders auffallend.

Die gleichmäßige glatte äußere Begrenzung der Lamina externa wird unregelmäßig bei der Lues congen. tarda, fleckig aufgehellt im Bereich gummöser, rarefizierender Prozesse; daneben finden sich die Verdichtungen und Verdickungen der reaktiven Ostitis und Periostitis luetica, — heute sehr seltene Fälle.

Die Grenzlinie der Lamina interna ist, dem anatomischen Profil entsprechend, abgesehen von den Vorbuchtungen in der Hinderhauptgegend, glatt; Gefäßfurchen werden kaum jemals Anlaß zu Täuschungen geben; die seichten, lappig verzweigten, ovalen Aufhellungen der PACCHIONIschen Gruben, gewöhnlich in der Stirn- und Scheitelgegend, verdienen besondere Beachtung im Hinblick auf die großen scharfrandigen Aufhellungsbezirke des „hypophysären Landkartenschädels" (BREHME). Auch die Aufhellungen durch Tumor-Metastasen (Chlorom) sind fast ausnahmslos rundlich und randscharf. Die dünneren, bandartigen Aufhellungen der Gefäßkanäle sind durch ihre Topographie nicht leicht zu verkennen. Die Vertiefung der Impressiones digitatae unter pathologischen Verhältnissen zeigt sich durch stärkere Ausprägung und Aufhellung der Impressiones neben Zuschärfung und Verdichtung des Juga cerebralia (s. Abb. 88—91). Die Beurteilung der Diploe-Struktur am kindlichen Schädel (geeignet ist wegen der besseren Durchzeichnung die Scheitelgegend des Profilbildes) erfordert große Erfahrung und Vergleichsaufnahmen gesunder gleichaltriger Kinder.

Die Erkennung der *Schädelnähte* macht im Kindesalter keine Schwierigkeiten, auch Schaltknochen (Incabeine an der λ-Naht s. Abb. 92) sind ohne weiteres als solche anzusprechen. Der Schatten der Ohrmuschel ist ebenfalls nicht zu verkennen.

Die Beurteilung der *Schädelbasis* im Profilbild richtet ihr Augenmerk auf die Neigung der vorderen Schädelbasis, die Ausdehnung der Schädelgruben und die Form der Sella turcica. Die Form und Größe derselben ist im Zweifelsfalle am Vergleichsbilde des gesunden gleichaltrigen Kindes zu prüfen.

Tiefstand des Bodens der mittleren Schädelgrube findet sich bei Craniostenose, Verkleinerung des Basalwinkels (von Clivus und Planum sphenoidale gebildet) bei Chondrodystrophie (Kyphose der Schädelbasis), Vergrößerung desselben (Platybasie) bei Hydrocephalus congenitus. (Nach der großen Erfahrung SCHÜLLERS normal 105°—130°.)

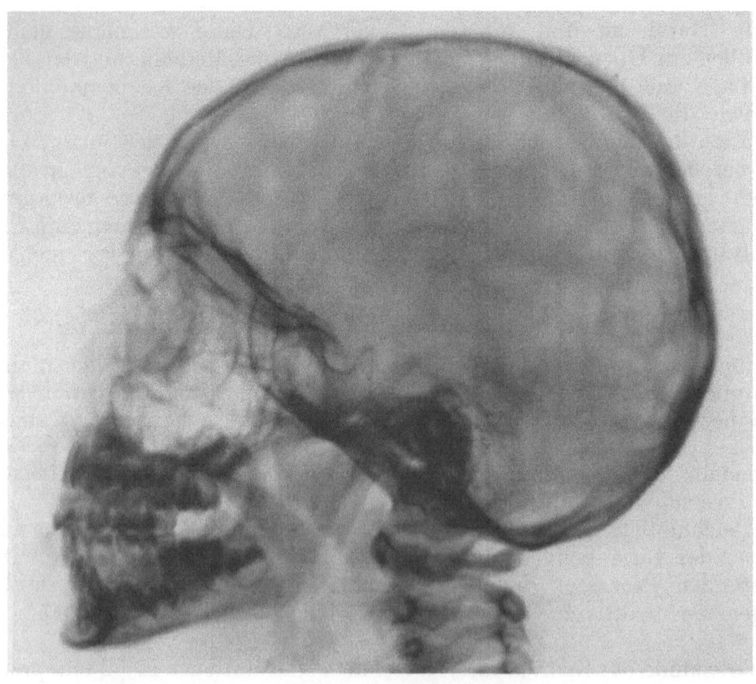

Abb. 84. E. W., 5 Jahre alt. Mikrocephalie. Mißverhältnis zwischen Gesichts- und Hirnschädel.

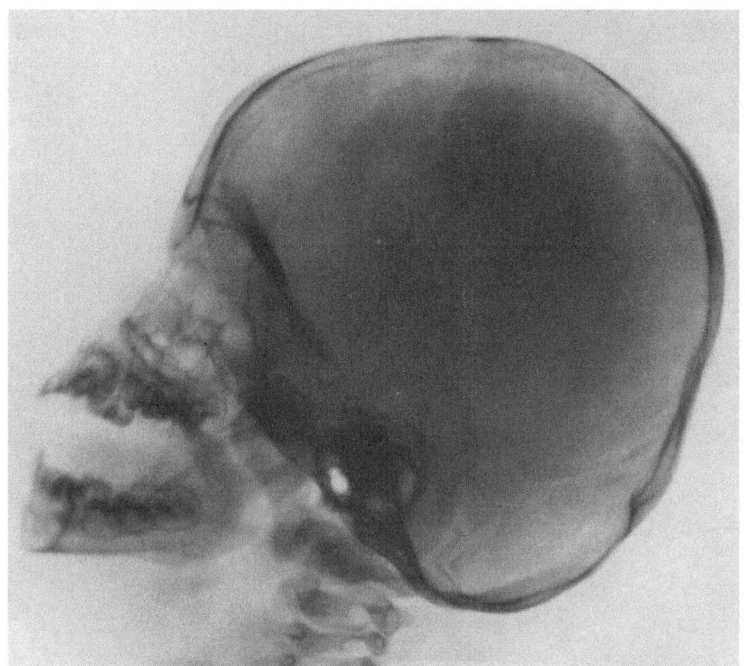

Abb. 85. P. H., 11½ Monate alt. Mikrocephalie, Salaamkrämpfe. Sklerose der Schädelbasis.

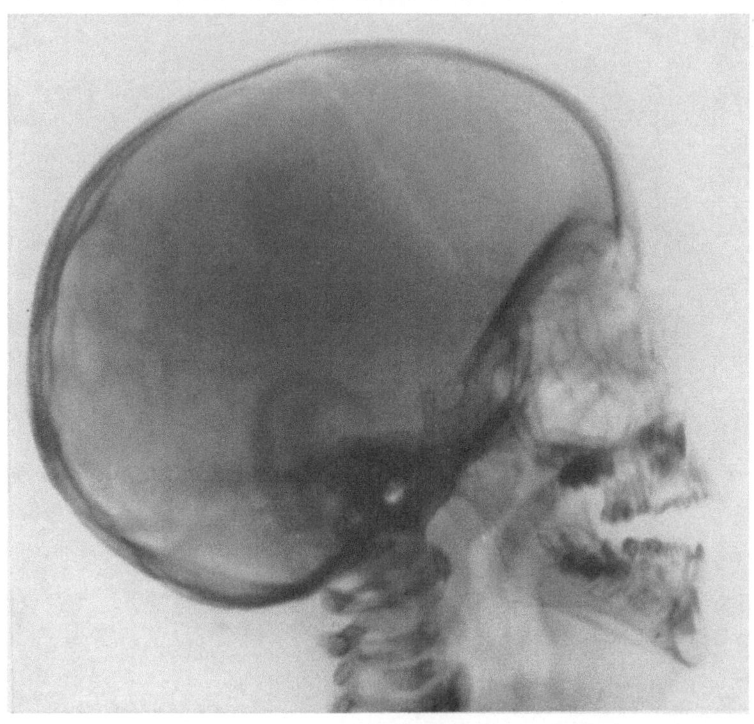

Abb. 86. F. W., 4 Jahre alt. Steile Schädelbasis. Mikrocephale Idiotie.

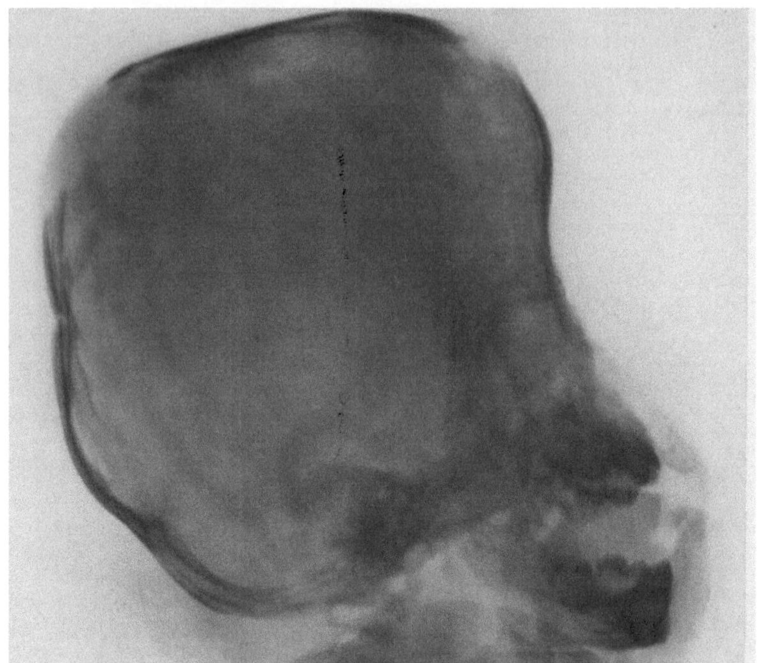

Abb. 87. G. V., 10 Monate alt. Primäre Pyrgocephalie. (Dysostosis cranii.) Hochgradige Kyphose der Schädelbasis, erweiterte Sella turcica. Hirndrucksymptome der Schädelkapsel.

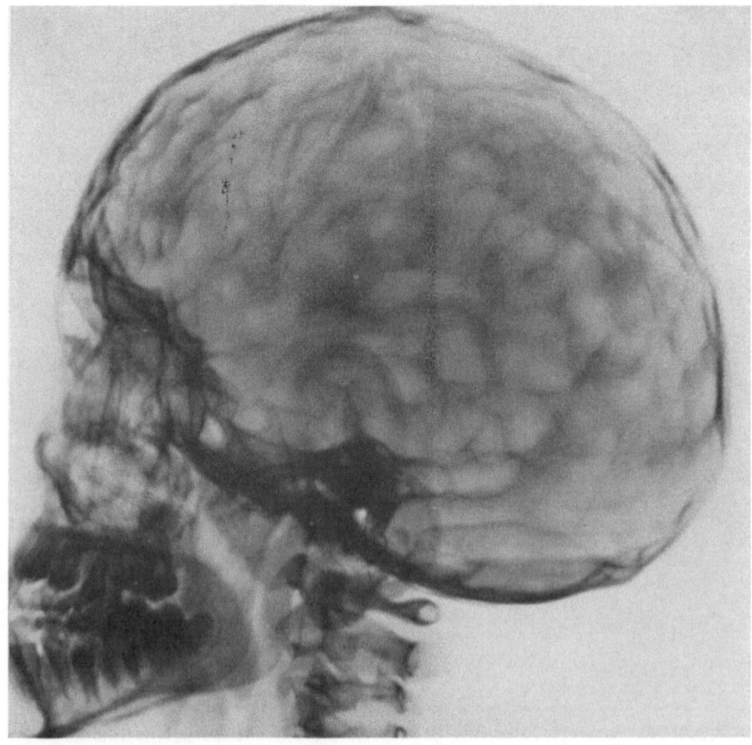

Abb. 88. W. B., 12 Jahre alt. Prämature Nahtsynostose. Oxycephalie. Oculomotorius-Parese. Protrusio bulbi. Vertiefung der Impressiones digitatae; Zuschärfung der Juga cerebralia.

3. Angeborene und früherworbene Deformitäten des Schädels.

Schädelmißbildungen. Von den Defektbildungen sind die Spaltbildungen im Schädeldach und in der Schädelbasis als Austrittspforten der angeborenen Hirnhernien von Interesse (Cranioschisis); im Röntgenbilde sind sie rund

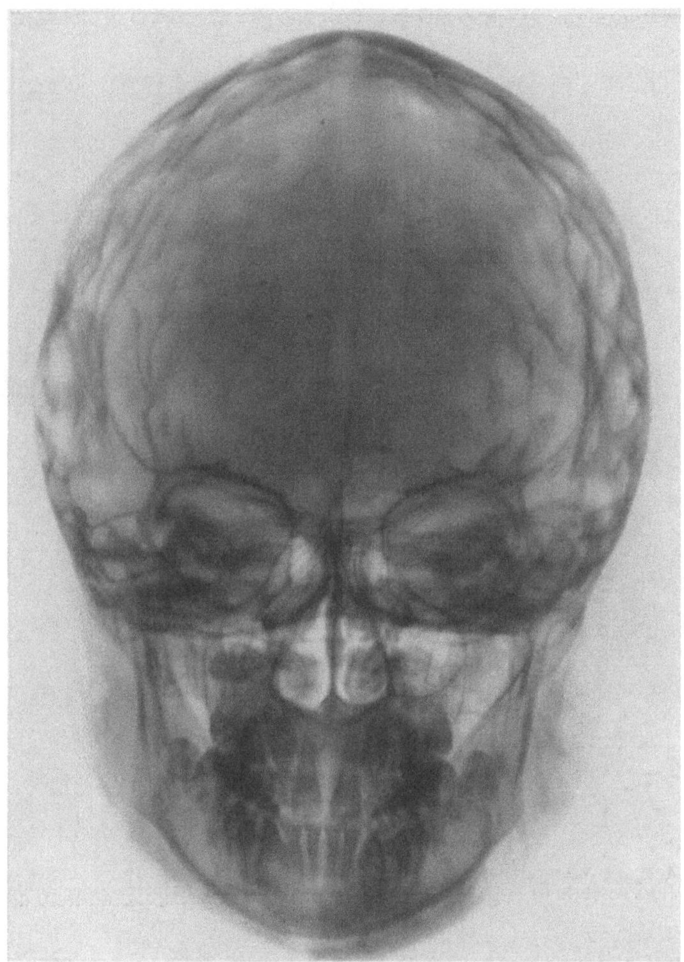

Abb. 89. W. B., 12 Jahre alt. Oxycephalie Prämature Nahtsynostose.

oder länglich oval und glattrandig begrenzt. Ihnen röntgenologisch gleich erscheinen die seltenen Ausweitungen der Emissarien (meist E. parietalia) durch varixartige Venenerweiterungen.

Bei dem häufig mit Spina bifida zusammen vorkommenden „Lückenschädel" (Engstler), bei welchem die Verknöcherung des Schädeldaches einem embryonalen Stadium entspricht (kleine Ossificationszentren in einer bindegewebigen Schädelkapsel), zeichnen sich die radiären Knochenleisten wie beim Fetus im Röntgenbilde ab. Eine weitere Hemmung der Verknöcherung bindegewebig präformierter Knochen, die Dysostosis cleidocranialis, weist ähnliche Verhältnisse auf. Hierbei zeigt das Röntgenbild die mangelhafte Verknöcherung der Schädelwand und die zahlreichen Teilstücke, die schmale, in den Schädelinnenraum hineingerückte Schädelbasis, die rückständige Entwicklung der Gesichtsknochen, die Kleinheit der pneumatischen Räume und die Hemmung der Verknöcherung der Schlüsselbeine. Der Schädel bei Progeria kann ähnliche Züge aufweisen: Schmale Basis, offene Fontanellen, dünne Schädelkapsel.

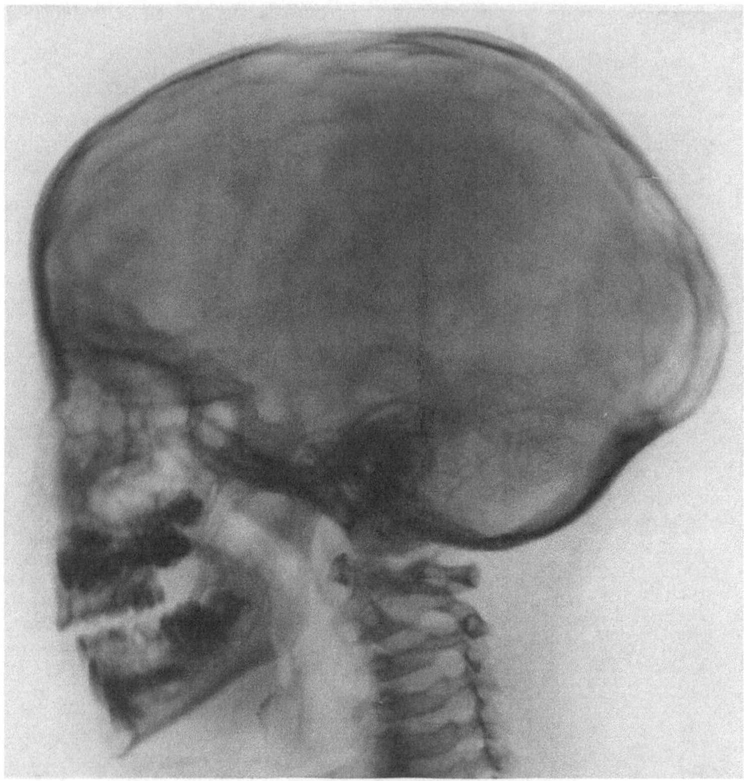

Abb. 90. A. K., 5 Jahre alt. Prämature Nahtsynostose. Vertiefte Impressiones digitatae; zugeschärfte Juga cerebralia; erkerförmige Vortreibung des Hinterkopfes. Sklerose des Keilbeines.

(Die Literatur über Röntgendiagnostik des Schädels enthalten in großer Vollständigkeit die ausgezeichneten Handbuchartikel und Referate von A. Schüller.)

Das durch vorzeitige Verknöcherung der Schädelnähte sich ausbildende Mißverhältnis zwischen dem wachsenden Gehirn und der durch die partielle vorzeitige Nahtsynostose unnachgiebigen Schädelkapsel führt zu recht charakteristischen Merkmalen im Röntgenbilde (*Craniostenose*, prämatur-synostotische Stenocephalie). Die Synostose kann schon bei der Geburt vorhanden sein (Hochsinger), was für die Auffassung Schüllers spricht, daß es sich dabei ursächlich um eine Entwicklungsstörung handle (s. a. die von Schüller zitierten Fälle von Kombination einer Syndaktylie bzw. symmetrischer

Mißbildung mit Craniostenose). Bolk erinnert an die Bemerkung von Lenhossek, daß nach dem zweiten Lebensjahre der Schädel überhaupt nicht mehr in den Nähten wachse, Deformitäten auf Grund einer Nahtsynostose also vorher ihren Anfang nehmen müßten.

Infolge der behinderten Ausdehnungsmöglichkeit in der Richtung senkrecht zur verknöcherten Naht kommt es zu einer kompensatorischen größeren Ausdehnung des Schädels an den offengebliebenen Nähten; je nach Sitz und

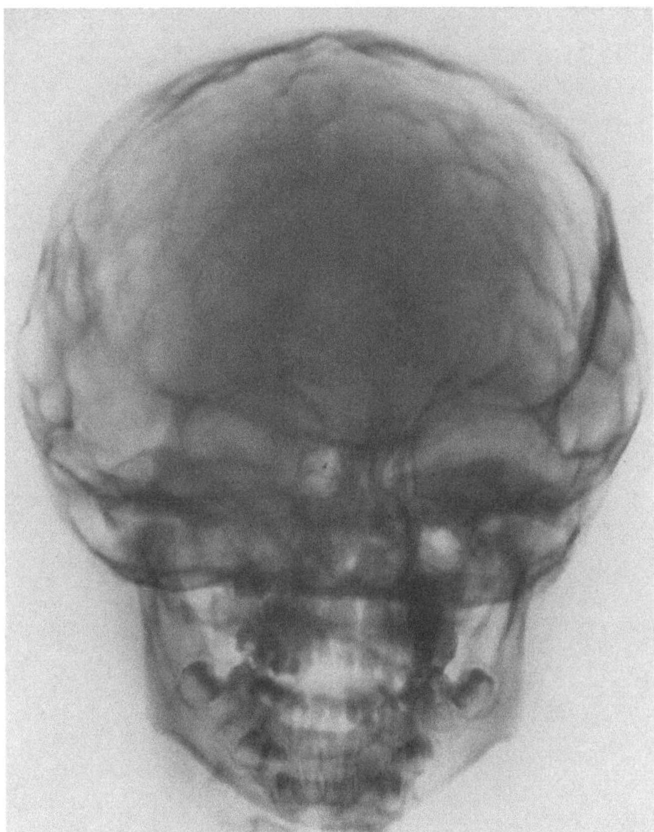

Abb. 91. M. K., 6 Jahre alt. Prämature Nahtsynostose.

Ausdehnung der Synostose ist daher die resultierende Schädelform ganz verschieden; allen gemeinsam ist als Zeichen des Mißverhältnisses zwischen Gehirnwachstum und Schädelwachstum die Vertiefung der Impressiones digitatae, die Zuschärfung der Juga cerebralia und die herabgedrückten Schädelgruben, ferner die Vorwölbung und Verdünnung nachgiebiger Schädelstellen (Schläfenbeinschuppe, Fontanellengegend).

Bei der klinisch als Turmschädel bezeichneten Form (Obliteration der frontal verlaufenden Nähte und dadurch behinderte Ausdehnung in sagittaler Richtung) findet man neben den allgemeinen Zeichen eine Vertiefung aller Schädelgruben, steil ansteigende kleine Keilbeinflügel (und dadurch verursachte Enge des Canalis opticus). Nach Schüller sind stärkere Usuren der Sella turcica selten und wohl auf gleichzeitig bestehende Hydrocephalus internus bzw. Hirntumor zu beziehen; mäßige Erweiterungen der Sella und Verschmälerung des Dorsum sellae gehören wohl nicht zum Bilde der Stenocephalie, bei der gewöhnlich die Sella normal gefunden wird (s. Abb.). Bei der als Scaphocephalie bezeichneten Form (Behinderung des Breitenwachstum durch Synostose der Pfeilnaht und kompensatorisches stärkeres Längenwachstum) sind die Drucksymptome gewöhnlich gering; stärkere Ausprägung

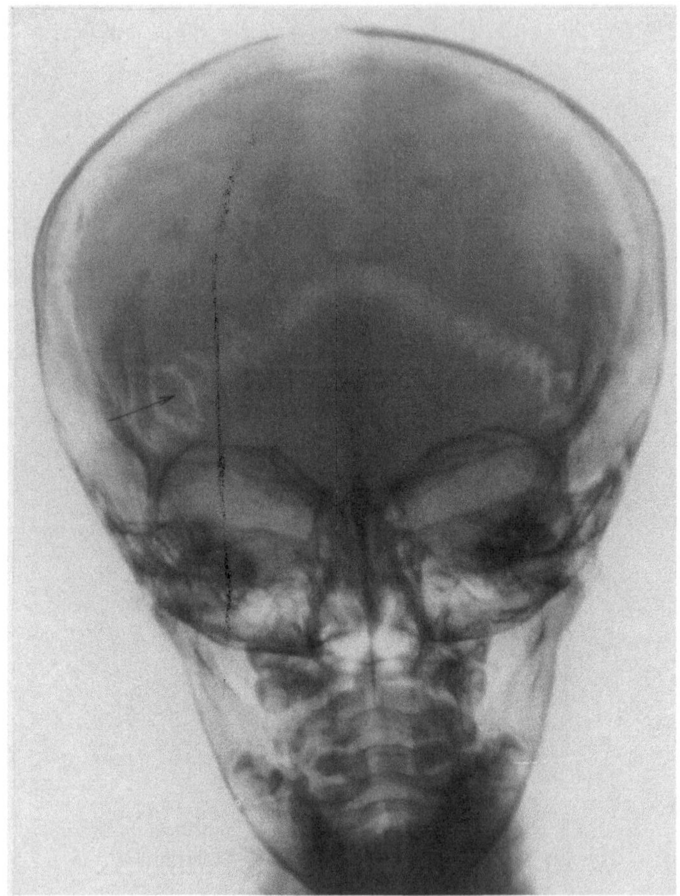

Abb. 92. H. K., $2^1/_2$ Jahre alt. Hydrocephalus congenitus. Durch gesteigerten Hirndruck auseinandergedrängte Schädelnähte (Pfeil Schaltknochen). Breite Aufhellungsstreifen der erweiterten Pfeil- und Kranznaht.

derselben spricht eher für Tumor bzw. Hydrocephalus. Die Plagiocephalie kommt durch Nahtsynostose einer Schädelhälfte zustande; auch bei ihr sind durchweg die Zeichen der Druckvermehrung geringfügig. Bei Bathrocephalie zeigt der Schädel eine stufenförmige Absetzung der Hinterhauptschuppe. Die Trigonocephalie entwickelt sich auf Grund einer vorzeitigen Synostose der Stirnbeine.

Differentialdiagnose: Bei lokaler Hyperostose fehlt die Vertiefung der Impressiones usw.; bei Mikrocephalie sind die Nahtzacken sichtbar, die Schädel-

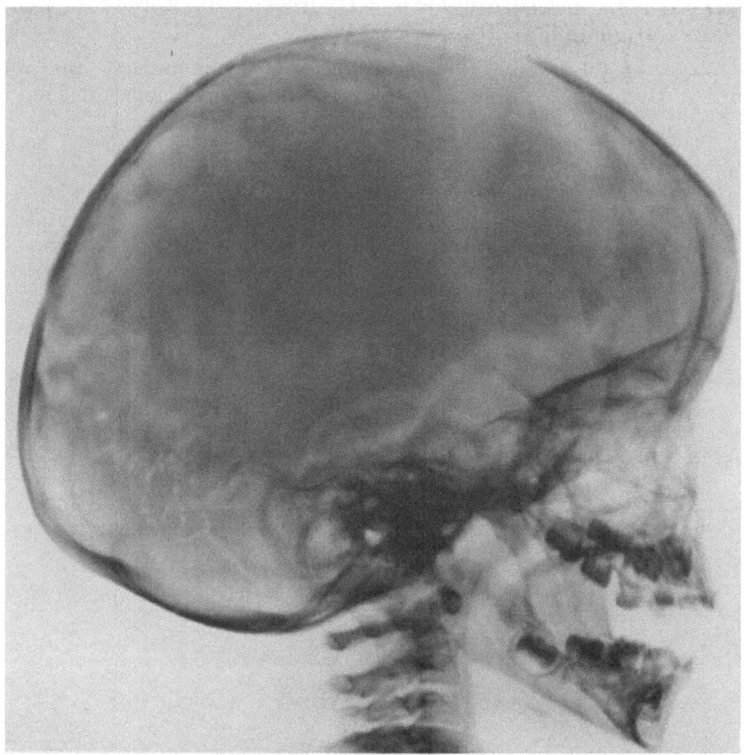

Abb. 93. H. K., $2^1/_2$ Jahre alt. Hydrocephalus. Zacken der Hinterhauptsnaht verlängert; vertiefte Impressiones; Zerstörung der Sella turcica. Die stark klaffende Kranznaht ist als breiter Aufhellungsstreifen sichtbar.

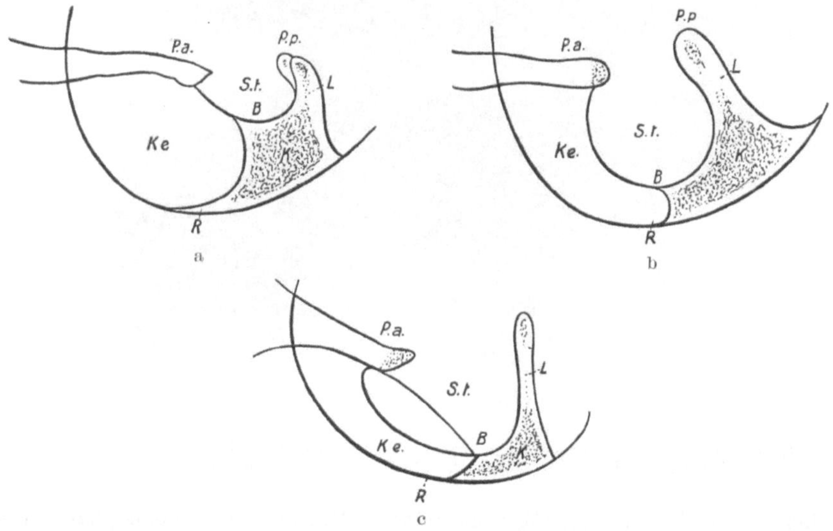

Abb. 94a—c. Schema der Sellaveränderungen bei Hypophysentumoren nach SCHÜLLER. a normale Sella, b Sellaerweiterung durch kleinen, c durch mittelgroßen intrasellaren Tumor. S.t. Sella turcica; B Boden der Sellagrube; P. Processus clinoideus, a. ant., p. post.; L Sattellehne; Ke. Keilbeinhöhle; K Keilbeinkörper; R Boden der mittleren Schädelgrube.

kapsel ist eher verdickt; bei Hirntumor und Hydrocephalus werden die Schädelnähte weit klaffend gefunden.

Die *Mikrocephalie* findet sich als Nanocephalie (bei allgemeiner Nanosomie), bei angeborener Hemmungsbildung des Gehirns und bei Wachstumshemmung

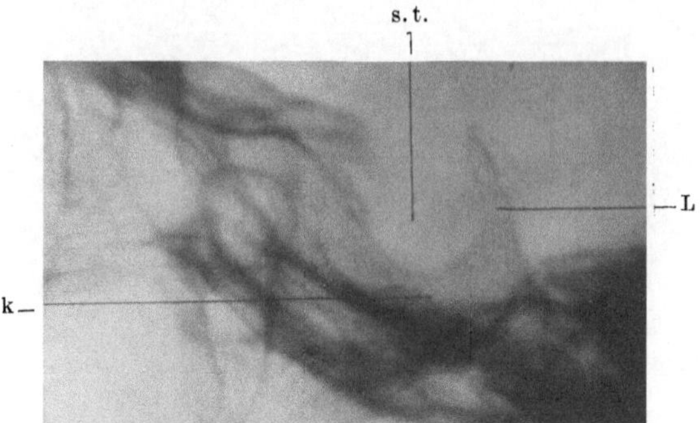

Abb. 95. J. K., 10 Jahre alt. Tumor cerebri (intrasellar). Sella turcica vergrößert, Verschmälerung des Bodens der mittleren Schädelgrube, Aufrichtung und Verlängerung der Sattellehne. s. t. Sella turcica; k Keilbeinkörper; L Sattellehne.

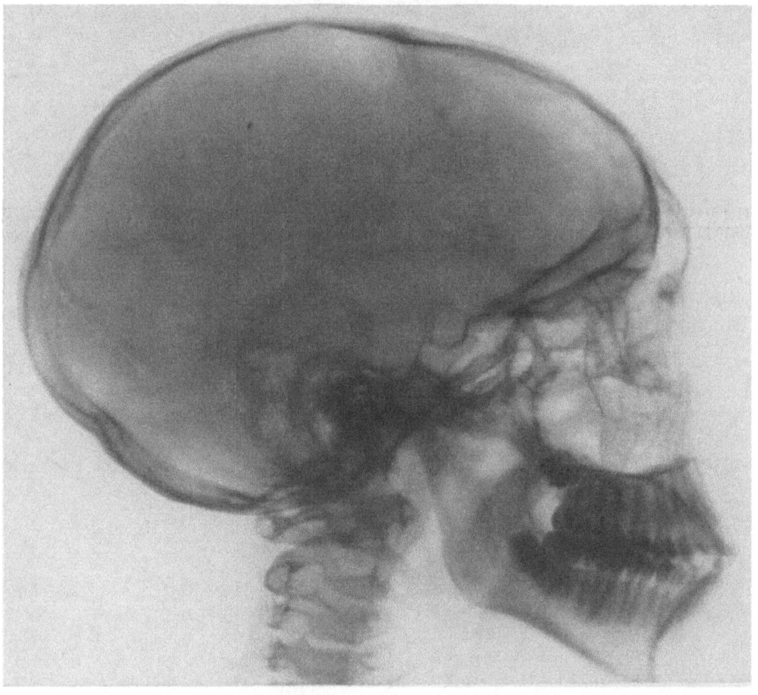

Abb. 96. J. St., 13 Jahre alt. Mikrocephalie; hypophysäre Störungen. Keine Symptome gesteigerten Hirndrucks. Die Sella turcica ist flach; die Sattellehne aufgebogen.

desselben nach Erkrankung (Mikrencephalie, Mikrogyrie, Porencephalie, postencephalitische Formen).

Die relativ zum Gesichtsschädel zu kleine Schädelkapsel („Vogelkopf") bei Mikrocephalie ruht auf einer meist normalen Schädelbasis; da oft das Gehirn den Schädel nicht einmal ganz ausfüllt, ist dann noch ein Hydrocephalus externus vorhanden oder die Schädelwandung selbst verdickt. (Hyperostosis ex vacuo.) Die röntgenologischen Zeichen der *Hydrocephalie* bei Säuglingen und jungen Kindern sind, abgesehen von der Dehiscenz der Nähte des abnorm großen Schädels: Die Abflachung des Orbitaldaches, die flache Erweiterung der Sella turcica, verbunden mit Zuschärfung der Processi clinoidei und des Dorsum

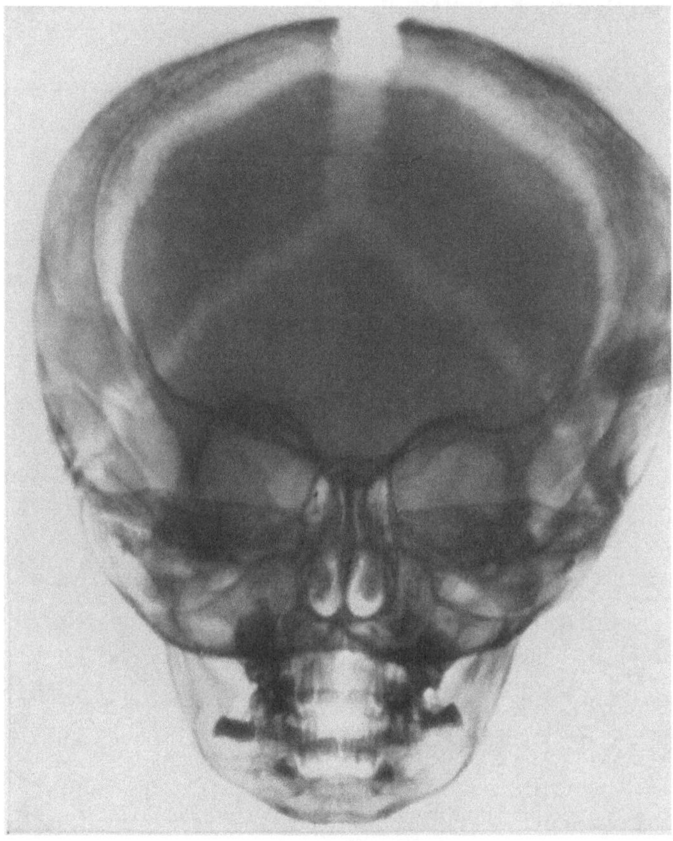

Abb. 97. C. G., 3 Jahre alt. Sarcomatosis, Tumor cerebri; weit klaffende Scheitelnähte. Durch die zahllosen miliaren Tumormetastasen sehen die Konturen wie angenagt aus. Periostale Tumormetastasen des linken Scheitelbeins.

sellae; eine Vertiefung der Impressiones digitatae ist dann zu erwarten, wenn der *Hydrocephalus* sich nach Synostose der Nähte ausbildet oder aber die langsame Zunahme des Schädelinhaltes die Ausdehnung der Schädelkapsel überwiegt und dazu die Erweiterung der Nähte gehemmt ist.

Einen gewissen ätiologischen Anhalt für die Diagnose des syphilitischen Hydrocephalus gibt die Verkürzung der Schädelbasis (durch spezifische Erkrankung des Os tribasilare, dem klinischen Befund der Sattelnase entsprechend). Ein Urteil über die Ausdehnung und Lage der Flüssigkeitsansammlung gestattet die Luftfüllung der Liquorräume (s. w. u.). Die Beteiligung der Schädelknochen bei der Chondrodystrophie ist entsprechend der Natur dieser Wachstumsstörung auf die enchondral verknöchernden Anteile der Schädelbasis beschränkt, doch soll verspäteter Fontanellenschluß beobachtet sein und Bildung abnorm zahlreicher Schaltknochen. Charakteristisch ist das Zurückbleiben des Wachstums der Schädelbasis, Kyphose derselben (Vertikobasie), und dadurch bedingte eingezogene Nasenwurzel (s. Abb. 22). Die häufig für die Ausbildung der letzteren angeschuldigte vorzeitige Synostose des Os tribasilare bei Chondrodystrophie ist sehr bestritten (entsprechend der leichteren Veränderung der älteren Knochenbildungen fehlt bei den Fällen KAUFMANNs der jüngere vordere Keilbeinkern [DUKEN, KAUFMANN]).

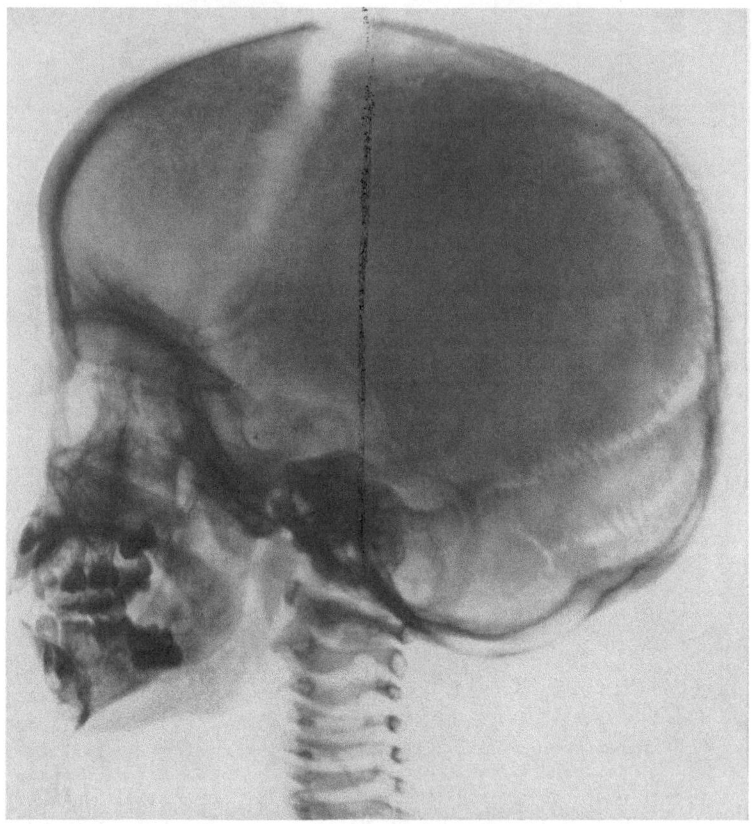

Abb. 98. C. G., 3 Jahre alt. Tumor cerebri; allgemeine Sarcomatosis. Klaffende Schädelnähte. Miliare Tumormetastasen in den Schädelknochen.

Die *Osteogenesis imperfecta* zeigt mangelhafte Verknöcherung des Schädeldaches, das bei schweren Fällen als bindegewebiger Sack mit wenigen dünnen, oft noch eingeknickten Knocheninseln erscheint.

Veränderungen der Schädelbasis bei Riesenwuchs und Zwergwuchs sind dann zu erwarten, wenn es sich um hypophysäre Formen dieser Entwicklungsstörungen handelt, sei es, daß die Hypophyse durch Tumoren der nächsten Umgebung oder hydrocephale Drucksteigerung komprimiert wird oder selbst tumorig wächst. Als Ergebnis der zahllosen Untersuchungen über die *Veränderung der Sella turcica durch Tumoren* ist im großen und ganzen festzustellen:

Bei intrasellar entstandenen Tumoren der Hypophyse ist die Sella erweitert und vertieft, das Dorsum sellae aufgerichtet, zugeschärft, der Sellaboden dünn und gegen den Boden der mittleren Schädelgrube herabgedrängt. Die Processi clinoidei sind emporgedrückt, wie unterhöhlt, dünn, oder aber auch besonders plump erscheinend.

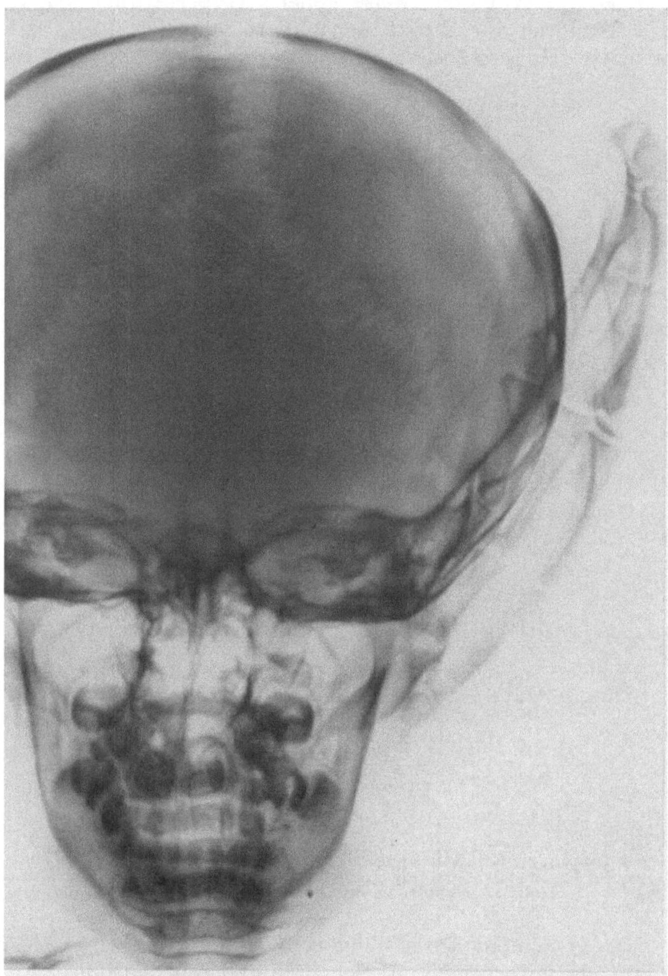

Abb. 99. C. B., $4^1/_2$ Jahre alt. Kleinhirntumor. Infolge gesteigerten Hirndrucks erweiterte Nähte. Nahtzacken verlängert; Sichtbarwerden von Schaltknochen.

Extrasellär entstehende Geschwülste des Hypophysenganges führen zu einer schüsselförmig flachen Erweiterung der Sella mit Verkürzung und Verdünnung des Dorsum wie der Processi clinoidei ohne stärkere Verdrängung des Sellabodens. Tumoren des Acusticus und des Kleinhirnbrückenwinkels erzeugen eine Druckatrophie und Vorwärtsneigung der Sattellehne; rasch wachsende bösartige Tumoren können die Sella vollständig zerstören.

Bei der Ähnlichkeit der Sella-Veränderung, die durch gesteigerten Hirndruck erzeugt wird, mit der infolge extrasellärer Hypophysentumoren auftretenden, geben neben klinischen Momenten die Symptome des gesteigerten Druckes (erweiterte Nähte, vertiefte Impressionen) wichtige diagnostische Hinweise.

Die röntgenologische Diagnose extrasellärer Hirntumoren stützt sich aber zunächst auf die Zeichen allgemeiner langsamer Drucksteigerung: Im frühen Kindesalter breite Aufhellungsstreifen der offenen Nähte (s. Abb. 97, 98), später Verlängerung und Verdünnung der Nahtzacken (s. Abb. 99). Daneben können lokale Veränderungen wertvolle Hinweise geben: Hyperostosen der Schädelwand, soweit die Tumoren ihr direkt benachbart sind (CUSHING, zit. nach SCHÜLLER). Da diese Hyperostosen ganz unregelmäßig, teils als Sklerose,

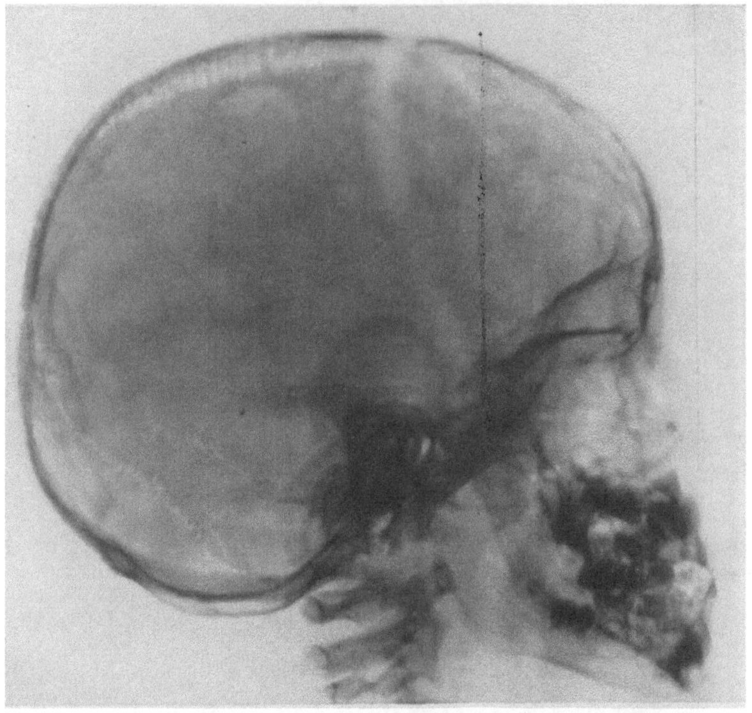

Abb. 100. G. G., 4 Jahre alt. Klinisch Lymphogranulomatosis. Dehiscenz der Pfeil- und Kranznaht. Der ganze Schädelknochen ist mit kleinen Tumoren durchsetzt („wie wurmstichiges Holz"). Zerstörung der Sella turcica.

teils als lockere poröse Schicht ausgebildet sein können, gestatten sie nur die Annahme, daß im darunterliegenden Schädelinhalt ein chronischer Prozeß vorhanden ist, über dessen Art zunächst nichts ausgesagt werden kann.

Verkalkte Tumoren sind durch ihre Strahlenabsorption gut aufzufinden, ätiologisch aber mangels besonderer Charakteristika nicht voneinander zu trennen. Differentialdiagnostisch in Frage kommen mit Knochenbildung organisierte Blutungen, besonders der Falx (= Falx-Osteome), verkalkte Tuberkel, verkalkte Cysticerken, verkalkte Angiome; solitäre Osteochondrome sind meist gestielt. Verkalkungen der Glandula pinealis hat man als ein kleines Schattenfleckchen etwa 4—5 cm oberhalb der Augen-Ohr-Horizontalebene auf einer Senkrechten 1 cm hinter dem äußeren Gehörgang zu suchen.

Erwähnt sei noch, daß bei den jugendlichen Formen des hypophysären Landkartenschädels (BREHME) (= hypophysäre Dysostose, SCHÜLLER) die

Sella erweitert und abgeflacht gefunden wurde; typisch dafür sind die großen, unregelmäßig bogigen, scharfrandigen Lücken der Schädelknochen. (Klinisch Polyurie, Polydipsie, Exophthalmus.)

Die *syphilitische Osteoporose* läßt kleine, unregelmäßige Aufhellungen erkennen, die Lamina externa ist „wie angenagt", unregelmäßig; gummöses Gewebe läßt den Knochen fleckig marmoriert erscheinen; alle Stadien der Knochenlues am Schädel können auch mit periostitischen Verdickungen einhergehen.

Das Bild der *tuberkulösen Schädelcaries* zeigt unregelmäßige, rundliche Aufhellungen mit unscharfer Begrenzung und in deren Nachbarschaft manchmal kleine runde Verdünnungsherde. Eine Differentialdiagnose gegen infiltrierende Tumoren der Schädelknochen ist aus dem Röntgenbefunde allein nicht zu stellen; nur die scharfrandigen runden „gestanzten" Aufhellungsbezirke von Linsen- bis Pfenniggröße, die durch Myelome und Chlorome verursacht werden, sind abgrenzbar. (KOHLMANN.)

4. Die Encephalographie im Kindesalter.

Das klinische Hilfsmittel für Untersuchungen über die Ausdehnung und Größe der Gehirnkammern war bis vor nicht allzulanger Zeit die Beklopfung und die von STRASSBURGER eingeführte Transparenzuntersuchung. Diese letztere blieb aber in ihrer Anwendung nur auf die Fälle beschränkt, bei denen die Dicke der über den Ventrikeln verbliebenen Gehirnsubstanz etwa 1 cm nicht überschritt. 1919 kam nun DANDY und unabhängig von ihm 1920 BINGEL auf den Gedanken, nach Ablassen von Liquor Luft in den Lumbalkanal oder auch direkt in die Ventrikel einzublasen und dadurch den notwendigen optischen Kontrast herzustellen, um eine radiographische Darstellung der Gehirnkammern zu ermöglichen. Ihre im wesentlichen an Erwachsenen ausgeführten Encephalogramme veranlaßten in kurzer Folge vor allem ROMINGER 1921, dieses Verfahren auch bei Kindern anzuwenden. Abgesehen von FÖRSTER, LIEBERMEISTER, WARTENBERG u. a., die einzelne Encephalogramme bei Kindern ausführten, haben dann BREHME, ECKSTEIN, KLINKE, KNÖPFELMACHER und MADER ihre Erfahrungen über encephalographische Befunde bei Kindern veröffentlicht.

a) Die Technik der Encephalographie

bei Kindern weicht nicht wesentlich von der bei Erwachsenen üblichen ab. Grundsätzlich wird der Liquor, der durch die Lumbalpunktion, Cisternenpunktion oder Ventrikelpunktion abgelassen ist, durch Luft oder auch durch Sauerstoff ersetzt. Die Sauerstoffeinblasung ist wohl zur Zeit zugunsten der Luftfüllung ganz verlassen. Was die Menge der einzublasenden Luft anbetrifft, so hängt diese selbstverständlich von der Menge des entleerten Liquors ab; sie muß natürlich von Fall zu Fall ganz verschieden sein, je nachdem, wie weit die Gehirnkammern sich ausgedehnt haben. Wenn BINGEL in einzelnen Fällen schon bei einer Luftfüllung von 10—20 ccm gute, kontrastreiche Bilder erzielte, so konnten andererseits bei einem von ECKSTEIN mitgeteilten Falle von Hydrocephalus congenitus ohne jede Störung 650 ccm Liquor durch Luft ersetzt werden. Man wird sich also bei der Lufteinblasung sowohl von der Größe des Schädels wie von dem Druck des Liquors leiten lassen müssen. Die Luftfüllung selbst wird man dadurch gefahrloser gestalten, daß man jeweils 5—10 ccm Liquor abläßt und die entsprechende Menge Luft möglichst langsam und ohne größeren Druck mit einer Rekordspritze einbläst. Falls es sich um sehr große Liquormengen handelt, empfiehlt ECKSTEIN geringere Mengen Luft einzublasen als der abgelassenen Liquormenge entspricht. BREHME ersetzt bei Säuglingen mit Hydrocephalus 40—60 ccm Liquor durch Luft, bei Kleinkindern 50—80 ccm, bei größeren Kindern 50—180 ccm. MADER kam bei Säuglingen mit 25—40 ccm, bei Hydrocephalus bis zu 60 ccm gut zurecht. Die zur Verwendung kommende Luft braucht weder sterilisiert noch bei Zimmertemperatur besonders vorgewärmt zu werden, doch empfiehlt es sich wohl, sie zur Vermeidung einer Infektion mit Luftkeimen durch ein Wattefilter anzusaugen. Eine Narkotisierung ist bei kleineren Kindern kaum jemals notwendig. Auch bei größeren Kindern wird man im allgemeinen mit Beruhigungsmitteln auskommen und nur in ganz besonderen Fällen einen Chloralschlaf anwenden müssen.

Für gewöhnlich setzt nach der Lufteinblasung eine gewisse Benommenheit ein, die manchmal stundenlang anhält. Bei vorsichtiger Ausführung der Lufteinblasung sind die Nebenwirkungen (Pulsverlangsamung, Blässe, Schweißausbrüche) bei Säuglingen gewöhnlich nur gering. Eine fortdauernde, sorgfältige Pulskontrolle ist bei der Ausführung der Encephalographie unerläßlich, um bei stärkerer Veränderung der Pulsfrequenz oder Pulsqualität sofort den Eingriff unterbrechen zu können. Nach dem Eingriff soll der Patient möglichst einige Stunden nüchtern bleiben, um Erbrechen zu vermeiden. Da gelegentliche Kollapserscheinungen sich gewöhnlich erst eine viertel bis eine halbe Stunde nach Ausführung der Encephalographie einzustellen pflegen, tut man gut, den Patienten wieder zu Bett zu bringen und die Röntgenuntersuchung erst einige Stunden nach der Luftfüllung auszuführen. Zu stärkeren Nebenerscheinungen sollen nach ECKSTEIN besonders Patienten mit Epilepsie und mit spastischen Lähmungen neigen.

Die Röntgenuntersuchung soll sowohl die Durchleuchtung wie die Aufnahme in den zwei Hauptebenen umfassen. Die Durchleuchtung gestattet durch Drehung des Schädels sowohl wie durch Verschieben der Röhre die luftgefüllten Ventrikel sozusagen abzuleuchten, besonders wenn außer der Luft noch Liquor in den Ventrikeln vorhanden ist, da die Luftblase sich wie bei einer Wasserwaage stets auf den höchsten Punkt einstellt. Für die Aufnahmetechnik ist lediglich zu bemerken, daß auch hier die Anwendung der Buckyblende ganz besonders klare Bilder ergibt.

b) Ergebnisse der Encephalographie im Kindesalter.

Die Ergebnisse der encephalographischen Darstellungen der Gehirnoberfläche sind nur zum Teil durch Sektionsbefunde kontrolliert und infolgedessen zurückhaltend zu beurteilen. So verführerisch es ist, Aussparungen, die sich an der Gehirnoberfläche zeigen und nicht selten einen höhlenartigen Eindruck machen, auf das Vorliegen einer Porencephalie zu beziehen, so ist doch gerade in diesen Fällen eine sichere Unterscheidung von zufälligen Füllungsdefekten nicht möglich und es ist infolgedessen davor zu warnen, aus derartigen Befunden allzu weitgehende Schlüsse zu ziehen. Vor allem ist zu berücksichtigen, daß ja die Vergleichsmöglichkeit mit gesunden Kindern fehlt und wahrscheinlich auch immer fehlen wird. Die Gehirnoberfläche zur Darstellung zu bringen, gelingt naturgemäß am besten bei Patienten mit Hydrocephalus externus.

Zu diagnostisch besser zu verwertenden Ergebnissen führt die Luftfüllung in bezug auf die *Lage und Ausdehnung der Ventrikel.* Die Luftfüllung der Ventrikel ist in sehr vielen Fällen vorzüglich geeignet, das klinische Bild zu ergänzen. Die Größe der Ventrikel, ihre Lage zueinander, ihre Form, die unter Umständen durch Verwachsungen oder Tumoren verändert sein kann, läßt sich auf den Encephalogrammen gut beurteilen. Trotzdem kann sowohl bei normalen als auch bei pathologischen Verhältnissen eine Luftfüllung der Ventrikel mißlingen, so daß auch das Versagen der Ventrikelfüllung beim Fehlen klinischer Symptome nicht unbedingt als Anzeichen eines verschlossenen Aquaeductus gewertet werden darf. Wir haben es verschiedentlich erlebt, daß bei großem Hydrocephalus internus sich trotz offenbarer freier Kommunikation nur ein Seitenventrikel mit Luft füllte, vielleicht infolge der Seitenlage des Patienten, während bei der Kontrolluntersuchung die Füllung beider Seitenventrikel ohne

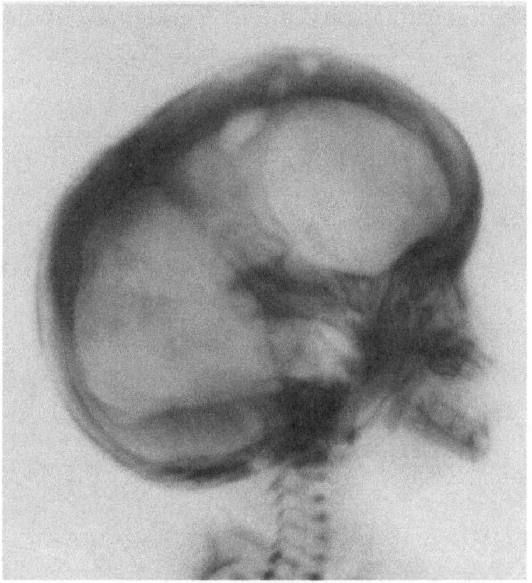

Abb. 101. M. P., 7 Monate alt. Encephalographie. Aufnahme liegend. Hochgradiger Hydrocephalus internus bei angeborener familiärer Schädelmißbildung.

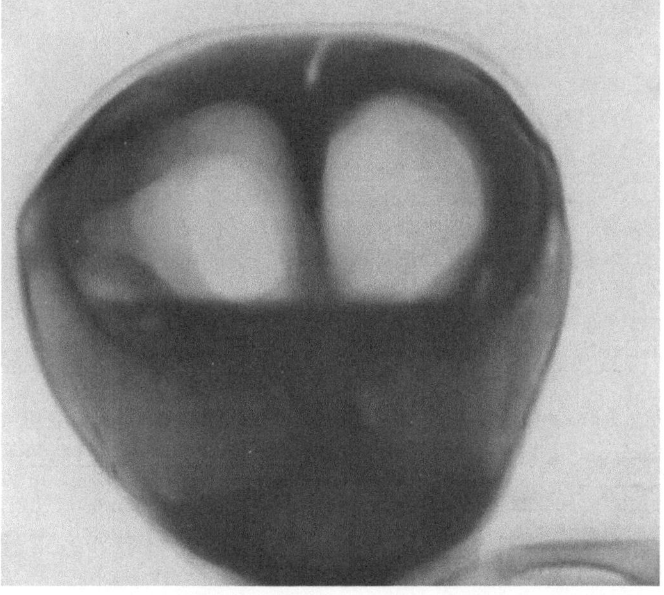

Abb. 102. M. P., 7 Monate alt. Hydrocephalus internus. Encephalographie. Hochgradige Erweiterung der Ventrikel; horizontaler Spiegel des Liquorrestes. Aufrechte Haltung; fronto-occipitale Aufnahmerichtung.

Schwierigkeiten gelang[1]; die diagnostischen Erfahrungen mit der Encephalographie bei Kindern decken sich weitgehend mit den bei Erwachsenen gewonnenen. Das Material bringt es mit sich, daß die Veränderungen durch Tumoren verhältnismäßig sehr selten zur Darstellung gebracht werden können, dagegen bietet sich relativ häufig Gelegenheit zum Studium des Hydrocephalus.

Die *bei entzündlichen Prozessen des Hirns und seiner Hüllen* zu erwartenden Störungen der Liquorzirkulation durch Verklebung oder Verwachsung der

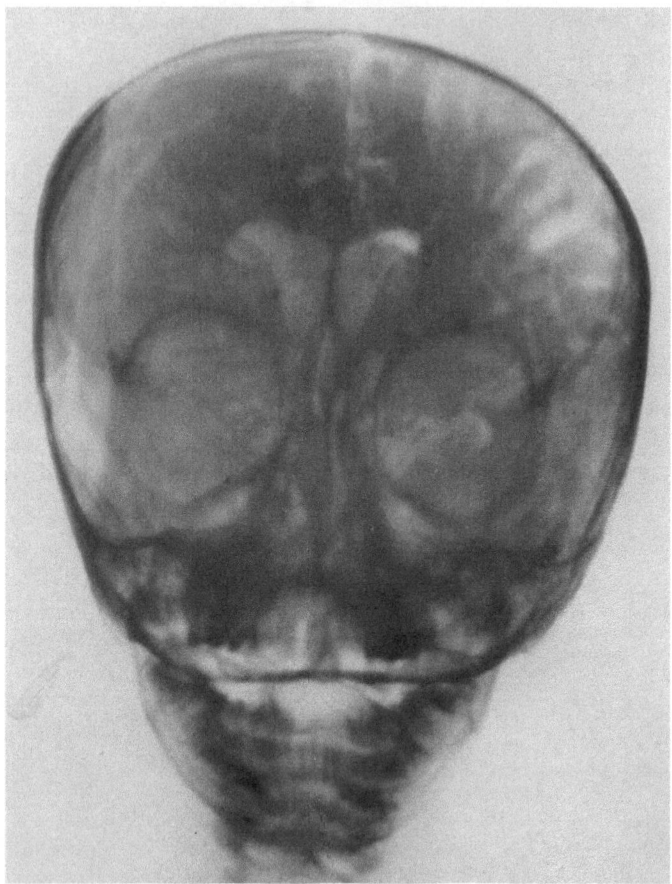

Abb. 103. L. V., 6 Jahre alt. Idiotie. Encephalogramm, partielle Hirnatrophie, durch Sektion bestätigt.

Verbindungswege können entweder das Eindringen der Luft bei der Encephalographie verhindern oder aber die erweiterten Liquorräume in ihrer Ausdehnung erkennbar werden lassen. Nach GÖPPERT und nach OPPENHEIM können außer Verklebungen auch schon allein veränderte Druckverhältnisse (übermäßige Exsudation aus dem Plexus chorioideus) eine Liquorstauung verursachen und damit zum Hydrocephalus internus führen.

[1] Bei einseitiger Luftfüllung des Ventrikels tritt bei freier Kommunikation oft im Laufe von Stunden noch Luft in den anderen Seitenventrikel über, wenn man den Patienten auf die Seite der Luftfüllung lagert.

Es ist auch die mißlungene Luftfüllung eines oder mehrerer Ventrikel nicht unbedingt als Folge einer festen Verlegung des Foramen Magendi bzw. der Foramina Luschkae anzusprechen, da immer mit der Möglichkeit partieller bzw. temporärer Verschlüsse gerechnet werden muß.

Bei gelungener Luftfüllung macht sich der *Hydrocephalus internus* durch eine mehr oder weniger starke Vergrößerung der Ventrikel bemerkbar. Ist außer der Luftfüllung noch Liquor vorhanden, so zeigt das Röntgenbild einen deutlichen Flüssigkeitsspiegel, auf dem die Luftblase schwimmt; die Durchleuchtung läßt den Spiegel der Flüssigkeit bei Bewegungen sehr gut erkennen.

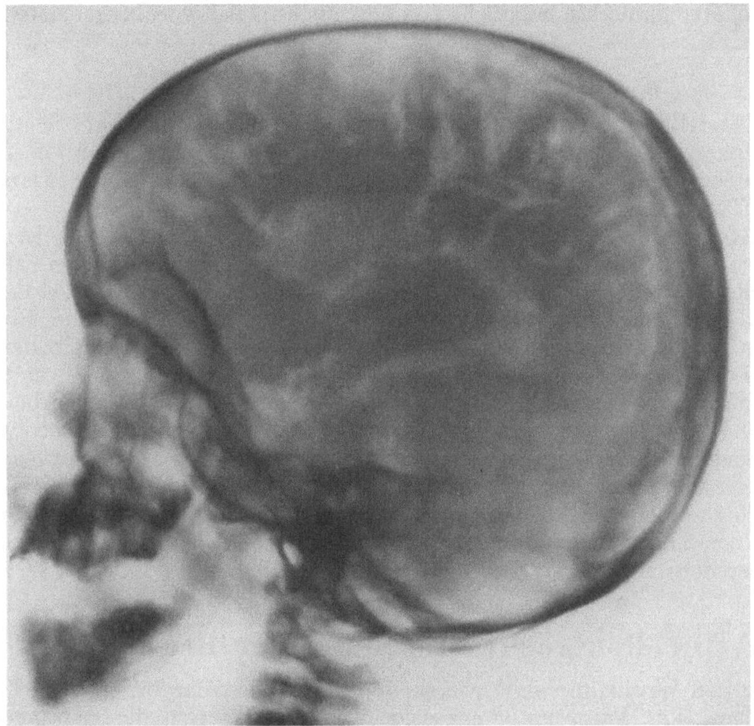

Abb. 104. L. V., 6 Jahre alt. Idiotie. Encephalogramm.

Je nach dem Grade der Ventrikelerweiterung wechselt das Bild natürlich von Fall zu Fall; alle Ausbuchtungen der Hirnhöhlen, etwa durch Einschmelzung von Hirnsubstanz entstanden, werden dargestellt.

Einseitiger Hydrocephalus internus mit entsprechendem klinischen Befund ist mehrfach durch Encephalographie bestätigt (ECKSTEIN).

Für die *Diagnostik der Hirntumoren* kann die Encephalographie gelegentlich wertvoll sein, wobei man, wegen der bekannten großen Gefahr der Lumbalpunktion, die direkte Ventrikelpunktion ausführen muß. Der Füllungsdefekt, verursacht durch einen in den Ventrikel vorgewölbten Tumor, die Verdrängung bzw. Einengung eines Ventrikels durch Tumormassen, kann dabei sehr sinnfällig dargestellt werden und die klinische Diagnose erhärten bzw. ergänzen, falls der Tumor in einer „stummen Hirnregion“ lokalisiert ist.

Das Heer der angeborenen Mißbildungen des Hirns ist ein unerschöpfliches Gebiet der Encephalographie durch Lumbalpunktion und Ventrikelpunktion. Hydrocephalie, Hirnatrophie, Mikrogyrie, Porencephalie usw. in jeder Variation ist so im Röntgenbild darstellbar, wobei es im Einzelfalle aber stets fraglich bleibt, wie viele der vorhandenen Veränderungen durch die subarachnoidal eingetretene Luft auch wirklich kenntlich geworden sind.

Die Encephalographie ist vorzüglich geeignet, klinisch diagnostizierte Befunde zu kontrollieren bzw. ad oculos zu demonstrieren. Da bei größeren Kindern unangenehme Zufälle dabei nicht ganz selten sind, sollte man sich vor dem Entschluß zur Encephalographie recht wohl überlegen, ob der Nutzen, den man sich für den Patienten von dem Eingriff verspricht, im rechten Verhältnis zu den immerhin möglichen, wenn auch meist vorübergehenden Störungen steht.

5. Myelographie.

Zur Darstellung raumbeengender Prozesse im Wirbelkanal hat sich in den letzten Jahren die Einfüllung von Jodipin durch Cisternenpunktion immer mehr eingebürgert. Mangels eigener Erfahrungen muß ich auf die zusammenfassende Darstellung von ESKUCHEN verweisen.

Das Abwärtsgleiten des Jodipinöles wird vor dem Schirm beobachtet; bei Verwachsungen der liquorführenden Räume bleiben größere oder kleinere Mengen des Jodöles haften; bei partiellem Verschluß der Liquorpassage dauert der „Stop" des Jodöles Minuten bis Stunden; stärker raumbeengende Prozesse führen zu tagelangem oder dauerndem Haften des Jodipins oberhalb der Verlegung. Die Beobachtung des „Stop" vor dem Schirm ist für die Bestätigung der neurologischen, topischen Diagnose von großem Wert. Da aber bei einer Arretierung schon nach kurzer Zeit Entzündungserscheinungen beobachtet wurden und mehrfach vorübergehende Schädigungen des Rückenmarkes selbst beschrieben sind, wird man sich gerade bei Kindern nur im äußersten Notfalle zur Myelographie entschließen können, nämlich dann, wenn eine topische Diagnose sonst nicht möglich sein sollte und die Myelographie über eine unmittelbare Operationsmöglichkeit Klarheit schaffen muß.

V. Die Röntgenuntersuchung der Brustorgane.

Unter den physikalischen Untersuchungsmethoden der Brustorgane nimmt neben Inspektion, Palpation, Perkussion und Auskultation die Röntgenuntersuchung eine besondere Stellung ein. Da sie nicht jederzeit und an beliebigem Orte ausführbar ist, sollte sie zeitlich an letzter Stelle angewandt werden, ferner auch aus Gründen der Selbstkritik in bezug auf die Ausbeute der übrigen Untersuchungsverfahren. Andererseits gestattet die „Röntgen-Tiefeninspektion" in vielen Fällen die Aufklärung von Krankheitsbefunden, die durch ihre geringe Ausdehnung oder zentrale Lage auch der sorgfältigsten akustischen Untersuchung entgehen müssen. Sie hat ihren eigenen Wert neben den althergebrachten Untersuchungsmethoden. Wer sich daran gewöhnt, erst nach den eingehenden klinischen Untersuchungen den Röntgenapparat in Betrieb zu setzen, der wird damit nur seinem eigenen diagnostischen Können gute Dienste leisten.

1. Technische Vorbemerkungen.

Das Röntgenbild, gleichviel ob Schirmbild oder photographische Aufnahme, beruht auf der ungleichmäßigen Abschwächung der Röntgenstrahlen beim Durchgang durch den Körper.

Entsprechend dem RÖNTGENschen Absorptionsgesetz werden im Brustraume die Strahlen durch die kalkhaltigen Skeletanteile stärker, durch die Weichteile weniger stark und durch die lufthaltigen Organe am geringsten abgeschwächt, so daß auf dem photographischen Film die lufthaltigen Organe den dunklen Untergrund bilden für das helle Gerüst des knöchernen Thorax und die Umrisse des Herz-Gefäßkomplexes.

Da man sich das „Röntgenbild" eines Körperteiles aus unendlich vielen, unendlich kleinen Einzelbildern zusammengesetzt vorstellen muß, deren jedes der Gesamtschwächung eines „Röntgenstrahles" auf dem Wege von der Antikathode bis zum Schirm entspricht, so ist ohne weiteres verständlich, daß das Röntgenbild nicht dem „optischen Querschnitt" eines mikroskopischen Bildes vergleichbar ist; eher kann man es als die Summe von übereinander projizierten Einzelbildern von Schnitten parallel zur Schirmfläche ansprechen, die sich teils verstärken, teils gegenseitig abschwächen. Hinzu kommt der Umstand, daß auf Grund der Projektionsgesetze die schirmnahen Anteile schärfer abgebildet werden als die schirmferneren, wodurch unter Umständen die letzteren „überstrahlt" werden können. Man ist daher gewungen sich nacheinander möglichst alle Körperteile in Schirmnähe zu bringen, d. h. man muß den Patienten vor dem Schirm drehen können. Diese Tatsache allein schon begründet die Notwendigkeit der Schirmdurchleuchtung, abgesehen davon, daß die gegenseitige Überlagerung und Überschneidung der Organe uns zwingt in verschiedenen Richtungen mit dem Röntgenstrahl durch sie und zwischen ihnen hindurch gleichsam zu sondieren. Für die Feststellung der Lagebeziehung der Brustorgane ist also die Durchleuchtung unentbehrlich. Ebensowenig ist ohne sie auszukommen, wenn es sich um Fragen handelt, welche die Beweglichkeit der Organe selbst oder solche Krankheitsprozesse betreffen, deren Lage von der Atembewegung der Lunge oder der Herzpulsation abhängig ist. Daß daneben die Durchleuchtung eine orientierende Beurteilung von Schattenqualitäten gestattet, ist selbstverständlich, andererseits bleibt dieselbe stets subjektiv und man wird sich nur ungern entschließen, auf die objektive Festlegung des Befundes durch die photographische Aufnahme zu verzichten. Abgesehen von der Möglichkeit hierdurch ein Zustandsbild jederzeit reproduzieren zu können, gibt die photographische Platte Einzelheiten, die auch dem geübten Auge bei der Durchleuchtung entgehen.

Der Gang der Lungenuntersuchung ist in unserem Institut durchweg der, daß nach nochmaliger orientierender klinischer Untersuchung im Röntgenzimmer der Patient bei hellem Licht für die Röntgenuntersuchung gelagert wird. Es ist durchaus notwendig, der Lagerung besondere Aufmerksamkeit zu schenken, da von ihr wesentlich die Ruhe des Kranken und damit die Möglichkeit einer Untersuchung überhaupt abhängt. Dabei ist der Erfolg oft von Kleinigkeiten abhängig. Zweckmäßig ist für Säuglinge die Rückenlage auf dem Trochoskop, solange es sich nicht um Flüssigkeitsergüsse und ähnliches handelt. Eine einfache Flanellunterlage verhindert sowohl die Beschmutzung des Gerätes wie die Berührung des Patienten mit der unangenehm kühlen Isolierwand. Die Arme werden von einer Assistenz über den Kopf erhoben und die Oberarme seitlich an den Kopf leicht angedrückt, wodurch Arme und Kopf gleichzeitig die richtige Lage erhalten. Die Oberschenkel werden von einer zweiten Assistenz gestreckt gehalten oder mit einem länglichen Sandsack beschwert. Selbstverständlich ist der Patient vor Berührung mit blanken Metallteilen zu schützen, da Aufladungen des Stativs bei nicht ganz einwandfreier Erdleitung unangenehm sich bemerkbar machen, unter Umständen sogar gefährlich werden können. Ist eine Durchleuchtung in aufrechter Körperhaltung notwendig, dann benutzen wir das WIMBERGERsche Bänkchen oder eine einfache, selbst angefertigte Aufhängevorrichtung aus Leinwand, die sich als ganz zweckmäßig bewährt hat (s. Abb. 108). Im Notfalle kann man auch den Patienten durch Hilfskräfte an Oberarm und Oberschenkel beiderseits halten lassen. Geschicktes Hantieren ist unter allen Umständen notwendig, kleine Kunstgriffe oft unentbehrlich, z. B. dem Patienten die Flasche reichen oder durch ein Spielzeug oder ähnliches die Aufmerksamkeit zu erregen suchen und von der Situation ablenken. Bei größeren Kindern wirkt eine freundliche, persönlich eingestellte Unterhaltung oft Wunder; nicht mehr vermissen möchten wir in unserem Betriebe die HEYDENsche *Dunkelzimmerbeleuchtung,* die alle Handgriffe vor dem Gerät bei unruhigen Patienten sehr erleichtert, eine gute Adaption zuläßt, und als „schönes rotes Nachtlämpchen" wesentlich zur Beruhigung der Kinder beiträgt.

Nach erfolgter Adaption wird die Röhre anfangs mit geringer Spannung eingeschaltet und dann die Spannung soweit hinaufreguliert, bis das Schirmbild die nötige Helligkeit und die richtigen Kontraste zeigt; Strahlenhärte und Durchleuchtungszeit werden so gering wie eben möglich bemessen. Durch Betätigung der Schlitzblende wird der Strahlenkegel auf das unbedingt notwendige Maß beschränkt. Die gute Schulung des Röntgenuntersuchers verrät sich am besten dadurch, daß er den Patienten durch geschicktes Abblenden und schnelles Arbeiten nicht mehr der Strahlung aussetzt, als notwendig. Die Zwischenschaltung eines *Schutzfilters* (1 mm Aluminium) ist heute eine Selbstverständlichkeit, der wohl an allen Geräten zwangsläufig Rechnung getragen ist. Nach einer guten alten Regel wird bei eingeschaltetem Röhrenstrom *nur* beobachtet; Diskussionen finden grundsätzlich nur nach Abschaltung der Röhre statt.

Man mache es sich zum Prinzip, in jedem einzelnen Falle systematisch das ganze Thoraxbild abzusuchen, wobei man sich zweckmäßig an eine bestimmte Reihenfolge gewöhnt, um keinen Punkt zu übersehen: Knöcherner Brustkorb, Zwerchfellstand und -Bewegung, Mittelschatten, Lungenfelder jederseits vom Hilus bis zur Peripherie. Man schützt sich so am besten davor, unter Umständen wesentliche, aber nicht sehr ins Auge fallende Befunde zu übersehen. Man vergesse nie, den Patienten vor dem Schirm zu drehen. Der Durchleuchtungsbefund liefert uns auch die Anhaltspunkte dafür, in welcher Projektionsrichtung am zweckmäßigsten die photographische Aufnahme erfolgen muß.

Wenn wir an eine Röntgenaufnahme die ideale Forderung stellen, daß sie möglichst viele Einzelheiten in optimalen Kontrasten bei geringer Verzeichnung und kürzester Belichtungszeit aufweisen soll, dann würde die Weichstrahl-Fern-Einzelschlagaufnahme einer Röhre mit punktförmigem Brennfleck diesen Anforderungen am ehesten entsprechen. Praktisch sind zur Zeit diese Bedingungen nur annähernd zu erfüllen, da die technischen Voraussetzungen noch nicht gegeben sind. Die Zusammendrängung höchster Energiemengen in kürzesten Zeiten verlangt infolge der großen Wärmewirkung eine gewisse Ausdehnung des Brennflecks, die wiederum die Bildschärfe vermindert. Den in allerletzter Zeit auf den Markt gebrachten Röhren mit rotierender Antikathode dürfte, wenn sie sich im Betrieb bewähren, unbedingt die Zukunft gehören. Möglichste Kürze der Belichtungszeit zu fordern ist schon deshalb notwendig, weil Kinder erst relativ spät zu bewegen sind, in Inspirationsstellung den Atem anzuhalten. Für Säuglinge und Kleinkinder bleibt die kurze Momentaufnahme unter $^1/_{100}$ Sekunde ein Ideal, das sich aber leider nur an wenigen Großapparaturen verwirklichen läßt; bei neu anzuschaffenden Instrumentarien wird man auf höchste Leistungsfähigkeit sehen, aber auch mit älteren Apparaten, die nicht mehr als 60—70 m.A.-Röhrenstrom hergeben, kann man — die unbedingt notwendige Geduld des Röntgenologen vorausgesetzt — zufriedenstellende

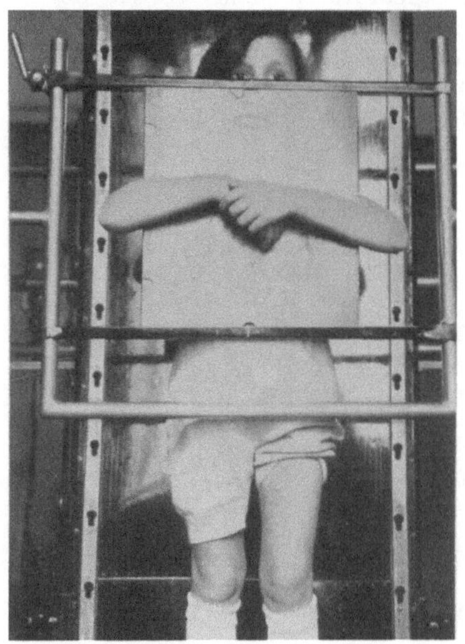

Abb. 105. Stellung für die dorsoventrale Thoraxaufnahme.

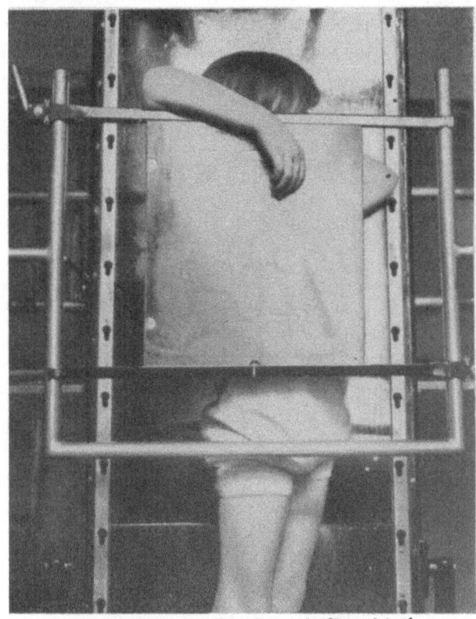

Abb. 106. Stellung für die „halbrechte“ dorsoventrale Thoraxaufnahme.

Ergebnisse erzielen. Immerhin sollte $^1/_5$—$^1/_3$ Sekunde Belichtungszeit unter allen Umständen die äußerste obere Zeitgrenze darstellen, weil sonst die Unschärfe das Bild zu sehr entstellt. Infolge der notwendigerweise so kurzen Belichtungszeit läßt sich die Anwendung der Doppelfolie — sehr empfehlenswert ist eine Folienkombination — nicht vermeiden;

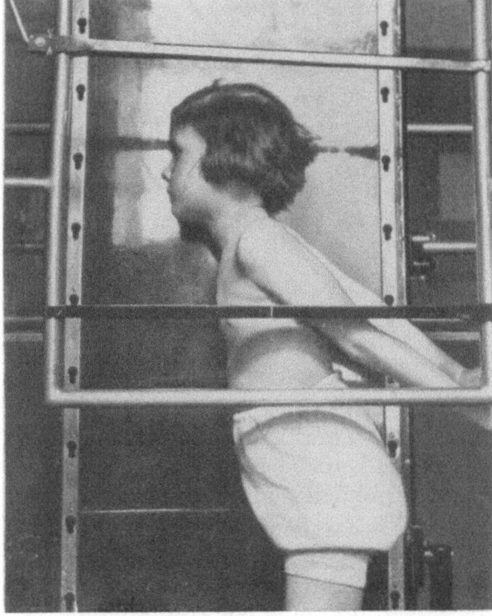

Abb. 107. Stellung für die seitliche („frontale“) Aufnahme der Halsorgane.

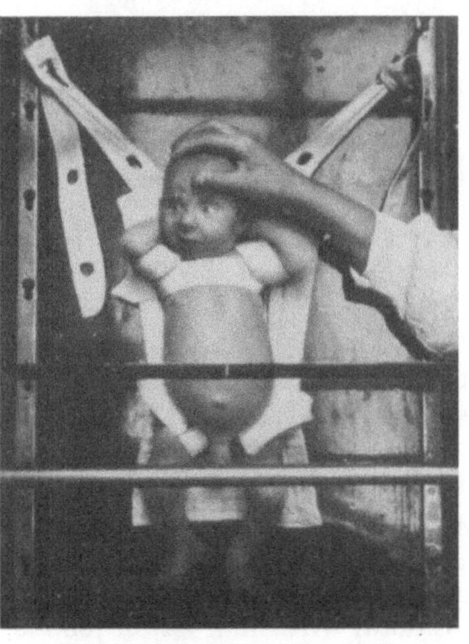

Abb. 108. Behelfsgerät für die aufrechte Untersuchung der Säuglinge.

die durch das „Korn“ der Folie entstehende Unschärfe ist heutzutage so gering, daß sie bei den genannten älteren Apparaturen dem Vorteil der kürzeren Belichtungszeit gegenüber gar keine Rolle spielt.

Wenn wir zur Erzielung kürzester Belichtungszeiten die Röhrenstromstärke maximal wählen müssen, so hängt die Wahl der anzulegenden Spannung und damit die Zusammensetzung des bilderzeugenden Strahlengemisches

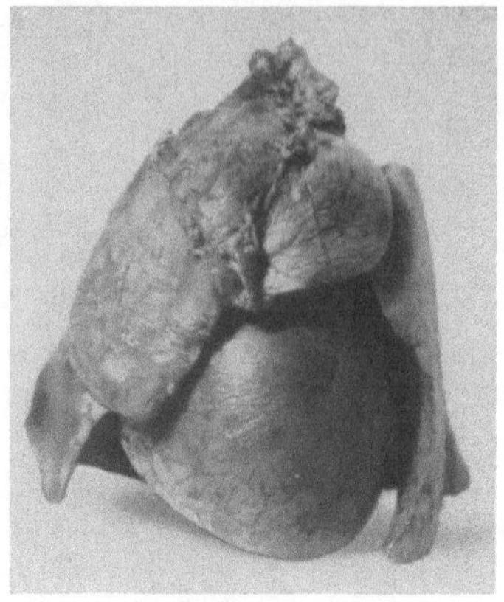

Ventralansicht.

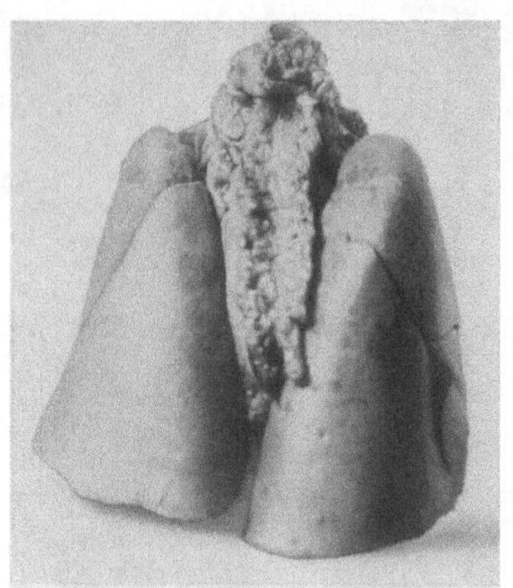

Dorsalansicht.

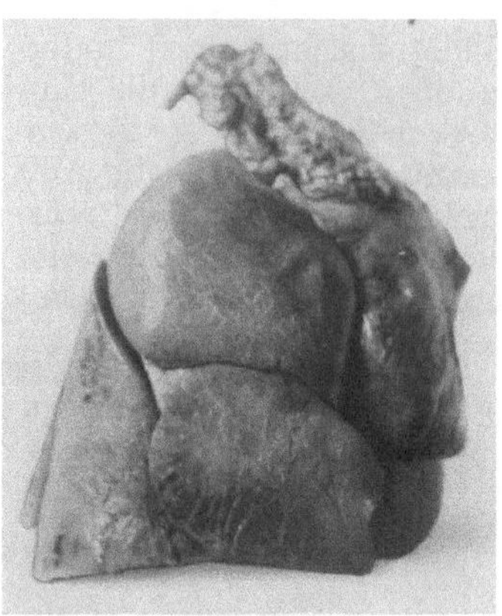

Rechts seitlich.

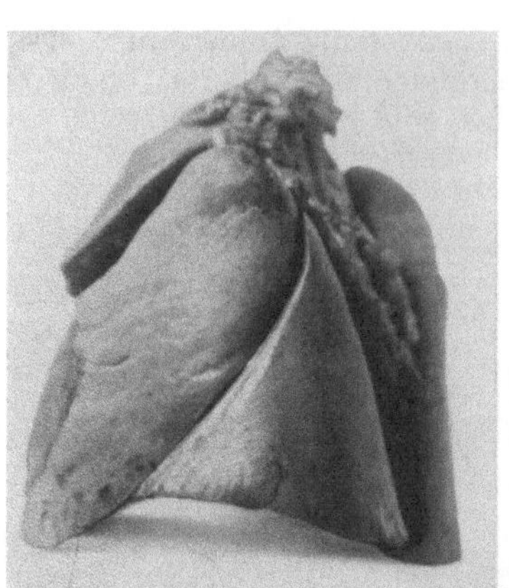

Links seitlich.

Abb. 109. Brustsitus eines Neugeborenen. Lungen nicht voll entfaltet. In situ fixiert, eigenes Präparat.

wesentlich vom Alter und der Konstitution des jeweiligen Patienten ab. Zur Erzeugung kontrastreicher, gut durchgezeichneter Thoraxaufnahmen muß das Strahlengemisch so zusammengesetzt sein, daß die härteren Strahlen innerhalb des Herzschattens noch eben Dichteunterschiede darstellen können.

Was die Ruhigstellung des Patienten anbetrifft, so ist dem bei der Besprechung der Durchleuchtungstechnik Gesagten nichts hinzuzufügen. Eine chemische Beruhigung, etwa durch Bromural oder Somnifen kann nützlich sein, Chloral wird man kaum jemals notwendig haben und eine Narkose kommt heutzutage nicht mehr in Frage; ich muß gestehen, daß ich in einer zehnjährigen Röntgentätigkeit bei Kindern noch niemals für eine *Lungen*aufnahme eine chemische Beruhigung anwenden mußte.

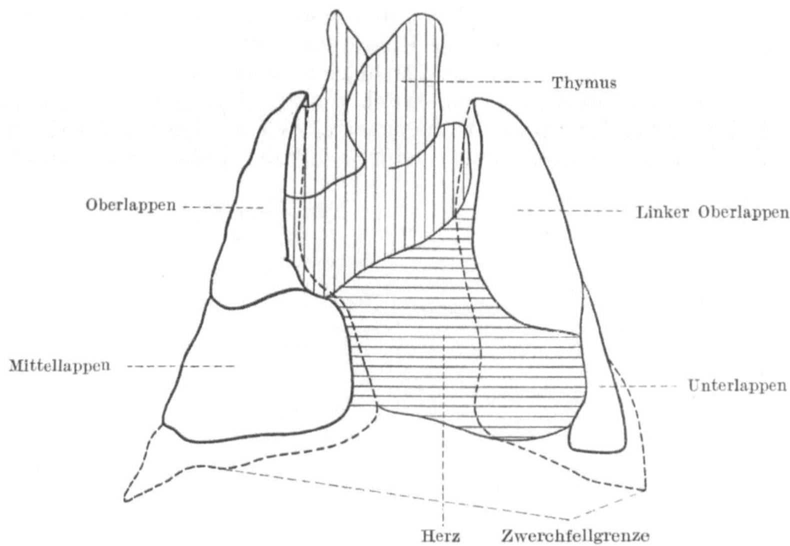

Abb. 110. Brustorgane eines Neugeborenen am ersten Tage. Ansicht von vorn und etwas von oben. - - - - - Zwerchfellgrenze. (Nach GRÄPER: Handbuch der Anatomie des Kindes, Bd. I/2, S. 297.)

Die Aufnahmerichtung hängt selbstverständlich von der Art des darzustellenden Prozesses ab, über dessen Lage man durch die vorhergehende Durchleuchtung unterrichtet ist. Infolge der Projektionsverhältnisse ist es notwendig den abzubildenden Teil möglichst nahe an die Platte heranzubringen. Für die gewöhnliche Übersichtsaufnahme empfiehlt sich die p.-a.-Aufnahme (Platte der Brust anliegend), bei Säuglingen am bequemsten in Rückenlage auf dem Trochoskop oder im Sitzen auf dem WIMBERGERschen Bänkchen oder in dem Behelfsgerät hängend auszuführen. Dabei vermeidet man die bei einer a.-p.-Aufnahme unvermeidliche Vergrößerung des Herzschattens, die sich freilich durch Fernaufnahmen reduzieren läßt. Letztere kann aber nicht verhindern, daß bei der a.-p.-Aufnahme die Schatten der dorsalen Rippenanteile und der Schulterblätter, die in Plattennähe allzu deutlich hervortreten, zu viele

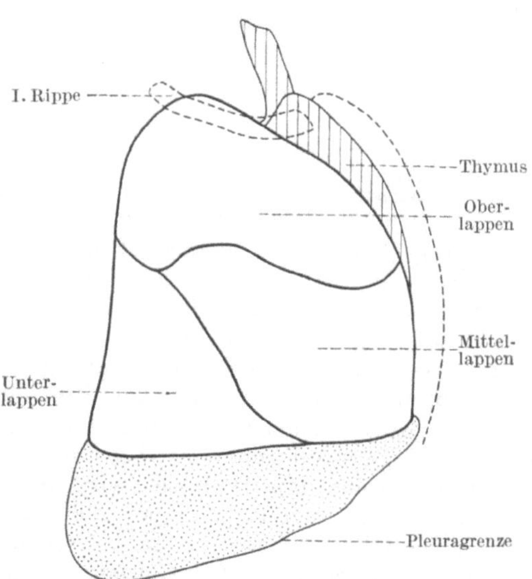

Abb. 111. Brustorgane eines Neugeborenen vom ersten Tage. (Aus GRÄPER: Handbuch der Anatomie des Kindes, Bd. I/2, S. 295.)

Einzelheiten des Lungenbildes überdecken. Daß der Normalstrahl bei der p.-a.-Aufnahme durch Wirbelsäule und Brustbein gehen muß, ist eine selbstverständliche Forderung, da sonst Verzeichnungen und Überlagerungen im Bilde auftreten; um Verzeichnungen der Tiefendimension zu vermeiden, empfiehlt es sich den Normalstrahl etwa durch den vierten Brustwirbel gehen zu lassen. Fehler, die auf schlecht zentrierter Röhre oder auf unaufmerksamer Lagerung des Patienten beruhen, sind auf der Platte leicht an der Asymmetrie der knöchernen Rippen nachzuweisen. Wenn durch schräge Lagerung (Brustwand nicht parallel der Platte bei p.-a.-Strahlengang) die eine Thoraxhälfte der Platte näher liegt als die andere, kann dadurch auf der Platte der Eindruck einer

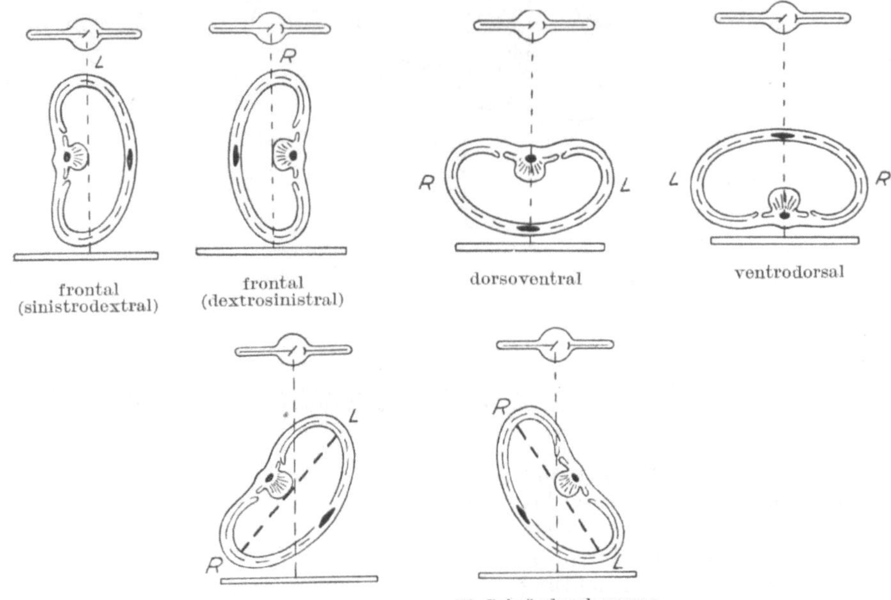

Abb. 112. Die hauptsächlichsten Projektionsrichtungen. (Aus FELIX PELTASON: Grundzüge der Röntgendiagnostik innerer Erkrankungen. München: J. F. Bergmann 1927.)

geringeren Strahlendurchlässigkeit der einen Seite vorgetäuscht werden. Zu achten ist ferner auf die richtige mediane Lagerung des Kopfes, weil, wie DUKEN zuerst beobachtet hat, bei Seitwärtsdrehung auf der Seite, nach der das Gesicht hin zeigt, die Lungenspitze aufgehellt erscheint, während sich die andere verdunkelt, wahrscheinlich infolge einer Verlagerung des Mediastinums, wodurch vielleicht der zuführende Bronchus der einen Seite eine Verengung erleidet. Aufwärtsheben der Arme bringt die Schulterblätter am besten aus dem Bereich der Lungenfelder; bei größeren Kindern, besonders wenn die Aufnahme im Stehen erfolgt, lassen wir die Arme in Schulterhöhe heben und die Kassette vorn umgreifen, wobei sich die Hände berühren; damit kommen einmal die Schulterblätter in die uns erwünschte Lage und außerdem steht der Patient günstiger und ruhiger, wenn er die Platte, die im übrigen im Metallrahmen des Stativs eingespannt ist, an die Brust andrückt.

Bezeichnung der hauptsächlichsten Projektionsrichtungen.

Zur Kennzeichnung der Richtung, in der eine Durchleuchtung oder Aufnahme erfolgt, bedient man sich feststehender Bezeichnungen, die teils der beschreibenden Anatomie entlehnt, teils herkömmlich angenommen sind. Maßgeblich ist in jedem Falle die *Richtung* des zentralen Strahles (das heißt der Weg der Strahlen von der Röhre zum Schirm bzw. zur Kassette). Die Strahlenrichtung von hinten nach vorne heißt die „dorsoventrale", die von vorne nach hinten die „ventrodorsale". Die Richtung von links-hinten nach rechts-vorne (wobei der Patient gewöhnlich die „Fechterstellung" einnimmt, d. h. den linken Arm nach hinten-unten streckt und den rechten Arm nach vorne-rechts-oben hebt) wird als „I. Schrägdurchmesser" bezeichnet, die Richtung von rechts-hinten nach links-vorne als „II. Schrägdurchmesser". Die genau seitliche Richtung (in der Frontalebene) heißt „frontale" Richtung, wobei man jeweils vermerken sollte, ob die Untersuchung in „sinistro-dextraler" oder in „dextro-sinistraler" Richtung ausgeführt wurde; bei Schädelaufnahmen sind die Ausdrücke „occipito-frontal" und „fronto-occipital" gebräuchlich (s. Abb. 83).

2. Die oberen Luftwege.

Die Röntgenuntersuchung des *Schlundes* und *Kehlkopfes* bei Kindern ist bisher in der Literatur nicht gerade häufig behandelt worden, obwohl sie ein ebenso dankbares wie wichtiges Kapitel darstellt. Das Röntgenbild der obersten Luftwege bei genauer Frontalaufnahme zeigt gerade bei Kindern fast mit anatomischer Klarheit Einzelheiten des Pharynxraumes, vorausgesetzt, daß man mit entsprechend weicher Strahlung arbeitet. In den Schatten der Knochen und Weichteile des Kopfes ist der lufthaltige, helle Pharynx deutlich erkennbar, die obere Pars nasalis pharyngis vom Unterkiefer überkreuzt, die Pars oralis und Pars laryngea pharyngis fast wie ein optischer Längsschnitt deutlich. Nach vorn wird der helle, lufthaltige Raum begrenzt durch den runden Schatten des Zungengrundes und die bei größeren Kindern recht gut erkennbare Epiglottis, zwischen denen die helle Einbuchtung der Fossa epiglottica sichtbar wird. Zungenbeinkörper und Zungenbeinhörner erscheinen vor Auftreten der Verknöcherungszone als zarte Schatten, ebenso in gut gelungenen Aufnahmen die Aryknorpel als die helle Pars laryngea von rückwärts einengende Schatten. Nach der großen Erfahrung von THOST, dem wir die ersten systematischen Untersuchungen verdanken, sieht man den auf der Platte hellen Querstreifen des Sinus Morgagni gerade bei Kindern besonders deutlich. Die Luftsäule der *Trachea* ist als Aufhellung in der frontalen Richtung bis zum Jugulum ohne weiteres deutlich darzustellen. Die intrathorakale Trachea und die Hauptbronchien sind bei Säuglingen in sagittaler Richtung schwieriger darstellbar, da ihre Aufhellung, die an sich schon wegen des geringen Kalibers recht unbedeutend ist (ENGEL), in dem flauen Mittelschatten von Wirbelsäule, Mediastinum und Sternum nicht recht zur Geltung kommt. Notwendigenfalls muß man mehrere Aufnahmen mit wechselnder Strahlenhärte anfertigen. Das Kaliber der Trachea ist am größten in ihrem mittleren Anteil, verjüngt sich sowohl oberhalb der Bifurkation wie im cranialen Drittel, um sich beim Übergang in den Kehlkopf wieder zu erweitern. Die Lage der Trachea ist stark von der Kopfhaltung abhängig; geringe Drehbewegungen führen zu großen Ausschlägen in der Projektion der Trachealaufhellung. Bei genau symmetrischer Kopfhaltung verläuft das helle Band der trachealen Luftsäule bei Säuglingen rechts von der Sagittalebene, nähert sich dieser mit zunehmendem Alter immer mehr und liegt im Schulalter fast genau in der Mittellinie.

Die Länge der Trachea und der Stand der *Bifurkation* ist stark vom Habitus und von der Thoraxform abhängig; die respiratorische Bewegung der Teilungsstelle überschreitet kaum die halbe Breite eines Wirbelkörpers. Als Anhalt für den durchschnittlichen Stand der Bifurkation kann man nach den Untersuchungen von ENGEL im ersten Lebensjahr den Unterrand des III. bis Unterrand der IV. Brustwirbels annehmen, bis zum siebenten Lebensjahre den Bereich des V. Brustwirbels und dann den V. bis VI. Brustwirbel. Die mit zunehmendem Alter veränderte räumliche Lage der Brusteingeweide bringt es mit sich, daß bei den jüngsten Altersstufen Bifurkation, Stammbronchien und Lungenwurzeln stärker vom Herz-Gefäßschatten überdeckt werden, als man es bei Erwachsenen zu sehen gewöhnt ist.

Von den krankhaften Zuständen der oberen Luftwege und der benachbarten Organe sind vor allem die *Trachealstenosen* der Röntgenuntersuchung zugänglich; mag die Röntgenuntersuchung für die Erkennung des Zustandes auch

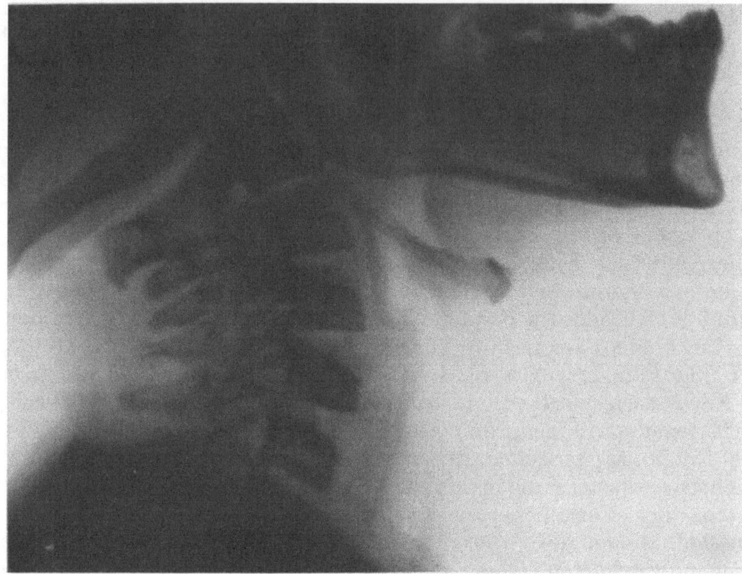

Abb. 113. K. H., 6 Jahre alt. Normalbild des Hypopharynx und der Halsorgane. Aufnahme in frontaler Richtung.

überflüssig erscheinen, so ist doch die Orientierung über Ausdehnung der stenosierten Stelle und die Narbenverziehung bei Zuständen nach Tracheotomie im Einzelfalle wertvoll; THOST, der über größere Erfahrungen verfügt, fand gerade bei Kindern die Röntgenuntersuchung allen anderen Untersuchungsmethoden weit überlegen, besonders in solchen Fällen, wo sich unter dem anhaltenden Druck der Kanüle im Narbengewebe Knochen gebildet hatte. Auch perichondritische Abscesse sind als Schatten zu erkennen, was dann von Wert sein kann, wenn das Ödem der Umgebung eine laryngoskopische Feststellung vereitelt.

Hochsitzende akute *Larynxstenosen* zeichnen sich gleicherweise als Verschattung ab, gleichviel ob sie durch Diphtherie oder durch Infiltration der Schleimhaut verursacht sind (PANCOAST und PENDERGRASS). *Retropharyngeale Abscesse* sind deutlich erkennbar; die pharyngeale Aufhellung ist durch einen gewölbten Schatten von der Wirbelsäule abgedrängt.

Das bei Kindern häufige Ereignis der *Aspiration von Fremdkörpern* stellt den Röntgenuntersucher nicht nur vor die Frage wo der Fremdkörper sitzt, sondern auch ob überhaupt noch ein Fremdkörper in den Luftwegen steckt, da meist das Unglück unbeobachtet geschieht und niemand recht weiß, was denn eigentlich aspiriert worden ist und der Fremdkörper bei dem heftigen Reizhusten vielleicht schon herausgeschleudert wurde.

Zunächst ist daran zu denken, daß der Fremdkörper selbst nur im Röntgenbilde sichtbar werden kann, wenn er genügend stark Strahlen absorbiert, um sich von seiner Umgebung abzuheben. Der direkte Nachweis von aspirierten Kartoffelstückchen, Apfel-, Fleischbrocken, Nüssen, Bohnen usw. kann mißlingen, besonders wenn sie in der Projektion vom Mittelschatten verdeckt sind. Das Fehlen eines Fremdkörperschattens beweist also keinesfalls, daß kein Fremdkörper in den Luftwegen steckt. Wir können dann unter Umständen aus den indirekten Anzeichen auf die Anwesenheit eines solchen schließen.

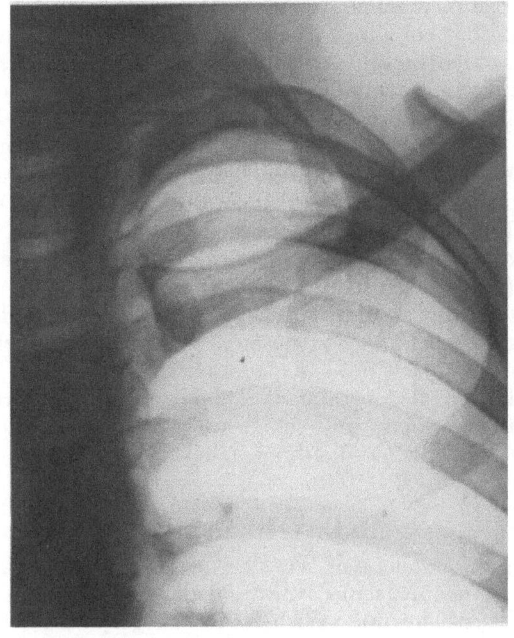

Abb. 114. Feste Verbindung der Halsrippe mit der „ersten" Rippe.

Verlegt ein Fremdkörper die Trachea teilweise ventilartig, so kann es durch die Erschwerung der Exspiration zu einem relativen Emphysem kommen, im Röntgenbilde erkennbar durch Aufhellung der Lungenfelder und Zwerchfelltiefstand; bei Ventilverschluß eines Bronchus zeigt sich entsprechend eine Blähung des betreffenden Lungenabschnittes und im Anfang Tiefstand und verminderte respiratorische Bewegung des Zwerchfelles auf der kranken Seite. Bei völliger Stenosierung eines Bronchus zeigt sich bald eine Verminderung des Luftgehaltes des betroffenen Lungengebietes (kenntlich an der Verschattung), später das Bild der Atelektase und Schrumpfung.

Das Mediastinum wird in diesem Falle bei der Inspiration nach der erkrankten Seite hin verlagert. Das Zwerchfell steht auf der kranken Seite hoch und zeigt kaum respiratorische Ausschläge. Bei unvollständigem Verschluß eines Bronchus kann die Erkennung schwieriger sein: Behinderung der inspiratorischen Entfaltung der kranken Seite; bei der Inspiration winklige Abknickung des Zwerchfells an der Grenze zwischen Muskel und Centrum tendineum, bei der Exspiration ruckweises Hochschnellen des Zwerchfelles. Wechselt der Fremdkörper seine Lage, so verändern sich auch die Symptome der Röntgenuntersuchung entsprechend dem klinischen Befund: Atemnot und röntgenologische Zeichen der Bronchialstenose verschwinden nach heftigen Hustenstößen, um unter Umständen sehr bald wieder aufzutreten („tanzender Fremdkörper"). Sehr häufig verursachen Fremdkörper in den Bronchien eitrige Bronchitis, Lungenabsceß, Lungengangrän, pneumonische Infiltrate; innerhalb eines Infiltrates oder einer Gangrän sind nicht metallische Fremdkörper röntgenologisch nicht darzustellen. (Ein größeres Stück einer Getreideähre z. B. war in einem länger bestehenden Infiltrat nicht zu differenzieren, obwohl auf das Vorhandensein eines Fremdkörpers gefahndet wurde.) Dem gegenüber stehen die Fälle, wo metallische Fremdkörper (wie Schrauben, kleine Patronenhülsen usw.) lange Zeit ohne reaktive Veränderungen in den Lungen liegen können und zufällig bei einer Röntgenuntersuchung gefunden werden. Das Fehlen von Krankheitsgefühl und objektiven klinischen Zeichen macht also bei Verdacht auf Aspiration eines Fremdkörpers eine Röntgenuntersuchung nicht überflüssig, besonders, wenn es sich vermutlich um kleine Metallgegenstände handelt. Es sei noch erwähnt, daß auch *im Oesophagus steckende Fremdkörper* durch Druck auf die hintere Trachealwand heftigen Reizhusten verursachen, bei großer Ausdehnung auch die Trachea von rückwärts einengen und dann das klinische Bild einer Trachealstenose bieten können. Die Einführung von Kontrastbrei in die Speiseröhre sollte im Zweifelsfalle nicht versäumt werden (s. auch Abschnitt Oesophagus).

Wenn es sich bei zweifelhaftem Befunde darum handelt, einen vermutlich aspirierten Fremdkörper nachzuweisen, der wahrscheinlich wenig kontrastreich ist, so kann man sich des GRASHEYschen Kunstgriffes bedienen und einen auf Papier geklebten Gegenstand von der vermuteten Art zwischen Thorax und Röntgenschirm bringen und sehen ob er sich abzeichnet; absolute Sicherheit gibt dieses Hilfsmittel allerdings auch nicht.

3. Das Mediastinum.

Als Mediastinum bezeichnen wir den Anteil der Brusteingeweide, der nach Entfernung der Lungen als mediane Scheidewand im Brustkorb zurückbleibt, also zwischen Brustbein und Wirbelsäule ausgespannt ist. Lateral wird er von der Pleura mediastinalis beiderseits begrenzt; die craniale Grenze bildet die obere Thoraxapertur, die untere das Zwerchfell. Herkömmlich unterscheidet man einen vorderen und einen hinteren Mediastinalraum, die man sich durch eine frontale Ebene getrennt denkt, welche der hinteren Trachealwand anliegt; die natürlichen Grenzen werden von den Umschlagfalten der Pleura gebildet. Dementsprechend ist die Grenze zwischen vorderem und hinterem Mediastinum im cranialen Teil nur eine ideelle und würde etwa in der Verlängerung der Lungenwurzel zu suchen sein.

Der vordere Mediastinalraum umschließt das Herz mit dem Herzbeutel, die aufsteigende Aorta und einen Teil des Aortenbogens, die Lungenarterien, die obere Hohlvene, den Thymus, die Luftröhre und die Stammbronchien; im hinteren Mediastinalraum liegen: Die absteigende Aorta und die Speiseröhre, sowie die beiden Nervi vagi, der Grenzstrang des Sympathicus und der Ductus thoracicus; in das lockere, fettreiche Bindegewebe des Mediastinums sind Lymphknoten eingebettet.

Da sich bei Röntgenuntersuchungen in sagittaler Richtung die Organe vielfach überlagern, werden gerade für die Beurteilung und Erkennung krankhafter Prozesse im Mediastinum frontale und schräge Projektionsrichtungen,

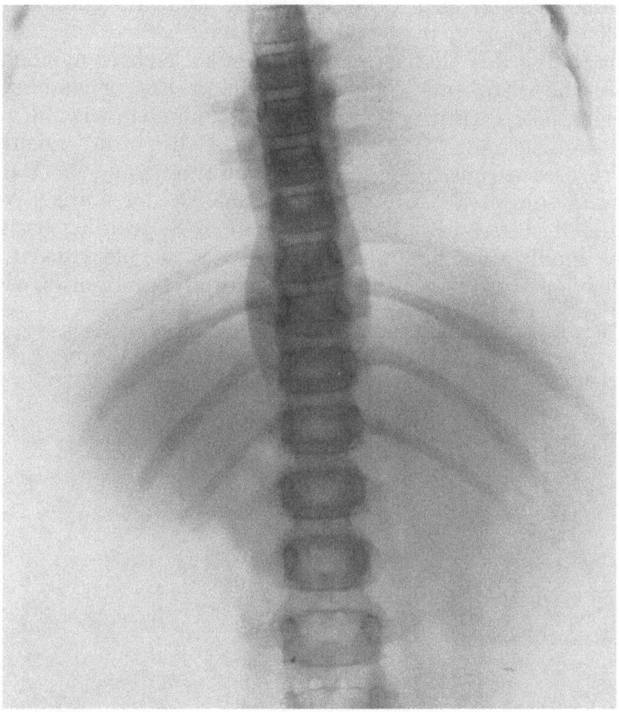

Abb. 115. J. K., 7 Jahre alt. Allgemeine Lymphomatosis. Lymphomatöse Tumoren des hinteren mediastinalen Raumes. Aufnahme liegend in antero-posteriorer Richtung, Buckyblende.

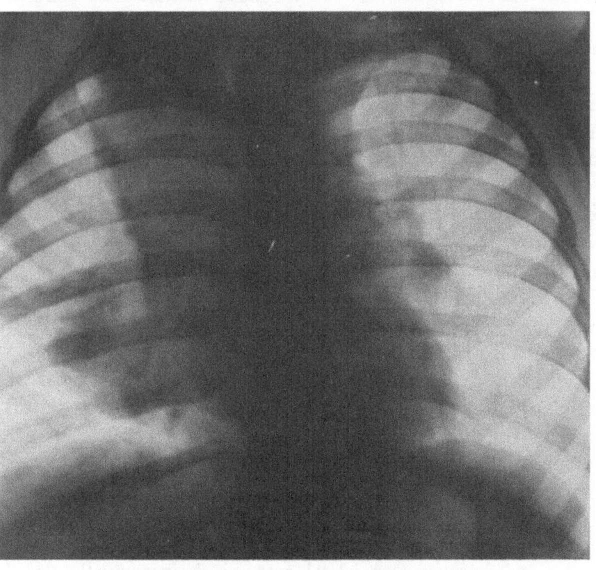

Abb. 116. N., $4^1/_2$ Jahre alt. Lymphogranulomatose. Große mediastinale Drüsentumoren.

die eine Trennung der einzelnen Organe ermöglichen, besonders häufig in Frage kommen. Dabei müssen sich Durchleuchtung und Aufnahmen in den jeweils besten Projektionsrichtungen einander ergänzen.

Eine Verlagerung des Mediastinums ist um so leichter möglich, als es durch seine anatomische Struktur Zug- und Druckkräften gegenüber kaum einen Widerstand zu leisten vermag. Infolgedessen können sowohl Schrumpfungsprozesse das Mediastinum nach der kranken Seite hinüberziehen, wie raumbeengende Prozesse es nach der gesunden Seite verdrängen. Daher finden wir das Mediastinum durch Schrumpfungsvorgänge in der Lunge, Verwachsungen der Pleura und des Perikards nach der kranken Seite hin verzogen; eine Verdrängung der mediastinalen Organe bewirken u. a. pleuritische Ergüsse, einseitiges Emphysem, Empyem, Pneumothorax und Tumoren (s. die betreffenden

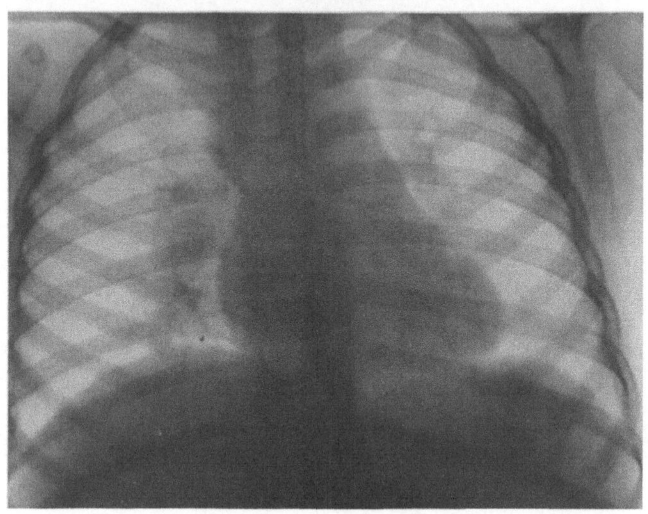

Abb. 117. Leukämische mediastinale Tumoren. Aufnahme liegend in postero-anteriorer Richtung.

Abschnitte). Ein *mediastinales Emphysem,* das häufiger von Tracheotomiewunden ausgehen kann, aber auch dann entsteht, wenn von der Lunge aus nach Alveolarruptur durch Pressen und Husten Luft in das interstitielle Lungengewebe gepreßt wird und von dort in das lockere mediastinale Gewebe gelangt, macht sich im Röntgenbilde durch eine Aufhellung bemerkbar, um so deutlicher, je größer die Luftmenge ist. Auch unter der Pleura visceralis her kann unter denselben Bedingungen Luft ins Mediastinum gelangen.

Entzündliche Flüssigkeitsergüsse in den Mediastinalraum sind als Schattenspender bei geeigneter Projektionsrichtung nachweisbar; wenn sie vom Halse her in den vorderen Mediastinalraum hineinreichen, überragen sie manchmal mit scharfer seitlicher Begrenzung den Mittelschatten und sind dann differentialdiagnostisch von Senkungsabscessen nicht zu trennen. Auch die Unterscheidung von Tumoren kann unmöglich sein. In diesen Fällen muß die klinische Untersuchung (Temperatur, Blutbefund, eventuell Probepunktion) die diagnostische Klärung herbeiführen.

Charakteristischer ist das Bild der *Mediastinitis posterior,* bei der sich ein Dreieckschatten, dessen Spitze lateral von der Wirbelsäule hinter der Zwerchfellkuppel liegt, bei geeigneter Strahlenhärte auch innerhalb des Herzschattens abzeichnet.

Von Tumoren im Mediastinalraum ist wohl die *intrathorakale Struma* (über Tymushyperplasie s. den nächsten Abschnitt) in erster Linie zu nennen. Gewöhnlich handelt es sich um Strumen, deren unterer Pol substernal gelegen ist, die also klinisch leicht zu diagnostizieren sind, und bei denen die Röntgenuntersuchung lediglich über die Ausdehnung des intrathorakalen Anteils Auskunft geben soll. Bei dorsoventralem Strahlengang zeigt sich die Struma als ein- oder doppelseitig bogenförmiger, meist lateral konvexer Schatten, der den Mittelschatten beiderseits gleich oder verschieden weit überragt. In den meisten Fällen machen diese Strumen die Schluckbewegungen der Luftröhre mit. Die Luftröhre selbst kann verdrängt oder in ihrer Lichtung eingeengt sein.

Tumorige Schwellungen der mediastinalen Lymphknoten bei Leukämie, durch Lymphosarkom oder Lymphogranulom sind als mehr oder weniger große Schatten, die gewöhnlich die obere Herzsilhouette verändern, zu sehen; es ist notwendig, bei solchen Befunden von allen Seiten her den Tumor mit dem Röntgenstrahl „abzutasten", um womöglich einen Eindruck von der Größe und dem Ausgangspunkt des Tumors zu bekommen. (Über pleuro-mediastinitische Prozesse siehe Abschnitt „Pleura".)

4. Thymus.

Die röntgenologische Darstellbarkeit des Thymus ist ein viel umstrittenes Gebiet. Wenn man den anatomischen Situs der Brustorgane neugeborener Kinder betrachtet, so verliert man angesichts des das Gefäßbündel überlagernden großen Thymus jeden Zweifel, daß sich das Organ infolge seiner Dichte als Schatten abzeichnen muß und ich habe mich mehrfach an Aufnahmen des an der Leiche mit Metall umrandeten Organs davon überzeugt, daß der Thymusschatten das Herzgefäßbündel lateral in der dorso-ventralen Projektionsrichtung überlagert. Dies gilt, wohlgemerkt, für Neugeborene, die nicht voll durchgeatmet haben, also praktisch wohl höchstens für die allerersten Lebenstage.

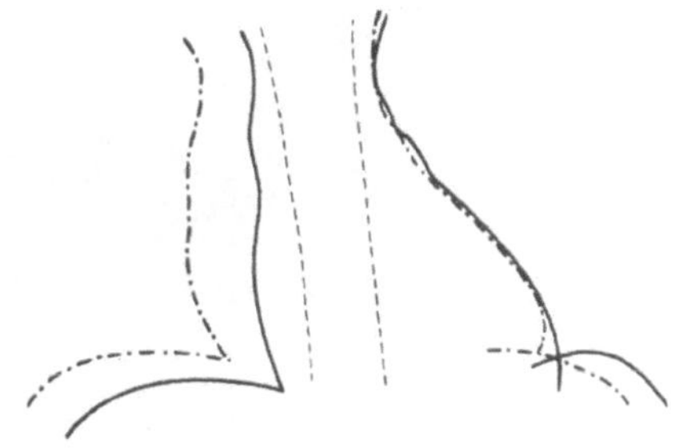

Abb. 118. Respiratorische Veränderung des Mittelschattens. (Nach GÖTT.) Aufnahme desselben gesunden Säuglings im Abstande von 3 Minuten.

Dagegen verschwindet beim Kinde mit voll entfaltenen Lungen der Schatten des normalen Thymus im Herzgefäßschatten. Da bei sagittaler Projektionsrichtung keine sichere Abgrenzung eines als Thymus anzusprechenden Schattens in der Norm möglich ist, und rechts wie links der laterale Rand des oberen Mittelschattens pulsatorische wie respiratorische Veränderungen zeigt, so ist es zumindest nicht zu beweisen, wie weit der normale Thymus an der Bildung des Mittelschattens beteiligt ist.

Die Beurteilung der Breite des oberen Mittelschattens bei Säuglingen bedarf größter Zurückhaltung, da wir aus den Untersuchungen von BENJAMIN und GÖTT wissen, daß die Breite des Mittelschattens im oberen Anteil innerhalb weniger Minuten sehr erheblich wechseln kann (s. Abb. 118). BENJAMIN und GÖTT fanden weiterhin, daß ein röntgenologisch festgestellter Schatten, der den oberen Mittelschatten weit ins rechte Lungenfeld vorspringen ließ, nicht einem hyperplastischen Thymus entsprach (bei der Sektion war in mehreren solcher Fälle der Thymus überhaupt nicht vergrößert). Da dieser Schatten synchron mit den Respirationsphasen auftritt und verschwindet, am oberen Rande lateral gebuchtet ist (Abgang der Anonyma und Subclavia), besteht kein Zweifel, daß es sich um den Schatten der oberen Hohlvene handelt (GÖTT). Der häufig zu erhebende Befund einer Verbreiterung des Mittelschattens rechts oben durch einen oben lateral konkaven Schatten darf also nicht als Ausdruck einer Thymushyperplasie gelten. Asymmetrische Kopfhaltung kann ebenfalls durch die veränderte Projektion des Gefäßbündels eine Verbreiterung des Mittelschattens verursachen und zu Fehlschlüssen Anlaß geben. Nach Ausschluß dieser Fehlerquellen bleiben noch die Fälle übrig, wo bei klinisch bestehendem Stridor im Röntgenbilde eine Verbreiterung des oberen Mittelschattens festgestellt wird. Da der Thymus kein symmetrisches Organ ist und nicht gleichmäßig hyperplastisch zu sein braucht, so kann man auch bei sicher bestehender Hyperplasie keinen in jedem Falle zutreffenden Röntgenbefund erwarten. BIRK kommt auf Grund eines reichen Krankenmaterials zu dem Schluß, daß es eine

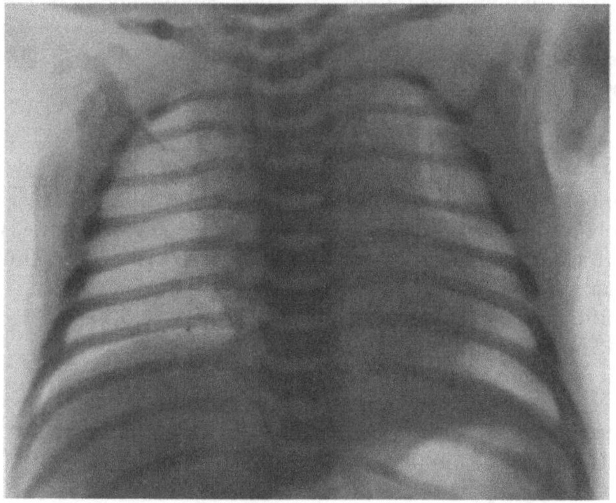

Abb. 119. H. Ü., 4 Wochen alt. Thymushyperplasie. Ventro-dorsale Aufnahmerichtung.

charakteristische Form des Thymusschattens nicht gibt: „Typisch ist nur die Verbreiterung des Mittelschattens." Die von HOCHSINGER beschriebenen und wohl von jedem, der viele Sektionen junger Säuglinge sieht, öfter beobachteten Fälle, wo der Thymus sich mantelartig dem Herzen anschmiegt, können im Röntgenbilde auch nur eine allgemeine Verbreiterung des Mittelschattens bewirken. Die seitlich gerichtete Vergrößerung von Thymuslappen wird im Röntgenbild meist besser ausgeprägt erscheinen; jedenfalls wird man bei deutlicher lateral konvexer Vorbuchtung des oberen Mittelschattens (Tumoren der tracheo-bronchialen Drüsen und offener Ductus Botalli sind klinisch auszuschließen) die Wahrscheinlichkeitsdiagnose der Thymushyperplasie stellen dürfen; jedenfalls darf man es nicht unterlassen, im frontalen und schrägen Durchmesser vor dem Schirm zu untersuchen, gleichsam mit dem Strahlenbündel den oberen Mittelschatten von allen Richtungen her abzutasten, wodurch man am besten eine körperliche Vorstellung von den fraglichen Organen bekommt. Einen Fortschritt in der Diagnostik der Thymushyperplasie glaube ich in der Beobachtung von PANCOAST und PENDERGRASS erblicken zu dürfen, die im frontalen Durchmesser bei Thymushyperplasie eine deutliche Abknickung der Trachealaufhellung in der Thoraxapertur bei der Inspiration feststellen konnten; bei der Exspirationsphase fanden sie im Frontalbild die Trachealaufhellung durch den hyperplastischen Thymus verschmälert, im Sagittalbild seitlich verdrängt. Voraussetzung ist die Untersuchung bei genau symmetrischer

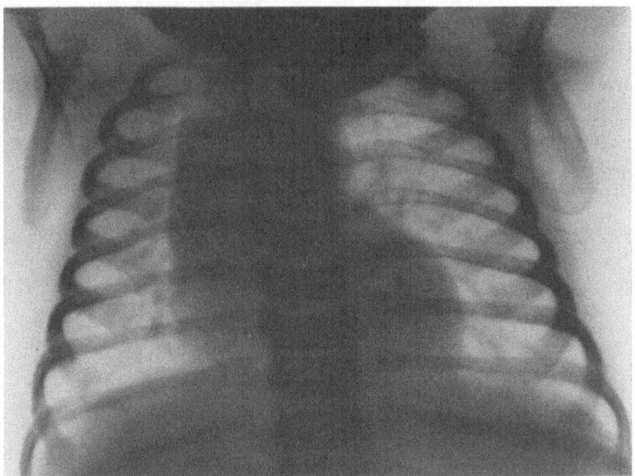

Abb. 120. H. H., Thymushyperplasie. 2 Monate alt. Aufnahme in Rückenlage dorso-ventral.

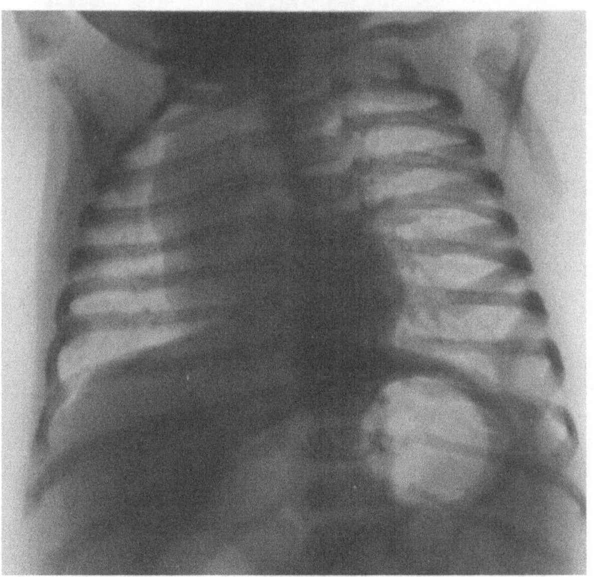

Abb. 121. H. H., 2 Monate alt. Thymushyperplasie. Aufnahme in Rückenlage, etwas schräg.

aufrechter Haltung des Kindes: Das Kind wird aufrecht — die Arme für die Frontalaufnahme nach rückwärts gestreckt — gehalten, der Kopf gut fixiert.

Bei bestehendem *Stridor* kann bei der Unsicherheit des Perkussionsbefundes der durch die Röntgenuntersuchung erfolgte Ausschluß der Thymushyperplasie von großem Wert sein; es sei nur an den Stridor infolge von Kehlkopfpapillomen, Kehlkopfdiaphragmen, tracheo-ösophagealen Mißbildungen, Cysten des Zungengrundes und abnormer Bildung der Epiglottis erinnert. Andererseits kann auch in sehr seltenen Fällen der Thymus durch einen malignen Tumor vergrößert sein.

5. Das Zwerchfell.

Die Röntgenuntersuchung des Zwerchfells erstreckt sich auf die Beurteilung seiner Lage, seiner Form und seiner Beweglichkeit. Alle drei Momente werden nicht allein durch die Kontraktionsfähigkeit des Zwerchfells selbst, sondern auch durch die Druckverhältnisse in Bauch- und Brusthöhle und mechanische lokale Bewegungshemmungen beeinflußt.

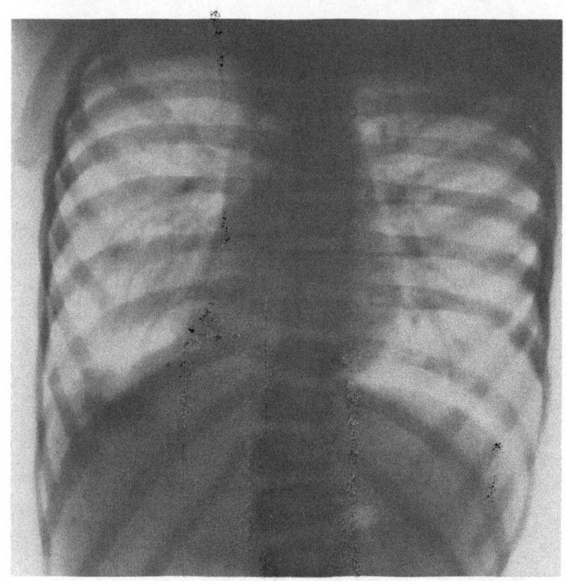

Abb. 122. A. B., $1^3/_4$ Jahre alt. Hernia diaphragmatica. (Hernia diaphragmatica paroesophagea.) Bogige Vorwölbung des Mittelschattens rechts, die den Herz-Gefäßschatten cranialwärts überschneidet.

Bei dorso-ventralem Strahlengang bildet das Zwerchfell rechts die Grenze zwischen dem Leberschatten und dem hellen Lungenfeld. Auf der linken Seite erscheint es als Grenzlinie zwischem dem Lungenfeld und den Abdominalorganen, je nach der Größe der Magenblase im Tangentialschnitt in verschieden großer Ausdehnung selbst deutlich erkennbar. Die Begrenzung ist beiderseits cranialwärts konvex, kuppelförmig gewölbt, rechts etwas höher stehend als links; seitwärts fällt der Zwerchfellschatten steil ab und bildet mit der Thoraxwand den spitzen phrenico-costalen Winkel; medianwärts senkt er sich in dem flacheren phrenico-cardialen Winkel gegen die Herzsilhouette; der laterale Winkel entspricht der Projektion des Sinus phrenico-costalis (begrenzt durch die Pleura costalis und die Pleura diaphragmatica), der mediane der Grenzfläche zwischen Pleura mediastinalis und Pleura diaphragmatica. Infolge der relativ größeren Weite der unteren Thoraxapertur beim Säugling ist die Wölbung der Zwerchfellkuppel flacher als beim älteren Kinde und beim Erwachsenen. Die *Atmungsverschiebungen* des Zwerchfellstandes können beim Kinde nur geschätzt werden; da die Lage des Kindes und der Füllungszustand der

Abdominalorgane, sowie der unkontrollierbare Einfluß der Bauchpresse und die noch weniger zahlenmäßig zu fassende Tiefe der Atmung den Zwerchfellstand beeinflussen, hat es wenig Sinn von einer „Norm" des Zwerchfellstandes beim Kinde zu sprechen. Die respiratorische Formveränderung des Zwerchfells ist im Kindesalter recht unregelmäßig: Die von DUKEN zuerst beschriebene Tatsache, daß auch beim gesunden, aber ängstlichen Kinde gelegentlich eine inspiratorische einseitige Zwerchfellhebung vorkommt, findet man immer wieder bestätigt, ebenso eine unregelmäßig wellige Kontraktion des Zwerchfells, wobei

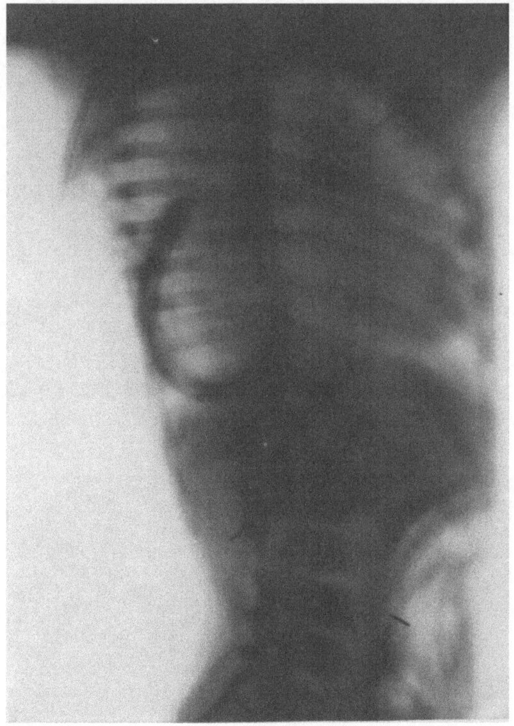

Abb. 123. Hernia diaphragmatica dextra (Hernia paroesophagea). Der eingeführte Magenschlauch gibt über die Umbiegungsstelle des Oesophagus Aufschluß. Aufnahme im I. Schrägdurchmesser.

die „Wellenberge" und „Wellentäler" fortwährend ihre Lage verändern — ein Verhalten, das von SCHIFF auf eine im Kindesalter noch physiologische Unregelmäßigkeit der Zwerchfellinnervation zurückgeführt wird; wahrscheinlich spielt auch die psychogene Hemmung dabei eine Rolle. Man wird sich meist damit begnügen müssen, daß man eine inspiratorische Entfaltung der phrenico-costalen Winkel feststellt; bei tiefer Inspiration und bei größeren Kindern flacht sich im Inspirium die Zwerchfellkuppel deutlich ab.

Von krankhaften Zuständen der Thoraxorgane verursachen Lungenemphysem (Capillärbronchitis, Asthma, ventilartig wirkende Bronchialfremdkörper, Miliartuberkulose), Pneumothorax und pleuritische Ergüsse einen *Tiefstand des Zwerchfells,* auch exspiratorische Dyspnoe bei Larynxstenose. *Zwerchfellhochstand* findet sich bei Phrenicuslähmung, Lungenatelektase (Fremdkörper), cirrhotischer Phthise und Empyemschrumpfung; ferner bei raumbeengenden

Prozessen im Abdomen: Ascites, Pneumoperitoneum, Meteorismus, Tumoren (Leber-Milz); *subphrenische Abscesse* verraten sich meist durch ihre Gasbildung, die als Aufhellung unter dem hochstehenden und in seiner Bewegung gehemmten Zwerchfell sichtbar wird. Inspiratorisches *Nachschleppen* einer Zwerchfellhälfte kann auch durch Schädigung eines N. phrenicus infolge mediastinaler Pleuritis oder Druck (Drüse, Tumor) verursacht sein. (Über direkte pleuritische Adhäsionen s. Abschnitt Pleuritis.)

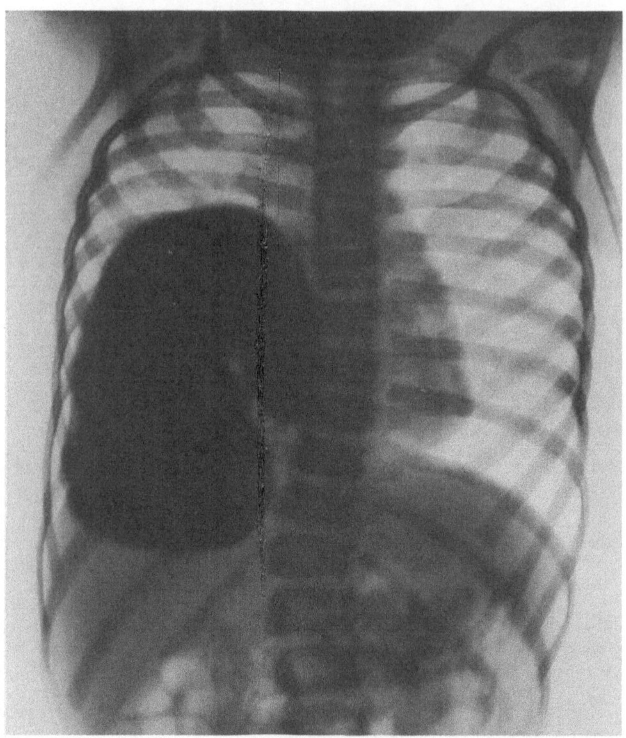

Abb. 124. A. B., $1^3/_4$ Jahre alt. Hernia diaphragmatica. Dorsoventrale Aufnahme nach Sondenfütterung von 200 g Kontrastmilch. Der Magen liegt in umgekehrter Position innerhalb der rechten Brusthöhle.

Zwerchfellähmungen durch Diphtherie kommen nicht selten zur Beobachtung, ferner gelegentlich zentral bedingte Lähmungen infolge Erkrankung der Cervicalanschwellung bei Poliomyelitis, Myelitis, progressiver spinaler Muskelatrophie, Caries der Halswirbelsäule, Hämatomyelie usw.

Bei der *Relaxatio diaphragmatis* (meist mit anderen Mißbildungen kombinierte angeborene Atrophie der Zwerchfellmuskeln, vorzugsweise auf der linken Seite) ist das nachgiebige Zwerchfell durch den Druck der abdominalen Organe in die Brusthöhle hinaufgedrängt und gewöhnlich als bogenförmiger Schattenstrich (in der tangentialen Projektion) sichtbar; dieser Schatten (linksseitig) wird von den meisten Beobachtern als Schattensummation von Zwerchfell und Magenwand gedeutet. Die noch unter dieser Bogenlinie befindlichen Bauchorgane, Magen und Darm sind entweder durch ihre Gasblähung oder bei Kontrastfüllung leicht zu erkennen.

Die *Zwerchfellhernie,* bei der durch eine kongenitale oder traumatisch entstandene Zwerchfellücke Baucheingeweide in die Brusthöhle ausgetreten sind, kann eigentlich nur dann mit einiger Wahrscheinlichkeit differentialdiagnostisch von der Relaxatio getrennt werden, wenn der Nachweis gelingt, daß die vorgelagerten Abdominalorgane unterhalb des Zwerchfells liegen; am besten gelingt es durch mäßige Füllung des Magens mit einer Kontrastmahlzeit die Zwerchfellinie und die Magenwand getrennt darzustellen. Alle anderen Zeichen sind mehr oder weniger unsicher, so das Verhalten bei der Atmung und die

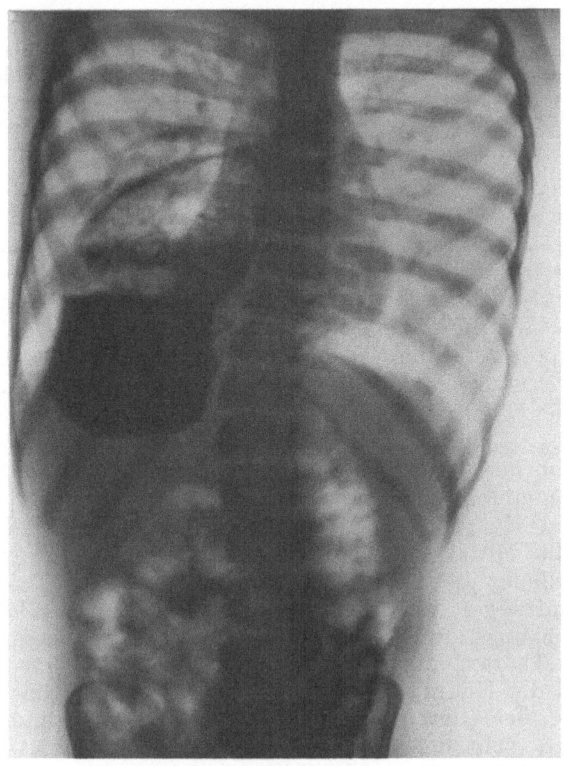

Abb. 125. A. B., $1^3/_4$ Jahre alt. Hernia diaphragmatica. Magen zur Hälfte entleert.

Form der Grenzlinie. Da die Hernie sich bei der Atmung wie ein Teil der Bauchhöhle verhalten muß, wird sie im allgemeinen bei tiefer Inspiration infolge des vermehrten intraabdominellen Druckes cranialwärts vorrücken — also eine pseudo-paradoxe Bewegung ausführen —, ein Zeichen, das hinfällig wird, sobald Verwachsungen an der Bruchpforte bestehen. In jedem Falle ist es angezeigt, vor dem Leuchtschirm durch Beobachtung der Kontrastbreipassage in verschiedenen Durchleuchtungsrichtungen bei wechselnder Lage des Patienten sich ein möglichst vielseitiges Bild der Situation zu verschaffen und nach Möglichkeit eine gesonderte Darstellung von Zwerchfell und Magen- bzw. Darmwand anzustreben. Der Verlauf der unteren Ösophagusabschnitte wird manchmal deutlicher durch einen vorsichtig eingelegten Magenschlauch dargestellt als durch den flüchtigen Eindruck des bei der Überschneidung schwer zu verfolgenden Kontrastbissens (s. Abb. 123).

Als Inhalt der Zwerchfellhernie ist theoretisch jedes bewegliche Abdominalorgan denkbar; meist handelt es sich um den Magen, der die verzwicktesten Stellungen einnehmen kann, oder Darm, jedenfalls wird die Erkennung des Inhaltes keine Schwierigkeiten machen (s. Abb. 124, 125).

6. Lungenbild und Hiluszeichnung.

Gegenüber dem Erwachsenen bietet das Röntgenbild des kindlichen Thorax gewisse Besonderheiten, die teils durch die grob-anatomische Situation, teils durch den Unterschied der Differenzierung bedingt sind. Zunächst bringt der große Tiefendurchmesser des Thorax es mit sich, daß beim Säugling von der „Lungenspitze“ (die erst beim Kleinkinde höher tritt als der Sternalansatz der ersten Rippe) nichts zu sehen ist; der obere Abschluß des Lungenfeldes wird zweifellos rechts durch Gefäßschatten (V. anonyma, V. subclavia und A. subclavia) gebildet, wohl auch links durch die Schatten der A. subclavia und V. subclavia.

Eine nicht ganz seltene Varietät in der anatomischen Ausbildung der Lungen ist der Befund eines *„Lobus venae azygos“*; hierbei ist die Vena azygos in einer Pleuraspalte so tief in das Gewebe der rechten oberen Lunge eingesenkt, daß ein besonderer kleiner Lappen dadurch abgeteilt wird. Im Röntgenbilde verrät sich diese Anomalie durch eine lateral konvexe, caudal „tropfenförmig“ endigende Haarlinie im rechten oberen Lungenfeld („Velde“-Linie). Ähnliche Varietäten durch Ausbildung eines Lobus hemiazygos und eines *Lobus infracardiacus* können klinische Bedeutung gewinnen, wenn sie isoliert erkranken (Pneumonie); es sei noch daran erinnert, daß der Lobus infracardiacus einen besonderen Bronchus besitzt, einen median gewendeten ventralen Seitenast des linken Stammbronchus.

Trachea und Hauptbronchien erscheinen auf wohlgelungenen Bildern als Aufhellungen im Mittelschatten, die Trachea bis zum 6. Lebensjahre rechts von der Mittellinie, die Bifurkation nach den Untersuchungen von Engel (s. a. obere Luftwege) caudalwärts wandernd bis zum 6. Jahre. Nach denselben Untersuchungen wird der Winkel zwischen den Hauptbronchien, der Streckung des Thorax entsprechend, in diesem Zeitabschnitt immer kleiner; das helle Band der Hauptbronchien liegt bei jungen Säuglingen innerhalb des Mittelschattens, bei älteren und Kleinkindern in aufrechter Körperhaltung wird der rechte dicht dem Herzrande anliegend gefunden, der linke bleibt gewöhnlich vom Mittelschatten bedeckt.

Eine *„Hiluszeichnung“* ist beim Säugling recht gering ausgeprägt, kann sogar ganz fehlen, da der anatomische Hilus durch die den Mittelschatten bildenden Organe überdeckt wird (Engel), wie denn überhaupt infolge der topographischen Eigentümlichkeiten beim Säugling wesentliche Abschnitte der medianen Lungenflächen im Röntgenbilde nicht direkt darstellbar sind (Becker).

Über das anatomische Substrat der Hiluszeichnung (streng genommen das Summationsergebnis aller strahlenabsorbierenden Gebilde des Hilusgebietes) besteht nach den Untersuchungen von Assmann, Duken und anderen Autoren wohl kein Zweifel mehr, da sich übereinstimmend ergab, daß sie in erster Linie durch die Schatten der Blutgefäße verursacht wird. Bronchien können auch nach den Beobachtungen von Assmann, Hasselwander und Brügel als helle Streifen mit feinen beiderseitigen Randschatten, letztere verursacht durch die begleitenden Gefäße, sichtbar werden; „Bronchialzeichnung“ in größerer Ausdehnung sieht man bei Säuglingen (oft sehr schön) nur im Bereich verdichteten, luftarmen Lungengewebes. In der Strahlenrichtung verlaufende

Bronchien zeichnen sich als helle Ringfleckchen ab, daneben ist dann meist das ebenfalls orthoröntgenograd getroffene Gefäß als runder oder ovaler Schattenfleck sichtbar. Nach KAESTLEs Beobachtungen ist ein ovales, homogenes Schattenbild kein Beweis dafür, daß es sich um einen Gefäßschatten handelt, da auch schräggetroffene Bronchien als ovale Schatten sich abzeichnen können. Die richtige Einschätzung dieser Schattenfleckchen ist wichtig, um die irrtümliche Deutung als „Drüsenschatten" zu vermeiden; dasselbe gilt für die Aufhellung axial abgebildeter Bronchien bezüglich der Verwechslung mit kleinen Kavernen. Über die Darstellbarkeit pathologisch veränderter Bronchien, s. a. Abschnitt Bronchialerkrankungen S. 112.

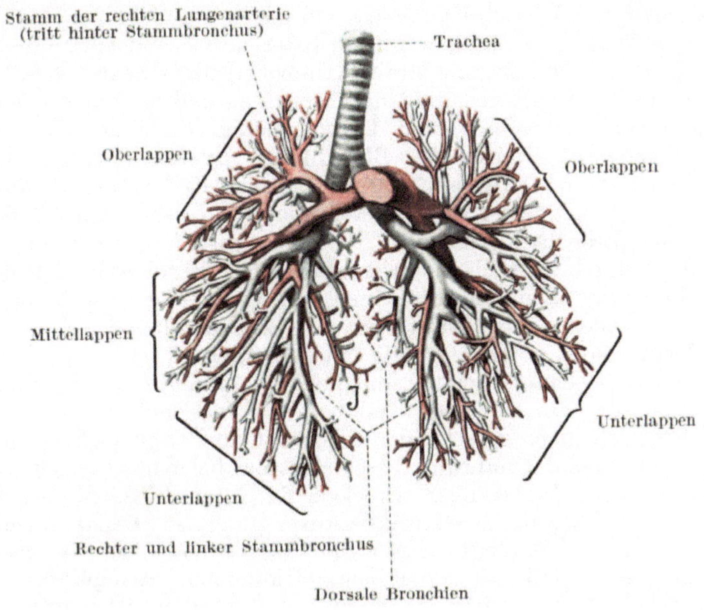

Abb. 126. Bronchialbaum und Arteria pulmonalis. Von vorn. Lunge eines Neugeborenen. Korrosionspräparat. (Aus NARATH: Der Bronchialbaum, Stuttgart 1901, Taf. VII.)

Von allen Untersuchern wird übereinstimmend angegeben, daß *normale Bronchialdrüsen* im Röntgenbilde nicht sichtbar werden. (Über die Topographie der thorakalen Drüsen s. S. 147.)

Pathologisch vergrößerte Bronchialdrüsen können nach dem Ergebnis sorgfältiger autoptischer Kontrollen (s. DUKEN, ENGEL, SAUPE) im Röntgenbilde in dem einen Falle als solche angesprochen werden, in anderen Fällen dagegen sich dem röntgenologischen Nachweis entziehen, oder nur eine Verstärkung der Hiluszeichnung erwirken. Eine „vermehrte" bzw. „verdichtete" Hiluszeichnung kommt aber auch in der *Stauungslunge* zustande sowie infolge der Sekretfüllung bei Bronchitiden; nicht selten auch findet man sie im Beginn eines pneumonischen Prozesses, wobei es im einzelnen nicht zu unterscheiden ist, wie weit die einzelnen Ursachen (Hyperämie, Infiltration) jeweils kombiniert sind. Es dürfte heute kaum noch erforderlich sein davor zu warnen, alle deutlich ausgeprägten Schatten im Hilusgebiet kritiklos als „Hilustuberkuloseverdächtig" anzusprechen; wirklich feststellbare vergrößerte Drüsen können auch durch Erkrankungen des Nasenrachenraumes, Grippe, Keuchhusten, Bronchitis,

Pneumonie, Lues, Masern verursacht sein, abgesehen von Lymphogranulomatose, lymphatischer Leukämie und Täuschungen durch Thymushyperplasie, retrosternale Dermoidcysten, Mediastinalabscesse.

7. Erkrankungen der Bronchien.

Die akute Bronchitis. Die Röntgenuntersuchung der akuten Bronchitis ergibt gewöhnlich ein auffallendes Mißverhältnis zwischen dem objektiven klinischen Befund und den wenig deutlichen, spärlichen Veränderungen im Röntgenbild.

Die Bronchialerkrankungen sind eben auch nur insofern der röntgenologischen Darstellbarkeit zugänglich, als die Strahlenabsorption der Norm gegenüber verändert ist. Die dünnwandigen, wenig Knorpel enthaltenden, engkalibrigen Bronchien des Kindes kommen normalerweise nicht zur Abbildung; sie werden aber darstellbar dann, wenn entweder ihre Wand entzündlich verändert ist, oder aber wenn sie mit strahlenabsorbierendem Sekret gefüllt sind. Man muß sich vergegenwärtigen, daß die Bronchial*wand* anatomisch ein sehr kompliziertes Gebilde mit Blut- und Lymphgefäßen darstellt, das im Zustande der Entzündung vermehrte Blutfüllung, Lymphstauung und entzündliche Durchtränkung aufweisen kann. Bei der Einbettung in das lufthaltige Lungengewebe ist also von vornherein nicht einzusehen, warum plattennahe, entzündete Bronchien sich nicht abbilden sollten. Die Deutung der Bilder wird aber außerordentlich erschwert durch den anatomisch gemeinsamen Verlauf von Lungengefäßen und Bronchien; im Einzelfalle wird es praktisch kaum möglich sein, den Anteil der stärker mit Blut gefüllten Gefäße und den der Bronchialwand selbst objektiv richtig mit Sicherheit zu bewerten. KAESTLE macht zwar auf eine Unterscheidungsmöglichkeit aufmerksam: Schatten der Bronchien bleiben bis zur nächsten Teilungsstelle fast gleich weit, während das Gefäßkaliber in einem entsprechenden Abschnitt zur Peripherie hin abnimmt; verläßlich ist nach meiner Erfahrung dieses Merkmal bei Kindern nicht, da auf den kleinen in Betracht kommenden Strecken die Unterschiede zu gering sind. Wenn es sich also lediglich um eine stärkere Ausprägung der „Lungenzeichnung“ handelt, wird man im Einzelfalle besser die Frage offen lassen, wieweit eine stärkere Füllung der Gefäße an deren Zustandekommen beteiligt ist.

Dementsprechend bietet das Lungenbild der akuten Bronchitis nichts Charakteristisches und höchstens kleine Abweichungen von der Norm. Nach den Untersuchungen von GÖTT ist z. B. selbst eine ausgedehnte *Masern-Bronchitis* für gewöhnlich im Röntgenbilde nicht erkennbar. Bei klinisch schweren Bronchitiden mit reichlichem Sekret erscheinen oft die Lungenfelder getrübt (schlechtere Durchatmung), die Lungenzeichnung verwaschen, wahrscheinlich ebensosehr infolge der vielfachen Überlagerung sekretgefüllter Bronchialäste, wie durch die entzündliche Durchtränkung des peribronchialen Gewebes selbst verursacht. DUKEN fand dieses besonders bei *eitriger Bronchitis,* eine Beobachtung, die sich mit meiner eigenen Erfahrung vollkommen deckt. Insgesamt ist die röntgenologische Ausbeute bei der akuten Bronchitis gering und in diagnostischer Hinsicht unbefriedigend. Selbst bei der *Capillärbronchitis* der Säuglinge steht der Röntgenbefund gewöhnlich in einem starken Mißverhältnis zu den schweren klinischen Erscheinungen. Statt einer etwa erwarteten Trübung der Lungenfelder, die dem klinisch so auffälligen Lufthunger dieser Kinder entsprechen könnte, findet man häufig eine ausgesprochene Aufhellung. Diese Tatsache erklärt die klassische Beschreibung HEUBNERS: „Die starken dyspnoischen Anstrengungen des Kindes sind zunächst noch imstande, beim Inspirium die verstopften Bronchialäste zu eröffnen, während der exspiratorische Druck dieses nicht mehr genügend vermag.“

Während also in einigen Lungenabschnitten *Atelektasen* vorhanden sind, entwickelt sich in den Teilen, die überhaupt noch durchatmet werden, eine *Lungenblähung,* und da die letztere vorwiegend die ventralen Lungenabschnitte einnimmt, werden bei der dorso-ventralen Durchleuchtung bzw. Aufnahme die atelektatischen Bezirke durch die plattennahen emphysematischen Teile überstrahlt und kommen infolgedessen nicht zur Darstellung.

Bei der **chronischen Bronchitis** findet man häufig eine „vermehrte Lungenzeichnung", die vielleicht nicht nur die stärkere Gefäßfüllung anzeigt, sondern recht wohl der Ausdruck peribronchitischer Prozesse, also der entzündlich veränderten Bronchialwand, sein kann. Nach ASSMANN erscheinen auch die sekretgefüllten Bronchien als kompakte, relativ breite Schatten. Orthoröntgenograd getroffene, stark mit Sekret gefüllte Bronchien unterscheiden sich von den Schatten der in der Strahlenrichtung verlaufenden Gefäße durch ihren größeren Durchmesser und die verwaschene Begrenzung; werden sie schräg getroffen, dann zeichnen sie sich als Schattenstreifen ab, während der normale Bronchus im Idealfalle als Aufhellung erscheint, die beiderseits von einem schmalen Schattenstreifen begrenzt ist; besonders bei der eitrigen Bronchitis kann es auch durch entzündliche Schwellung der bronchopulmonalen Drüsen zu einer Verdichtung und Vermehrung des Hilusschattens kommen. Solche Bilder können tuberkulösen Veränderungen täuschend ähnlich sehen und sind allein auf Grund des Röntgenbefundes nicht von solchen zu trennen. Die klinische Untersuchung und Beobachtung spricht hier das letzte Wort.

Das Lungenbild des **Bronchialasthmas** ist in keiner Weise charakteristisch. Bei klinisch sichergestellten Fällen findet man im Asthmaanfall häufig eine Verdichtung und Homogenisierung sowie eine Vergrößerung des Hilusschattens, auch eine Vermehrung und Vergröberung der vom Hilus ausgehenden Lungenzeichnung.

Wie groß der Anteil des vermehrten Blutgehaltes und der Drüsenschwellung an dem Zustandekommen dieser Hiluszeichnung ist, läßt sich nicht entscheiden; das Bild wechselt stark nach der Dauer und Intensität des einzelnen Anfalles und kann in der anfallsfreien Zeit sich vollkommen ändern. Es bleibt dann bei länger bestehendem Bronchialasthma das Bild des Lungenemphysems zurück: Das Zwerchfell steht tief und ist abgeflacht, die Rippen sind fast horizontal gestellt, die Intercostalräume breit, die Lungenfelder im ganzen sehr hell; gelegentlich findet man in diesen emphysematischen Lungen besonders scharf ausgeprägte, dabei schmale „Lungenzeichnung".

Bei dem seltenen Krankheitsbilde der *Bronchotetanie,* zuerst von LEDERER beschrieben und später von IBRAHIM, RIETSCHEL, WIELAND und anderen Autoren bestätigt, wird durch den Krampfzustand der Bronchialmuskulatur der zugehörige Lungenabschnitt atelektatisch; der charakteristische Ausdruck dieser Atelektase im Röntgenbild ist nach LEDERER „eine unscharfe Verschleierung" einzelner Lungenteile. Während die Pneumonie mehr oder weniger scharf begrenzte Schatten gibt, ist die Lungenzeichnung bei der Bronchotetanie eigentümlich verwischt, ohne scharfe Grenzen in die normal helle Umgebung übergehend". RIETSCHEL weist darauf hin, daß die Bronchotetanie aber nur dann röntgenologisch nachweisbar ist, wenn *größere* Lungenabschnitte atelektatisch geworden sind.

Die *Keuchhustenlunge* bietet im Röntgenbild keine eindeutigen Kennzeichen. Die von GOTTLIEB als charakteristisch angesehene Veränderung des Zwerchfellstandes und Trübung der Lungenfelder, deren Intensität bei den Atembewegungen nur wenig schwanke, hat sich nicht bestätigt. DUKEN weist darauf hin, daß Zwerchfelltiefstand und damit Abflachung als Ausdruck der Lungenblähung beobachtet wird, sich aber nicht bei allen von ihm beobachteten keuchhustenkranken Säuglingen nachweisen ließ. Wir haben bei einer ganzen Reihe von Keuchhustenfällen keinen charakteristischen Befund dieser Art im Röntgenbild erheben können.

Bei Säuglingen und Kleinkindern fanden wir nur häufig eine vom Hilus ausgehende weiche Verschattung der unteren medianen Lungenabschnitte, in denen sich die Verzweigungen der Bronchien deutlich abhoben.

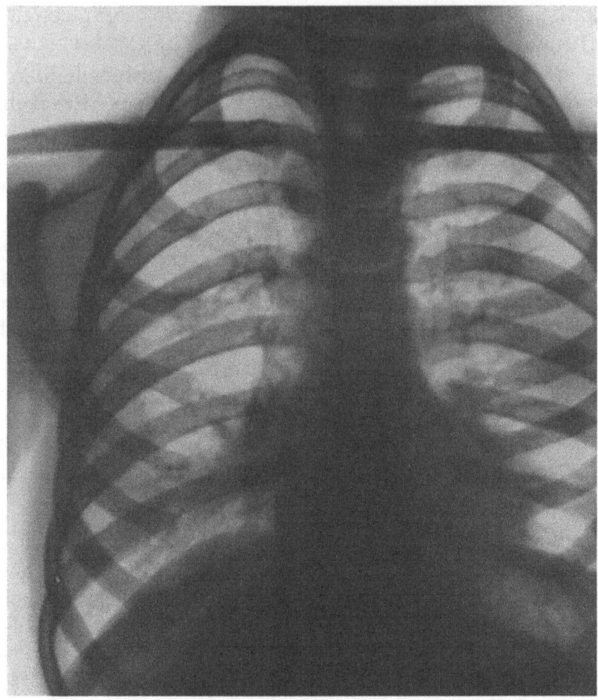

Abb. 127. W. Z., 7 Jahre alt. Pertussis im Stadium convulsivum bei einem sicher tuberkulosefreien Kinde. (Verschattung der basalen medianen Lungenbezirke.)

Dichtere, rundliche, homogene Schatten im Hilus, die man öfter findet, lassen sich mit einer gewissen Wahrscheinlichkeit als entzündlich vergrößerte Drüsen ansprechen.

In allerjüngster Zeit fand GÖTTCHE auf Grund ausgedehnter Untersuchungen, daß ziemlich regelmäßig im Stadium convulsivum, meist in der 5.—7. Krankheitswoche, symmetrische Hilusverbreiterungen zu finden sind und Stränge, die beiderseits zum Zwerchfell ziehen; dadurch kann es zur Bildung eines „basalen Dreieckschattens“ kommen, der so dicht werden kann, daß die Herzkonturen darin verschwinden. Schattenstränge und eine Art Netzstruktur, als Ausdruck perivasculärer, interstitieller und peribronchitischer Entzündung, können in diesem Dreieckschatten unterschieden werden.

Bronchiektasien. Wenn die klinische Bedeutung der Bronchiektasie im Kindesalter vielleicht eine Zeitlang unterschätzt wurde, so ist gerade in letzter Zeit dieser Erkrankung durch die allgemeinere Anwendung der Röntgenuntersuchung wieder eine ihrer Wichtigkeit entsprechende Beachtung zuteil geworden.

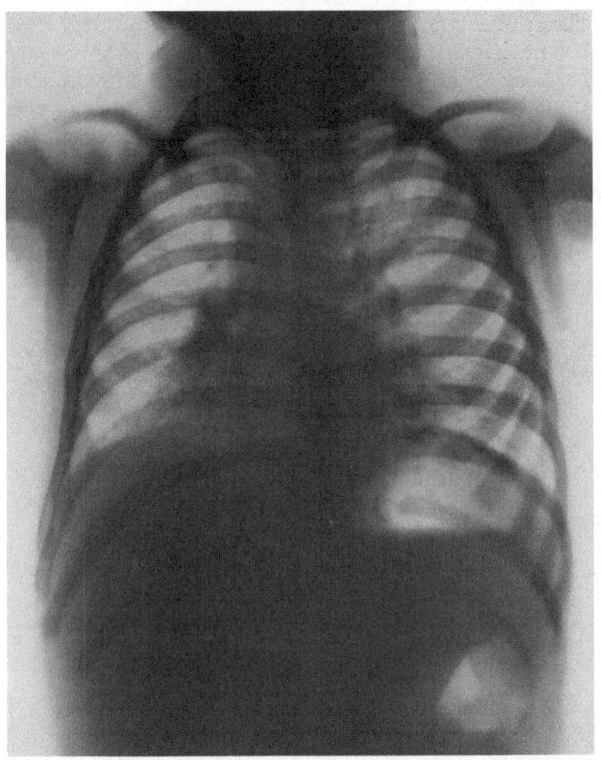

Abb. 128. H. K., $1^1/_2$ Jahre alt. Pertussis im Stadium convulsivum. Keine Tuberkulose.

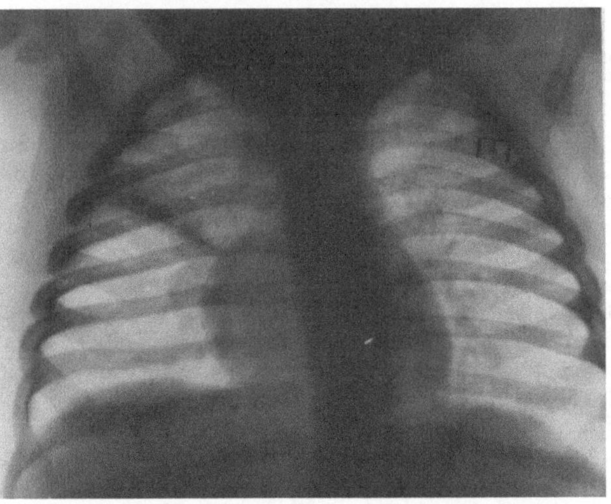

Abb. 129. H. E., 11 Monate alt. Pertussispneumonie mit geringem Erguß in den geraden Lungenspalt.

Eine große Anzahl schwerer Bronchiektasien ist ohne Zweifel in der frühen Kindheit erworben; Brauer spricht mit Recht von einer „Kinderkrankheit". Angeborene Bronchiektasien, auf einer Entwicklungshemmung des Bronchialbaumes (Hueter) oder Agenesie der Lungen (Wollmann) beruhend (Sacklunge, Wabenlunge), sind an sich recht selten und über entsprechende *Röntgenbefunde* ist nicht viel Sicheres bekannt. Die im Gefolge von Bronchopneumonien nach Masern, Keuchhusten und Grippe erworbenen Bronchiektasien sind dagegen recht häufig; die Verhältnisse für die röntgenologische Darstellbarkeit der Bronchiektasien (etwa dem anatomischen Bilde entsprechend) liegen beim Kinde durchaus nicht sehr günstig; die Möglichkeit

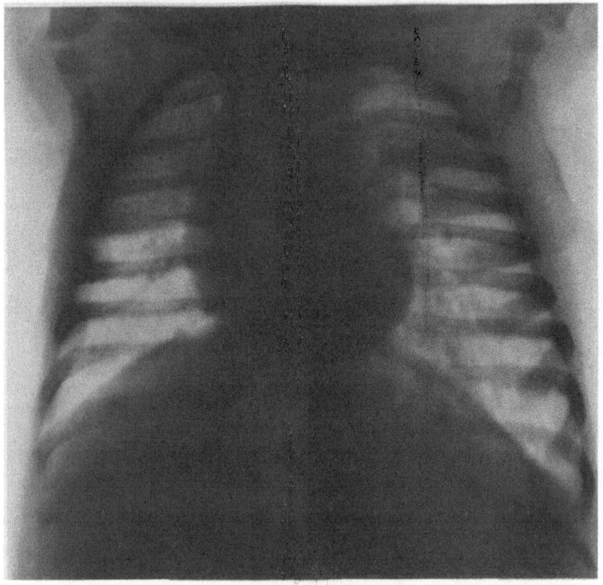

Abb. 130. Ch. K., 7 Monate alt. Zylindrische Bronchiektasien (durch Sektion bestätigt). Vikariierendes Emphysem (Zwerchfelltiefstand). „Fließende" Streifenschatten im linken unteren Lungenfeld; ringförmige Aufhellungen in den verschatteten Oberfeldern.

der Darstellung hängt ja einerseits von der Tiefe der abzubildenden Luftsäule und andererseits von der Dicke und Dichte der Bronchialwandung ab; beide Bedingungen sind bei erwachsenen Personen weit besser erfüllt als beim Kinde. Die ausgedehntere Überlagerung der Lungen beim Kinde durch Herzschatten und Leber bzw. luftgefüllten Darm dagegen verschlechtert die Ansprechbarkeit der Bronchiektasien im Röntgenbilde nicht; ich kann Saupe und Wiese nur zustimmen, daß gerade an diesen Stellen durch Schattensubtraktion bzw. Schattenaddition die Erkennung zylindrischer Bronchiektasien manchmal besonders leicht gelingt. Wenn auch in den Lungenfeldern bronchopneumonische Infiltrate und lokales Emphysem, pleuritische Schwarten und eventuell auch Abscesse die Differentialdiagnose sehr schwierig gestalten können, so ist doch durchaus Kleinschmidt beizupflichten, daß gerade die Röntgenuntersuchung ein vorzügliches differentialdiagnostisches Hilfsmittel ist, weil der scheinbare Gegensatz zwischen dem hartnäckigen Dauerbefund ausgesprochener Rasselgeräusche und den im Röntgenbilde hellen Lungenfeldern, die vielleicht noch eine „vermehrte Lungenzeichnung" aufweisen, auf die richtige diagnostische

Spur führt. Daß der klinische Befund in erster Linie maßgebend und die Röntgenuntersuchung nur als ein diagnostisches Hilfsmittel zu bewerten ist, braucht wohl nicht besonders betont zu werden. Gerade in schwierigen Fällen aber, etwa bei positiver Tuberkulinreaktion des Patienten, kann die Röntgenuntersuchung wesentlich zur Klärung der Situation beitragen.

Unter günstigen Umständen ist im Röntgenbilde die Erkennung *sackförmiger* und *zylindrischer Bronchiektasien* sowie *bronchiektatischer Kavernen* möglich. Die sackförmigen Bronchieaktasien erscheinen nach ALWENS im gefüllten Zustande als rundliche oder elliptische Schattenflecke, im leeren Zustande als

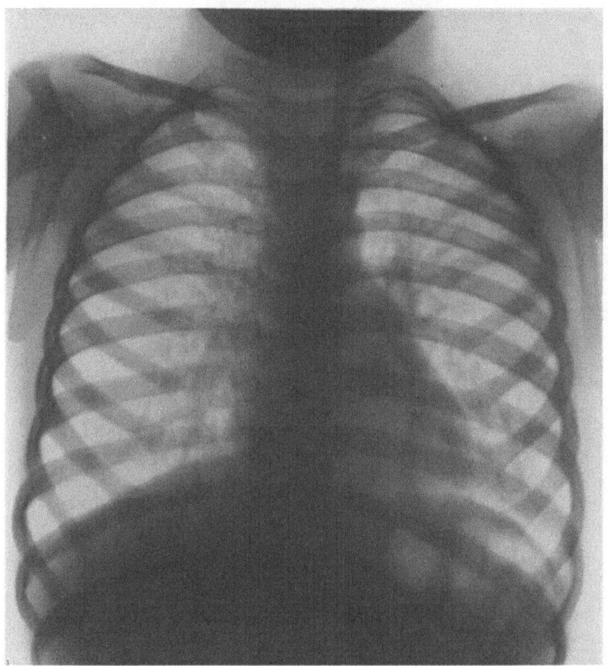

Abb. 131. H. K., 7 Jahre alt. Chronische Bronchitis mit Bronchiektasien. Keine Tuberkulose. Zahlreiche kleine „Ringschatten" in der rechten Lunge.

Ringschatten mit hellem Innenraum. Nach ALWENS und GROEDEL ergeben dicht beisammenliegende sackförmige Bronchiektasien, die durch verdichtete Septen voneinander getrennt sind, im Röntgenbilde ein schwammartiges Gerüst, eine „Wabenzeichnung"; WIESE fand häufiger bei Bronchiektasien, die im Anschluß an Grippe entstanden waren, auch eigenartige Schattenflecke im Herzzwerchfellwinkel, welche er sehr anschaulich mit vom Winde seitlich getriebenen Regentropfen vergleicht.

Die zylindrischen Bronchiektasien sind im Röntgenbilde nicht sehr charakteristisch; sie können je nach dem Füllungszustande als Schattenstreifen oder als helle, von Schatten eingesäumte Bänder erscheinen; im realen Falle wird man bei typischem klinischen Befunde solche Bänder bzw. Schattenstreifen mit Vorsicht als den röntgenologischen Ausdruck der vorhandenen Bronchiektasien deuten dürfen; durch Schattensummation können sich an den oben beschriebenen Stellen deutlichere Befunde ergeben.

Größere bronchiektatische Kavernen, ein recht seltener Befund, sind im Röntgenbilde ohne Schwierigkeiten darstellbar, wenn in wechselndem Füllungszustande mehrfach untersucht wird.

Ausgedehnte, diffuse bronchiolitische Ektasien (wie sie MATTHES z. B. bei einem Thyphusfalle fand) können dem Bilde einer Miliartuberkulose weitgehend ähnlich sehen; die Beobachtung von WIMBERGER, daß solche kleinsten Bronchiektasien „meist einseitig und basal“ eine Fleckung des Lungenfeldes verursachen, kann neben den spezifischen diagnostischen Proben und der klinischen Beobachtung differentialdiagnostisch wertvoll sein (Literatur bei BOSSERT, WIESE, WIMBERGER).

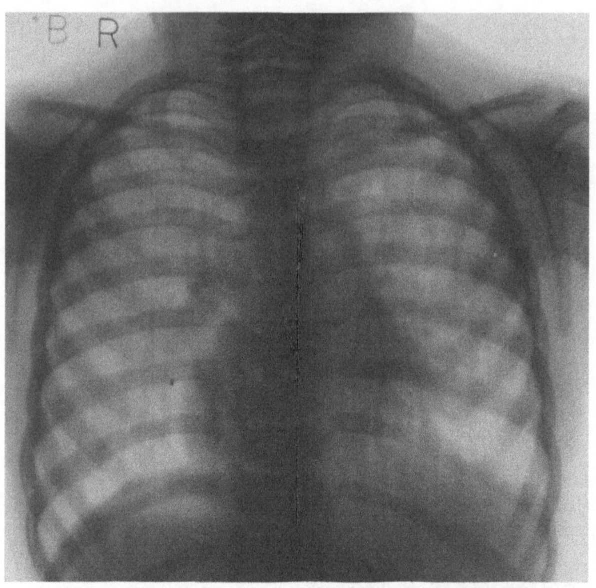

Abb. 132. R. B., $2^3/_4$ Jahre alt. Postpneumonische Bronchiektasien. „Verregnetes“ Bild; „fließende“ Streifenschatten. (Klinisch typischer Befund.)

Auf wesentlich festere Grundlage gestellt wurde die Röntgendiagnose der Bronchiektasien durch die Methode der Füllung des Bronchialbaumes mit Kontrastmitteln. Die heute nach den ausgezeichneten Vorarbeiten von DAHLET, DUKEN, WIESE u. a. bei Kindern geübte Technik ist folgende:

Einige Zeit nachdem das Kind ein Narkoticum erhalten hat, wird durch eine Kehlkopfsonde mit aufgedrehtem Wattebäuschchen etwa $^1/_2$ ccm (10 bis 15 Tropfen) einer $10^0/_0$igen Cocainlösung unter Leitung des Kehlkopfspiegels auf Rachen, Schlund und Kehlkopfeingang verteilt; außerdem gibt WIESE „unter allergrößter Vorsicht“ mit der Kehlkopfspritze einige Tropfen $10^0/_0$iger Cocainlösung in die Trachea. Es wird dann ein Kehlkopfkatheter eingeführt und bis zum ersten Widerstande (der Teilungsstelle entsprechend) vorgeschoben. Der Patient wird dann auf die zu untersuchende Seite gelegt, der Sitz des Katheters vor dem Röntgenschirme kontrolliert und dann während der Durchleuchtung spritzt die Assistenz langsam die angewärmte $40^0/_0$ige Jodipinlösung in den Katheter ein. Im Augenblicke des Einfüllens erfolgt heftiges Husten, wodurch die Jodipinlösung in die Bronchialverzweigungen aspiriert wird; Beobachtung und eventuell Aufnahme müssen also in allerkürzester Zeit erfolgen. Die Menge des Jodipins muß nach Alter und Größe des Kindes vorsichtig dosiert werden; WIESE empfiehlt 20 ccm als ausreichend und warnt davor, selbst bei 14 bis 15jährigen Kindern mehr als 30 ccm zu geben.

Die erzielten Röntgenbilder sind außerordentlich schön; im günstigen Falle werden die Bronchiektasien mit geradezu anatomischer Deutlichkeit dargestellt; leider wird der Wert der Methode durch die Möglichkeit von Fehlschlüssen mannigfacher Art beeinträchtigt; vor allem kann die höchst unerwünschte Füllung der Alveolen sackförmige Bronchiektasien vortäuschen. Außerdem ist die Methode keineswegs ungefährlich: Es sind unangenehme

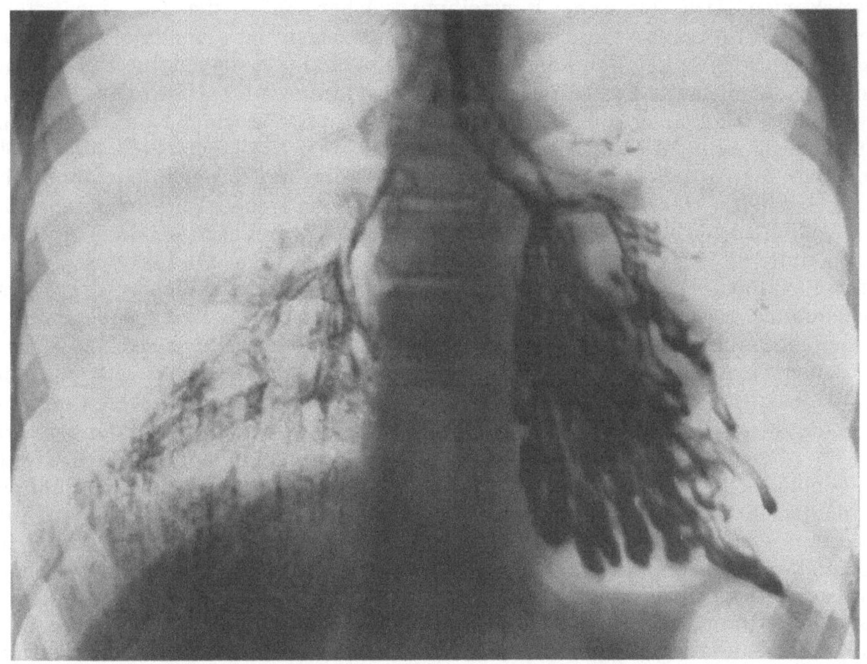

Abb. 133. Bronchiektasien. „Handschuhfingerartige" Bronchialerweiterungen durch Jodipinfüllung dargestellt. (Aus WIESE: Die Bronchiektasien im Kindesalter, S. 80, Abb. 54. Berlin: Julius Springer 1927.)

und auch gefährliche Zwischenfälle beobachtet (Glottisödem, Asphyxie); nach LENK und HASLINGER kann es bei Alveolarfüllung zu Fremdkörperpneumonien kommen. Mangels eigener Erfahrung verweise ich auf die ausgezeichneten monographischen Darstellungen von DUKEN und von WIESE, deren Studium für jeden, der sich der Methode bedienen will, unerläßlich ist. Alle Autoren sind sich in der Ansicht einig, daß die Jodipinfüllung nur bei ganz schweren Fällen, in erster Linie solchen, bei denen voraussichtlich eine chirurgische Behandlung in Frage kommt, mit schärfster Auswahl und größter Vorsicht zur Anwendung kommen darf. Der für den Patienten zu erwartende Vorteil (Lokalisation schwerer Veränderungen und damit die Möglichkeit chirurgischen Vorgehens) muß im richtigen Verhältnis zu der Gefahr des Eingriffes stehen!

Die häufig in Frage stehende *Differentialdiagnose gegen Tuberkulose* klärt sich durch die klinische Beobachtung (reichliches Sputum ohne Tuberkelbacillen bei öfterer Untersuchung) und die fehlenden oder geringen Veränderungen im Röntgenbilde trotz der sehr ausgesprochenen katarrhalischen Erscheinungen („Knattern", „Schützenfeuer"), während umgekehrt bei Tuberkulose meist die Röntgenuntersuchung unerwartet schwere Veränderungen bei geringem Auskultations- und Perkussionsbefund aufdeckt.

8. Die katarrhalischen Lungenentzündungen.

Bei der Neigung katarrhalischer Erkrankungen der Luftwege, sich nach der Tiefe hin auszubreiten, spielt die Röntgenuntersuchung dieser Erkrankungsformen im Kindesalter eine weit größere Rolle als bei ähnlichen Zuständen des Erwachsenen. Die klinische Beurteilung solcher Fälle, die bei einer „fortschreitenden Bronchitis" zunehmende Atemnot zeigen, ist manchmal nicht ganz leicht; die offenkundige Behinderung der Atmung kann ja sowohl durch Beengung der Bronchien bzw. Bronchiolen, wie auch durch Infiltration von Lungengewebe oder aber auch durch Schädigung des respiratorischen Epithels bedingt sein; häufig soll dann die Röntgenuntersuchung das entscheidende Wort sprechen, ob es sich um eine Bronchiolitis oder um broncho-pneumonische Herde handelt. Daß die Röntgenuntersuchung eine solche Entscheidung nicht in allen Fällen herbeiführen kann, ergibt sich aus dem Vergleich der klinischen Daten mit den jeweiligen Röntgenbefunden und dem Obduktionsergebnis. Einmal sind anatomisch bronchopneumonische Herde, sogar solche von größerer Ausdehnung vorhanden, die klinisch und röntgenologisch nicht nachgewiesen werden konnten. Das sind vorwiegend solche in der Tiefe gelegenen Herde, bei denen eine Lungenblähung der umgebenden Anteile sowohl den klinisch-physikalischen Nachweis wie auch die röntgenologische Darstellbarkeit (letzteres durch Subtraktionswirkung) verhindert. Den Beweis dafür verdanken wir Duken, der im konkreten Falle zunächst die bronchopneumonischen Herde röntgenologisch nachwies, dann aber (nach Ausbildung der Lungenblähung) sie nicht mehr zur Darstellung bringen konnte, obwohl sie, wie die spätere Autopsie ergab, noch vorhanden waren. Je nachdem, wie die Lungenblähung im Einzelfalle lokalisiert ist, kann sie also den Herdschatten optisch auslöschen. Insbesondere kann die so häufige Blähung der vorderen (ventralen) Lungenabschnitte stören, die ja so stark werden kann, daß der Mittelschatten zum großen Teil überlagert und dadurch bei dorsoventraler Aufnahmerichtung überstrahlt wird. In anderen Fällen gelingt der klinisch-physikalische Nachweis recht wohl, während die nachweislichen Herde auf der üblichen dorsoventralen Aufnahme sich nicht abbilden; es ist dann manchmal noch möglich, solche Herde auf den Röntgenaufnahmen vorzuweisen, wenn man die günstigste Aufnahmerichtung wählt, d. h. die Stelle, an der man klinisch die bronchopneumonischen Herde findet, in die Nähe der Platte bringt — soweit es technisch möglich ist. Immerhin bleiben noch Fälle genug übrig, bei denen die klinische Diagnose „Bronchopneumonie" feststeht, wo man aber röntgenologisch keine Herde findet, sowie andere, bei denen zwar röntgenologisch Herdschatten vorhanden sind, die aber, wie dann später die Obduktion zeigt, an Größe hinter der anatomischen Ausdehnung des Prozesses weit zurückbleiben. Andererseits weist aber auch häufig die Röntgenaufnahme Schattenflecke in verschiedener Größe und Lokalisation auf, die dem klinischen Befunde entsprechen oder auch den Prozeß als ausgedehnter und schwerer erkennen lassen, als man nach dem Auskultations- und Perkussionsbefunde annehmen möchte; es sind das die Fälle, wo zufällig mehrere Einzelherde in der Strahlenrichtung hintereinander liegen, so daß ihre Absorptionsschatten sich überdecken. Je nachdem sich zufällig in der Durchstrahlungsrichtung eine Summations- oder Subtraktionswirkung ergibt, wird im Einzelfalle der klinische Befund also mit dem Röntgenbilde harmonieren oder nicht.

Auf Bildern von *Bronchopneumonien,* die man wegen der Übereinstimmung mit dem klinischen Befunde als „gut gelungen“ zu bezeichnen geneigt ist, sieht man in den Lungenfeldern unregelmäßige, unscharf begrenzte, wechselnd dichte, teils schleierartige Schattenflecke von verschieden großer Ausdehnung, die durch hellere Zwischenräume getrennt liegen. Der betreffende Abschnitt des Lungenfeldes wirkt dadurch eigenartig scheckig. In anderen Fällen erscheint

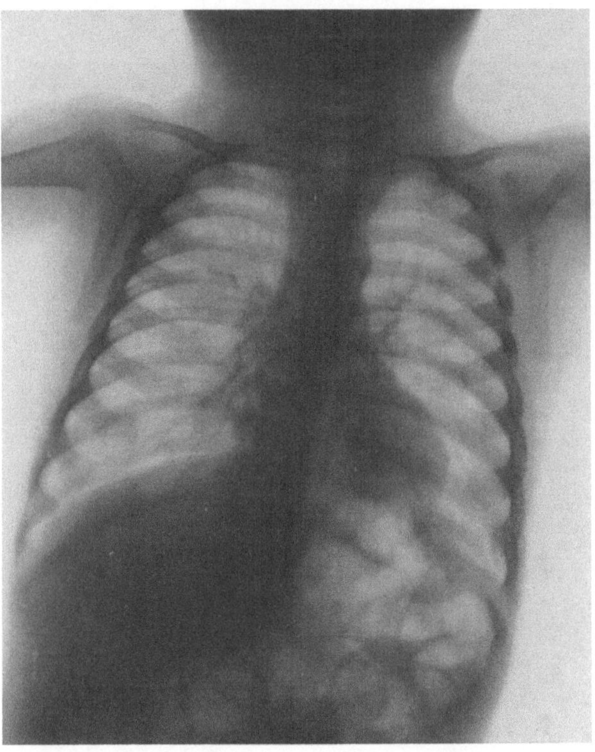

Abb. 134. J. K., Lungenemphysem bei Bronchopneumonie. Zwerchfelltiefstand; „Wegleuchten“ des Mittelschattens bei dorso-ventraler Aufnahmerichtung.

durch Überlagerung oder aber auch durch die Konfluenz der Herde ein größerer Lungenanteil, oft von der Ausdehnung mehrer Lungenfelder, im ganzen getrübt und ungleichmäßig verschattet. Recht häufig findet man im Bereiche des Hilus größere oder kleinere rundliche Schatten, die sich deutlich aus dem verschleierten Untergrunde herausdifferenzieren. Die Annahme, daß es sich um vergrößerte Drüsen handeln sollte, wird durch die Untersuchungen von Jahr und Hirsch bestätigt, welche den autoptischen Beweis erbringen konnten, daß diese rundlichen Schattengebilde den markig geschwollenen bronchopulmonalen und paratrachealen Drüsen entsprechen. Durch diese Beteiligung der Drüsen und des umgebenden Gewebes erklärt sich auch die Entstehung des gelegentlich beobachteten Schattens in Form eines Dreiecks, dessen Basis dem Mittelschatten anliegt und dessen Spitze nach der Peripherie gerichtet ist, öfter auf der rechten Seite als auf der linken zu finden. Er ist vielfach als Ausdruck tuberkulöser Veränderungen (s. auch unter Tuberkulose) beschrieben, wurde aber mehrfach auch bei gewöhnlicher Bronchopneumonie autoptisch bestätigt. Er ist als Ausdruck der Drüseninfektion, der periglandulären Entzündung und örtlicher Atelektasen, als Folgeerscheinung der Bronchopneumonie durchaus erklärlich.

Eine andere Form von *Dreieckschatten* findet man verhältnismäßig häufig bei der Bronchopneumonie. Hierbei liegt die Spitze des Dreiecks, wie ASSMANN betont, und wie ich nur bestätigen kann, „mit einer gewissen Regelmäßigkeit

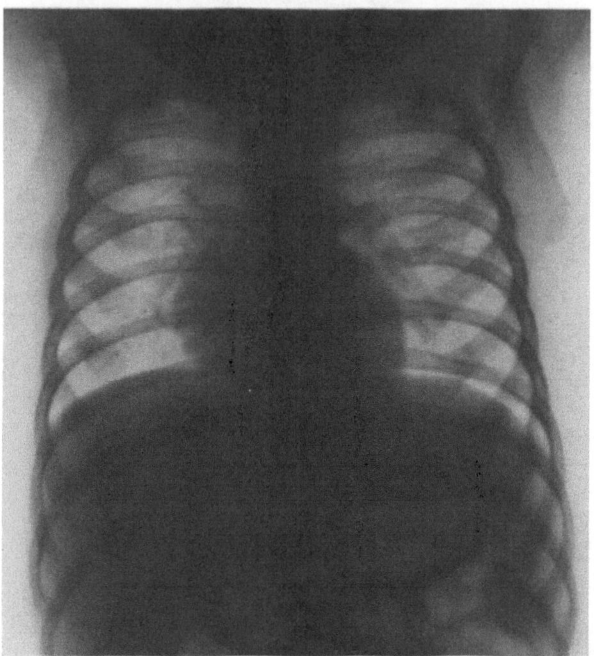

Abb. 135. G. P., 4 Monate alt. Bronchopneumonie.

dicht oberhalb der Ober-Mittellappengrenze in Höhe der IV. Rippe“, die Basis an der seitlichen Thoraxwand. Die französische Schule spricht von einem „triangle pneumonique“ und schon HEUBNER machte auf die Ähnlichkeit mit dem Bilde des Lungeninfarktes aufmerksam. Pathogenetisch ebenso interessant wie bisher unerklärt (s. LAUCHE), liegt die röntgenologische Bedeutung dieses Dreieckschattens darin, daß er zwar im Beginne der Pneumonie bei Kleinkindern häufig zu finden ist, und auch bei der Rückbildung des Prozesses wieder zuletzt verschwindet, wie man immer wieder beobachten kann — jedoch nicht bei der konfluierenden Lobulärpneumonie, wie mehrfach beschrieben wurde, sondern an unserem Krankenmaterial bei klinisch ausgesprochener croupöser Pneumonie.

Daß es sich gelegentlich aber auch um einen *chronisch* pneumonischen Krankheitsprozeß um einen tuberkulösen Kern herum handeln kann (DUKEN), also um eine perifokale Entzündung, die klinisch eine Bronchopneumonie vortäuscht, darf nicht außer acht gelassen werden. Es empfiehlt sich also durchaus bei solchen Befunden den klinischen Verlauf sorgfältig zu überwachen und durch mehrfache Röntgenuntersuchung die Rückbildung des Prozesses zu verfolgen.

Sehr häufig bei Säuglingen, insbesondere bei solchen, die labil in ihrem Wasserhaushalt und in ihrer Immunitätslage geschädigt sind, bilden sich *paravertebrale Pneumonien* aus. TENDELOO und BARTENSTEIN bezeichnen sie als „hypostatische“ Formen der Pneumonie, die auf Grund erschwerter Zirkulation entstehen sollen, während ENGEL sie als „dystelektatische paravertebrale Pneumonie“ bezeichnet, weil er die Veranlassung in der schlechteren Durchlüftung der neben der Wirbelsäule beiderseits gleichsam in einer Hohlrinne

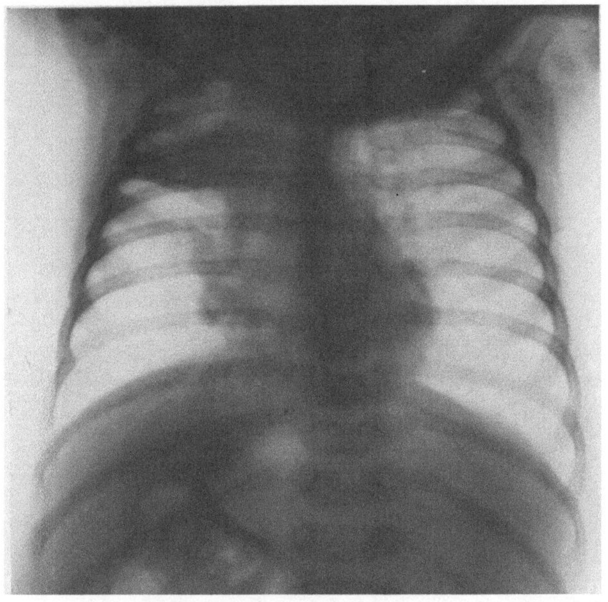

Abb. 136. B. S., 3 Monate alt. Croupöse Pneumonie des rechten Oberlappens am zweiten Fiebertag. Keine Tuberkulose. „Dreieckschatten.“

liegenden Lungenbezirke erblickt. Die Infiltration ist gewöhnlich in den cranialen Teilen stärker und verliert sich allmählich caudalwärts. Röntgenologisch sind diese paravertebralen Pneumonien als streifenförmige Schatten beiderseits der Wirbelsäule gewöhnlich gut darstellbar; dort, wo sie in der Strahlenrichtung vom normalen Hilusschatten und Herzschatten überschnitten werden, lassen sie sich infolge der Schattensummierung besonders gut auffinden, da sie sich als streifige, oft lateral wellig oder zackig begrenzte Kernschatten deutlich abzeichnen; über die tatsächliche Ausdehnung des Prozesses, soweit er überhaupt röntgenologisch darstellbar ist, unterrichtet die Durchleuchtung in verschiedenen Stellungen besser als die alleinige „Sagittalaufnahme“; unscharfe Schattenausläufer in die lateralen Lungenfelder sind recht häufig, auch vermißt man selten in der Gegend des Hilus rundliche, besonders dichte Schattenflecke, die vielleicht oder wahrscheinlich den entzündeten bronchopulmonalen Drüsen entsprechen.

Bei dem oft schwierigen Nachweis sicherer Herdschatten bei der katarrhalischen Pneumonie kann man sich bei der Durchleuchtung von der Verlagerung des Mediastinalschattens nach der kranken Seite hin leiten lassen; eine Störung in der Zwerchfellbewegung, die darin besteht, daß nach anfänglichem Tiefertreten bei Beginn der Inspiration eine ruckweise Aufwärtsbewegung erfolgt, und dann erst die endgültige tiefe Inspirationsstellung des Zwerchfells eingenommen wird, vermißt man selten bei der Bronchopneumonie; man beobachtet dieses Verhalten aber auch bei schwerer Bronchitis; immerhin dürfte es als Hinweissymptom gelegentlich von Nutzen sein.

Es darf nicht unerwähnt bleiben, daß *miliare Bronchopneumonien*, insbesondere solche bei Grippe und Keuchhusten, durch die dichtstehenden, „körnigen" Fleckchen, mit denen alle Lungenfelder übersät erscheinen, im Röntgenbilde einer Miliartuberkulose täuschend ähnlich sehen können. Dasselbe gilt für die

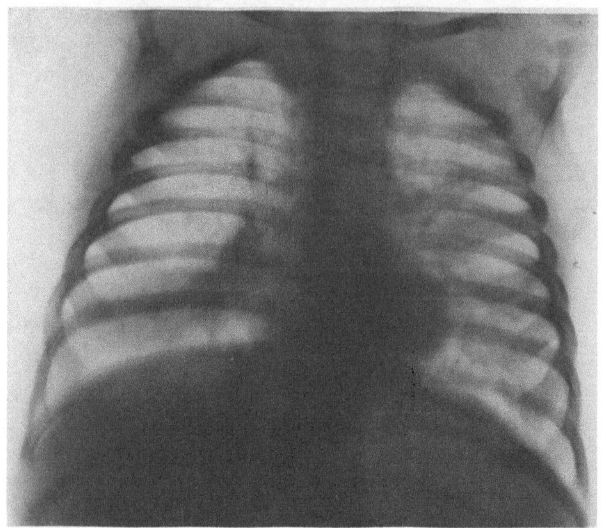

Abb. 137. J. B., 4 Monate alt. Postoperative Bronchopneumonie (Invagination), klinisch beide Unterlappen und der Mittellappen vorwiegend befallen. Rachitis.

Bilder disseminierter septischer Lungenherde, sowie für die bronchiolitischen Prozesse nach Masern und Diphtherie, die durch Gewebsproliferation im Röntgenbilde eine Miliartuberkulose vortäuschen können. Eine ätiologische Trennung dieser verschiedenartigen Prozesse ist im Röntgenbilde nicht möglich, was sich aus der Gleichartigkeit der anatomischen Vorgänge (produktive Entzündung) erklärt (Literatur siehe bei BOSSERT). Die Differentialdiagnose muß sich aus der klinischen Beobachtung ergeben.

9. Pneumonie bei Grippe.

Die bei epidemischer Grippe auftretenden Pneumonien, soweit sie klinisch unter dem Bilde der croupösen Pneumonie verlaufen, nehmen im Röntgenbilde manchmal die dem Zwerchfell benachbarten Lungenabschnitte ein; entweder erscheinen sie als ein dem Zwerchfell annähernd paralleles, basales Schattenband oder als ein Dreieckschatten, dessen Basis breit dem Zwerchfell oder Herzrande aufsitzt, und dessen Spitze lateral aufwärts bzw. seitlich gerichtet ist; daß in letzterem Falle kleinste pleuritische Begleitexsudate (auch mediastinale) vorhanden sind, ist recht wahrscheinlich; ihre Sicherstellung durch

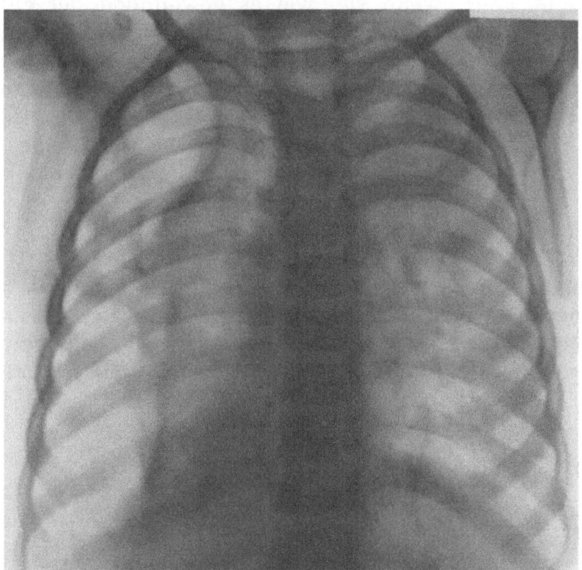

Abb. 138. F. B., $3^3/_4$ Jahre alt. Nekrotisierende Grippepneumonie mit Spontanpneumothorax.

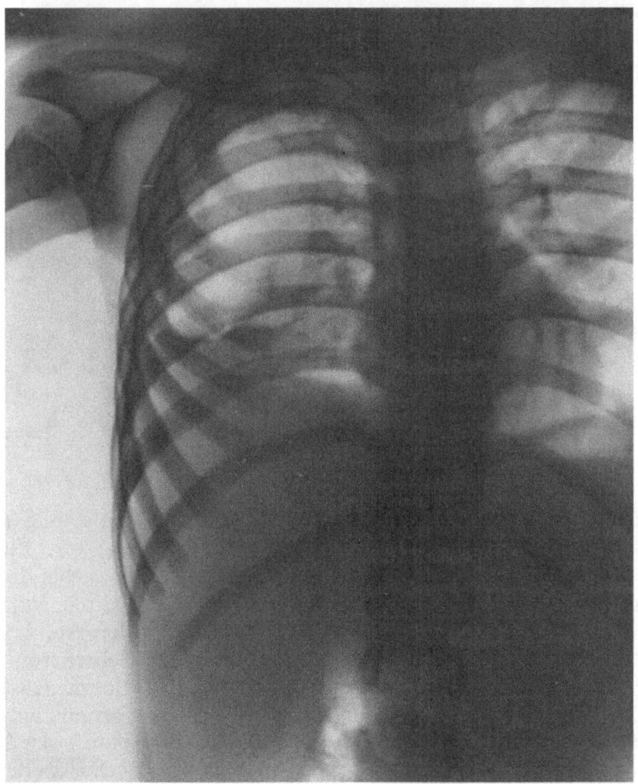

Abb. 139. H. P., $3^1/_2$ Jahre alt. Abgesackter Pyopneumothorax nach Grippepneumonie.

Punktion unterbleibt aber, wenn sie, wie es gewöhnlich der Fall ist, rasch resorbiert werden (s. a. Abschnitt Pleuraerkrankungen). Demgegenüber stehen die bösartigen nekrotisierenden Grippepneumonien, die sich aus konfluierenden Herdchen entwickeln und oft überraschend schnell zu Einschmelzungen führen; durch eitrigen Zerfall subpleuraler Herde haben wir verschiedentlich *Spontanpneumothorax* bzw. *Pyopneumothorax* entstehen sehen (infolge Verbindung von Pleuraraum und Bronchialbaum) (Literatur s. WOLLENWEBER).

10. Lungenabsceß und Lungengangrän.

Der Röntgenbefund bei dem recht seltenen Krankheitsbild der *Gangrän* entspricht dem einer mehr oder weniger ausgedehnten Infiltration eines Lungenabschnittes, in dem sich als Ausdruck der Bildung von Zerfallshöhlen umschriebene Aufhellungen mit oder ohne Flüssigkeitsspiegel finden können.

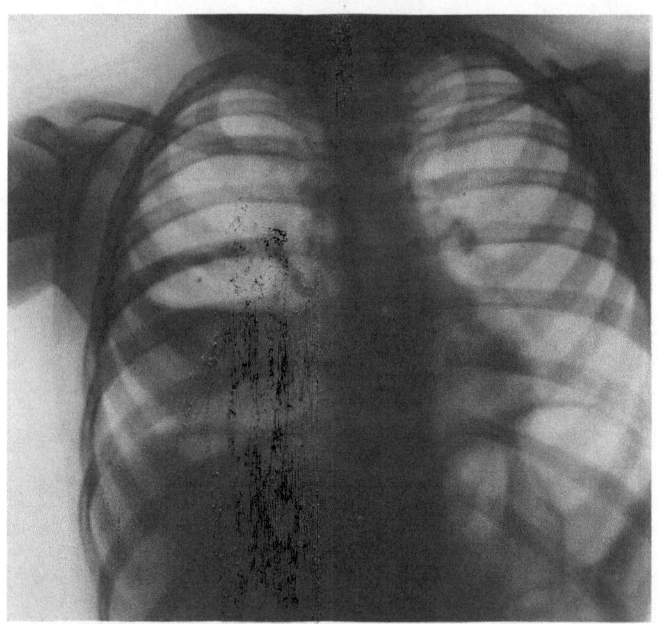

Abb. 140. K. V., 2 Jahre alt. Lungenabsceß. Absceßmembran, horizontaler Flüssigkeitsspiegel (vor der Entleerung).

Der Lungenabsceß erscheint im Röntgenbild manchmal als eine homogene, dichte Verschattung mit gut erkennbarer Absceßmembran; ein Flüssigkeitsspiegel kann sehr deutlich sein (s. Abb. 140—144), und ist besonders bei der Durchleuchtung nicht zu verkennen, da bei leichtem Rütteln des Patienten der Flüssigkeitsspiegel deutliche Wellenbewegung zeigt. Andererseits kann aber auch Atelektase des benachbarten Lungengewebes und Schwartenbildung in der Umgebung das richtige Ansprechen einer Absceßhöhle ohne Gasblase sehr erschweren. Die Unterscheidung von tuberkulösen Kavernen ist aus dem Röntgenbefunde allein nicht mit Sicherheit möglich, immerhin spricht der Sitz in den Unterlappen bzw. im Mittellappen eher für Absceß, da tuberkulöse

Kavernen an diesen Stellen nicht gerade häufig sind. Zur genauen Lokalisation des Abscesses als Vorbedingung für die Punktion bzw. für einen größeren

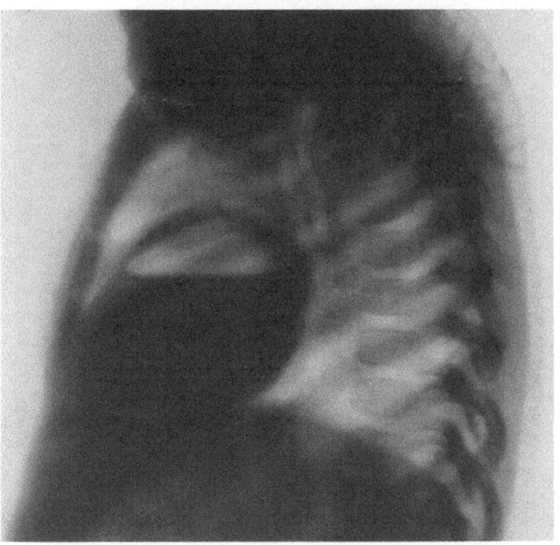

Abb. 141. K. V., 2 Jahre alt. Lungenabsceß vor der Entleerung. Rechte Seite plattennah.

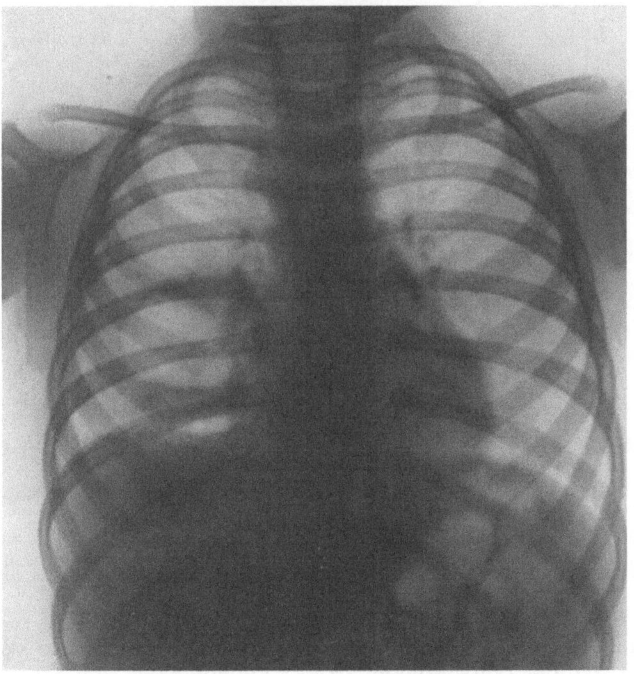

Abb. 142. K. V., 2 Jahre alt. Lungenabsceß nach der Entleerung.

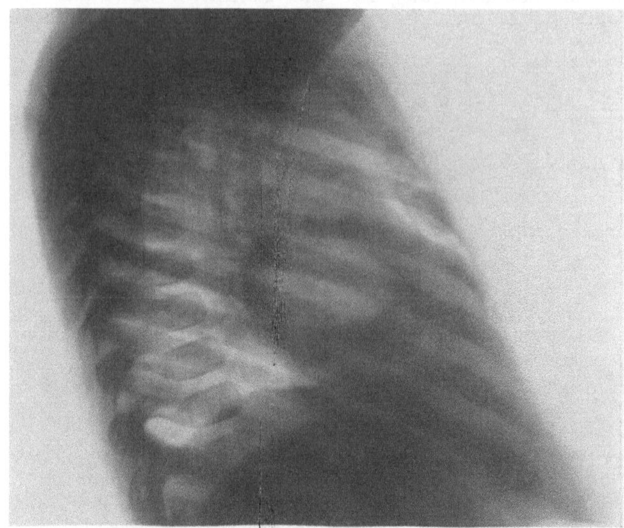

Abb. 143. K. V. Lungenabsceß nach der Entleerung.

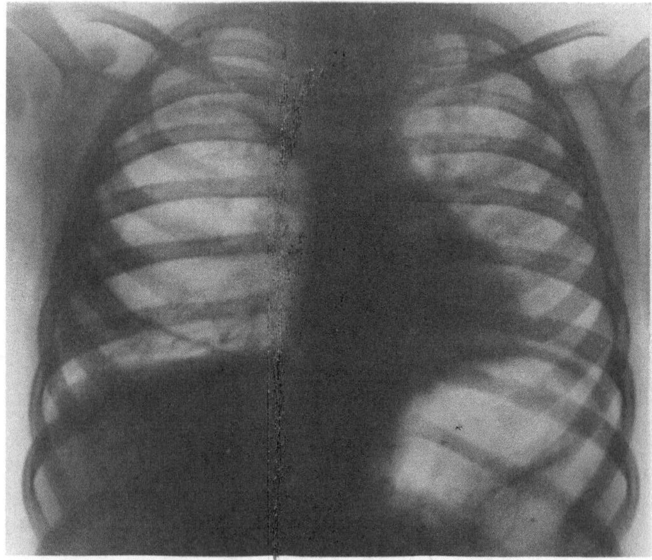

Abb. 144. K. V., 2 Jahre alt. Ventil-Pneumatocele nach Absceß in der rechten Lunge. Herz nach links hinübergedrängt. Absceßmembran durch die Dehnung verschmälert.

chirurgischen Eingriff sind Durchleuchtungen und Aufnahmen in verschiedenen Durchmessern (bei der Schwierigkeit bzw. Unmöglichkeit von Stereoaufnahmen unruhiger Kinder) unerläßlich.

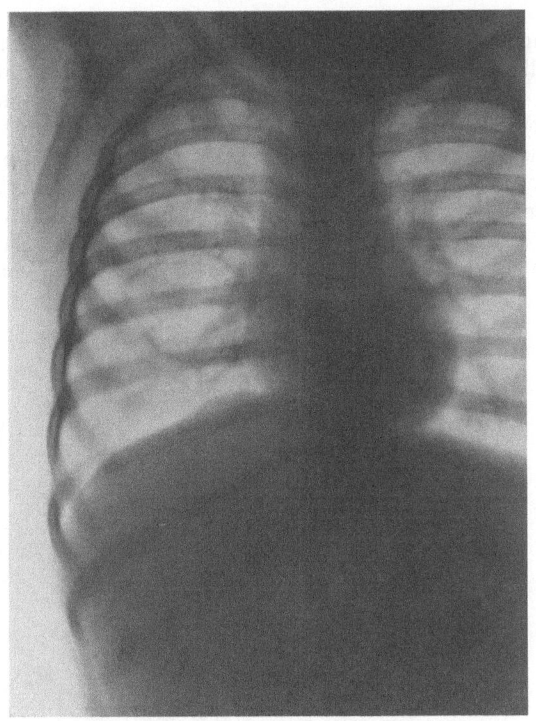

Abb. 145. K. V., Restzustand nach Lungenabsceß und Perforationspneumatocele.

11. Pneumatocele der Lunge.

Ein recht seltener Befund ist die *Pneumatocele der Lunge*, die als Hemmungsbildung einzeln oder in der Mehrzahl angeboren vorkommt. Hierher gehören

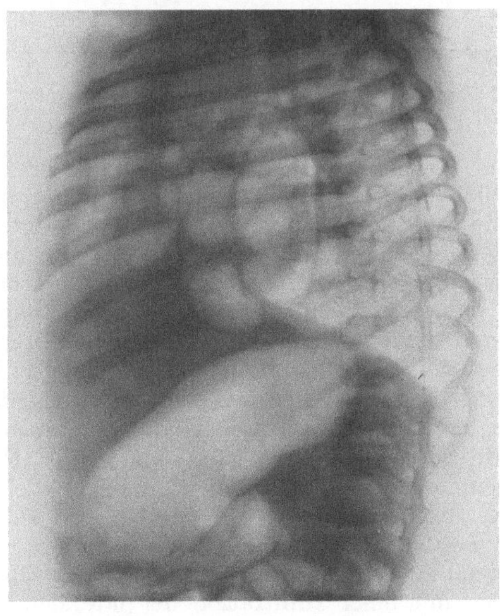

Abb. 146. Multilokuläre Pneumatocele der Lunge. Aufnahme in Seitenlage, sinistro-dextral.

auch die angeborenen Lungencysten. Erworbene Pneumatocelen, d. h. luftgefüllte größere Hohlräume im Lungengewebe selbst sind verschiedentlich bei Kindern beobachtet (DUKEN) (Abb. 146, 147, Beobachtung der Bonner Kinderklinik). Ihre Entstehung dürfte vermutlich auf Ventilverschluß eines Bronchus und Alveolarruptur größeren Umfanges bzw. Dehnung einer Absceßwandung nach Ventilverschluß des zuführenden Bronchus zurückzuführen sein. Für diese Ansicht spricht in dem einen Falle die Ausbildung der Lufthöhle im Anschluß an heftige Hustenstöße, in dem anderen ihre Entstehung nach spontanem Aushusten des eingedickten Absceßinhaltes (s. Abb. 145).

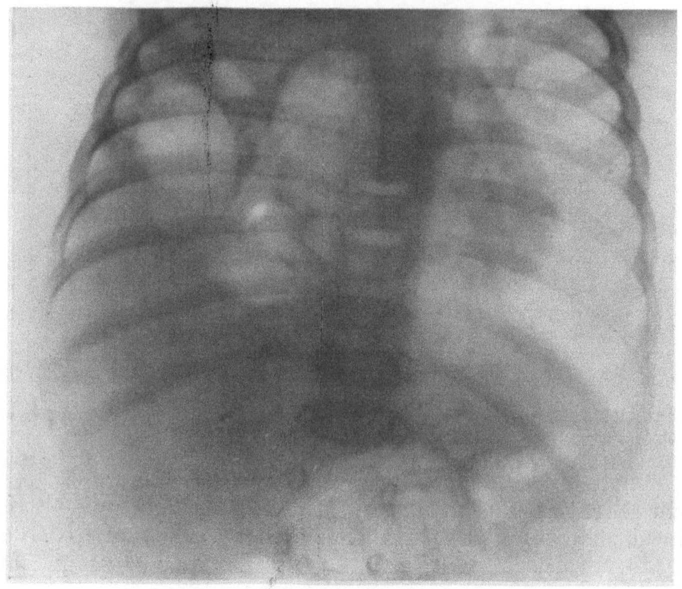

Abb. 147. Multilokuläre Pneumatocele der Lunge. Aufnahme in Rückenlage, postero-anterior.

12. Croupöse Pneumonie.

Wenn für das vollentwickelte Krankheitsbild der croupösen Pneumonie neben Auskultation und Perkussion die Röntgenuntersuchung diagnostisch entbehrlich zu sein scheint, so lehrt andererseits die tägliche praktische Erfahrung, daß recht häufig der klinische Zustand eine Pneumonieerkrankung vermuten läßt, während der Perkussions- und Auskultationsbefund keine sichere Lokalisation des wahrscheinlich bestehenden Krankheitsprozesses ermöglichen. Das unbefriedigende Ergebnis der physikalischen Untersuchung erklärt sich daraus, daß man unwillkürlich fälschlich das anatomische Bild der Hepatisation eines ganzen Lungenlappens erwartet; demgegenüber ist festzustellen, daß die croupöse Pneumonie *im Beginn* bei Kindern nur recht selten einen ganzen Lungenlappen infiltriert; vielmehr wissen wir heute (ENGEL, LAUCHE), daß die croupöse Pneumonie der Unterlappen in der Regel mit einer zentralen, hilären Infiltration beginnt, die sich dann über den entsprechenden Lungenlappen in seiner ganzen Ausdehnung verbreiten kann, häufig aber auch nur Teile desselben befällt. Die Pneumonie des rechten Oberlappens beginnt in den meisten Fällen mit einer Infiltration der lateralen Teile oder der in der Nähe des geraden Lungenspaltes gelegenen Abschnitte; ihr Beginn im Hilus ist recht selten. Ähnlich verhält es sich mit der seltenen Pneumonie des linken Oberlappens, bei der wir im Beginn fast ausnahmslos laterale Infiltrationen fanden. Diese Entwicklung wird einem aber erst dann deutlich, wenn man systematisch jeden Pneumonieverdacht röntgenologisch untersucht, wie es ENGEL getan hat, und wie wir es im klinischen Betriebe seit Jahren auch gewohnt sind. Man sieht dann immer wieder, wie die Pneumonie der Unterlappen und des Mittellappens sich bei der Röntgenuntersuchung zunächst als ein vieldeutiger

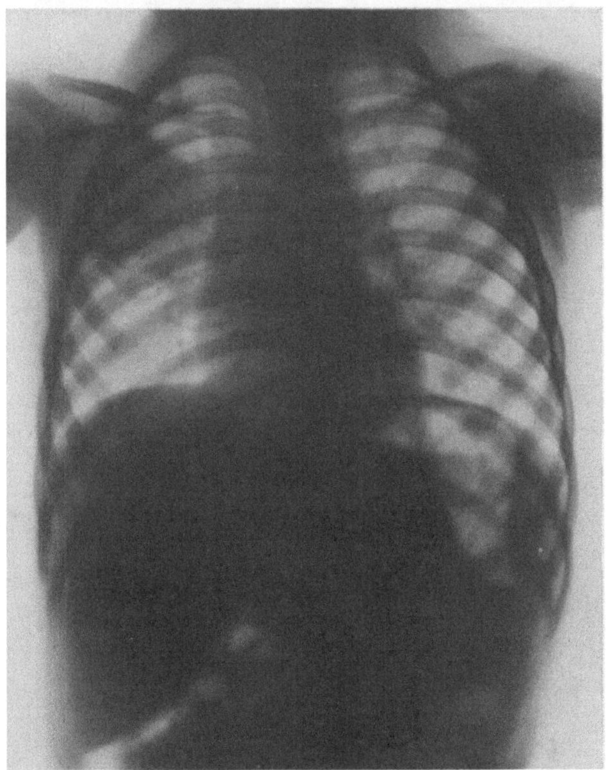

Abb. 148. F. B., 3 Jahre alt. Beginnende Pneumonie des rechten Oberlappens am zweiten Fiebertage.

Schatten verrät, der vom Hilus aus noch einen jeweils verschieden großen Anteil des betreffenden Lungenlappens verdunkelt und manchmal erst im Laufe von Tagen einen ganzen Lappen einnimmt. Bei der Entwicklung einer Pneumonie des rechten Oberlappens findet sich nach unseren Beobachtungen, die sich weitgehend mit den Erfahrungen DUKENS decken, meistens ein keilförmiger Schatten, dessen Basis an der seitlichen Brustwand liegt, und dessen Spitze zum Hilus hingerichtet ist; die untere Grenze bildet der gerade Lungenspalt; dieser Schattenkeil verbreitert sich zum Hilus hin, öfter nur einen wechselnd großen Teil des Oberlappens als dessen ganzen Bereich einnehmend, und hellt sich vom Hilus zur Peripherie hin bei der Lösung auch wieder auf. So ist es leicht erklärlich, daß im Beginn der Erkrankung Auskultation und Perkussion wegen der Kleinheit und tiefen Lage der Infiltration noch keine Diagnose ermöglichen, während der allgemeine klinische Zustand die Krankheit als

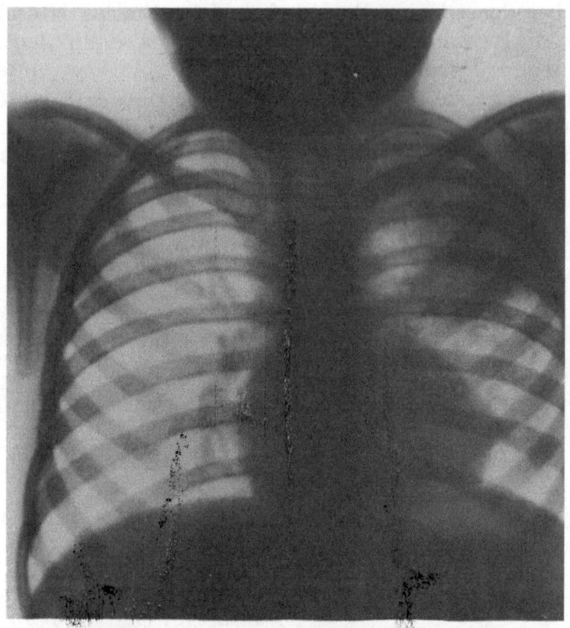

Abb. 149. E. H., 4 Jahre alt. Beginnende croupöse Pneumonie des linken Oberlappens.

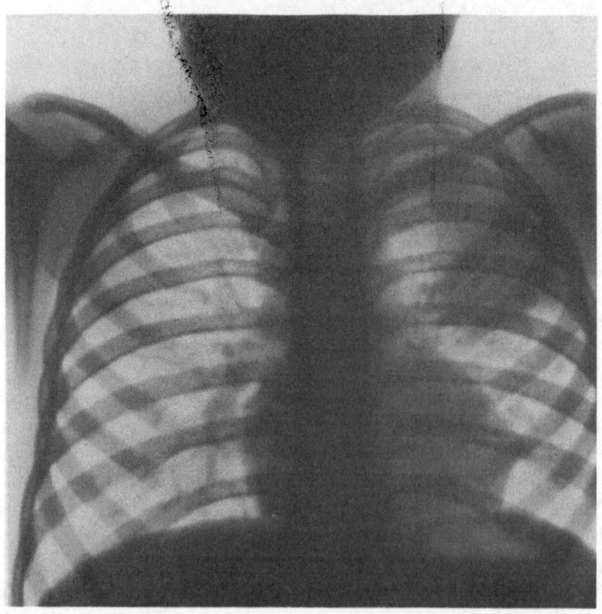

Abb. 150. E. H., 4 Jahre alt. Pneumonie des linken Oberlappens in Lösung.

Pneumonie kennzeichnet. In diesen Fällen ist die Röntgenuntersuchung für die Lokalisationsdiagnose wie für das Studium der Ausbreitungsweite unentbehrlich;

als selbstverständliche Forderung ist zu betonen, daß die Durchleuchtung in den verschiedenen Richtungen und die Beobachtung von Zwerchfell und

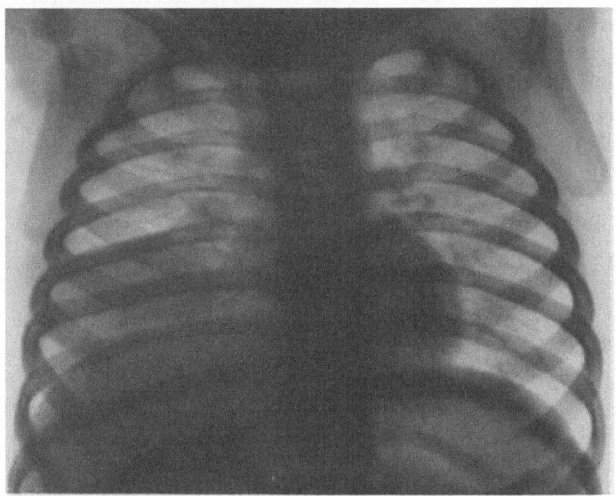

Abb. 151. H. R., 14 Monate alt. Klinisch croupöse Pneumonie des Mittellappens.

Mittelschatten dabei wichtiger sind als die schematischen Sagittalaufnahmen — soweit es der Zustand des Patienten erlaubt.

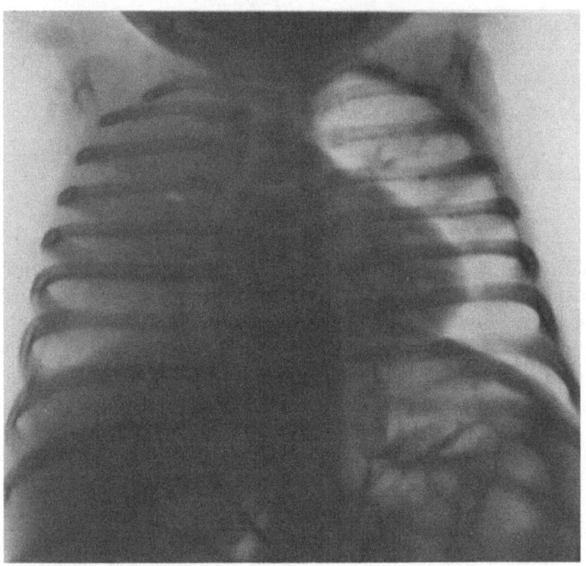

Abb. 152. A. W., 11 Monate alt. Croupöse Pneumonie des Ober- und Mittellappens (Rezidiv).

Neben diesen partiellen Lappeninfiltrationen findet man aber auch gelegentlich massive Prozesse, die im Röntgenbild als intensive Verschattung eines oder mehrerer Lappen erscheinen. Zur Beurteilung der Ausdehnung der Infiltration muß man sich den anatomischen Verlauf der Lappengrenzen stets vor Augen halten (s. Abb. 109—111). Nicht bei jeder Röhrenstellung können sich die Lappengrenzen scharf abzeichnen, da z. B. bei sagittalem Strahlengang lufthaltiges und infiltriertes Gewebe sich in der Projektion überschneiden, wodurch die Grenze unscharf wird.

Über die wichtige Differentialdiagnose zwischen Pneumonie und interlobärem Exsudat (unter Umständen mit Atelektasen der Umgebung) siehe den Abschnitt „Pleuraerkrankungen".

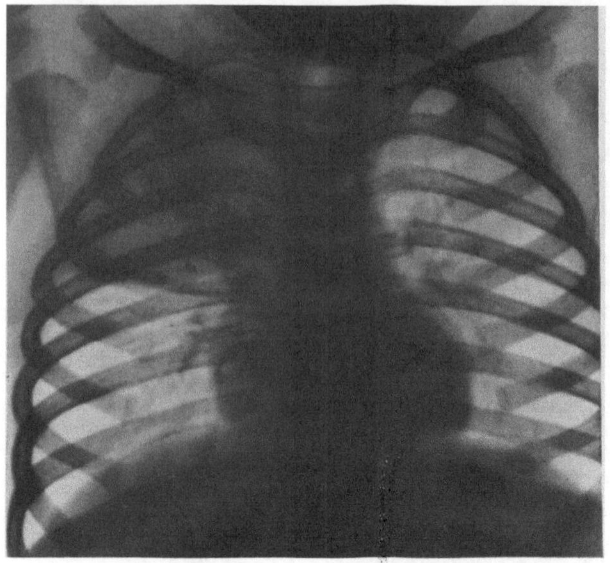

Abb. 153. H. M., 4 Jahre alt. Croupöse Pneumonie des rechten Oberlappens; verzögerte Lösung. Kleine Schwarte im geraden Lungenspalt. Keine Tuberkulose.

Leicht zu Irrtümern Anlaß geben kann das Röntgenbild einer in *Lösung* befindlichen Pneumonie; bei der ungleichmäßigen Resorption des pneumonischen Infiltrates ergeben sich Bilder, deren marmoriertes Aussehen, hervorgerufen durch weiche, konfluierende, teils unscharfe, fleckige Schatten, einer acinös-exsudativen Tuberkulose ähnlich sein kann. Die Situation klärt sich durch die Vorgeschichte und den klinischen Verlauf. Überhaupt ist, wie Beginn und Umfang der Ausbreitung des pneumonischen Infiltrates, auch die Rückbildung von Fall zu Fall verschieden. Bei rasch verlaufenden Pneumonien stimmt die klinische Lösung zeitlich durchaus nicht immer scharf mit der Aufhellung der Verschattung überein: Voreilen sowie Nachhinken der „röntgenologischen Lösung" kann man gelegentlich beobachten. Neben (meist zentralen) „*Eintagspneumonien*" und solchen, die in 2—3 Tagen restlos sich zurückbilden (Becker, Engel) beobachtet man Verlaufsformen, bei denen die röntgenologische Lösung, dem klinischen Befund entsprechend, längere Zeit, oft viele Wochen, benötigt. Bei diesen *chronisch indurierenden Formen* sind flächenhafte Schatten neben derben strangartigen Gebilden und Netzzeichnung, oft mit aufgehellten, geblähten Partien abwechselnd, ein regelmäßiger Befund.

13. Die Lungensyphilis.

Syphilitische Lungenprozesse beanspruchen insofern ein gewisses Interesse, als bei der objektiven Feststellung eines infiltrierenden oder tumorigen intrapulmonalen Krankheitsprozesses die differentialdiagnostische Möglichkeit einer Lungensyphilis nicht außer acht gelassen werden darf.

Der Röntgenbefund ist in keiner Weise charakteristisch. Der massige Infiltratschatten der Pneumonia alba ist in nichts von dem einer genuinen Pneumonie zu unterscheiden; die chronischen peribronchitischen Prozesse zeichnen sich bei der einmaligen Untersuchung ebensowenig durch irgendwelche besonderen Merkmale aus; die gummösen Herde sind als homogene Schatten sehr leicht aufzufinden; auf den in der Literatur vorgewiesenen Abbildungen fällt die eigenartige völlige Strukturlosigkeit der Schatten auf, „wie eine verwischte Bleistiftschummerung" (BALABAN, DEUTSCH, KAYSER).

Die Diagnose wird also nicht aus dem Röntgenbilde des Lungenprozesses selbst, sondern aus dem Nachweis syphilitischer Knochenprozesse, den serologischen Reaktionen bzw. ex juvantibus gestellt werden müssen.

14. Tumoren der Lunge.

Von Tumoren der Lungen kommen im Kindesalter fast ausschließlich Metastasen von Mischgeschwülsten in Frage, deren Diagnose nur unter Berücksichtigung des klinischen Krankheitsbildes gelingt. Umschriebene Verschattungen, denen klinisch keine Pneumonie oder Tuberkulose entspricht, sollten an die differentialdiagnostische Möglichkeit eines Tumors denken lassen; dasselbe gilt für den *Echinococcus* der Lunge. Ebenfalls darf bei hartnäckigen Infiltrationen nicht vergessen werden, an *Aktinomykose* zu denken.

15. Erkrankungen der Pleura.

Die Pleura kommt im Röntgenbilde unter normalen Umständen nicht zur Darstellung. Bei *akuter, trockener Pleuritis* sieht man gewöhnlich auf der Röntgenplatte nichts Krankhaftes, da die Strahlenabsorption von Fibrinauflagerungen mäßiger Dicke gegenüber den Toraxweichteilen nicht zur Geltung kommt. Auch bei starken subjektiven Beschwerden und deutlichen Reibegeräuschen ist dies durchweg der Fall. Wohl aber gestatten die indirekten Zeichen diagnostische Schlüsse zu ziehen, besonders das selten vermißte „Schonen" der betreffenden Zwerchfellhälfte: Die respiratorische Verschiebung der kranken Seite ist gegenüber der gesunden oft wesentlich eingeschränkt. Die als Folgen der Pleuritis sicca sich ausbildenden Verklebungen und *Verwachsungen*, etwa zwischen Pleura diaphragmatica und Pleura pulmonalis werden bei der Schirmbeobachtung sehr deutlich durch zeltförmige oder zipfelige Anheftungen des Zwerchfells bei der Inspiration, wenn der Zwerchfellbogen tiefer rückt. Je nach der Ausdehnung können diese „Zwerchfell-Pleurazacken" ganz verschiedene, aber stets leicht zu deutende Formen aufweisen. Häufig sind sie die Wegweiser zur Auffindung primärer tuberkulöser Lungenherde (subpleurale Lage des „GHONschen Herdes"). Durch pleuritische Verwachsung der Pleura costalis mit der Pleura diaphragmatica kann die respiratorische Entfaltung des Sinus phrenico-costalis verhindert werden: es tritt dann nicht die Zwerchfellkuppel insgesamt als gewölbte Linie tiefer, sondern das Zwerchfell spannt sich lediglich flach, horizontal oder schräg bei der Inspiration aus. Durch pleuro-pericarditische Anheftungen kommen oft zipfelige Gebilde am Herzrande zur Beobachtung.

Pleuraschwarten, das heißt größere flächenhafte Bindegewebsneubildungen zwischen benachbarten Pleurablättern können ganz ausgesprochene Schattenflächen verursachen. Wenn differentialdiagnostische Schwierigkeiten bestehen, etwa gegen pneumonische Infiltrationen, so kann man sich des Kunstgriffes bedienen, die Helligkeit miteinander zu vergleichen, welche die Durchleuchtung der betreffenden Stelle beim Durchstrahlen in zwei entgegengesetzten Richtungen liefert; so wird z. B. die Verschattung durch eine der hinteren Thoraxwand anliegende Pleuraschwarte bei ventro-dorsaler Strahlenrichtung stärker

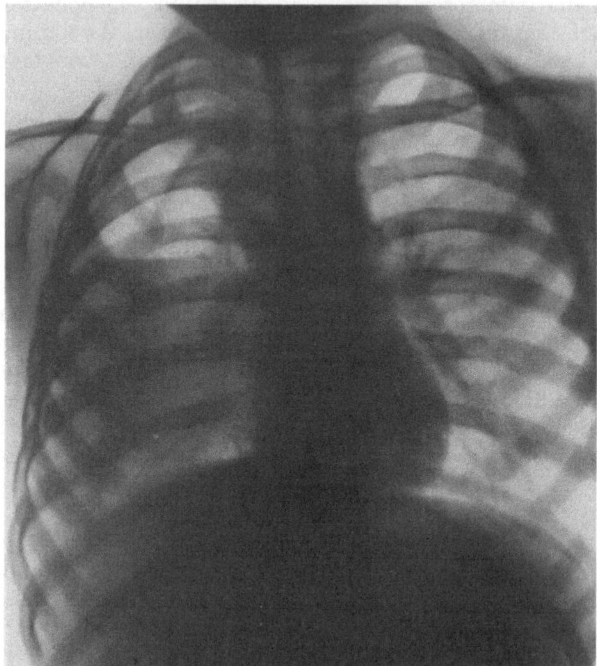

Abb. 154. C. M. Tuberkulöse Pleuritis (Seropneumothorax).

sein als bei dorsoventraler Durchleuchtung. Außerdem halten sich die Pleuraschwarten nicht an die Lappengrenzen, wie es gewöhnlich bei den pneumonischen Infiltrationen der Fall ist. Die Neigung dieser Schwarten zur Schrumpfung bedingt im weiteren Verlauf Verziehungen des Mediastinums und seiner Organe und mehr oder weniger hochgradige Deformationen des knöchernen Brustkorbes. In den seltenen Fällen, wo eine nicht allzu dichte, aber flächenhafte Verschwartung auf beiden Seiten gleichmäßig vorhanden ist, wird die richtige Diagnose aus dem Röntgenbild kaum zu stellen sein, weil eine Vergleichsmöglichkeit zwischen den beiden Seiten fehlt.

Die Flüssigkeitsansammlungen bei *exsudativer Pleuritis* sind durch die Röntgenuntersuchung gewöhnlich selbst in solchen Fällen deutlich nachweisbar, wo die geringe Dicke der Flüssigkeitsschicht den klinischen Nachweis noch nicht gestattet. Die Beschaffenheit des Ergusses, serös, eitrig oder sanguinolent, ist nach allgemeiner Erfahrung ohne Einfluß auf die Dichte des Schattens; dieselbe wird ausschließlich durch die Dicke der durchstrahlten Flüssigkeitsschicht bestimmt. Kleine Ergüsse füllen den Randwinkel zwischen Zwerchfell und Thoraxwand (Sinus pleurae phrenico-costalis) aus; bei größeren Flüssigkeitsmengen sammeln sich diese nicht der Schwere nach am tiefsten Punkte an, sondern steigen an der Thoraxwand auf; die Schattengrenze steigt in Form der bekannten DAMOISEAUschen Linie seitlich und dorsal an, ähnlich wie die Grenze der perkutorischen Dämpfung; die Ursache ist teils in der Saugkraft des capillären Pleuraraumes, teils in der verschieden starken Retraktion der einzelnen Lungenlappen zu erblicken, denn auch bei Rückenlage bleibt dieses Verhalten bestehen. Diese „Mantelexsudate“ sind im Röntgenbilde unverkennbar

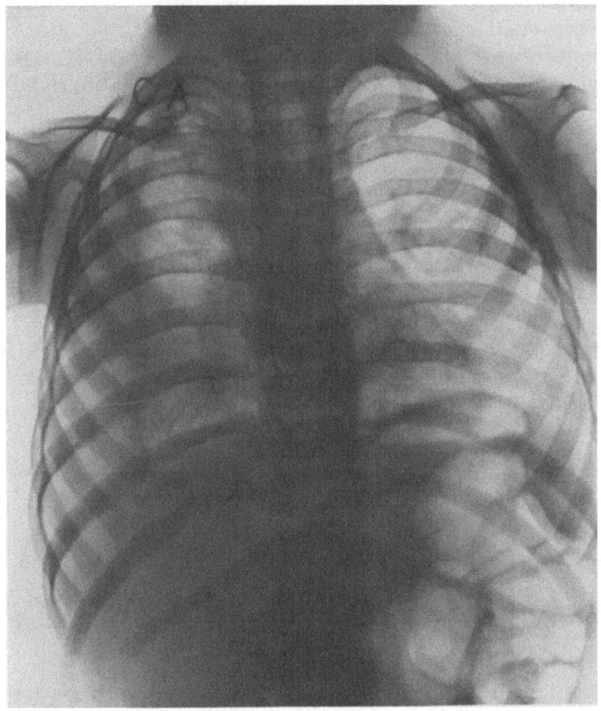

Abb. 155. C. M. Tuberkulöse Pleuritis; wandständiges Exsudat, Kompression der rechten Lunge.

durch ihren homogenen Schatten von der beschriebenen Form; seltener sind die kleinen Mantelexsudate, die im Röntgenbilde als schmaler homogener Randschatten parallel der seitlichen Thoraxwand erscheinen. Horizontal begrenzte Pleuraergüsse, ohne daß gleichzeitig ein Pneumothorax besteht, können in seltenen Fällen durch pleuritische Verklebungen oberhalb des Ergusses verursacht sein; solche pleuritischen Verwachsungen können überhaupt dem Exsudat die verschiedensten Formen aufdrängen, gleichviel ob sie älteren Datums sind, oder durch teilweises Ablassen des Ergusses ohne oder mit Lufteintritt bei der Punktion sich ausbilden (im letzteren Falle „Hydropneumothorax“). Manchmal kommen mehrfach durch Verklebungen getrennte „abgesackte“ Teilexsudate zustande. Eine andere Form des abgesackten Exsudates bzw. Empyems kommt, auch im Säuglingsalter, an der seitlichen Thoraxwand zur Beobachtung, deutlich erkennbar als rundlich vorspringender, von der Seite her die Lunge komprimierender homogener Schatten. Bei großen „freien“

Pleuraergüssen ist das Herz deutlich nach der gesunden Seite verdrängt, das Zwerchfell der kranken Seite steht tief, die Intercostalräume sind verbreitert.

Pleuritische Ergüsse und Schwarten in den *Interlobärspalten* haben seit Beginn der Röntgenära erheblich an Bedeutung gewonnen, da sie öfter durch die Röntgenuntersuchung aufgedeckt werden, wenn sie wegen ihrer geringen Ausdehnung mit den übrigen klinischen Untersuchungsmethoden noch nicht nachzuweisen sind.

Zum Nachweis interlobärer Prozesse ist die Kenntnis des anatomischen Verlaufes der Interlobärspalten unerläßlich.

Beiderseits verläuft der Spaltraum zwischen Ober- und Unterlappen, der sogenannte „große schräge Lungenspalt", von hinten oben nach vorne unten; rechts gelangt er dorsal etwa im Bereich der vierten Rippe oder der ihr benachbarten Intercostalräume an die Lungenoberfläche, kreuzt in der Axillarlinie die fünfte Rippe und kommt an der ventralen Lungenoberfläche etwa in der

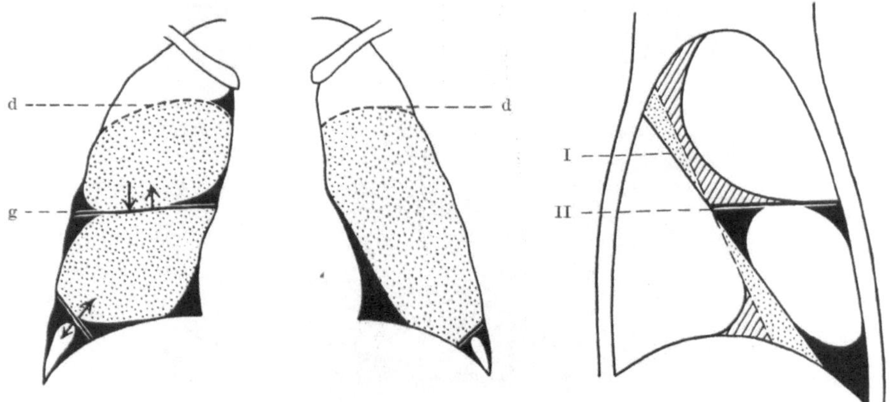

Abb. 156. Punktiert: Fläche der Schrägspalte; schwarz: Sitz kleiner Randexsudate; d dorsale Grenze der großen Schrägspalte; g gerader Lungenspalt; die Pfeile bezeichnen die Ausbreitungsrichtung pleuritischer Ergüsse.

Abb. 157. I punktierte Fläche. Rechte große Schrägspalte; II gerade Lungenspalte; ■ und ▨ Ausbreitung pleuritischer Ergüsse.

Höhe des fünften Intercostalraumes zum Vorschein; medianwärts überschreitet er gewöhnlich nicht die Knorpelknochengrenze der sechsten Rippe. Links verläuft der große, schräge Lungenspalt ganz ähnlich, nur schneidet er die dorsale Lungenoberfläche etwa im Bereich der dritten bis vierten Rippe. Dadurch, daß rechts der Mittellappen, etwa wie durch einen horizontalen Schnitt, aus dem Vorderlappen herausgeschnitten erscheint, verläuft der „kleine oder gerade Lungenspalt" als annähernd horizontaler Spaltraum vorne etwa in der Höhe der dritten Rippe und erreicht seitlich hinter der Axillarlinie im Bereich der vierten Rippe den schrägen großen Lungenspalt (s. Abb. 157).

An der dem Zwerchfell zugekehrten Lungenfläche teilt der große schräge Spalt rechts einen größeren, vorn und median gelegenen Teil des Mittellappens und einen hinten und unten lateral liegenden Teil des Unterlappens ab. Auf der linken Seite ist an entsprechender Stelle durch die große Schrägspalte eine Trennung von Ober- und Unterlappen vorhanden; dadurch, daß hier der Anteil des Oberlappens kleiner ist als rechterseits der des Mittellappens, wird die Projektion der Schrägspalten stark unsymmetrisch.

Die dem Mediastinum zugekehrte Lungenfläche wird rechts von der Lungenbasis bis zum Hilus fast senkrecht durch den Schrägspalt geschnitten; cranial-

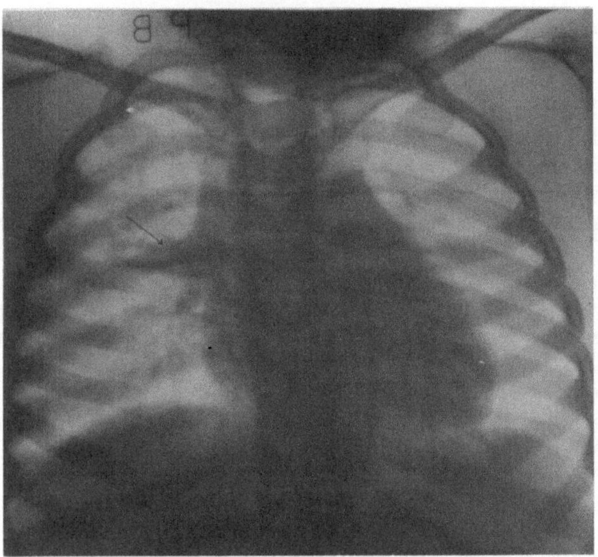

Abb. 158. P. B., 6 Jahre alt. Tuberkulose. Pleuromediastinitis dextra superior mit Beteiligung des geraden Lungenspaltes (Pfeil).

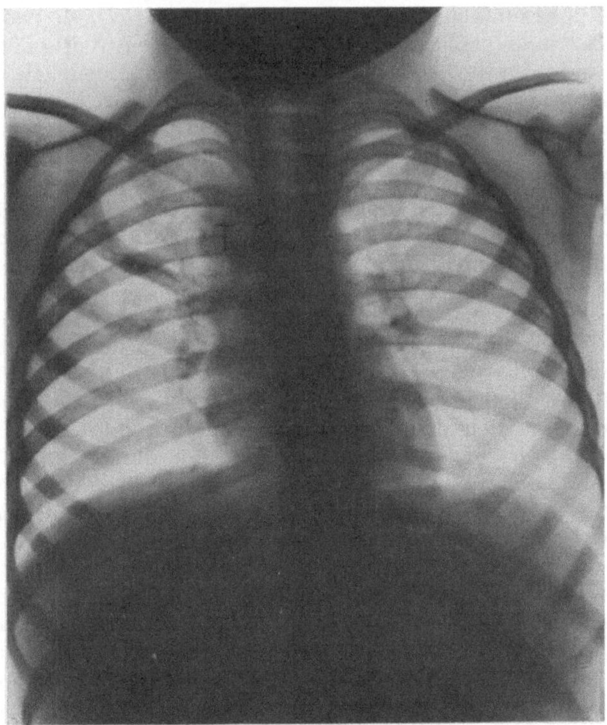

Abb. 159. S. Str., 5 Jahre alt. Dünne kalkhaltige Schwarte im geraden Lungenspalt nach exsudativer Pleuritis bei Tuberkulose.

wärts vom Hilus ist die mediane Schnittfläche des Schrägspaltes leicht dorsal abgebogen und erreicht die dorsale Lungenoberfläche etwa in der Höhe der dritten Rippe.

An der mediastinalen Fläche der linken Lunge verläuft die Schrägspalte nicht ganz so steil wie rechts. Im übrigen sind die Alters- und Individualvariationen scheinbar nicht sehr beträchtlich, so weit klinisch-röntgenologische Untersuchungen ergeben. Die Projektion der interlobären Flächen im Röntgenbild ist von DIETLEN grundlegend dargestellt und später von FLEISCHNER u. a. Autoren durch klinische Beobachtungen ergänzt. (In letzter Zeit hat vor allem SCHÖNFELD die interlobären Prozesse im Kindesalter eingehend bearbeitet.) Kompliziert wird die Projektion der interlobären Spalträume dadurch, daß sie keine Ebenen, sondern dreidimensionale, gewundene Flächen sind. Infolgedessen bildet sich im Modellversuch der rechte gerade Spalt (zwischen Ober- und Mittellappen) bei dorsoventraler Projektion und Einstellung des Zentralstrahles auf den 4.—5. Brustwirbel als schmaler Bandschatten ab, dessen Unterrand ziemlich scharf begrenzt ist, während sich der craniale Rand im oberen Lungenfeld allmählich verliert. Bei Verschiebung der Röhre cranialwärts wird das Schattenband schmäler, fast strichförmig; läßt man die Röhren caudalwärts wandern, so verbreitert sich der Schatten und erscheint dreieckig mit unscharfer cranialer Grenze. In der frontalen Projektion von links nach rechts wechselt der Schatten seine Form je nach der Höhe der Einstellung, in einer Weise, die EISLER mit dem Bilde einer im Winde flatternden Fahne vergleicht, deren scheinbare Größe sich dauernd verändert („Fahnenzeichen"). Die großen Schrägspalten projizieren sich in frontaler Richtung als „propellerähnliche" Gebilde infolge der räumlichen „Verwindung" (s. Abb. 157). Je nach der Höhenlage des Zentralstrahles erscheint der obere oder untere Anteil schärfer begrenzt. In der dorso-ventralen Projektion bildet sich im Modellversuch der Schatten der Schrägspalte als kuppelförmiger, lateral konvexer, bis zum Zwerchfell reichender Schatten ab, der den Phrenico-Costalwinkel und die angrenzende Ecke des Lungenfeldes in geringer Ausdehnung freiläßt sowie einen schmalen Streifen des Lungenfeldes gegen den Mittelschatten zu.

Diese typischen Bilder des Modellversuches finden sich in klinischen Fällen leider nur dann, wenn der schattengebende, interlobäre Krankheitsprozeß (Exsudat, Schwarte) einmal den ganzen Spaltraum ausfüllt und außerdem noch gleichmäßig dick ist. Durch Abkapselung, infolge von pleuritischen Verklebungen innerhalb eines Spaltraumes, gleichzeitiges Vorhandensein von Mantelexsudaten, Kombination von Lungeninfiltration und Erguß im benachbarten Interlobärspalt usw. wird im Einzelfalle häufig das Bild sehr verschieden und stellt bei einmaliger Untersuchung auch den Erfahrenen vor die größten Schwierigkeiten bezüglich der Diagnose; meist wird erst die häufige Durchleuchtung in den verschiedenen Durchmessern zusammen mit der klinischen Beobachtung und eventuell das Ergebnis einer Probepunktion die Sachlage endgültig klären. Eine Differentialdiagnose zwischen dünnschichtigem Exsudat und Schwarte ist in frischen Fällen aus dem Röntgenbefunde oft nicht zu stellen. Den besten differentialdiagnostischen Anhalt geben die „allgemeinen" Zeichen; bei Erguß: Tiefstand des Zwerchfells auf der kranken Seite, Verbreiterung der Intercostalräume, Rippen mehr horizontal verlaufend, Mittelschatten zur gesunden Seite hin verdrängt — freilich gehört dazu eine gewisse Größe des Ergusses; bei älteren Schwarten: Hochstehendes Zwerchfell, Verschmälerung der Intercostalräume, steile Rippenstellung, Verziehung des Mittelschattens nach der kranken Seite hin.

Ungleichmäßige Dicke der interlobären Schwarten ergibt fleckige, unregelmäßige Schatten; andererseits kann ein außer der Schwarte noch vorhandener abgesackter Erguß oder ein Lungeninfiltrat den fleckig-unregelmäßigen Schatten verursachen. In diesen Fällen klärt die klinische Beobachtung und die öfter wiederholte Röntgenuntersuchung erst den Befund auf. Feinste, haarscharfe Strichschatten, die dem Verlauf des geraden Lungenspaltes rechts entsprechen, können Pleuraverdickungen sein; sie finden sich aber auch häufig als Zufallsbefund bei anamnestisch unverdächtigen Fällen[1]; klinisch ist der Befund der „Haarlinie" auch nicht von erheblicher Bedeutung.

Bei Pyopneumothorax in einem Interlobärraume erleichtert die Beweglichkeit des Flüssigkeitsspiegels die Diagnose wesentlich; nach WACHTEL kann der Scheitelpunkt der Luftblase dabei eher lateral gelegen sein. Die Differentialdiagnose gegen Lungenabsceß kann sich je nach der Lage durch Projektion in den

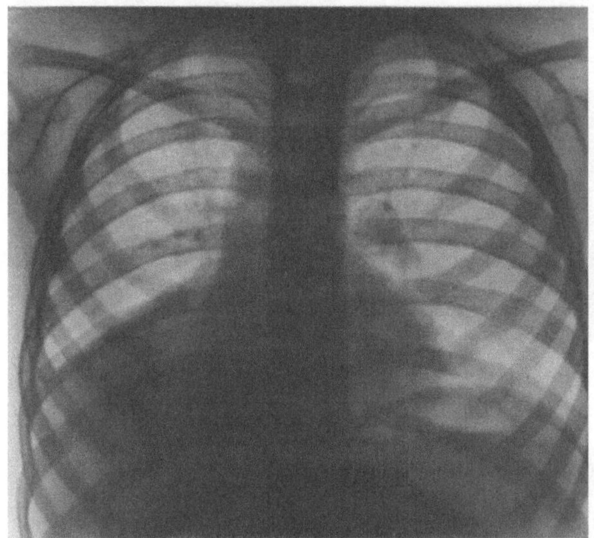

Abb. 160. H. H., $4^1/_2$ Jahre alt. Pleuritis tuberculosa interlobaris. Rückbildung gegen das Mediastinum zu.

verschiedenen Richtungen bzw. durch Stereoaufnahmen ergeben; Täuschungen durch einen Absceß in der Nähe des Spaltraumes sind stets als möglich anzunehmen.

Die *mediastinalen Pleuritiden* als „abgekapselte" Ergüsse oder Schwarten geben einen ziemlich typischen Röntgenbefund. Den anatomischen Verhältnissen gemäß können diese Pleuritiden rechts und links jeweils den vorderen wie den hinteren Mediastinalraum (zwischen Pleura mediastinalis und Pleura visceralis) betreffen. Bei Ergüssen von hinreichender Größe zeigt das Röntgenbild in dorsoventraler Strahlenrichtung neben der Wirbelsäule, innerhalb des Herzschattens oder denselben lateral überschneidend, Schatten von verschieden großer Ausdehnung und Form.

Die Differentialdiagnose zwischen Pleuritis mediastinalis und einem infiltrierenden Prozeß eines Lobus infracardiacus ergibt sich durch fortlaufende Beobachtung, da eine schnelle Veränderung in der Form und Ausdehnung des Prozesses eher bei einer Pleuritis med. zu erwarten ist (ETTIG). Auch die Jodipinfüllung des Bronchialbaumes kann nähere Aufschlüsse bringen, wenn man die Gefahr des Eingriffes dem diagnostischen Vorteil für angemessen erachtet.

[1] Die „normale Haarlinie" läßt ja z. B. auch die Diagnose eines Lobus venae azygos zu.

Recht häufig findet man costo-mediastinale Schwarten, die beiderseits vorn und hinten, oben und unten im Sinus costo-mediastinalis auftreten. Sie sind

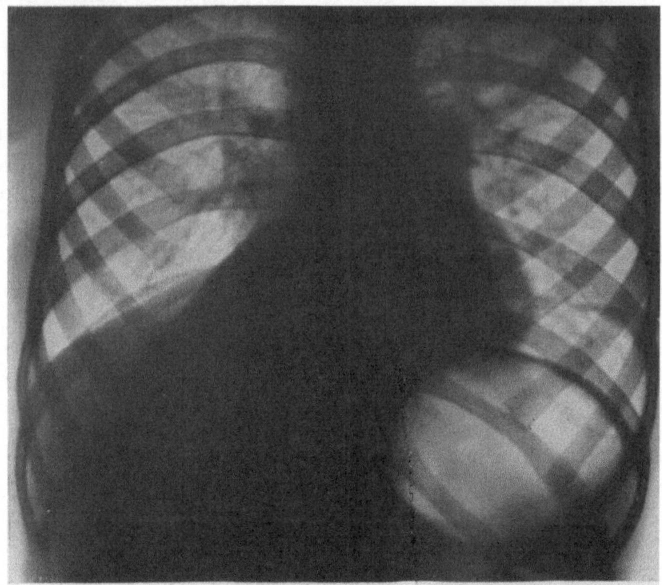

Abb. 161. F. D., $8^1/_2$ Jahre alt. Beiderseitiger pleuro-mediastinaler Erguß bei Tuberkulose. Links ist der Erguß innerhalb des Herzschattens gut erkennbar.

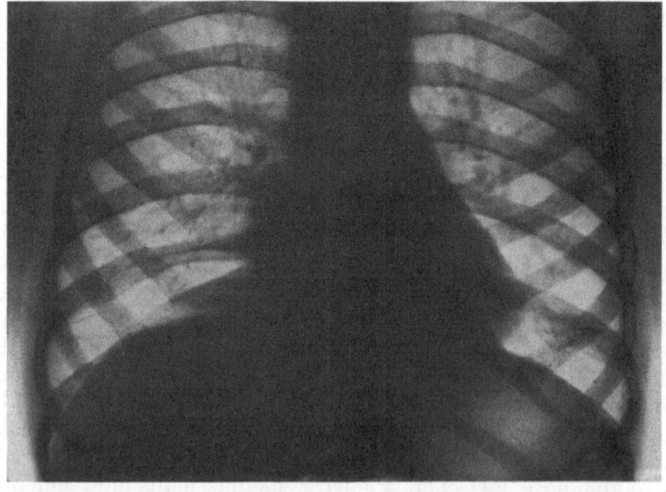

Abb. 162. F. D., $8^1/_2$ Jahre alt. Tuberkulose. Beiderseits pleuro-mediastinaler Erguß; rechts Übergreifen auf den Interlobärspalt; links deutlicher Schatten des Ergusses innerhalb des Herzschattens.

fast nur im sagittalen oder schrägen Durchmesser darstellbar, erscheinen je nach der Ausdehnuug bandartig oder dreieckig, strecken sich im Inspirium; seltener sind sie lateral leicht konvex gewölbt oder wellig begrenzt. Da sie fast ausschließlich einseitig auftreten, sind sie von den spindelförmigen, beiderseits die Wirbelsäule umfassenden cariösen Wirbelabscessen unterscheidbar; im Zweifelsfalle entscheidet die Strukturaufnahme der Wirbelsäule.

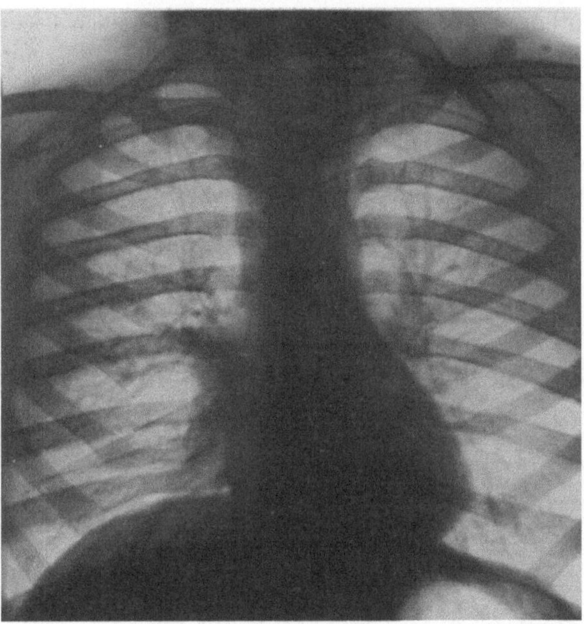

Abb. 163. F. D. Tuberkulose. Rückbildung der pleuritischen Ergüsse. Rechts feine interlobäre Auflagerungen.

Rechtsseitig sind diese costo-mediastinalen schwartigen Prozesse meist recht gut als Dreieckschatten erkennbar; die Ansprechbarkeit linksseitiger Prozesse

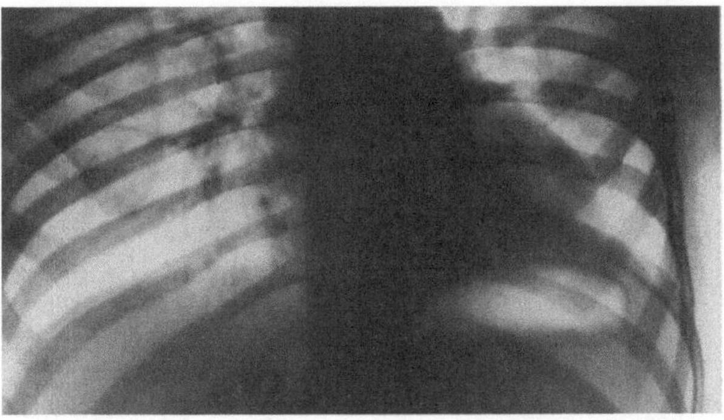

Abb. 164. C. St., 10 Jahre. Pleuromediastinitis posterior tuberculosa. Der dreieckig erscheinende Exsudatschatten ist innerhalb des Herzschattens sichtbar (Pfeil). Aufnahme im Stehen, dorso-ventral.

ist gering, wenn sie den Herzrand nicht in der Projektion überragen; gelegentlich sind sie aber infolge Schattensummation auch innerhalb des Herzschattens zu sehen; in anderen Fällen kommen sie in den caudalen Teilen innerhalb der hellen Magenblase sehr gut zur Darstellung (s. Abb. 161—164). Sie bilden sich meist gut zurück, so daß nur eine feinste Schattenlinie als sichtbares Zeichen erhalten bleibt (s. Abb. 163).

16. Pneumothorax.

Der Pneumothorax ist im Röntgenbilde im allgemeinen leicht zu erkennen, da größere Luftansammlungen im Pleuraraume infolge der Aufhellung sofort auffallen. Im Bereiche dieser Aufhellung treten die Rippenschatten besonders klar hervor, die „Lungenzeichnung“ fehlt. Die kollabierte Lunge ist deutlich gegen die Aufhellung des Pneumothorax abgegrenzt. Im Idealfalle verläuft die Grenze zwischen beiden seitlich bogenförmig von oben nach unten, die Lunge ist konzentrisch hiluswärts zusammengeschnurrt. Falls die Lunge

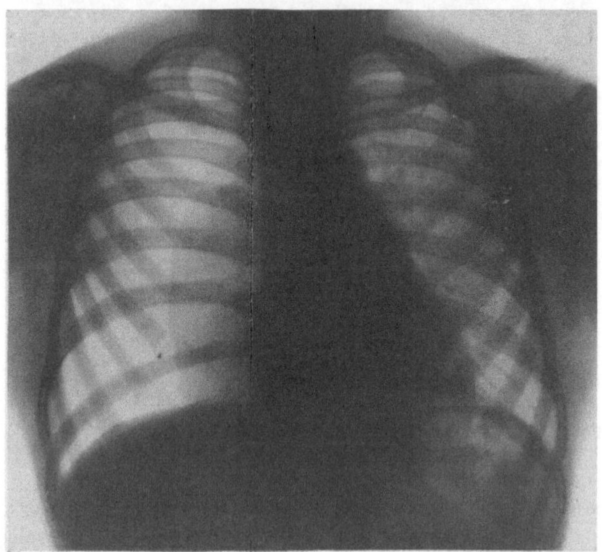

Abb. 165. H. H. Spontanpneumothorax bei einem sicher tuberkulosefreien Kinde ohne besonderen Anlaß plötzlich entstanden.

stellenweise durch pleuritische Verwachsungen an der Thoraxwand fixiert war, wird die Grenze dort bogig, scharf begrenzt zipfelig. Das Mediastinum ist nach der gesunden Seite verdrängt; bei stärkerem Überdruck können die „schwachen Stellen“ des Mediastinums nachgeben und sich hernienartig in die gesunde Thoraxhälfte vorstülpen (Groedel). Die respiratorischen Bewegungen des Zwerchfells und der Rippen sind auf der Seite des Pneumothorax aufgehoben oder stark eingeschränkt.

Neben dem therapeutischen Pneumothorax und solchem nach ungeschickter Probepunktion findet sich der reine Spontanpneumothorax nicht ganz selten als Folge von Alveolarruptur bei lokalem Emphysem, bei Kleinkindern öfter im Verlauf einer Grippe. Falls der Spontanpneumothorax infolge des Durchbruchs einer tuberkulösen Kaverne in den Pleuraraum entsteht, oder durch Einbruch eines Lungenabscesses in den Pleuraraum, bildet sich meist gleichzeitig ein mehr oder weniger großer Erguß aus. Dieser Hydro- bzw. Pyopneumothorax zeigt im Röntgenbilde den Exsudatschatten mit deutlichem Spiegel, klar gegen die luftgefüllte Pleurahöhle abgegrenzt; bei Bewegungen des Patienten sind auch die Bewegungen des Flüssigkeitsspiegels sehr gut zu sehen. In Fällen von abgesacktem Hydropneumothorax, wo also pleuritische Verklebungen die freie Ausbreitung von Erguß und Luft behindern, kann manchmal erst bei Schrägdurchleuchtung die Luftblase nachweisbar sein. Die Trennung des abgesackten Pyopneumothorax vom Lungenabsceß kann je nach der Lage schwierig sein und wird durch eine exakte Tiefenbestimmung erreicht, soweit eine sichere Diagnose überhaupt möglich ist. Bei Grippepneumonie haben wir uns verschiedentlich davon überzeugen müssen, daß das Auftreten eines Spontan-Pyopneumothorax das Schicksal des Patienten besiegelt.

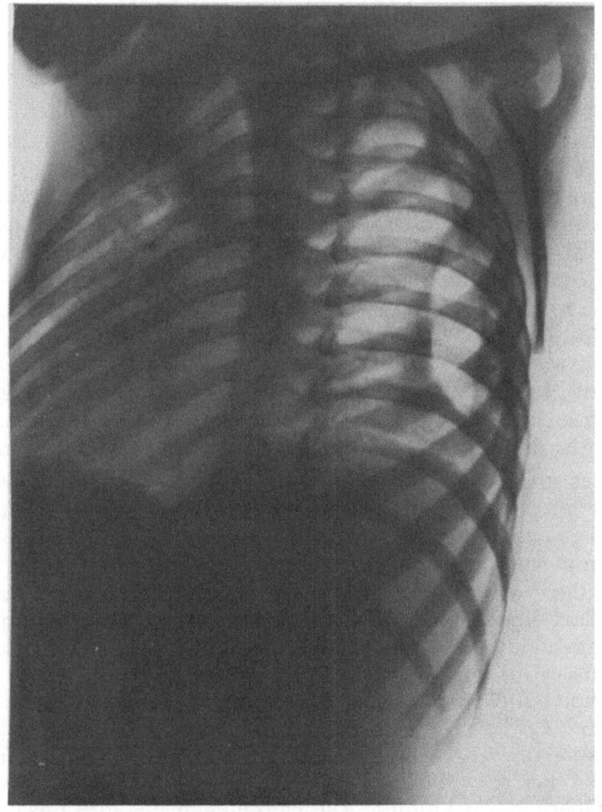

Abb. 166. P. K., 3 Jahre alt. Grippepneumonie. Spontanpneumothorax mit pleuritischen Verwachsungen.

Da in diesen Fällen oft partielle Verwachsungen sowie gleichzeitiges Bestehen infiltrierender Lungenprozesse und Ergüsse die rein klinische Deutung sehr erschweren, bleibt meist der Röntgenuntersuchung die Klärung des Zustandes vorbehalten.

Die Aufgabe der Röntgenuntersuchung bei der Anlage und Kontrolle des künstlichen, therapeutischen Pneumothorax ist eindeutig: Was die Indikation anbetrifft, so wird wohl niemand mehr ohne sorgfältigen Röntgenbefund ein Urteil über Ausdehnung und Form des tuberkulösen Prozesses sich bilden wollen; auch die Erkennung von Hindernissen für die Anlegung des Pneumothorax (Verwachsungen in flächenhafter Ausdehnung, Stränge usw.) wird eigentlich erst durch die Röntgenuntersuchung ermöglicht. Bei der Anlage des Pneumothorax läßt sich der erreichte Grad der Luftfüllung und die zunehmende Retraktion der Lunge gut im Röntgenbild verfolgen; oft genug sind Verwachsungen der Pleura erst mit fortschreitender Luftfüllung durch das „Hängenbleiben“ der Lunge zu erkennen. Die Überwachung des Pneumothorax (die Erkennung von Exsudaten e vacuo, die Verdrängung der mediastinalen Organe, der allmähliche Verlust der Füllung) ist ohne öftere Röntgenkontrolle nicht mehr denkbar.

17. Die intrathorakale Tuberkulose.

Was den diagnostischen Wert der Röntgenuntersuchung bei tuberkulösen Erkrankungen der Thoraxorgane anbetrifft, so dürfte heute wohl das Stadium der Überschätzung allgemein überwunden sein. Die andere Frage, ob der Standpunkt der rein sachlichen Beschreibung der Lungenaufnahme nach Schattenform und Schattenqualität der richtige ist, möchte ich nur mit großer Einschränkung bejahen. Diese Art der Beschreibung ist wohl zur Kennzeichnung des objektiven Befundes angebracht, andererseits soll uns die Röntgenuntersuchung als Teil der klinischen Untersuchung überhaupt die Erkenntnis des Zustandsbildes vermitteln — die Röntgenuntersuchung soll ein ärztlich-diagnostisches Werkzeug sein; nicht der Röntgentechniker soll „schöne Bilder“ liefern, die der behandelnde Arzt „beurteilt“, sondern der Arzt soll seinen Patienten „röntgenologisch untersuchen“; wer klinisch untersuchen *und* röntgen kann, wird seinen Patienten am besten beurteilen und beraten können; der *röntgenologisch tätige Arzt* kann auf die klinische Untersuchung nicht verzichten, wenn er seine Tätigkeit noch als ärztliche betrachten will; er braucht ärztliche diagnostische Kunst und ärztliche Erfahrung, um aus dem „objektiven Röntgenbefund“ eine Diagnose zu stellen.

Der Gang der Untersuchung ist im wesentlichen der gleiche wie bei jeder Röntgenuntersuchung der Brustorgane: 1. Durchleuchtung in gutem Adaptionszustande. Orientierende Übersicht bei weit offener Blende (Thoraxskelet, Herz, Zwerchfell, Atmungsbewegungen der Organe unter Verschiebung der Röhre, Aufsuchen auffälliger Veränderungen). Dann beginnt das „Spiel der Blenden“; mit je nach Bedarf eingestellter Blendenöffnung unter Verschiebung der Röhre werden die Lungenfelder systematisch abgesucht, zunächst in Normalstellung des Patienten, dann in den verschiedenen anderen Durchmessern. Eine Übersicht über die Spitzenfelder verschafft man sich am besten so, daß man nach Redekers Vorschlag bei Normalstellung die herabhängenden Oberarme des Kindes umfaßt und einwärts rotiert, worauf das Kind von selbst in „Katzenbuckelstellung“ geht, so daß man durch die obere Thoraxapertur einen ausreichenden Einblick in die Oberfelder bekommt. Die Durchleuchtung gibt uns in jedem Falle an, in welcher Stellung der Prozeß am besten photographisch festgehalten werden kann. Wenn man glaubt auf die objektive Fixierung des Befundes durch eine Aufnahme verzichten zu können, empfiehlt es sich sehr, den Befund in eine Thoraxskizze nach einem bestimmten Schema einzuzeichnen und daneben kurz zu beschreiben. Falls es eben möglich ist, schließen wir in jedem Falle eine Aufnahme an, deren urkundlicher Wert doch entschieden größer ist als der immerhin subjektive Durchleuchtungsbefund.

Da die Lungentuberkulose im Kindesalter sich gewöhnlich unter wesentlicher Beteiligung der intrathorakalen Lymphdrüsen zu entwickeln pflegt, ist eine Kenntnis deren Topographie für das Verständnis der Röntgenbefunde unerläßlich.

Nach den grundlegenden Arbeiten von Engel, der Sukiennikoffs Befunde wesentlich ergänzte, berichtigte und vereinfachte, kann man konstant folgende Gruppen unterscheiden (s. Abb.):

1. Lymphoglandulae epitracheales = paratracheales, beiderseits der Luftröhre anliegend.
2. Lymphogl. praetracheales an der ventralen Seite der Bifurkation der Trachea anliegend.

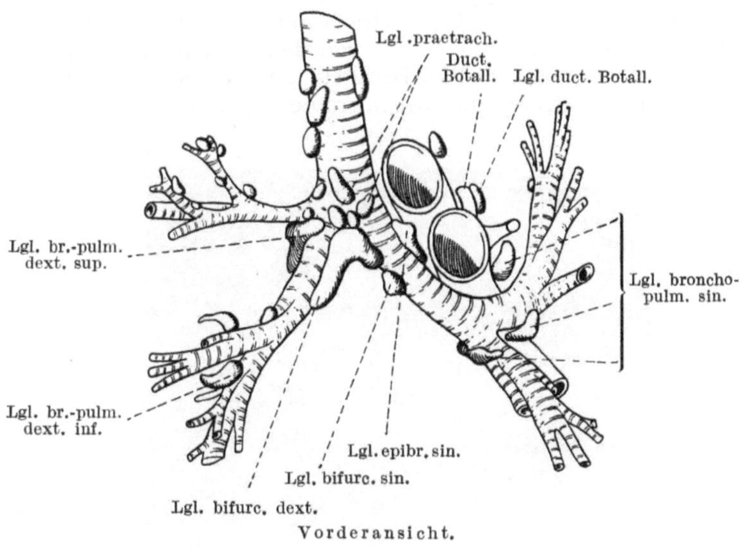

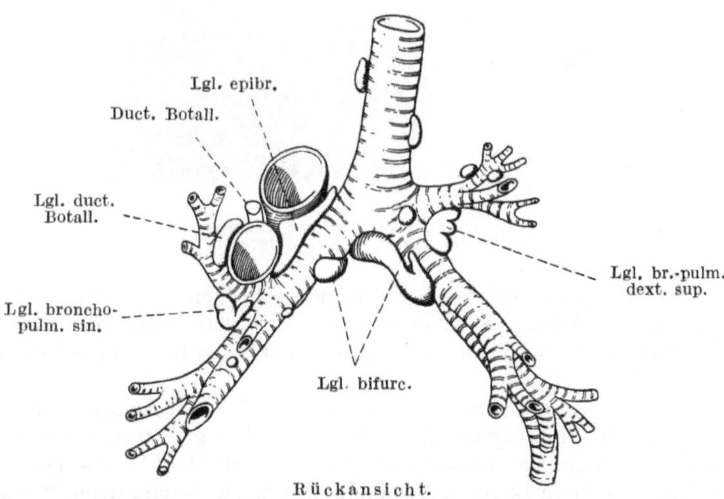

Abb. 167. Topographie der Bronchialdrüsen nach St. Engel. Lgl. epitr. Lymphoglandulae epitracheales; Lgl. br.-pulm. d. (sin.) sup. (inf.) Lymphoglandulae broncho-pulmonales dextrae (sin.) superiores (inferiores); Lgl. epibr. Lymphoglandulae epibronchiales; Lgl. bifurc. Lymphoglandulae bifurcationis; Duct. Botall. Ductus Botalli; Lgl. d. B. Lymphoglandulae ductus Botalli; Lgl. arc. aort. Lymphoglandulae arcus aortae. (Aus St. Engel, die okkulte Tuberkulose im Kindesalter 1923.)

3. Lymphogl. bifurcationis dextra et sinistra, der Teilungsstelle caudal und den Hauptbronchien unten anliegend,
4. eine Lymphogland. epibronchialis sin. an der Oberseite des 1. Hauptbronchus,

5. Lymphoglandulae broncho-pulmonales dextrae et sinistrae, den Ästen der Arteria pulmonalis angeschmiegt,
6. Lymphoglandula ductus Botalli,
7. Lymphoglandula arcus aortae.

Die letzten beiden Drüsengruppen sind im Röntgenbild wohl kaum von bronchopulmonalen zu trennen; vergrößerte Paratrachealdrüsen sind bei dorsoventralem Strahlengang beiderseits gut darstellbar; von den bronchopulmonalen Drüsen liegen die rechten zum großen Teil im Hilusfeld, zum kleineren im Herzschatten (bei p.a.-Strahlenrichtung), die linken liegen größtenteils hinter dem Herzschatten;

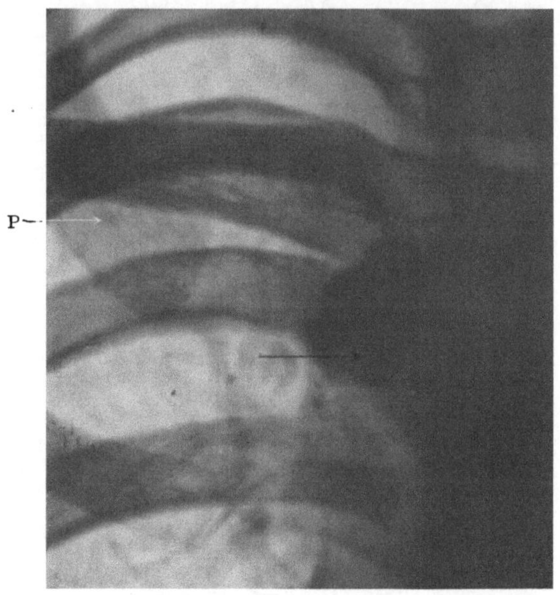

Abb. 168. A. B., 7 Jahre. Tuberkulose. Verkalkung der r. Paratrachealdrüse (Pfeil). P = Primärherd. Schatten der ersten Rippe verdeckt (Pfeil).

die erkrankten Birfukationsdrüsen sind in den schrägen und transversalen Richtungen erkennbar. Hieraus ergibt sich von selbst, daß man die Drüsengruppen vor dem Schirm *suchen* muß und sich nicht nur mit der p.a.-Aufnahme begnügen darf.

Über die Frage, *wann überhaupt* im Röntgenbilde diese Lymphdrüsen erkennbar werden, besteht eine eigene Literatur; als sicher gilt, daß normale Lymphdrüsen im Thorax nicht darstellbar sind; ihre geringe Strahlenabsorption kommt einerseits durch die tiefe Lage, andererseits durch die Nachbarschaft stärker absorbierender Gebilde (Gefäße, Herz) nicht zur Geltung. Im Zustande der markigen Schwellung von Drüsen können sie im Hilusschatten verschwinden, besonders da gleichzeitig wohl der Gefäßschatten verstärkt sein wird; andererseits kann die begleitende perifokale Entzündung ein richtiges Ansprechen der bronchopulmonalen Drüsen in diesem Zustand möglich machen (Simon); die Paratrachealdrüsen sind jedenfalls schon in frühen Erkrankungsstadien sichtbar als mehr oder weniger scharf abgegrenzte Vorwölbungen des Mittelschattens. Anerkannt wird allgemein, daß die käsige Einschmelzung einer Drüsengruppe durch den reichen Gehalt an phosphorsaurem Kalk sie als Schatten im Röntgenbild ziemlich gut erkennbar werden läßt. Im übrigen scheint es richtiger, eine verdächtige Stelle von Zeit zu Zeit nachzuuntersuchen, wodurch sich im Verein mit dem klinischen Befund die Situation klärt, zumal der Röntgenbefund sowieso nichts über die Ätiologie des betreffenden Schattens aussagen kann. Jedenfalls soll der Befund eines als krankhaft verdächtigen Schattens in der Gegend der intrathorakalen Drüsen stets Veranlassung geben zur klinischen Untersuchung mit allem diagnostischen Rüstzeug. Im Röntgenbilde sichtbare „Drüsenschatten" können ebensowohl durch Grippe, lymphatische Leukämie, chronische Bronchitis usw. als durch Tuberkulose hervorgerufen sein, weshalb in der Deutung solcher Befunde größte Zurückhaltung erforderlich ist. Andererseits wissen wir durch die Untersuchungen von RACH, WIMBERGER und vielen anderen, daß

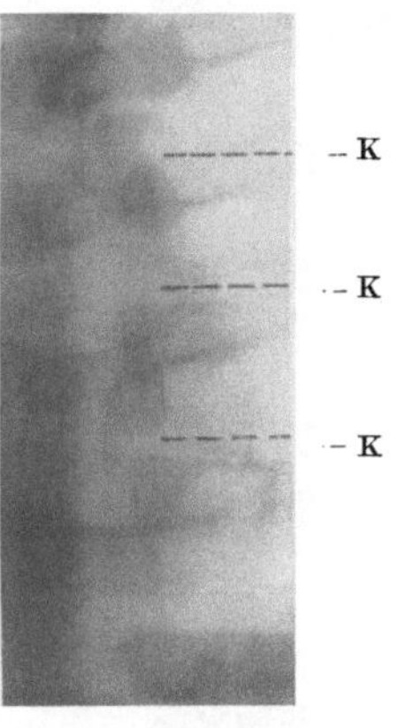

Abb. 169. 5 Monate alt. Verknöcherungskerne des Sternums. (Verwechslungsmöglichkeit mit „indurierten Hilusdrüsen".) Aufnahme dorso-ventral. K 3 Verknöcherungszentren.

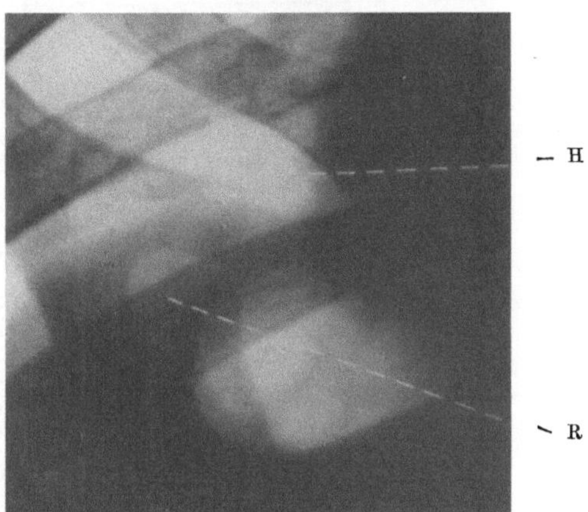

Abb. 170. M. B., 8 Jahre alt. Gabelung einer Rippe, die einen intrapulmonalen Hohlraum vortäuschen könnte. Aufnahme dorso-ventral. H Herzrand; R dorsaler Teil einer Rippe.

z. B. die tuberkulös erkrankten Paratrachealdrüsen frühzeitig einen ziemlich charakteristischen Röntgenbefund ergeben. Die rechtsseitigen Paratrachealdrüsen, oft mit gleichzeitiger Beteiligung der prätrachealen Drüsengruppe, können als großer Drüsentumor rechts den Mittelschatten als oben und unten lateral konvexer Schatten überragen („Kartoffeldrüse" RANKE); die linksseitigen Paratrachealdrüsen versuchen gewöhnlich im Zusammenhang mit ihrer entzündeten Umgebung eine mehr bandartige Verbreiterung des Mittelschattens nach links. Die rechtsseitigen bronchopulmonalen Drüsen können sich gelegentlich deutlich darstellen dadurch, daß das helle, schmale Feld des Hauptbronchus sie vom Herzrande sich besser abheben läßt. Wie weit im Einzelfalle die tuberkulöse Drüse selbst oder ihre entzündlich veränderte Umgebung an dem Aufbau des röntgenologisch nachzuweisenden Schattens beteiligt ist, kann man nie wissen; bei der gelegentlichen Autopsie solcher Fälle erlebt man immer wieder Differenzen nach der positiven wie negativen Seite (s. a. DUKEN, ENGEL). Man tut gut, die Diagnose vergrößerter Bronchialdrüsen von den ENGELschen Forderungen abhängig zu machen:

1. die fraglichen Schattenflecke müssen topographisch auch den Stellen entsprechen, wo die charakteristischen Lymphdrüsengruppen vorhanden sind,
2. die Schatten müssen in ihrer Form rundlich bzw. oval und geschlossen sein. Alles andere ist stets als fraglich zu bezeichnen.

Als Wegweiser für die Auffindung tumoriger Drüsenpakete können Druckerscheinungen auf die Trachea, Verlagerungen derselben, und von seiten der dorsal sich ausbreitenden Bifurkationsdrüsen Einengung des Oesophagus dienen. Wesentlich leichter wird die Erkennung verkalkter Drüsen, die als sehr dichte homogene oder maulbeerförmig erscheinende Schattenflecken, selbst wenn sie vom Herzrande oder Zwerchfell überdeckt werden, unverkennbar sind; verkalkte Drüsen sprechen nicht *unbedingt* für Tuberkulose, da mehrfach Verkalkungen nach Grippe unter Ausschluß von Tuberkulose beschrieben sind (GÄHWYLEN

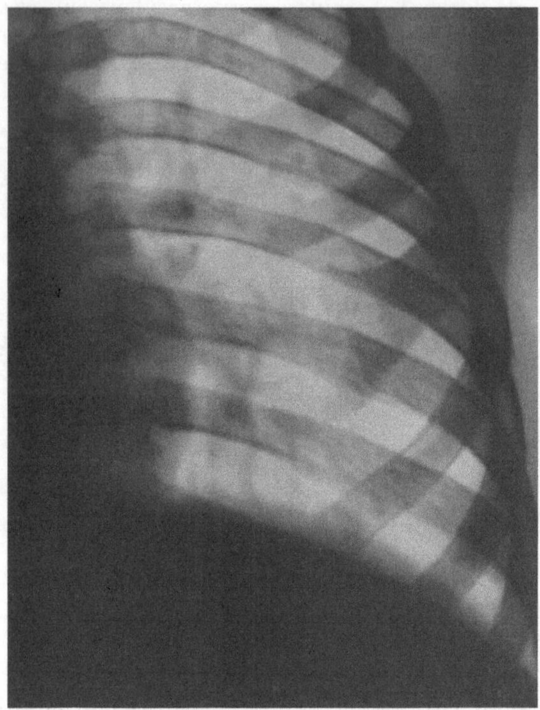

Abb. 171. Spaltrippe; häufige Anomalie.

und PEARSON). Wir haben also röntgenologisch keine Möglichkeit, eine festgestellte Drüsenvergrößerung als tuberkulös mit Sicherheit anzusprechen, das muß nochmals betont werden; die ätiologische Diagnose ergibt sich aus dem Gesamtbefunde aller klinisch-diagnostischen Untersuchungsmethoden. Täuschungen durch Masern, Grippe, Keuchhusten, Bronchitis, Bronchopneumonie, seltener durch Lues, lymphatische Systemerkrankungen und Tumoren sind sonst unvermeidlich; selbst bei entzündlichen Zuständen der Mundhöhle und des Nasenrachenraumes können die paratrachealen und bronchopulmonalen Drüsengruppen vergrößert gefunden werden. Der Knochenkern des Manubrium sterni darf nicht mit tumorigen Paratrachealdrüsen verwechselt werden; ebenso können die Knochenkerne des Corpus sterni (paarig angelegt!) bei Ungeübten Gefahr laufen als „Bronchialdrüsen“ angesprochen zu werden. In den Lungenfeldern selbst hüte man sich vor Täuschungen durch die Schatten der Schulterblätter, der Brustknospen bei Mädchen, des Pectoralisrandes und harter subcutaner Drüsen (Supraclaviculardrüsen) sowie Rippenanomalien (s. Abb. 169, 170, 171).

Die erste Einnistung des Tuberkelbacillus in der Lunge und die lokale Gewebsreaktion, der Primärherd, wird in diesem frischen Stadium kaum jemals röntgeno-

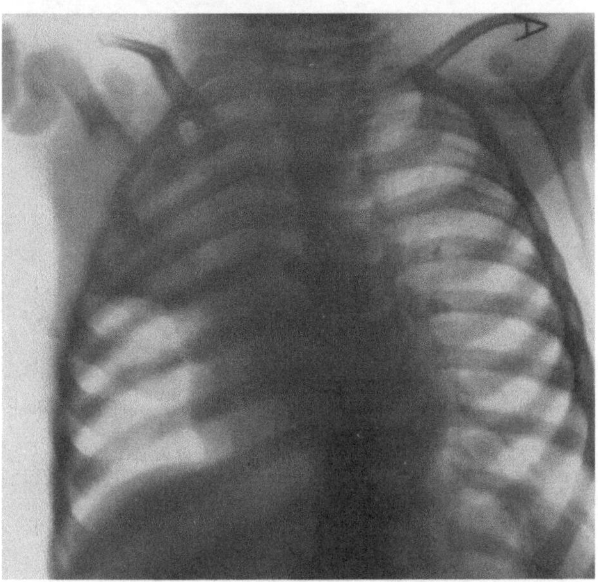

Abb. 172. A. S., 1½ Jahre alt. Primäre Tuberkulose des rechten Oberlappens, kleiner pleuritischer Erguß im geraden Lungenspalt.

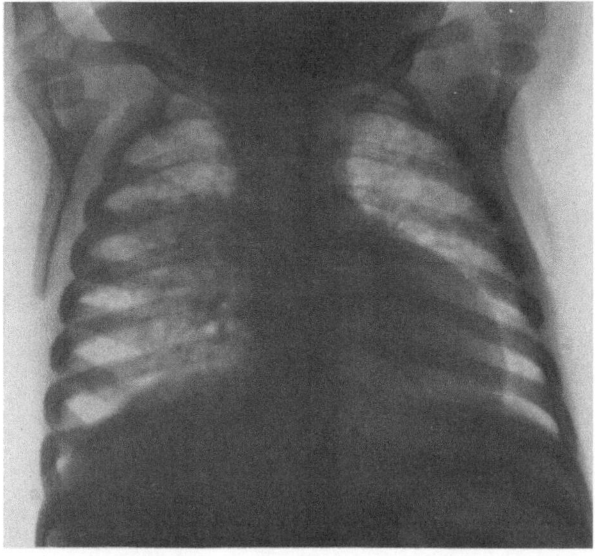

Abb. 173. M. H., 10 Monate alt. Exsudativ-kavernöse Tuberkulose. Vitium cordis congen.

logisch zur Darstellung kommen. Bei der peripheren, subpleuralen Lage des „GHONschen Herdes" und seiner (soweit aus anatomischen Untersuchungen bekannt ist) geringen Ausdehnung, wird er, da er auch klinisch oft keine Symptome

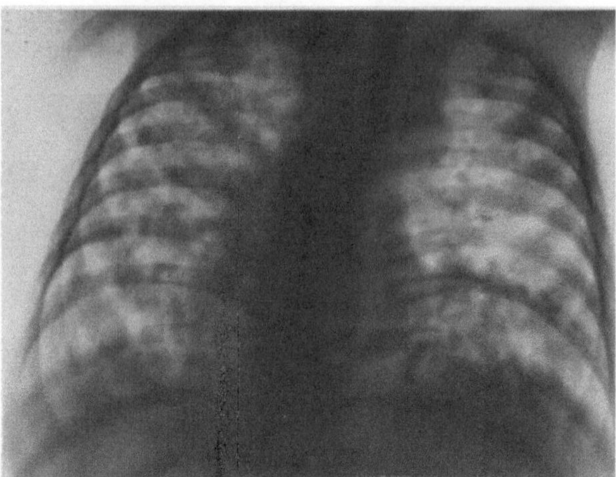

Abb. 174. Th. N., 5 Monate alt. Schwere exsudativ-kavernöse Tuberkulose; großes paratracheales Drüsenpaket. (Exitus an Meningitis.)

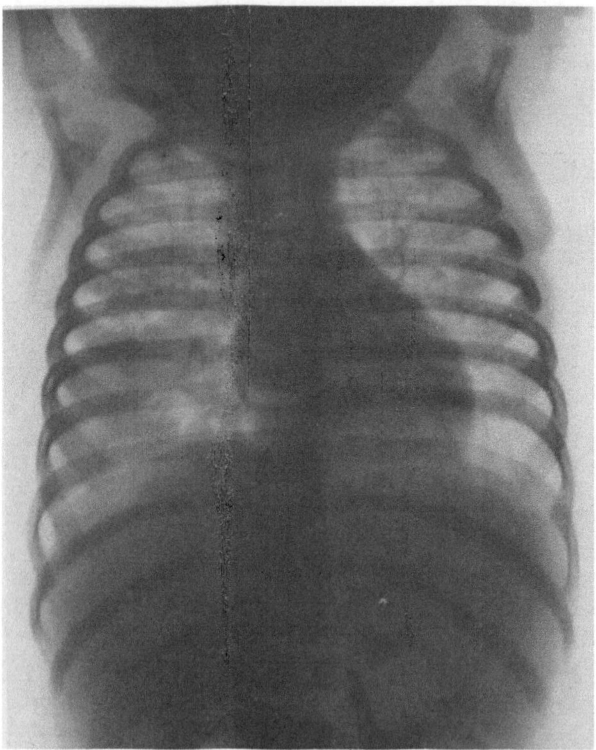

Abb. 175. H. L., 7 Monate alt. Ausgedehnte exsudativ-kavernöse Tuberkulose.

macht, nicht aufgedeckt. Die bald auftretende kollaterale, perifokale Entzündung um den Primärherd läßt den ganzen Prozeß räumlich sehr an Ausdehnung gewinnen; inzwischen haben die auf dem Lymphwege verschleppten Bacillen die regionären Lymphknoten infiziert, deren entzündetes bzw. verkäsendes Zentrum ebenfalls zum Ausgangspunkt einer kollateralen Entzündung wird; wir haben in

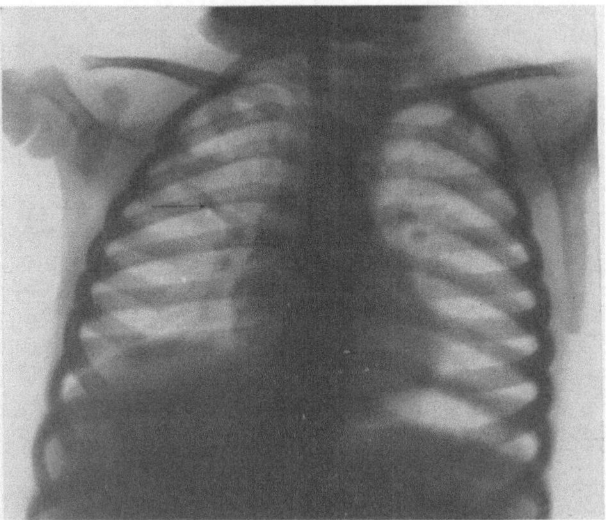

Abb. 176. A. Sch., 2 Jahre alt. Primärtuberkulose mit Interlobärspange rechts (Pfeil).

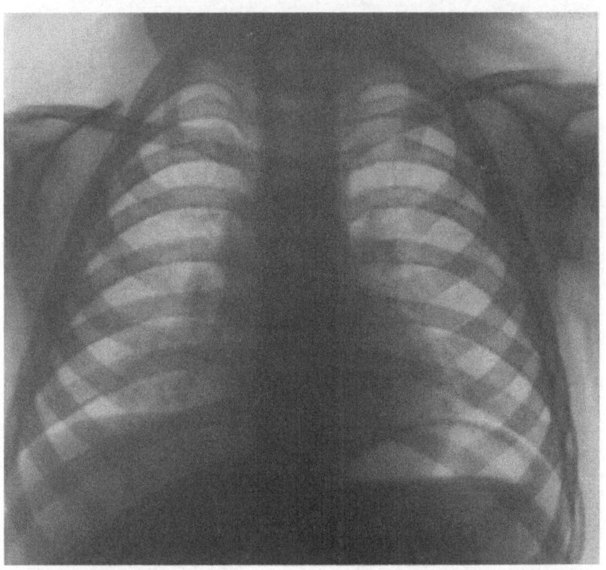

Abb. 177. F. R., 2 Jahre alt. Primäre Tuberkulose; kleines Exsudat im rechten mediastinalen Pleuraspalt.

diesem Krankheitszustand den RANKEschen „Primärkomplex" vor uns, dessen Drüsenpol an Ausdehnung häufig den Primärherd übertrifft. Dieses Stadium ist im Röntgenbilde recht gut sichtbar; die Infiltration des Herdes und seiner Umgebung, wie die des Drüsenpoles, gelangt sehr deutlich zur Darstellung; die

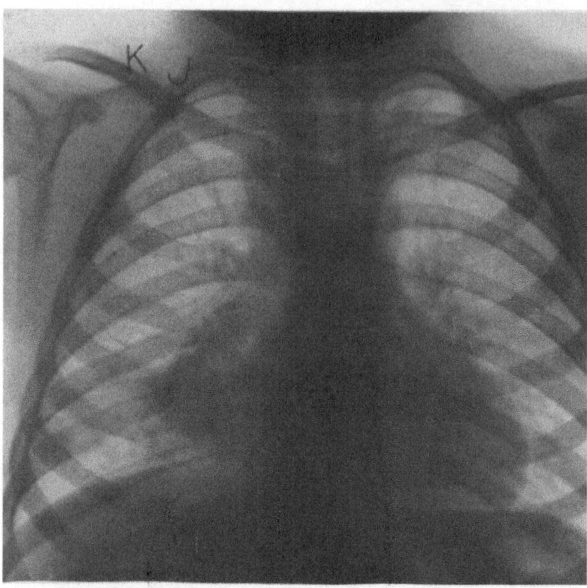

Abb. 178. J. K., 5 Jahre alt. Primäre Tuberkulose; Übergang zum Stadium der Bipolarität.

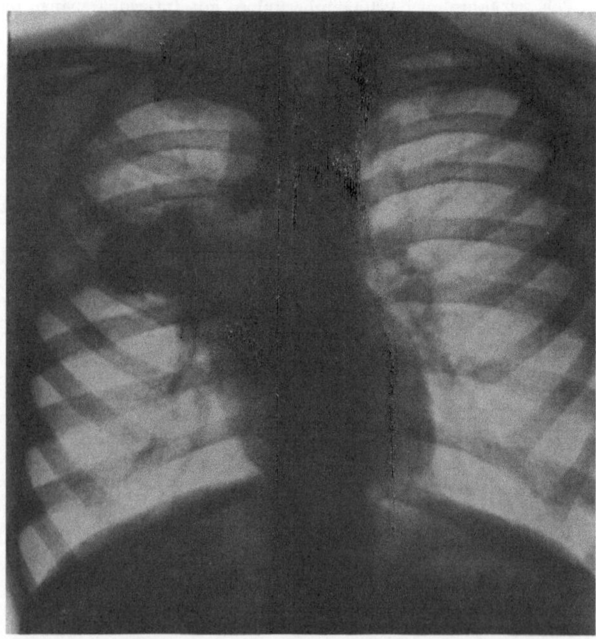

Abb. 179. H. W. Rückbildung eines großen Konglomerattuberkels mit maulbeerförmiger Verkalkung des regionären Drüsenpaketes.

Schwierigkeit liegt weniger in der Darstellung des Prozesses als in der Deutung der nachgewiesenen Schattengebilde. Durch Übergreifen der Infektion auf benachbarte Drüsengruppen kann die primäre Infiltration im Hilusgebiet die bronchopulmonalen, tracheobronchialen und trachealen Drüsen umfassen; zur Periadenitis kann sich eine chronische kongestive Bronchitis mit Atelektase der

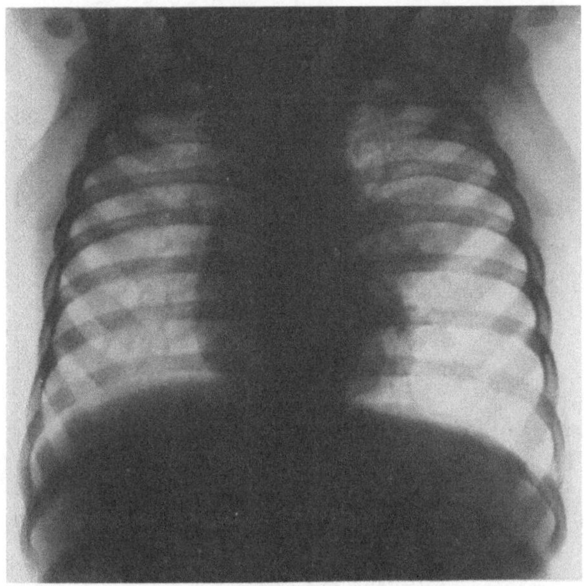

Abb. 180. W. S., 17 Monate alt. Primäre Tuberkulose des rechten Oberlappens; vom linken Hilus ausgehender infiltrierender Prozeß. Emphysem der linken unteren Lungenanteile.

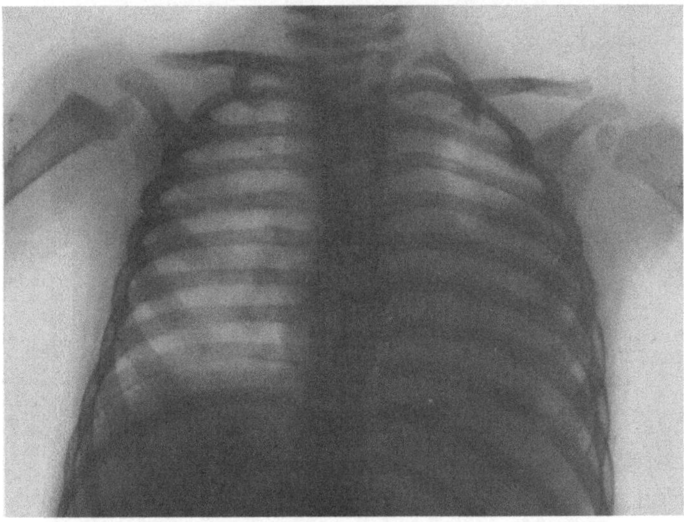

Abb. 181. W. S., etwa $2^1/_4$ Jahre alt. Käsige Pneumonie der linken Lunge; rechts größeres paratracheales Drüsenpaket.

zugehörigen peripheren Lungenbezirke hinzugesellen, so daß infiltrierte, atelektatische und lokal emphysematische Lungenteile das Bild sehr vieldeutig machen können. Hinzu kommt, daß die subpleurale Lage des Primärherdes fast stets

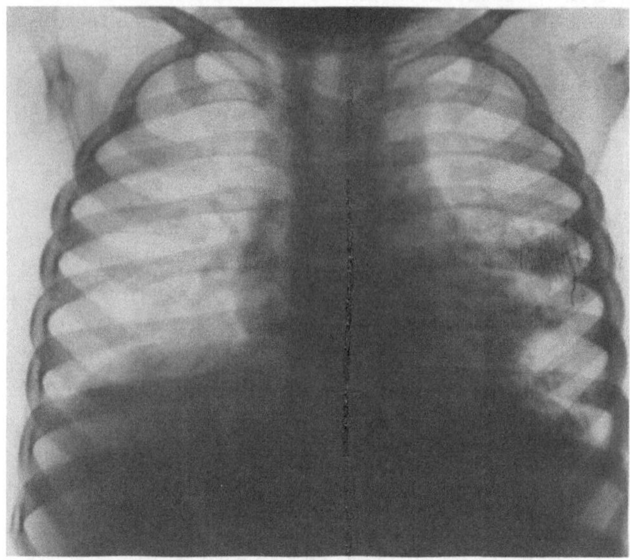

Abb. 182. W. S., $2^1/_2$ Jahre alt. Rückbildung der käsigen Pneumonie.

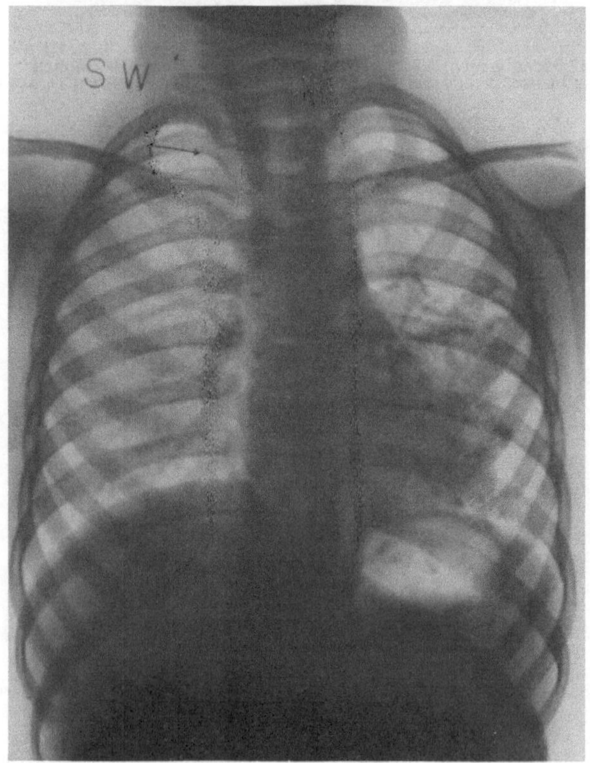

Abb. 183. W. S., im Alter von 6 Jahren. Kalkherd im rechten Spitzenfeld; zahlreiche Kalkherde in der linken Lunge.

zu pleuritischen Exsudationen Anlaß gibt, die im frischen Zustande durchaus nicht zur Klärung des Bildes beitragen. Die von SLUKA und RACH wie von

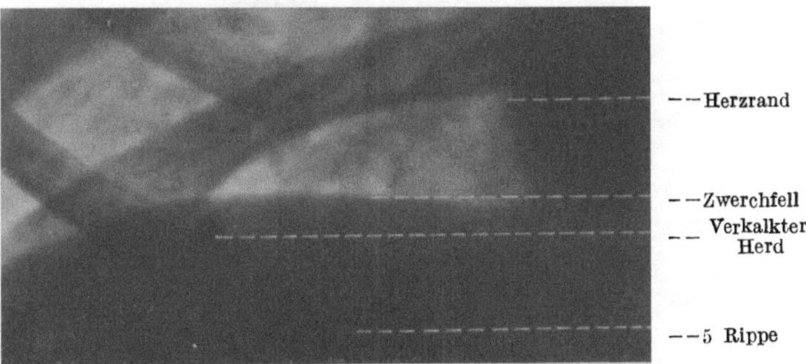

Abb. 184. H. Sch., 7 Jahre alt. Verkalkter tuberkulöser Primärherd vom Zwerchfell-Leberschatten überdeckt.

EISLER beschriebenen Dreiecksschatten, deren Basis dem Mittelschatten anliegt und deren Spitze lateral gerichtet ist, dürften auf derartige Pleuritiden in der Nähe des tuberkulösen Herdes zurückzuführen sein; Ergüsse an der Lungenoberfläche

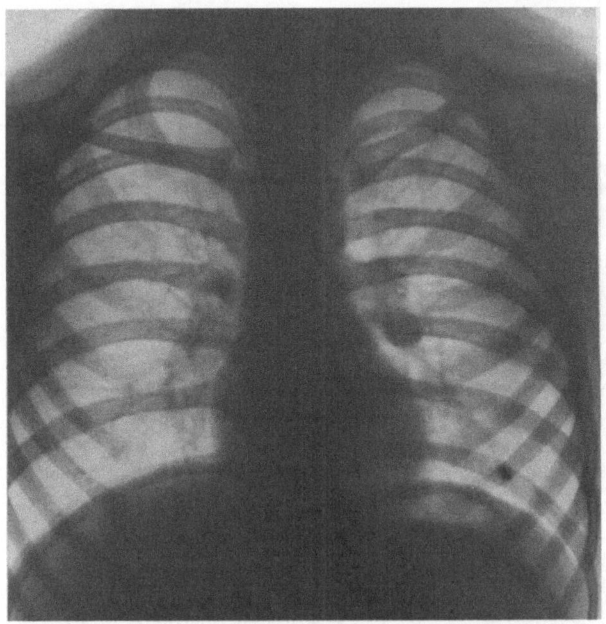

Abb. 185. P. K., 5 Jahre alt. Verkalkter Primärkomplex („klassischer" Primärkomplex).

in den Interlobärspalten und im Mediastinum sind gleich häufig und oft autoptisch nachgewiesen (s. Abb. 177 u. 186); da diese Begleitpleuritiden auch bei unspezifischen Lungenerkrankungen in genau gleicher Weise gefunden werden, läßt sich ihr Nachweis nicht für die Klärung der ätiologischen Diagnose verwerten.

Charakteristischer wird das Bild, wenn der Primärkomplex sich so zurückentwickelt, daß der periphere Schatten sich gleichzeitig mit dem Hilusschatten

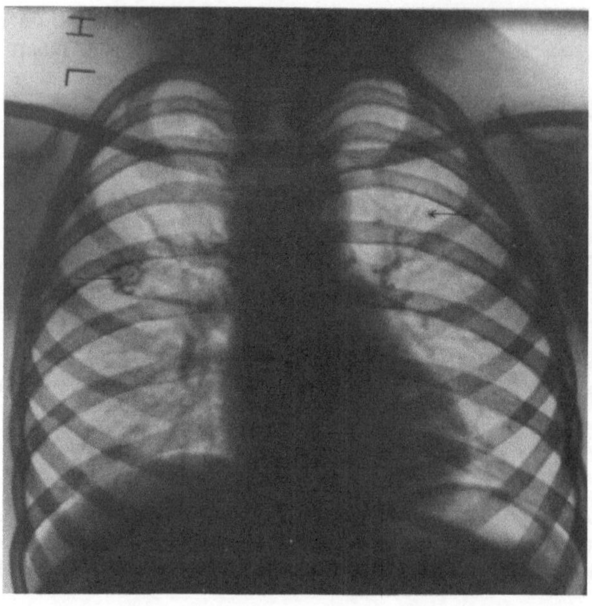

Abb. 186. H. Li., 6 Jahre alt. Tuberkulose. Verkalkende Primärkaverne in der Nähe des geraden Lungenspaltes (Pfeil rechts); Interlobärschwarte. Kalkherde im linken Hilusgebiet; frische Streuherde in der linken Lunge (siehe linken Pfeil); günstiger Verlauf.

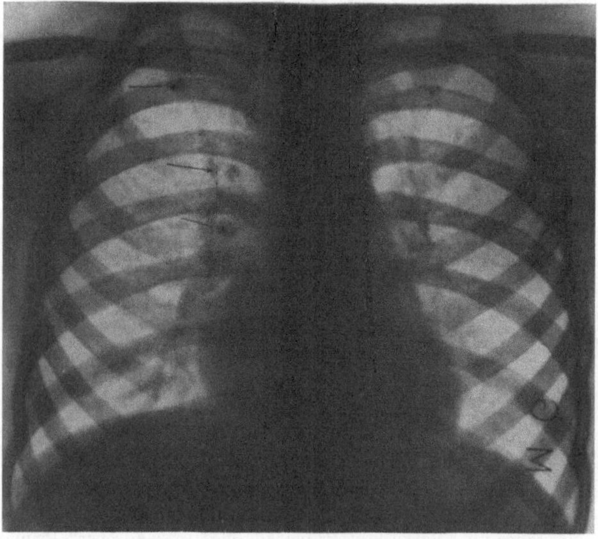

Abb. 187. M. G., 4 Jahre alt. Verkalkter tuberkulöser Primärkomplex. Oberer Pfeil Primärherd; mittlerer und unterer Pfeil verkalkter Etappenherd und bronchopulmonale Drüsen.

zurückbildet; dadurch, daß sich jeder von beiden gleichsam auf seinen Kern zurückzieht, kommt es zu einer Einschnürung zwischen Hilus- und Lungenpol wir haben dann das röntgenologisch sehr markante Bild des „Stadiums der Bipolarität“ (s. Abb. 178 u. 188). Während dieser relativ günstige Verlauf mehr im Schulalter zur Beobachtung kommt, ist der Ablauf des Krankheitsprozesses im Säuglingsalter fast ausnahmslos progressiv; vom Primärherd aus breitet sich der Prozeß hemmungslos in das umgebende Lungengewebe aus, wobei es letzten Endes für das Schicksal des Patienten ohne Belang ist, wie viele Herde durch Kontaktwachstum und wie viele durch bronchogene Aussaat entstanden sind; es sind das die bekannten Fälle von käsiger Säuglingspneumonie, die nur in seltensten Fällen so günstig ausgehen wie aus den Abbildungen des kleinen W. S. (s. Abb. 180—183) zu sehen ist; meist kommt es zu kavernösem raschem Zerfall zahlreicher Herde (s. Abb. 174 u. 175).

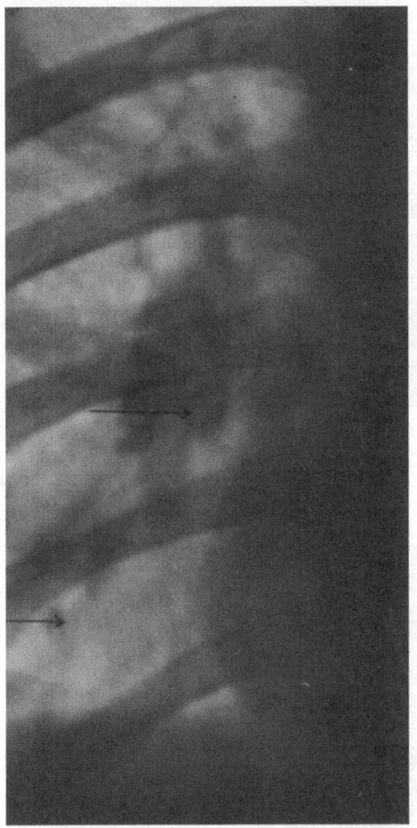

Abb. 188. H. F., $4^1/_2$ Jahre alt. Tuberkulöser Primärkomplex im rechten unteren Lungenfeld; beginnende Verkalkung.

Bei günstigem Verlauf kann der Primärherd sich restlos zurückbilden und später nicht mehr röntgenologisch aufzufinden sein; auch die Narbe des indurierten Primärherdes kann wegen ihrer geringen Ausdehnung sich dem röntgenologischen Nachweis entziehen. SIMON hat als erster das Bild des harten Primärkomplexes beschrieben, das in seiner charakteristischen Form unverkennbar ist (s. Abb.). Man muß ihn bei der Durchleuchtung nur geradezu *suchen*, da er von einer Rippe gedeckt, oder hinter dem Herzrande, der Clavicel oder dem Zwerchfell versteckt liegen kann. Außerordentlich instruktiv ist das Röntgenbild verkalkter Konglomeratherde, bei deren Verfolgung man ein anschauliches Bild des Heilungs-

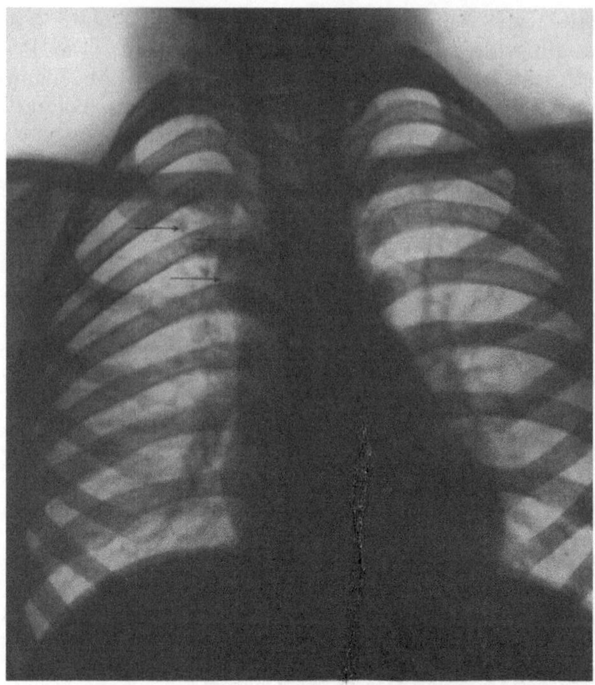

Abb. 189. W. E., 8 Jahre alt. Verkalkter tuberkulöser Primärkomplex. Oberer Pfeil Primärherd; mittlerer Pfeil Manubrium sterni; unterer Pfeil verkalkte Paratrachealdrüse.

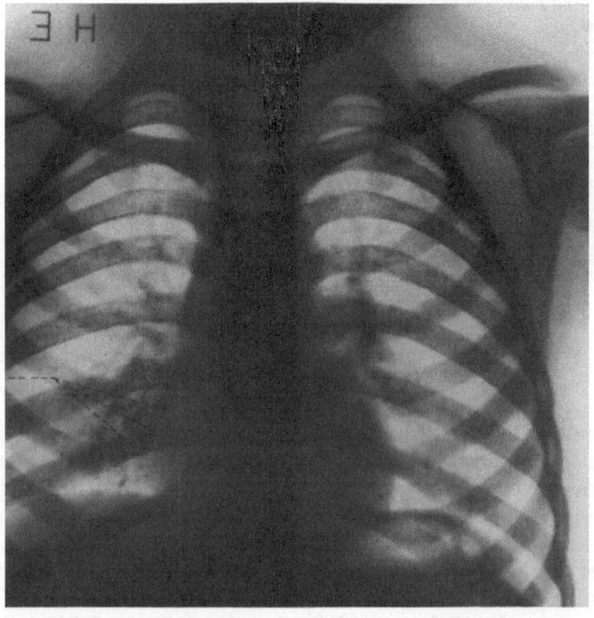

Abb. 190. H. E., 6 Jahre alt. Kalkherde als Restzustand einer großen perifokalen Entzündung. K Kalkherde.

verlaufes gewinnt (s. Abb. 196—199). Der Befund einer zentral aufgehellten Zone im verkalkten Primärherd (Primärherdkaverne, SIMON) ist recht selten.

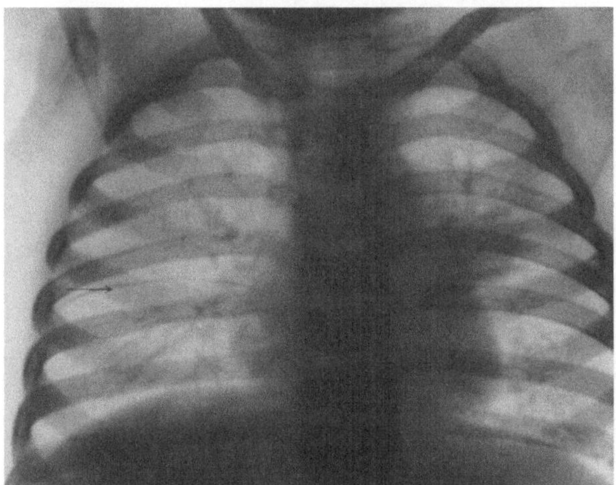

Abb. 191. H. K., 5 Jahre alt. Links Hilusinfiltrat mit käsigem Zerfall. Tod an Meningitis tuberculosa. Pfeil interlobäre Haarlinie.

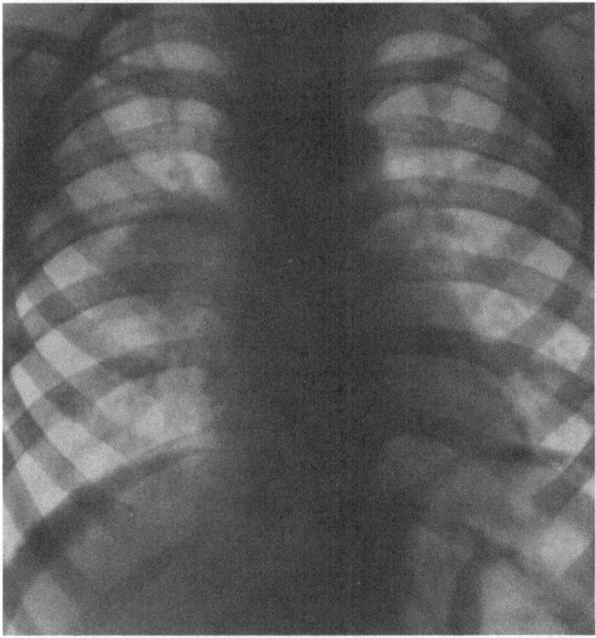

Abb. 192. H. Z. 3 Jahre alt. Tuberkulöses Hilusinfiltrat. Primärherd im dorsalen Teil des rechten Oberlappens.

Die sekundären Ausbreitungsformen der Tuberkulose sind im Röntgenbilde entsprechend den klinischen Bildern recht vielgestaltig. Die tumorige Form der Bronchialdrüsentuberkulose ist viel seltener als man nach der immer noch so oft

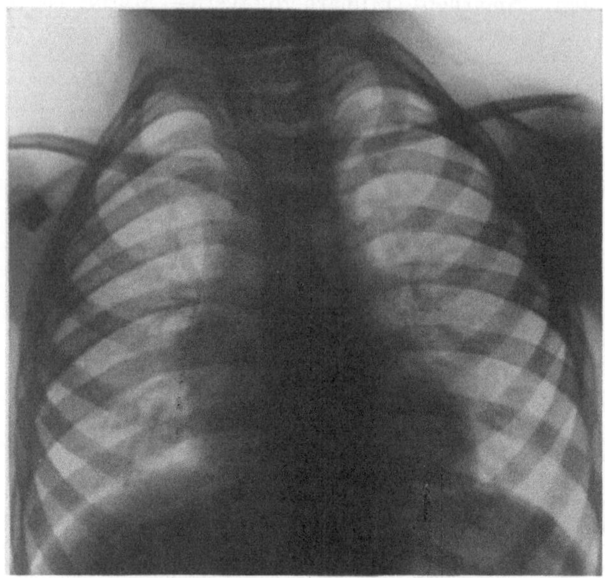

Abb. 193. H. Z., dasselbe Kind, 4 Jahre alt. Infiltrat zurückgebildet.

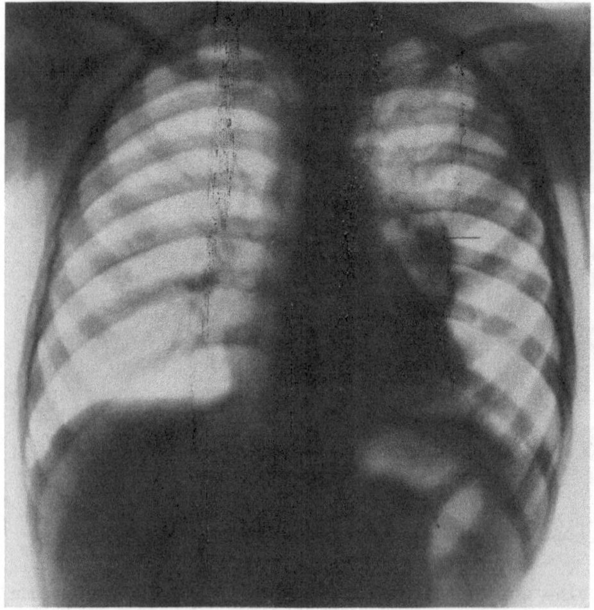

Abb. 194. C. L., 19 Monate alt. Frisches, tuberkulöses Hilusinfiltrat um einen indurierten Kern. (Gleichzeitig trat bei dem Bruder ein Infiltrat im rechten Unterlappen auf.) Pfeil dichter Kernschatten im Infiltrat.

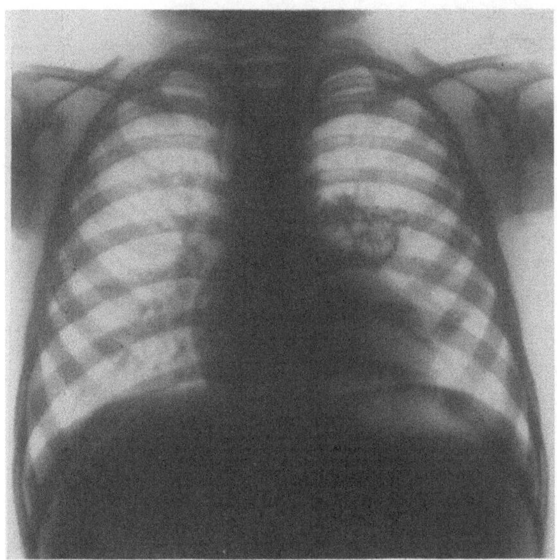

Abb. 195. S. B., 6 Jahre alt. Ausgedehnte Verkalkungen im l. Hilusfeld als Restbefund eines großen Infiltrates.

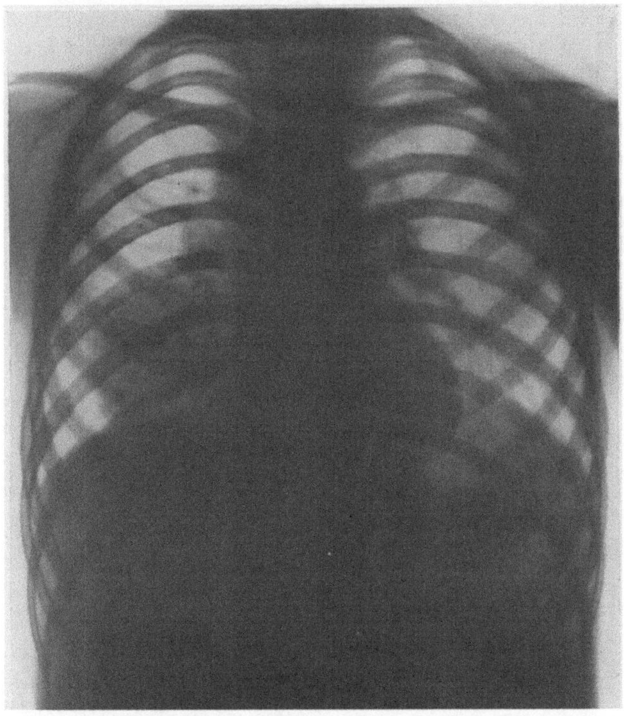

Abb. 196. W. N.-D., 5 Jahre alt (1927). Tuberkulöses Infiltrat in der rechten Lunge.

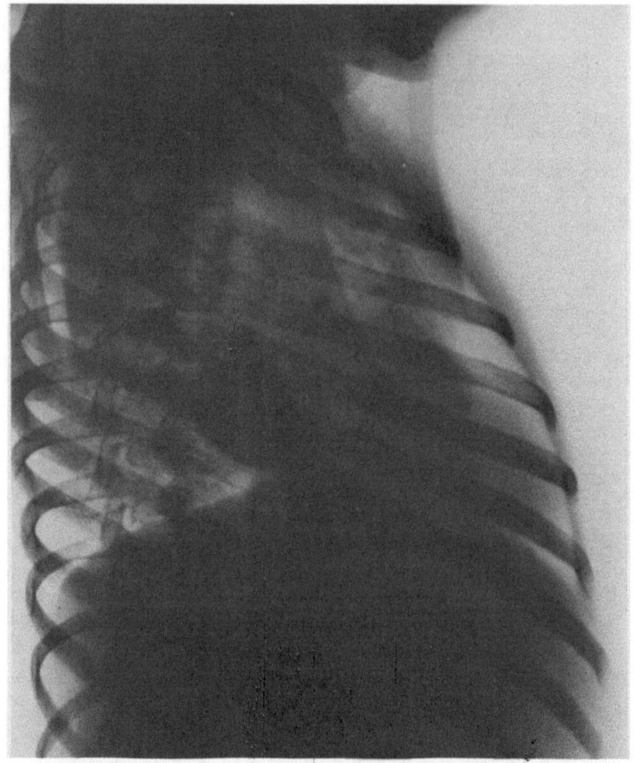

Abb. 197. W. N.-D., 8 Jahre alt. Großes Infiltrat mit interlobär-mediastinalem Erguß. Rechte Seite plattennah (kein Kavernensymptom).

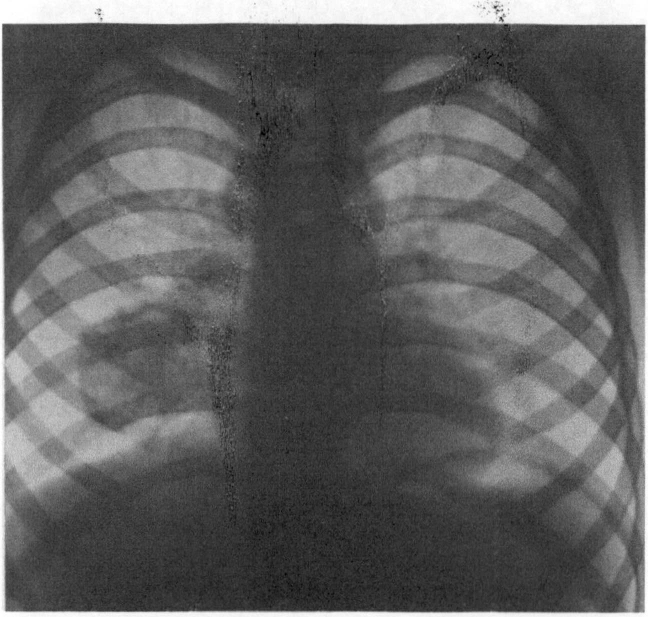

Abb. 198. N. D., $8^1/_2$ Jahre alt. Beginnende Verkalkung. Kein klinischer Anhalt für Kaverne.

und so leichtfertig gestellten Diagnose „Bronchialdrüsen-Tb." annehmen sollte. Für ihren Nachweis ist die Erfüllung der eingangs diesen Kapitels angeführten Forderungen unerläßlich. Deutliche röntgenologische Veränderungen machen die *perihilären Infiltrationen* des Sekundärstadiums, ein sicheres Zeichen der aktiven Bronchialdrüsen-Tuberkulose; gesellen sich angrenzende Herdbildungen im hilusnahen Lungengewebe hinzu, so bezeichnet man klar und unzweideutig mit RACH den Prozeß als „intrapulmonale Hilus-Tuberkulose". Bildet sich eine Sekundär-Infiltrierung um einen peripheren Lungenherd aus, so ist die Bezeichnung „Lungen-Infiltrat" angebracht.

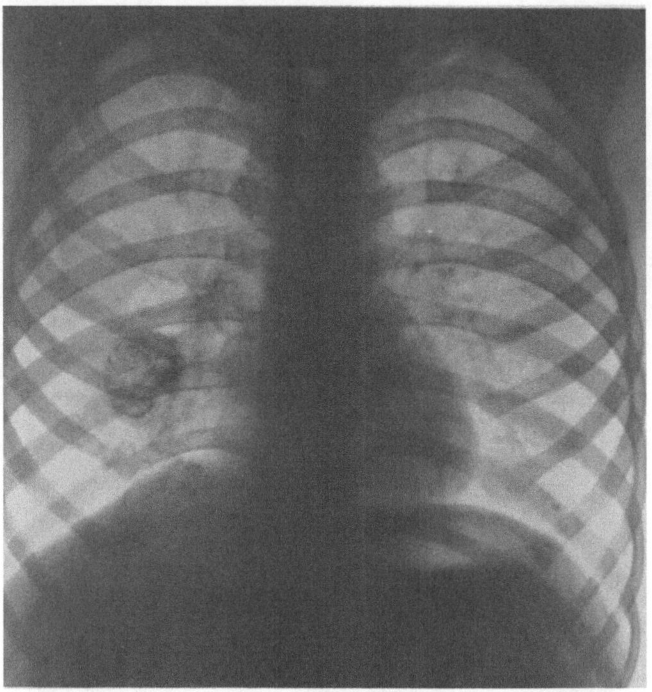

Abb. 199. W. N.-D., etwa 9 Jahre alt. Rückbildungsstadium.

Diese oft plötzlich auftretenden (Masern, Grippe) und manchmal schnell sich rückbildenden, manchmal äußerst hartnäckigen Infiltrationen des Sekundärstadiums erscheinen im Röntgenbilde teils als wolkige, unscharf begrenzte, teils als massive Schattengebilde verschiedenster Ausdehnung, wechselnd vor allem durch die Kombination mit pleuritischen Exsudaten. (SLUKAsche und EISLERsche Dreieckform!)

Die großen Infiltrierungen, die oft mehrere Lungenfelder einnehmen, von ELIASBERG und NEULAND als „Epituberkulosen", von ENGEL als „Paratuberkulosen" bezeichnet, sind trotz ihrer oft erschreckend großen Ausdehnung keineswegs immer bösartig; PFAUNDLER setzt sie der Splenopneumonie GRANCHERS gleich, DUKEN, dem ebenso wie GRÄVINGHOFF der Bacillennachweis im Sputum bei Fällen von „epituberkulösen" Infiltraten gelang, weist m. E. mit gutem Recht darauf hin, daß es sich um chronisch-pneumonische Prozesse um einen tuberkulösen Kern handeln kann, wobei die weitere Beobachtung und wiederholte

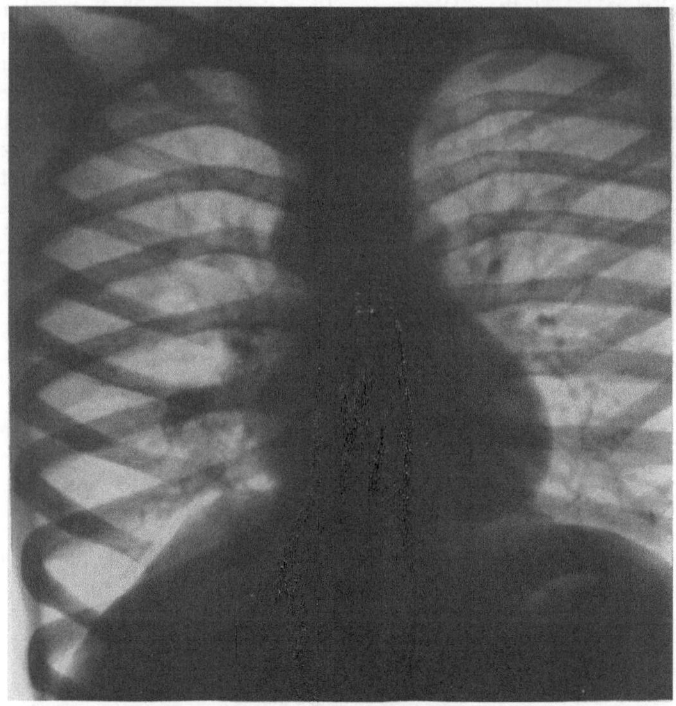

Abb. 200. W. N.-D., $9^1/_2$ Jahre alt. Rückbildung mit pleuritischer Adhäsion und feiner Interlobärschwarte. Rechte Lunge emphysematisch.

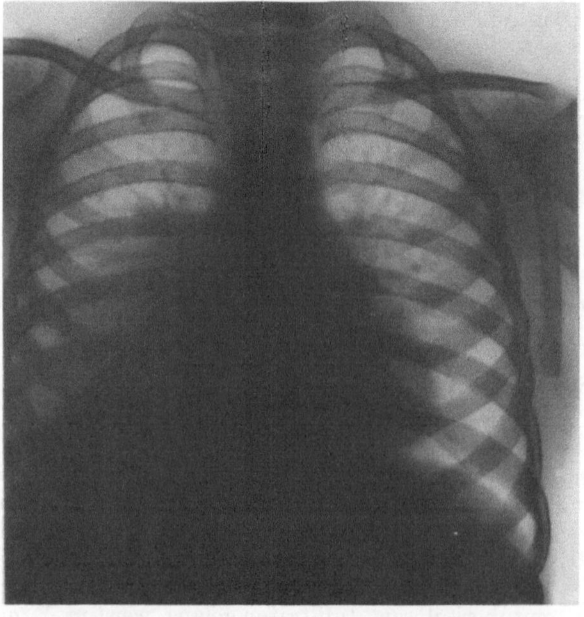

Abb. 201. R. L., $5^3/_4$ Jahre alt. Infiltrierende Tuberkulose mit pleuro-mediastinalem Exsudat.

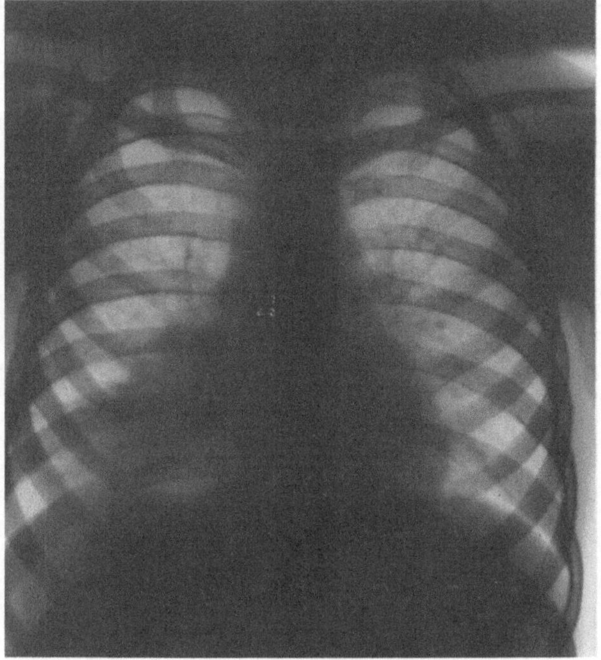

Abb. 202. R. L., 11 Monate später. Beginnende Rückbildung der Infiltration; Adhäsion der Pleura diaphragmatica.

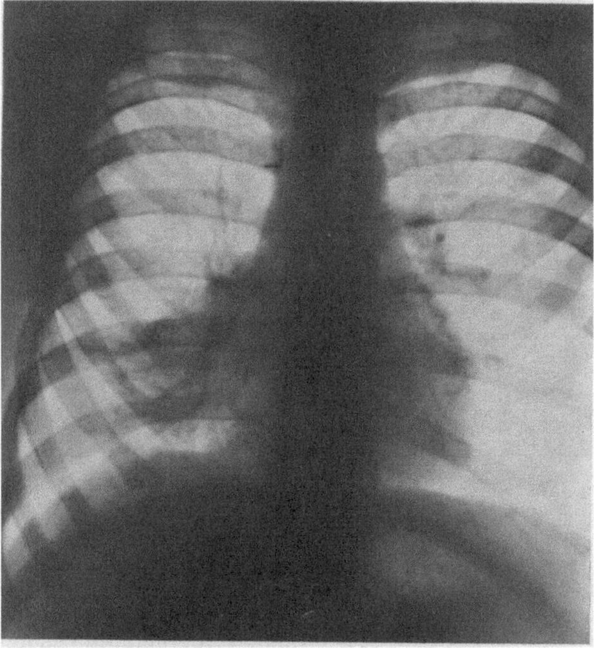

Abb. 203. R. L., weitere 10 Monate später. Rückbildung erheblich fortgeschritten.

Röntgenuntersuchung im Einzelfalle zeigt, wie die Rückbildung erfolgen wird. Praktisch wichtig erscheint es mir, daß man die Prognose nicht ungünstig

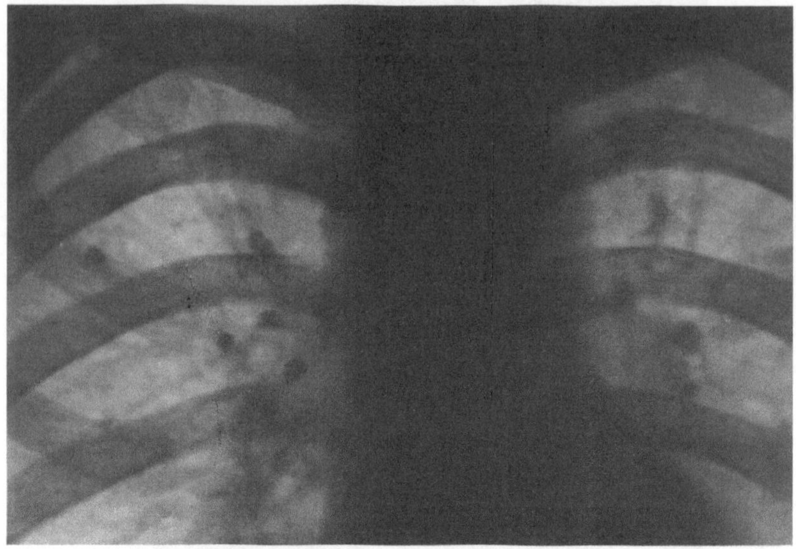

Abb. 204. M. W., 7 Jahre alt. Verkalkte tuberkulöse Tochterherde beiderseits.

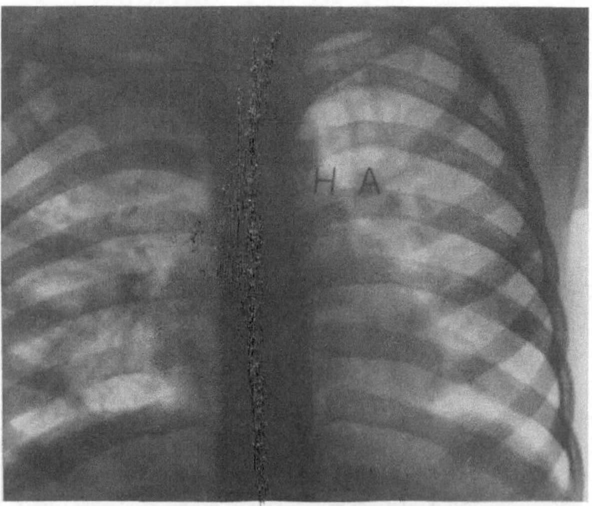

Abb. 205. A. H., 7 Jahre alt. Infiltrierende Lungentuberkulose des rechten Oberlappens; zahlreiche frische Streuherde.

stellt, wozu die große Ausdehnung des Prozesses fälschlich Anlaß geben könnte. Die nach Masern und Grippe auftretenden Infiltrationen bei labil-tuberkulösen Kindern erfordern sorgfältige, wiederholte Röntgenuntersuchung; kavernös-käsiger Zerfall einer solchen sekundären Infiltration darf als ernst zu wertendes

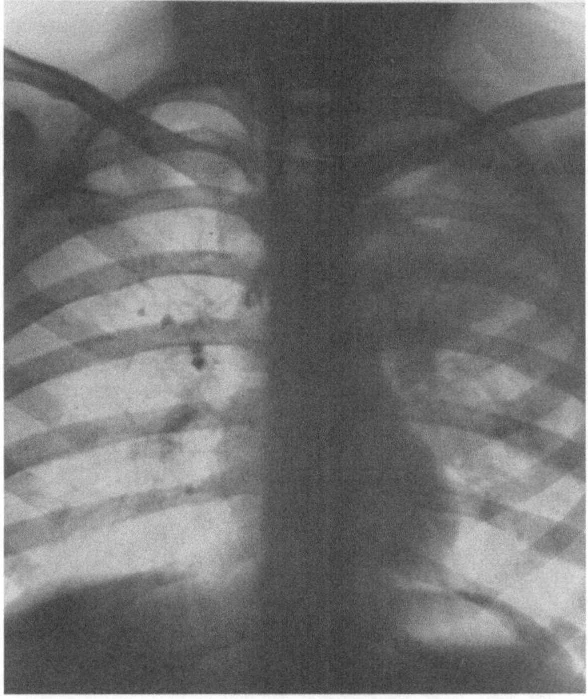

Abb. 206. E. Kl., 11 Jahre alt. Tuberkulose. Rechts zahlreiche verkalkte Herde; käsig-pneumonischer Prozeß in der linken Lunge mit eigroßer Einschmelzung (Aufhellung unterhalb der Clavicel).

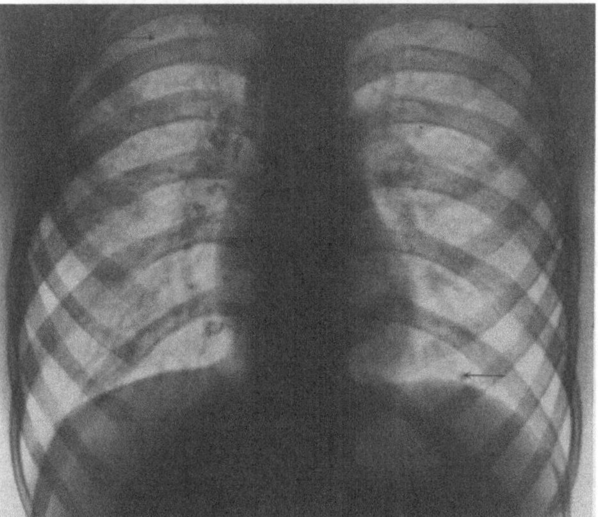

Abb. 207. H. La., 9 Jahre alt. Tuberkulöse sekundäre Streuherde verschiedenen Alters, teils verkalkt. Pfeile frischere Streuherde.

Zeichen nicht übersehen werden; dieses Ereignis kann im Röntgenbild als umschriebene Aufhellung innerhalb des Infiltrationsschattens nachweisbar werden.

Das Röntgenbild der durch Aspiration tuberkulöser Käsemassen bronchogen entstandenen akuten käsigen Pneumonie läßt sich nicht von dem einer unspezifischen konfluierenden Bronchopneumonie oder croupösen Pneumonie unterscheiden; es kommen, entsprechend dem anatomischen Befund multipler nekrotisierender Herde mit perifokaler Entzündung wechselnden Umfanges, sowohl Bilder zustande, in denen dichte oder unscharfe und durchscheinende Schattenflächen, durch offenbar lufthaltige Teile voneinander getrennt, liegen, als solche, bei

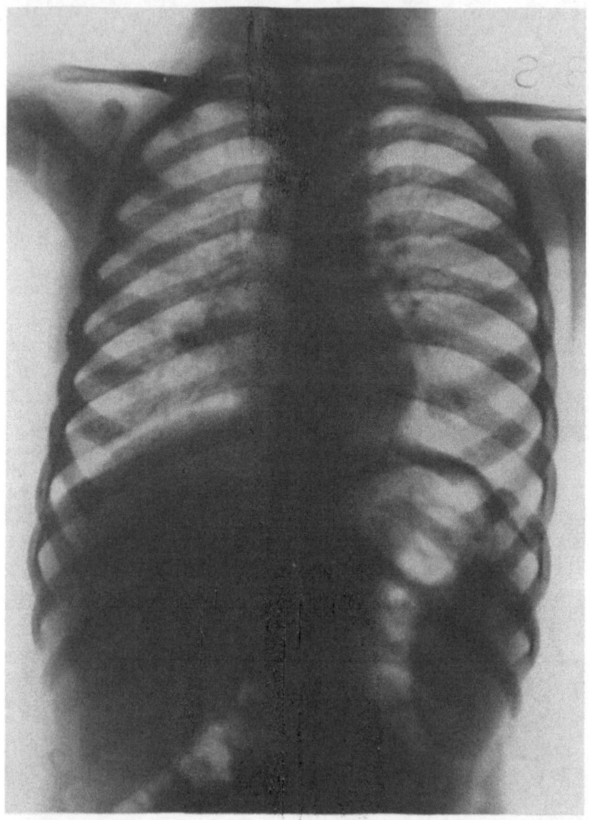

Abb. 208. B. S., $2^1/_2$ Jahre alt. Miliare Tuberkulose der Lungen (langsamer Verlauf).

denen die ganz massive Verschattung durchaus an die croupöse Pneumonie im Stadium der Hepatisation erinnert; eine Überschreitung der Lappengrenzen, als gelegentlich bei beiden Prozessen vorkommend, ist kein Unterscheidungsmerkmal.

Die Disseminationsformen des Sekundärstadiums bieten röntgenologisch ein unerschöpflich buntes Bild, das von Fall zu Fall ganz verschieden ist. Ich beschränke mich, dem Umfang dieses Werkes entsprechend, auf den Hinweis, daß alle Übergänge vorkommen von der Bildung einzelner Streuungsherde bis zur submiliaren und miliaren Dissemination. Nach den Untersuchungen von Koch besteht kein Zweifel, daß die Knötchen erst ein gewisses Alter und damit eine entsprechende räumliche Ausdehnung erreicht haben müssen, ehe sie im Röntgenbilde darstellbar werden; von der Richtigkeit dieser Ansicht kann man sich bei der wiederholten Röntgenuntersuchung solcher Fälle im klinischen Betriebe ab und zu überzeugen. Die Durchleuchtung zeigt bei der miliaren Aussaat eine

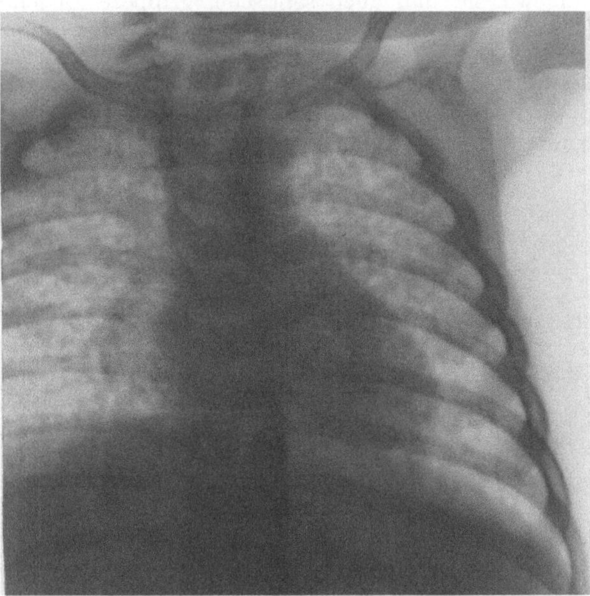

Abb. 209. J. J., 6 Monate alt. Miliartuberkulose der Lungen (rapider Verlauf, Meningitis). Sektion: disseminierte subakute Miliartuberkulose aller Lungenlappen, walnußgroßer Käseherd im rechten Unterlappen, Verkäsung der trachealen und tracheobronchialen Lymphknoten.

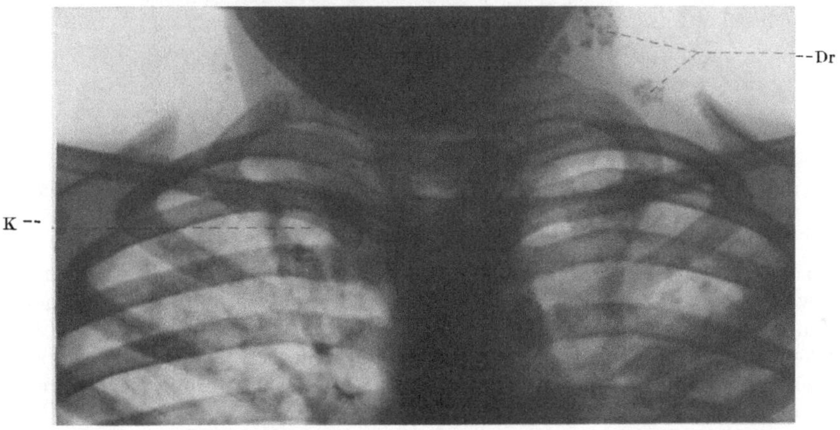

Abb. 210. A. R., 10 Jahre alt. Tuberkulose. Kaverne mit Wandverkalkung unter der Clavicel; verkalkte Halslymphome beiderseits; infiltrierender Prozeß in der linken Lunge. K Kaverne; Dr verkalkte Halslymphome.

diffuse Trübung der Lungenfelder bei gleichzeitigen Anzeichen des Emphysems (Zwerchfell-Tiefstand). Die Aufnahme weist dann eine dichte Übersäung aller Lungenfelder mit kleinsten Schattenfleckchen auf, die im Einzelfalle wechselnd scharf bzw. unscharf begrenzt sind und in den oberen Lungenfeldern besonders dicht zusammenrücken (s. Abb. 208 u. 209). Trotz des so charakteristisch scheinenden Röntgenbefundes der Miliartuberkulose sei auch hier nochmals darauf hingewiesen, daß auch septische, grippöse Disseminationen ganz ähnliche Bilder erzeugen können (BOSSERT). Bei den submiliaren Disseminationen trägt manchmal der röntgenologische Nachweis eines tumorigen Drüsenprozesses zur raschen Klärung der Situation bei. Bei den übrigen Streuungen des Sekundärstadiums macht der Röntgennachweis keine Schwierigkeiten. Kavernöse Einschmelzungen werden als runde oder ovale, oft von

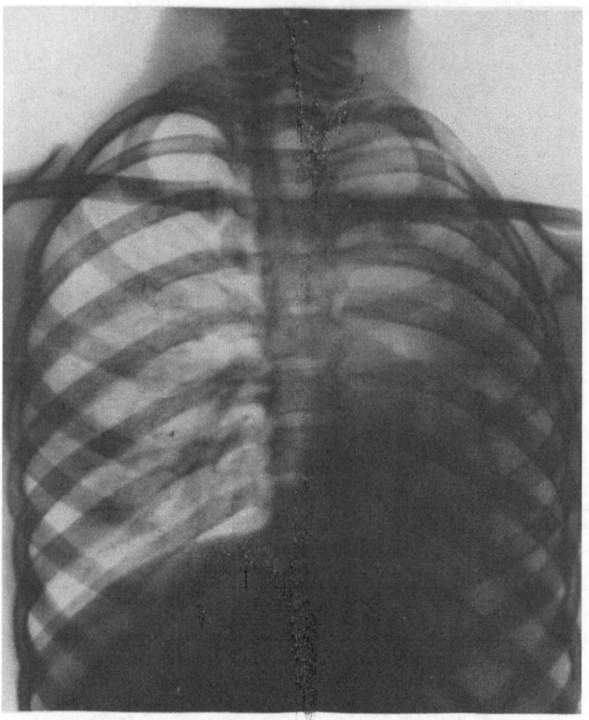

Abb. 211. A. S., 9 Jahre alt. Cirrhotische Phthise der linken Lunge mit starker Verziehung der Mediastinalorgane.

einem „Ringschatten“ wechselnder Intensität begrenzte Aufhellungen sichtbar, wenn sie nicht mit Sekret gefüllt sind. Vorgetäuscht werden können Kavernen durch plattennah gelegene normale oder sogar emphysematische Lungenbezirke, die von pleuritischen Spangen umsäumt liegen, zumal wenn sie in einen verschatteten Bezirk hineinprojiziert sind; die Aufnahme in verschiedenen Durchmessern klärt die Sachlage dann meist rasch auf. Cirrhotische Prozesse verraten sich durch die Verlagerung des Mediastinums nach der erkrankten Seite, Verengung der Intercostalräume und Zwerchfellhochstand. Bei diesen Tertiärformen der Tuberkulose, meist eine bunte Mischung infiltrierender, kavernöser und cirrhotischer Vorgänge, ist der Befund von Fall zu Fall verschieden; Kavernen, Verkalkungen und Schrumpfungsvorgänge finden sich im bunten Wechsel; die letzteren führen nicht selten zu extremen narbigen Verziehungen des Herzens und der Trachea, wie sie WIESE und SIMON verschiedentlich mitteilten und wie wir sie bei dem abgebildeten Falle A. S. entstehen sahen.

Der Wert der Röntgenuntersuchung bei Lungentuberkulose realisiert sich weniger bei der einmaligen Untersuchung als bei fortlaufender Beobachtung des Einzelfalles in wertvoller Ergänzung des übrigen klinischen Status. Es ist nicht darüber hinwegzusehen, daß gerade die Fortschritte unserer Kenntnis der Formen der Kindertuberkulose wesentlich durch die fortlaufende Röntgenuntersuchung vermittelt worden sind.

18. Die Röntgenuntersuchung des Herzens.

a) Allgemeines und Methodik.

Im Vergleich mit dem Erwachsenen nimmt beim jungen Säugling das Herz einen unverhältnismäßig großen Anteil des Brustraumes ein; dieses Verhalten wird einerseits bedingt durch die relativ große Herzmasse selbst, andererseits läßt die durch den physiologischen Zwerchfellhochstand mitbedingte eigenartige Lage des Herzens in der Projektion dasselbe noch besonders groß erscheinen.

Nach den röntgenanatomischen Untersuchungen von VOGT liegt das Herz vor der Geburt quer und hat annähernd die Gestalt einer Kugel dadurch, daß sich das rechte wie das linke Herz fast gleichmäßig an der Bildung der Herzform beteiligt und ferner durch den Umstand, daß beide Herzhälften fast in einer Ebene der Brustwand genähert sind. Nach Einsetzen der Atmung rückt das Herz in eine fast rechtwinkelige Stellung zur Körperlängsachse, die Herzspitze wandert nach unten und innen; das Herz liegt dem Zwerchfell, das bei den ersten Atemzügen ventral gehoben wird und dorsal niedriger steht, breit auf; indem es die Lageveränderung in bezug auf seine Auflagefläche mitmacht, führt es eine Teildrehung um seine Längsachse aus, während die sagittale Thoraxerweiterung eine gleichzeitige Schwenkung nach der Sagittalebene hin verursacht (LINZENMEIER). Wenn man beim Erwachsenen sagen möchte, das Herz „hängt" im Thorax, so müßte man entsprechend beim Säugling sagen, es „liegt" auf dem Zwerchfell. An der Bildung der Herzvorderfläche ist der rechte Ventrikel etwas mehr beteiligt als beim Erwachsenen; die Vorhöfe sind durch die Thymusdrüse von der Brustwand fast immer abgedrängt (GRÄPER); dadurch, daß der Conus arteriosus stärker als beim Erwachsenen dorsalwärts umgebogen ist, erscheint die Herzfigur insgesamt niedriger. Die eigentliche „Herzspitze" wird von einem Teil des linken unteren Lungenlappens ventral überdeckt und liegt infolgedessen der Brustwand *nicht* an; an die Brustwand reicht am weitesten nach links ein etwas höher gelegener Teil des linken Ventrikels, dessen Pulsation man als „Herzstoß" fühlt bzw. sieht. Im Laufe der weiteren Entwicklung nähert sich die Herzform der des Erwachsenen immer mehr: Während im Säuglingsalter noch die quere Ovalform vorherrscht, die eine gewisse äußerliche Ähnlichkeit mit der „Mitralform" des Erwachsenenherzens hat, richtet sich später entsprechend der Ummodellierung des Thorax das Herz auf und stellt sich mehr in die Sagittalebene ein, so daß am Ende des ersten Lebensjahres aus dem querstehenden Herzen ein schrägstehendes, und vor der Pubertät ein gewöhnlich steil gestelltes Herz geworden ist. Über die Größen- und Formbeziehungen zum Wachstum s. u.

Was die *Herzform* anbelangt, so ist dieselbe beim Säugling schwer zu beurteilen und allein aus anatomischen Gründen haben die Untersucher wahrscheinlich recht, die bei gesunden Säuglingen das Herz unabhängig von der Körperlage ständig seine Lage, Form und scheinbare Größe im Röntgenbilde wechseln sahen. Im großen und ganzen ist die Herzfigur im Kindesalter gegenüber der des Erwachsenen „vereinfacht". Im Kleinkindesalter ist der Herzumriß ein schrägstehendes Oval, das sich cranialwärts durch das Gefäßbündel „flaschenförmig" verjüngt; die „Herztaille" ist wenig deutlich. Der Herzumriß wird gegen die rechten Lungenfelder durch zwei, links durch zwei oder drei, sehr selten vier Bogenlinien begrenzt. Von den rechten Herzbögen wird der obere, soweit er lateral konkav ist, von der Vena cava sup. gebildet; der gestreckte Anteil wird am besten als „Gefäßbogen" bezeichnet, da hier sowohl Aorta ascendens wie Vena cava randbildend sein können; allerdings lassen die anatomischen Befunde von DRAGENDORFF und die topographischen Querschnitte von HEIDERICH keinen Zweifel, daß bei Kleinkindern und Säuglingen nur die Vena cava die laterale Grenze bis zum Vorhof bildet; der rechte untere, lateral konvexe Herzbogen gehört großenteils dem rechten Vorhof an. Die linken lateral konvexen Bogenlinien werden in der Reihenfolge von oben nach unten von Aorta descendens, Arteria pulmonalis, linkem Vorhof und linkem Ventrikel gebildet. Beim Säugling und Kleinkinde fehlt der Aortenbogen völlig; wir sehen ihn, wie HECHT, vom sechsten Lebensjahre ab gelegentlich; erst nach dem zwölften Jahre wird er ziemlich regelmäßig sichtbar und bei Fünfzehnjährigen ist er kaum anders als bei gesunden erwachsenen Personen. Der Bogen des linken Vorhofes zeichnet sich bei jungen Kindern meist auch nicht ab.

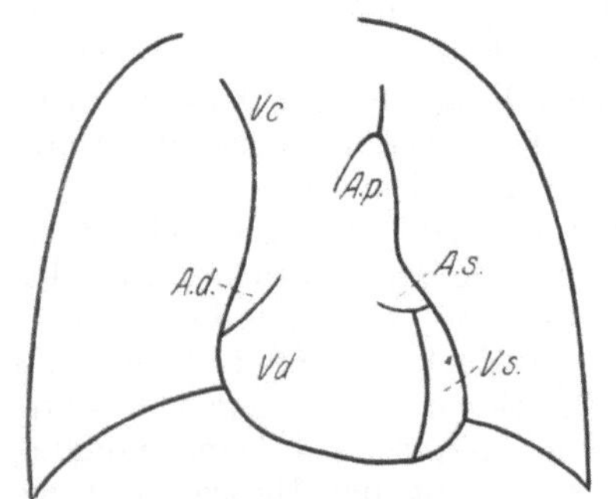

Abb. 212. Dorsoventrale Projektion der Herzabschnitte eines Neugeborenen nach dem anatomischen Präparat.

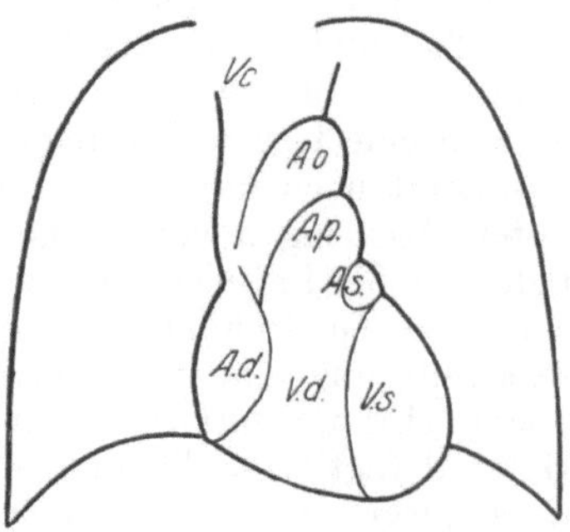

Abb. 213. Schema der Herzanteile des Erwachsenen.

A.d. Atrium dextrum; A.s. Atrium sinistrum; Vd Ventriculus dexter; V.s. Ventriculus sinister; A.p. Arteria pulmonalis; Vc Vena cava.

Für die Röntgenuntersuchung des Herzens ist die wichtigste Methode die gewöhnliche Schirmdurchleuchtung; das Herz ist ja als stark strahlenabsorbierendes Organ zwischen den lufthaltigen, strahlendurchlässigen Lungen fast rundum der Betrachtung zugänglich. Form und Lage, Beziehungen zu Pleuren und Zwerchfell, Modellierung einzelner Herzabschnitte, Pulsation und Einfluß der Atmung auf Herzform und Lage werden bei der Schirmuntersuchung in den verschiedenen Durchmessern erkennbar. Da die schirmfernen Herzabschnitte dabei zu groß gezeichnet werden, die Herzsilhouette also durch die Projektion verzerrt erscheint, eignet sich die Nahdurchleuchtung bzw. Nahaufnahme nur zur orientierenden Untersuchung. Die zahlenmäßige Festlegung der Herzform und Herzgröße erfordert besondere Methoden, die Projektionsfehler ausschließen; die gebräuchlichen Untersuchungsarten kann man als „Methoden der Parallelprojektion" bezeichnen: Die Fernaufnahme und die Orthodiagraphie.

Bei der *Fernaufnahme* versucht man durch Vergrößerung des Fokusabstandes die Röntgenstrahlen parallel zu machen; theoretisch wäre das bei einem Fokus-Plattenabstand $= \infty$ der Fall, praktisch genügt schon ein solcher von 1,5—2 m. Da nach den Berechnungen von GROEDEL bei Kindern bis zu 6 Jahren (bei den an sich kleinen Dimensionen von Herz und Brustkorb) auch eine Zentralprojektion mit geringerem Fokusplattenabstand in bezug auf die Meßgenauigkeit nur minimale Verzeichnungen hervorruft, werden mancherseits Aufnahmen von

60 cm Abstand als brauchbar für die Feststellung der absoluten Herzgröße bezeichnet. Dazu ist zu bemerken, daß jeder Projektionsfehler unerwünscht ist, da an sich schon die Meßgenauigkeit nicht sehr groß sein kann, also Fehlersummationen zu vermeiden sind; (in jedem Falle sind Resultate mit Zahlen in der Dimension 0,01 cm vom meßtechnischen Standpunkt aus als pseudo-exakt zu bezeichnen). Für genaue Untersuchungsreihen wird man daher besser die Fernaufnahmen mit kürzester Belichtungszeit wählen.

Bei der Moritzschen *Orthodiagraphie* wird die Herzform gleichsam mit dem Zentralstrahl abgetastet; das herausgeblendete zentrale Strahlenbündel, das senkrecht auf die Leuchtschirmfläche auftrifft, wird parallel zu sich selber verschoben und der Schnittpunkt mit dem Herzrande durch eine besondere Schreibvorrichtung Punkt für Punkt festgelegt; Leuchtschirm und Röhre sind dabei fest miteinander verbunden. Die Möglichkeit der Ausführung ist an eine ruhige Körperhaltung und an das Einhalten einer ruhigen Atmung gebunden — Bedingungen, die sich bekanntlich bei Kindern nur sehr annähernd realisieren lassen.

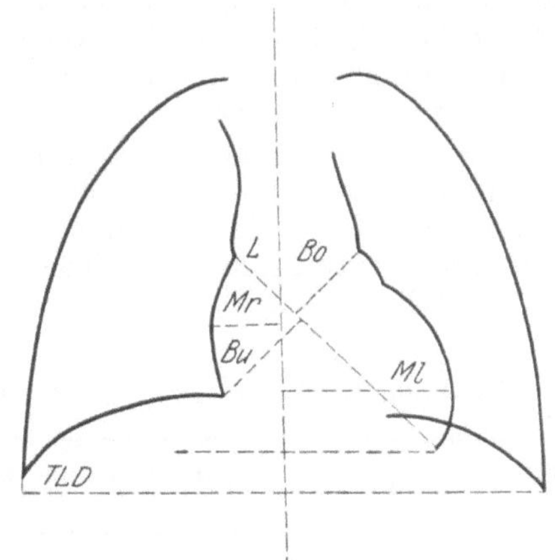

Abb. 214. Orthodiagraphische Meßlinien.

Nach beiden Methoden erhält man ein Umrißbild der Parallelprojektion des Herzens, und erfahrungsgemäß ist man berechtigt anzunehmen, daß Veränderungen in der Größe des Herzens und seiner Teile auch in der Größe und Form des so gewonnenen Herzbildes sich ausprägen.

Die Herzsilhouette wird in bestimmter Weise ausgemessen, indem man die Medianlinie des Patienten, die bei der Untersuchung durch Marken festgelegt wird, als Bezugslinie nimmt. Herkömmlich bestimmt man (s. Abb. 214):

1. Den größten senkrechten Abstand des rechten Herzrandes von der Medianlinie = Mr.
2. Den größten senkrechten Abstand des linken Herzrandes von der Medianlinie = Ml. (Bei Fernaufnahmen verschwindet häufig die Umbiegungsstelle des linken unteren Herzrandes im Zwerchfellschatten, so daß die genaue Bestimmung des äußersten sichtbaren Punktes unsicher wird.)

Die Orthodiagraphie hat unter dieser Unsicherheit weniger zu leiden, da bei tiefer Inspiration die Herzspitze anvisiert werden kann und dann auch bei ruhiger Atmung durch ihre Pulsation im Zwerchfellschatten sichtbar bleibt.

3. Die Summe von Mr. und Ml. bezeichnet man als Transversaldurchmesser des Herzens.
4. Die Entfernung des Winkels zwischen dem Bogen des rechten Vorhofes und dem der Vena cava von dem Umbiegungspunkt des linken in den unteren Herzrand. Dieses wichtige, immer aufzunehmende Maß bezeichnet man als L. = Längsdurchmesser des Herzens.

Die übrigen in der Orthodiagraphie des Erwachsenen gebräuchlichen Maße haben bisher in der Pädiatrie keine größere Beachtung gefunden. Neuerdings hat Kirsch für die Untersuchung des Kinderherzens ein Maß der „Herzhöhe“ eingeführt: Den Abstand des Vorhofcavawinkelpunktes von der durch die orthodiagraphische Herzspitze gelegten Horizontalebene.

5. Der Flächeninhalt des Herzens wird nach den Methoden der Planimetrie bestimmt.

6. Als transversalen Lungendurchmesser = T.L.D. bezeichnet man den Abstand der äußersten Punkte der Basis der rechten und der linken Lunge, wobei die Verbindungslinie die Medianlinie rechtwinklig schneiden muß.

Um aus den erhaltenen Meßzahlen irgendwelche Schlüsse ziehen zu können, müssen sie überhaupt miteinander vergleichbar, d. h. unter gleichen Bedingungen gewonnen sein. Anerkanntermaßen ist die Herzfläche im Liegen größer als im Stehen wegen der Verschiedenheit der Gesamtblutverteilung; ferner müssen Atmungsphase und Herzphase berücksichtigt werden. Nach den Forschungen der MORITZschen Schule decken sich die Ergebnisse von Fernaufnahmen und Orthodiagraphie bei denselben (erwachsenen) Patienten nicht (Differenzen im Transversaldurchmesser um ± 1 cm). Es ist also, um vergleichbare Werte zu haben, notwendig, besondere Tabellen für Fernaufnahmen und Orthodiagraphie, und dann noch im Stehen, Sitzen und Liegen für die einzelnen Altersklassen anzulegen, bzw. zu Rate zu ziehen — und im Einzelfalle muß doch mit gutem Recht die „Zahl“ hinter der klinischen Gesamtbeurteilung zurückstehen. — (Tabellen finden sich in den Arbeiten BAMBERG und PUTZIG, GROEDEL, KIRSCH, LANGE und FELDMANN, REYHER, VEITH.)

Zur ersten Orientierung im praktischen Einzelfalle führe ich eine von LEHMKUHL an hundert Kindern der Rostocker Kinderklinik orthodiagraphisch gewonnene Tabelle der Durchschnittsmaße an, wie sie DRAGENDORFF mitteilt. Die Werte sind bei größeren Kindern im Stehen gemessen, bei den Kleinkindern und Säuglingen sitzend (an Armen und Kopf festgehalten), in mittlerer Atemphase.

Orthodiagraphische Herzmaße nach LEHMKUHL:

Alter	Durchschnitts-alter	Körpergröße cm	Körper-gewicht kg	Herzlänge cm	Transversal-durchmesser cm
1. Vierteljahr . . .	2 Monate	57	4,6	5,5	5,3
2. Vierteljahr . . .	4,7 „	64	6,0	6,5	6,1
2. Halbjahr	9 „	68	7,4	6,6	6,7
1. Jahr	1,4 Jahre	82	10,5	7,5	7,2
2. Jahr	2,3 „	85	13,0	7,5	7,2
3. Jahr	3,3 „	92	15,3	8,2	7,8
4.—5. Jahr	4,6 „	103	17,3	8,4	8,0
6.—7. Jahr	6,9 „	120	22,3	9,0	8,4
8.—10. Jahr	8,8 „	129	28,4	9,8	9,1
11.—14. Jahr	12,0 „	142	35,0	10,3	9,6

b) Konstitution und Herz.

Was die Beziehungen zwischen Herzgröße und Körperlänge anbetrifft, so fand VEITH, daß bei Schulkindern eine gewisse Parallele zwischen Körpergröße und Größe der Herzumrißform besteht; bei gleicher Körperlänge waren Alter und Geschlecht ohne wesentlichen Einfluß auf die Herzgröße. Demgegenüber betonen DIETLEN, HIRSCH, MORITZ u. a., daß die Körpergröße allein nicht von Einfluß auf die Herzgröße ist, sondern, wie MORITZ sagt: „Die Entwicklungsstufe des Organismus“; DIETLEN und HAMMER (bei Erwachsenen) halten das Körpergewicht für ausschlaggebend, während HIRSCH nicht der Körpermasse als solcher, sondern „der Entwicklung der Skeletmuskulatur“ bestimmenden Einfluß zuschreibt. Andererseits hat von jeher das Verhältnis der Herzgröße zum Lungendurchmesser mit Recht größte Beachtung gefunden. GROEDEL fand (bei Nahaufnahmen) das Verhältnis von Herztransversale: Lungentransversale ungefähr als 1:2, und bezeichnete diese Verhältniszahl als „Herz-Lungenquotienten". Bei dem relativ großen Herzen des Neugeborenen beträgt er etwa: 1:1,7—1:1,9, im Kleinkindesalter später 1:1,9—1:2.

In jüngster Zeit hat VON BERNUTH in sehr glücklicher Weise versucht durch Berücksichtigung von transversalem Lungendurchmesser und Körperlänge eine feste Norm für die Herzgrößenbeurteilung zu gewinnen.

Er fand bei Herzfernaufnahmen von 100 Knaben und 100 Mädchen aller Altersklassen den Quotienten:

$$\frac{\text{Körperlänge} \times \text{T.L.D.}}{\text{Herzfläche}} = 31 \text{ bis } 47, \text{ im Mittel } 39.$$

Ist der *Herzquotient* kleiner als 31, so ist das Herz als abnorm groß zu bezeichnen; ist er größer als 47, so ist das Herz besonders klein. Dieser Quotient bleibt im ganzen Kindesalter konstant, nur der Säugling, mit seinem relativ großen Herzen, hat Werte zwischen 29 und 44 aufzuweisen. Die Einfachheit der Bestimmung läßt den v. BERNUTHschen Quotienten praktisch durchaus empfehlenswert erscheinen. In ähnlicher Weise ist KIRSCH den Wachstumsverhältnissen nachgegangen; er findet auf Grund orthodiagraphischer Bestimmungen den Herzlungenquotienten beim Neugeborenen im Durchschnitt 1,83 (extrem 1,65—2,06), am Ende des ersten Jahres 1,9, vom 3.—4. Lebensjahr an 1,99—2 (HAMMER fand bei gesunden Soldaten 1,98). Demnach gibt es also keine echte Wachstumshypertrophie des Herzens; die relative Herzbreite wird eher geringer. Die von GÖTT früher vorausgesagten Einwirkungen der Herzforschung auf die Konstitutionspathologie sind durch KIRSCHs Arbeiten zum Teil bereits realisiert. Nach den von KIRSCH ermittelten Verhältniszahlen nimmt mit fortschreitendem Längenwachstum die proportionale Thoraxbreite ebenso wie die proportionale Herzbreite und Herzhöhe stetig ab; daher haben die relativ Hochwüchsigen auch die höheren Grade von Engbrüstigkeit und Herzkleinheit aufzuweisen; bei der Abhängigkeit der Gefäßweite von der Herzgröße ergibt sich eine proportionale Verringerung der zirkulierendem Blutmenge, eine „disproportionale Gewebsoligämie" der hochwüchsigen Engbrüstigen. (Die in der Säuglingszeit zunehmende Thoraxbreite erklärt KIRSCH als durch das „nachholende" Wachstum der Lungen bedingt, während die spätere relative Wachstumsverminderung des Thorax einer relativen Wachstumsverlangsamung der Lunge entsprechen würde.) Diese Form der Schmalbrüstigkeit wäre demnach als „*Hypoplasieform*" aufzufassen: Engbrüstigkeit — kleines Herz. Dem gegenüber stellt er den Typ der *infantilistischen* Schmalbrüstigkeit, mit relativ zur Körperlänge normal großem Herzen; in diesen Fällen handelt es sich um „infantile" Lungen, die den „nachholenden" Wachstumsausgleich noch nicht zustande gebracht haben. Da im Kindesalter die Herzform stark individuell variiert, läßt sich meist nur nach mehrfacher Untersuchung der „individuelle Herztyp" festlegen; auch die Herzmaße gewinnen ihren eigentlichen Wert erst durch mehrfache Bestimmung im Zusammenhang mit dem klinischen Gesamtbefunde; in dieser Verbindung ist die Beobachtung einer *Veränderung* der Herzmaße weit wertvoller als das absolute Maß. Als besondere konstitutionelle Variante ist das *Tropfenherz* zu erwähnen, das median gelegen, schmal und steil gestellt ist; es berührt im tiefen Inspirium kaum das Zwerchfell, verbreitert sich nicht bei der Exspiration und stellt sich nicht quer. Berücksichtigung des Zwerchfellstandes schützt vor einer Verwechslung mit dem ähnlich aussehenden *Emphysemherz.*

c) Das pathologische Herz.

Von den krankhaften Befunden am kindlichen Herzen spielen die angeborenen *Lageanomalien* insofern eine gewisse Rolle, als sie häufig dem Röntgenologen mit der Frage nach der ursächlichen Veranlassung überantwortet werden. Die Dextrokardie, isoliert oder als Teilerscheinung eines Situs viscerum inversus, ist nicht zu verkennen, da die Herzform das Spiegelbild der normalen ist, also die Herzspitze nach rechts gerichtet liegt. Eine angeborene Herzverlagerung aus mechanischen Gründen findet sich bei der seltenen Zwerchfellhernie sowohl wie bei der Eventration, da in beiden Fällen die vorgedrungenen Baucheingeweide das Herz seitlich verdrängen, bzw. cranialwärts heben und in eine Querlage kippen; auch Verlagerung des Herzens durch angeborene Mißbildungen der Lunge ist mit zu erwägen.

Bei den *angeborenen Herzfehlern* ist die Differentialdiagnose röntgenologisch ebenso schwierig zu stellen wie klinisch; meist sind ja doch mehrere Störungen gleichzeitig vorhanden, wodurch eine Analyse dann gewöhnlich unmöglich

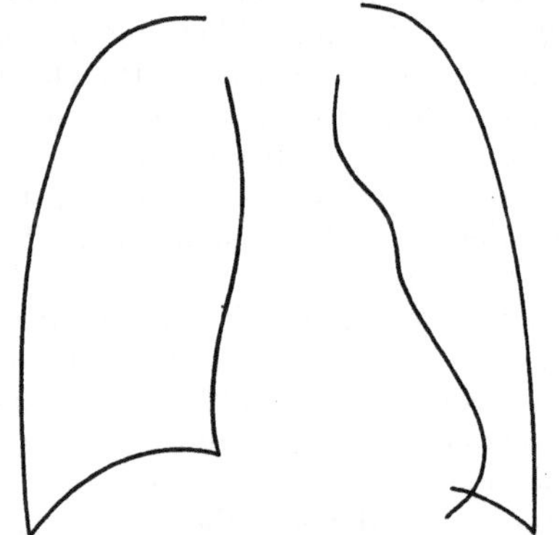

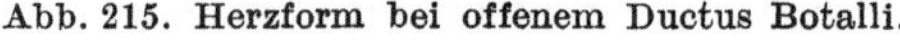

Abb. 215. Herzform bei offenem Ductus Botalli.

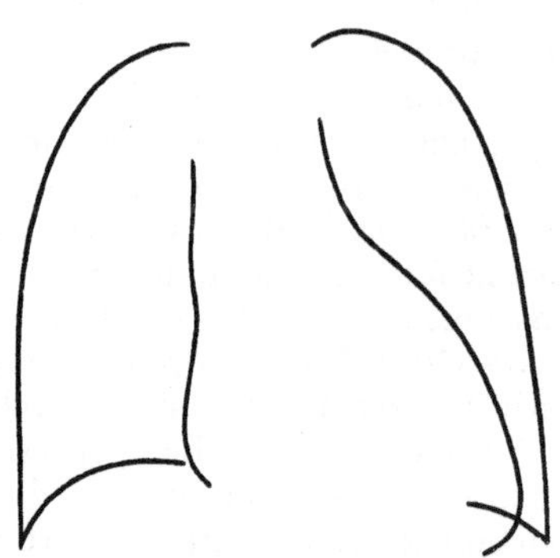

Abb. 216. „Mitralform" des Herzens (Mitralinsuffizienz).

wird. Als typisch gilt das Bild des Ductus Botalli persistens, bei dem beträchtliche Vorbuckelungen des Pulmonalisbogens beschrieben werden, manchmal auch Vergrößerung der beiden Ventrikel. Die Untersuchung im ersten schrägen Durchmesser gilt hierbei als besonders günstig, da dann die stärkere Pulsation des Pulmonalisbogens deutlich erkennbar wird; nach GROEDEL kann man in dieser Durchleuchtungsrichtung auch am besten einer Verwechslung des Pulmonalisbogens mit einem erweiterten linken Vorhof vorbeugen, da letzterer in diesem Durchmesser nicht sichtbar wird. Neben diesen „typischen" Fällen sind aber auch sichere Fälle von Ductus Botalli apertus beschrieben (z. B. von DRESLER), bei denen keine vorspringende Pulmonalis röntgenologisch zu finden war; andererseits weist HAMMER darauf hin, daß sich recht häufig eine Vorwölbung des Pulmonalisbogens aus anderen Gründen ausbildet, z. B. bei der Mitralstenose, bei Behinderung des kleinen Kreislaufes infolge Emphysems, pleuritischer Verwachsungen, cirrhotischer Lungenprozesse, ferner durch Pulmonalisinsuffizienz. Ein offenes Foramen ovale macht gewöhnlich keine Veränderungen im Röntgenbilde des Herzens.

Bei Ventrikel-Septumdefekten ist ein kräftiges, pumpendes Pulsieren des rechten Herzrandes gleichzeitig mit dem linken beschrieben, z. B. von GROEDEL bei vier Mitgliedern einer Familie mit Ventrikel-Septumdefekt, aber auch bei Gesunden, so daß dies Zeichen nicht als sicher gelten kann. Auch kugelförmige,

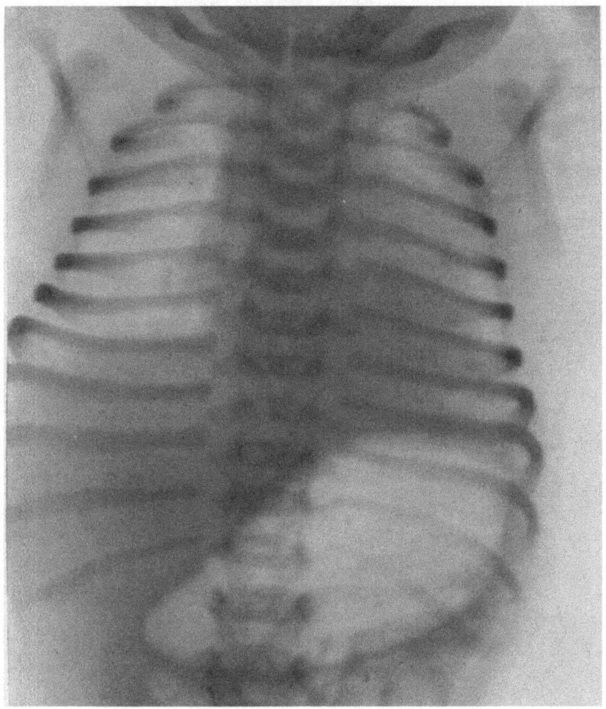

Abb. 217. E. H., 2 Tage alt. Morbus coeruleus. Angeborene Pulmonalisstenose.

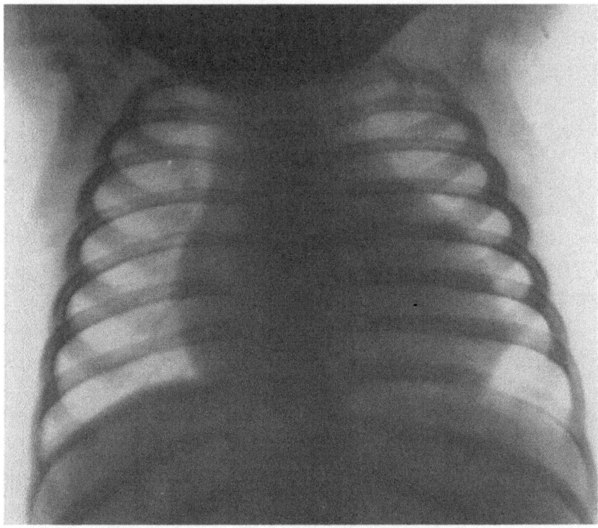

Abb. 218. H. W., 9 Monate alt. Vitium cordis congenitum, „Mitralform".

beiderseitige Herzvergrößerung wurde mehrfach dabei gefunden, während andererseits HAMMER auch unveränderte Herzformen feststellte.

Bei Transpositionen der großen Gefäße kann ein deutlicher Aortenbogen rechts von der Wirbelsäule und etwas höher stehend als gewöhnlich sichtbar werden. Auch bei „reitender Aorta“ kann der Aortenbogen an der Bildung des rechten oberen Randes der Herzfigur teilnehmen.

Bei typischem Morbus coeruleus (bei angeborener Pulmonalstenose) ist die röntgenologische Ausbeute gering infolge der meist vorliegenden Kombination mit anderen Bildungsfehlern (offenem Foramen ovale, offenem Ductus Botalli, Ventrikel-Septumdefekt, „reitender Aorta“, s. Abb. 217). HOCHSINGER fand den Pulmonalisbogen verschmälert, sogar eingezogen (s. a. HECHT). Bei Stenose des Aortenisthmus ist mehrfach verstärkte Pulsation der Aorta ascendens beobachtet. Die kompensatorische Hypertrophie des linken Ventrikels gibt dem Herzen eine „liegende Eiform“ bzw. „Walzenform“.

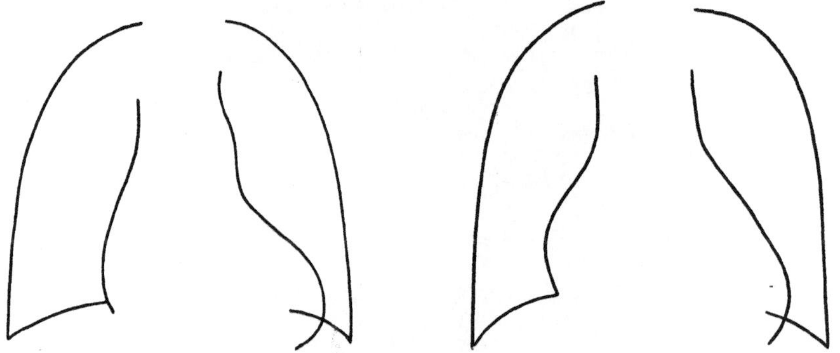

Abb. 219. Herzform bei Aortenfehler (Insuffizienz). Abb. 220. Mitralinsuffizienz und -stenose.

Die seltene Erscheinung der hochgradigen, angeborenen Herzhypertrophie (Cor bovinum congenitum, diffuses, angeborenes Herzmyom, VIRCHOW) zeichnet sich im Röntgenbilde durch enorme allseitige Vergrößerung der Herzfigur aus.

So kann in günstig gelegenen Einzelfällen das eine oder andere Mal die Röntgenuntersuchung, besonders wenn sie in größeren Zeitabständen wiederholt wird, einen Fingerzeig geben; im großen und ganzen besteht auch für die Röntgendiagnostik der angeborenen Herzfehler heute noch HEUBNERS Ausspruch zu Recht: „Es ist im allgemeinen vergebliches Bemühen, eine genaue Diagnose der anatomischen Störungen zu stellen“, um so mehr, als eine ganze Reihe angeborener Herzstörungen erscheinungslos bleiben können.

Erworbene Herzfehler. Die hauptsächlichsten Veränderungen des kranken Herzens, *Hypertrophie* und *Dilatation* einzelner Abschnitte, prägen sich im Röntgenbilde aus. Bei *Hypertrophie* sind im allgemeinen die entsprechenden Herzbögen deutlicher abgesetzt, stärker gerundet; die Pulsation ist ausgiebig und kräftig.

Bei der Dilatation sind die Bögen wenig markant, die Pulsation ist schwächer, die „schlaffe“ Herzform wird bei der Atembewegung stärker verändert.

Nur stärkere Grade der *Hypertrophie* und der *Dilatation* zeigen die beschriebenen Merkmale; wenn, wie so oft, Hypertrophie und Dilatation kombiniert sind, werden die röntgenologischen Anzeichen ebenfalls undeutlich. Für das Studium der feineren Pulsationsbewegungen ist die von GÖTT und ROSENTHAL angegebene Kymographie die geeignete Methode, deren objektive Ergebnisse bisher unübertroffen sind (solange die Röntgenkinematographie nicht allgemeiner verwendbar ist).

Die funktionellen Schäden erkrankter Herzklappen führen zu Insuffizienz oder Stenose; diese wiederum bewirken mechanische Belastungen der vorliegenden Herzabschnitte, welche dilatieren, bzw. sich durch Hypertrophie den veränderten Bedingungen anzupassen bestrebt sind. Diese Dilatation bzw. Hypertrophie versuchen wir im Röntgenbilde aufzufinden, um daraus einen Rückschluß auf die erkrankte Klappe zu ziehen. Die Herzumrißform wird in einer Weise verändert, die für die einzelnen Klappenfehler bis zu einem gewissen Grade charakteristisch ist. Eine frische Endokarditis macht im Röntgenbilde gewöhnlich keine Erscheinungen, erst im Laufe der Zeit deckt die wiederholte Untersuchung die funktionellen Schäden auf.

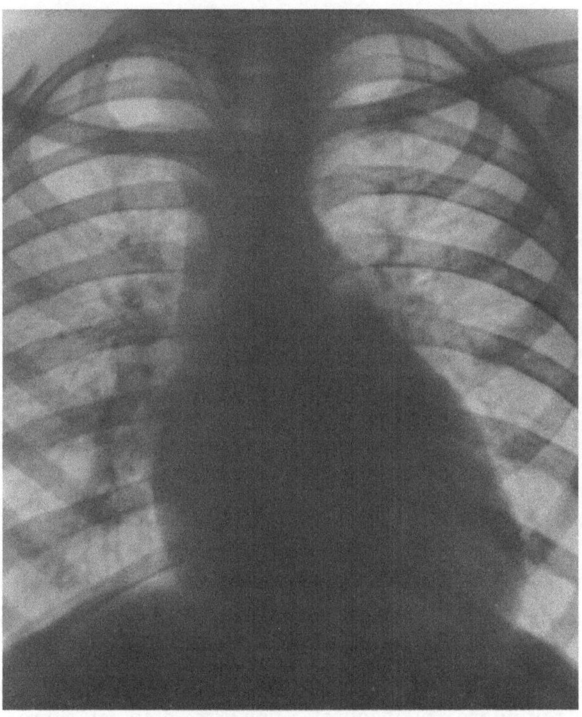

Abb. 221. Fr. K., 10 Jahre alt. Mitralinsuffizienz, Stauungslunge; allseitige Vergrößerung der Herzumrißform.

Weitaus am häufigsten handelt es sich bei den erworbenen Vitien der Kinder um eine Mitralinsuffizienz, bei deren höheren Graden eine Vergrößerung des Herzschattens in allen Durchmessern gefunden wird; bei der ausgeprägten „Mitralform“ des Herzumrißbildes kann der linke Ventrikel rechts randbildend sein, der obere Teil des linken Ventrikelbogens ist stärker vorgewölbt; in ganz schweren Fällen kommt es dabei zur Erweiterung der Pulmonalis, Ausbuchtung des rechten Vorhofbogens und Stauungslunge. Bei der seltenen Mitralstenose gilt als typisch die isolierte Erweiterung des linken Vorhofes, die am besten im zweiten schrägen Durchmesser zu erkennen ist; bei schweren Fällen kommt hinzu eine Vorbuchtung der stark pulsierenden Pulmonalis. Da der atrophische linke Ventrikel nach unten steil abfällt, erscheint der Herzumriß klein und längsoval, so daß GROEDEL ihn mit der Form eines stehenden Eies vergleicht.

Bei der häufigen Kombination von Mitralinsuffizienz und -stenose ergibt die Röntgenuntersuchung das Bild des vorwiegenden Vitiums, meist eine mehr oder weniger stark ausgeprägte „Mitralform", Verbreiterung in allen Durchmessern. Eine Dekompensation verrät sich durch die schwache Pulsation und das Bild der Stauungslunge.

Die an sich seltenen und nach FEER kaum vor dem zehnten Lebensjahr auftretenden Erkrankungen der Aortenklappen zeigen sich im Röntgenbilde durch die Verbreiterung des linken Ventrikelbogens, wodurch die Herzumrißform walzenförmig erscheint. Während bei der Aorteninsuffizienz der rechte Gefäßbogen stärker als normal ist und lebhaft pulsiert, wird dies bei der Aortenstenose nicht gefunden.

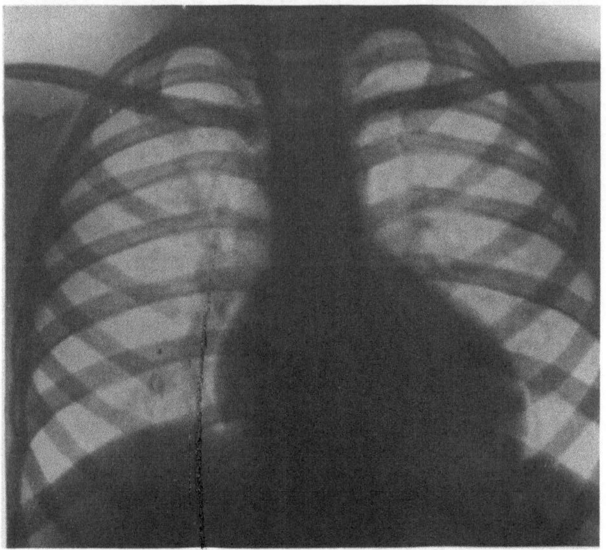

Abb. 222. K. H., 9 Jahre alt. Kombinierter Aortenfehler nach Polyarthritis.

Die Tricuspidalinsuffizienz, meist als Dekompensationserscheinung bei hochgradigen Mitralfehlern beobachtet, bewirkt eine stärkere Vorwölbung des rechten Vorhofsbogens und systolische Pulsation des Cavaschattens.

Trotz der relativ charakteristischen Zeichen ist beim häufigen Zusammentreffen mehrerer Vitien die Deutung der Radiogramme oft schwierig und kann die klinische Untersuchung nur wenig fördern; ihren eigentlichen Wert bekommt die Röntgenuntersuchung des Herzens erst bei der fortlaufenden Untersuchung des Patienten, wenn es sich darum handelt, einen objektiven Anhalt für das Maß der Kompensation zu gewinnen; hierfür sind die Herzlungenquotienten nach KIRSCH und nach v. BERNUTH die wichtigsten Indicatoren.

Bei der subakuten *Myokarditis* ist der Röntgenbefund nicht einheitlich; manchmal finden sich kaum erkennbare Veränderungen, dann wieder in anderen Fällen ein Bild ähnlich dem Cor bovinum (s. Abb. 224), eine gewaltige Verbreiterung des Herzschattens in allen Dimensionen, schwache Pulsation, Abflachung der Herzbögen, Vergrößerung der Herzzwerchfellwinkel, so daß die Differentialdiagnose gegen eine Perikarditis sehr schwer, bzw. unmöglich sein kann, zumal auch nicht ganz selten bei Myokarditis ein Transsudat auftritt; eine rasche

Größenzunahme spricht eher für einen Erguß, ebenso eine starke Abnahme bei Digitalisbehandlung (HAMMER).

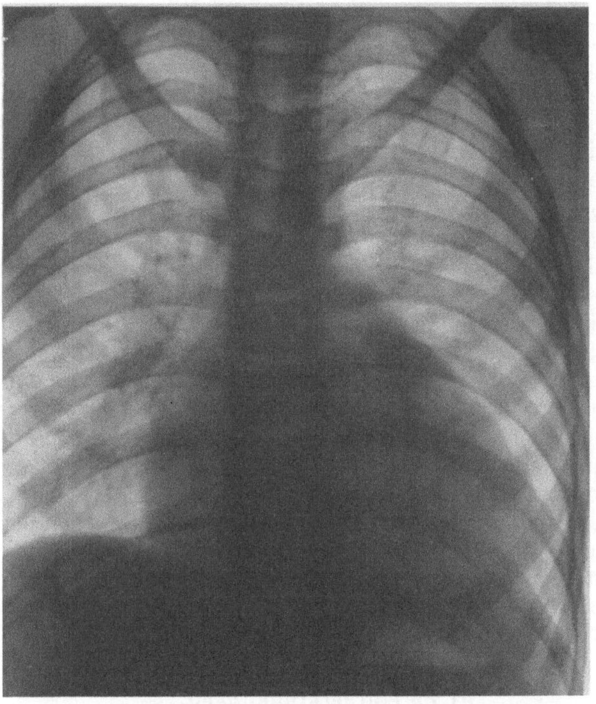

Abb. 223. A. H., 12 Jahre alt. Myokarditis. Dilatation des rechten und linken Herzens.

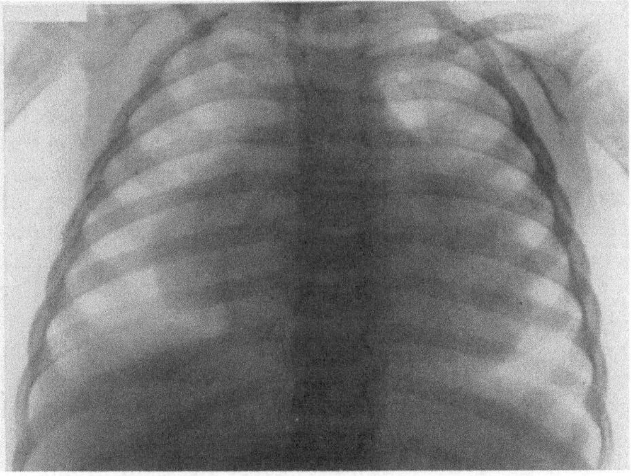

Abb. 224. F. F., $3^1/_2$ Jahre alt. Myokarditis. Hochgradige allseitige Vergrößerung des insuffizienten, dilatierten Herzens.

Die dauernde Überlastung des Herzens bei chronischer Nephritis erzeugt eine Hypertrophie des linken Ventrikels.

Erworbene Lageveränderungen des Herzens finden sich bei Zwerchfellbrüchen, Zwerchfellhochstand infolge Meteorismus, intraabdominalen Tumoren, Phrenicusschädigung, Ascites; bei Skoliosen, schweren Graden von Trichterbrust sowie bei pleuritischen Verwachsungen und Pneumothorax. (Der Einfluß von Pneumonie, exsudativer Pleuritis und Emphysem auf die Herzlage ist in den betreffenden Abschnitten erwähnt.)

Von allgemeinen Erkrankungen soll nach Reyher die Spasmophilie das Herz im Sinne einer allgemeinen Vergrößerung beeinflussen, ebenso wie nach Finkelstein die schwere Rachitis, was bei der nahen Verwandtschaft der beiden Krankheitszustände leicht erklärlich scheint.

Bei der *schweren akuten Ernährungsstörung* fanden Czerny und Kleinschmidt den Röntgenschatten des Herzens auffallend klein; während Kleinschmidt darin den Ausdruck der Kreislaufschwäche, bzw. verminderter Herzfüllung, bei tiefstehendem Zwerchfell (durch Verminderung des intraabdominalen Druckes) erblickt, ist nach Gött das in diesen Fällen bestehende Lungenemphysem für die Kleinheit des Herzens verantwortlich zu machen. Bei chronischen Ernährungsstörungen wie überhaupt bei konsumierenden Allgemeinerkrankungen fanden Lange und Feldmann häufig Herzverkleinerung.

Bei *Keuchhusten* ist seit Heubner die Vergrößerung des rechten Herzens bekannt; sie kann jedoch im Röntgenbild durch die Überlagerung emphysematischer Lungenränder weggetäuscht werden. Die als „Kropfherz“ bekannte Vorbuchtung des Pulmonalisbogens (dazu Dilatation bzw. Hypertrophie des rechten Ventrikels) dürfte auf die Behinderung der Atmung und des kleinen Kreislaufs durch die Struma zurückzuführen sein.

Über den Einfluß innersekretorischer Störungen auf das Herzbild im Kindesalter bestehen keine übereinstimmenden Angaben.

d) Perikarderkrankungen.

Das Perikard selbst ist im Röntgenbilde nicht sichtbar, auch dann nicht, wenn es akut entzündet ist; infolgedessen ist auch eine röntgenologische Darstellung der frischen *Pericarditis sicca* nicht möglich. Hingegen ermöglicht die Strahlenabsorption *perikarditischer Ergüsse* in dem allseitig geschlossenen Raume des Herzbeutels deren Erkennung bereits im Anfangsstadium. Kleine Flüssigkeitsansammlungen erkennt man an der Abflachung der Herzbögen und der „zitternden“ Pulsation des gesamten Herzumrisses. Große Ergüsse lassen den Herzschatten allseitig vergrößert erscheinen, jederseits ist *ein* großer flacher Herzbogen zu finden; der untere Teil des Gefäßbündelschattens erscheint häufig (an der Umschlagstelle des Perikards) stufenförmig gegen den oberen Anteil vorspringend. Ein bei großen Ergüssen gelegentlich beschriebener „Kernschatten“ im Herzröntgenbild rührt nach Hammer nie vom Herzen, sondern infolge Schattenaddition von begleitenden mediastinalen Ergüssen oder Schwarten her; neuerdings fanden Kohlmann und Schmidt auch *perikardiale Schwielen* als Veranlassung eines „Kernschattens“. Nach den genannten Autoren gilt die Darstellung des Herzens als Kernschatten innerhalb eines anderen Schattens gerade als differentialdiagnostisches Merkmal, das *gegen* eine Perikarditis und für eine Pleuritis mediastinalis spricht. In seltenen Fällen ist die Flüssigkeitsbewegung des Ergusses selbst im Schirmbild sichtbar.

Als Folgezustand nach trockener oder feuchter Perikarditis finden sich häufig in mannigfacher Form Verwachsungen mit der Pleura und dem Zwerchfell; man sieht dann bei tiefer Inspiration zackige, zipfelige oder eckige Schattenvorsprünge, die auch zur Verziehung des Herzens führen können. Ein eigenartiges Bild bietet sich bei Verwachsungen zwischen Perikard und ventraler Thoraxwand, wobei der Herzschatten im tiefen Inspirium cranialwärts steigt, statt sich mit dem Zwerchfell caudalwärts zu senken. Perikardiale Kalkschwielen, wie sie bei Erwachsenen öfter beobachtet wurden, sind meines Wissens bisher bei Kindern nicht beschrieben.

Als typisch für das *Pneumoperikard* gilt eine lateral scharfbegrenzte, aufgehellte Zone allseitig um das deutlich sichtbare Herz; an den tiefsten Stellen fand HAMMER in jeder Lage bei Hydro-Pyo-Hämato-Pneumoperikard Flüssigkeitsspiegel mit Succussio. (Differentialdiagnose gegen Lungenrandemphysem und mediastinales Emphysem.)

VI. Die Röntgenuntersuchung der Verdauungsorgane.

1. Allgemeines und Technik.

Für die Röntgenuntersuchung der Verdauungsorgane kommen ausschließlich die Methoden der Kontraststeigerung zur Anwendung: Darstellung der Verdauungsorgane durch Einführung stark strahlenabsorbierender „Kontrastmahlzeiten", daneben für den Enddarm in einzelnen Fällen Aufhellung des Darmes durch Luftaufblähung mit oder ohne gleichzeitige rektale Einbringung von Kontrastmitteln.

Als die per os zu verabreichenden Kontrastmittel werden heute fast ausnahmslos die unlöslichen, ungiftigen Bariumpräparate verwandt, etwa in den Handelsformen Eubaryt, Röntyum und Citobarium. Für Säuglinge wird eine mäßig dünne Mondaminabkochung mit dem Kontrastmittel verrührt und mit dem Löffel oder aus der Flasche verfüttert, für Kleinkinder und ältere ist es zweckmäßig, einen dickeren Mehlbrei mit dem Kontrastmittel, eventuell unter Zusatz von Zucker und Kakao herzustellen und mit dem Löffel zu geben.

Für die Auswahl des Kontrastmittels achte man darauf, ein Präparat zu wählen, das möglichst wenig sedimentiert. Die Lagerung des Patienten richtet sich ganz nach dem Zwecke der Untersuchung, soweit es der Krankheitszustand erlaubt.

Für die Beobachtung des *Schluckaktes* bewährte sich für Säuglinge unsere behelfsmäßige Aufhängevorrichtung noch besser als das WIMBERGERsche Bänkchen — ohne Hilfspersonal zum Halten kommt man sowieso nicht aus. Größere Kinder läßt man natürlich, wenn eben möglich, die Kontrastspeise stehend einnehmen.

Schon bei der p.a.-Durchleuchtung sieht man bei Kindern recht gut jede Nahrungsportion in den Oesophagus eintreten und abwärts gleiten; dünnflüssige Kontrastspeise rinnt normalerweise ohne jeden Aufenthalt bis zur Kardia oder gleich bis in den Magen, dickerer Kontrastbrei verhält etwas an den „*physiologischen Engen*" (hinter dem Ringknorpel, hinter der Bifurkation und den Gefäßbögen und endlich beim Durchtritt durch das Zwerchfell *(Hiatus oesophageus)*. Wesentlich günstiger für die Beobachtung der Ösophaguspassage ist die Halblinksstellung (Fechterstellung), mit dem Strahlengang von schräglinks-hinten nach rechts-vorn, wobei der hintere Mediastinalraum mit der Speiseröhre zwischen Wirbelsäule und Herzgefäßschatten übersichtlich wird; der gefüllte Oesophagus erscheint dabei als flach gekrümmter, ventralwärts offener Bogen.

Bei der Passage von konsistenterem Brei läßt sich gut beobachten, wie sich im oberen Oesophagus ein kurzer Schattenkegel mit abwärts gerichteter Spitze bildet, der im Abwärtsgleiten sich zu einer spindeligen Säule auszieht und vor der Kardia wieder eine Stauchung erleidet; mitverschluckte Luft ist in Form

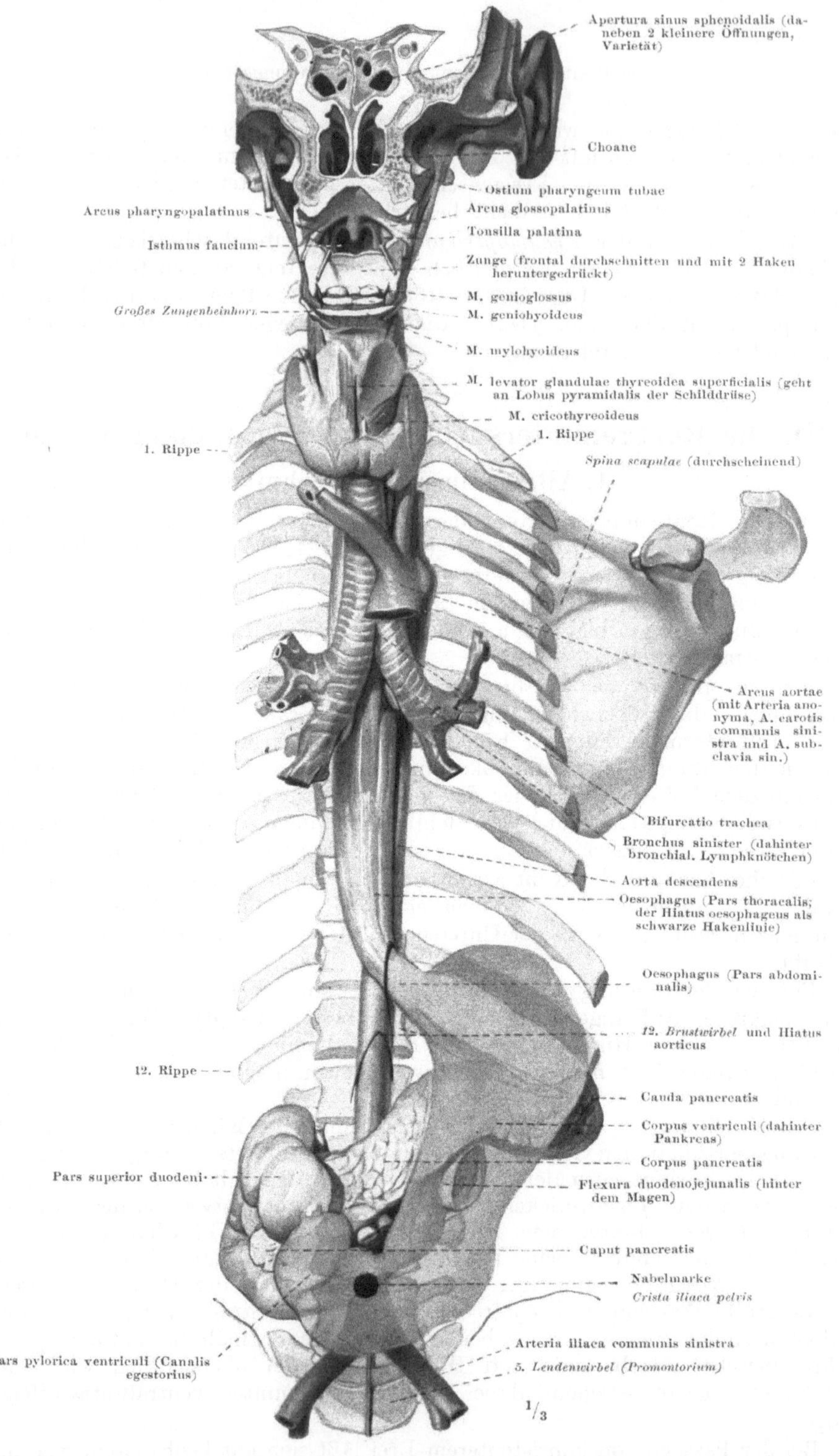

Abb. 225. Luft- und Speiseweg. Der Schädel ist durch einen Frontalschnitt durch die Choanen zersägt, der Unterkiefer ganz weggenommen. Von der Brustwand sind nur die hinteren Rippenenden gezeichnet; das Schulterblatt in seiner richtigen Lage dient als Höhenindex, ebenso die Wirbel und die Nabelmarke. Der Magen ist nach dem Röntgenbild beim aufrecht stehenden Menschen eingetragen (als Röntgenschatten). Die Lungen und der Darm vom Jejunum ab sind weggelassen. (Nach BRAUS.)

heller Perlen oft gut sichtbar; das Haften dünner Kontrastbreireste nach beendetem Schlucken, besonders an den unteren Abschnitten der Speiseröhrenwand, ist nicht krankhaft.

2. Die Speiseröhre.

Praktische Bedeutung hat die Röntgenuntersuchung der Speiseröhre zunächst bei den *spastischen Schluckstörungen*. Nach Lust hat man zu unterscheiden zwischen 1. primärem, essentiellem Ösophagospasmus, der auf erhöhter Reflexerregbarkeit beruht, 2. dem sekundären Ösophagospasmus nach Verätzung des Oesophagus und 3. ösophagealen Affektkrämpfen bei älteren neuropathischen Säuglingen. Gegenüber den beiden letzteren Gruppen psychogener Spasmen

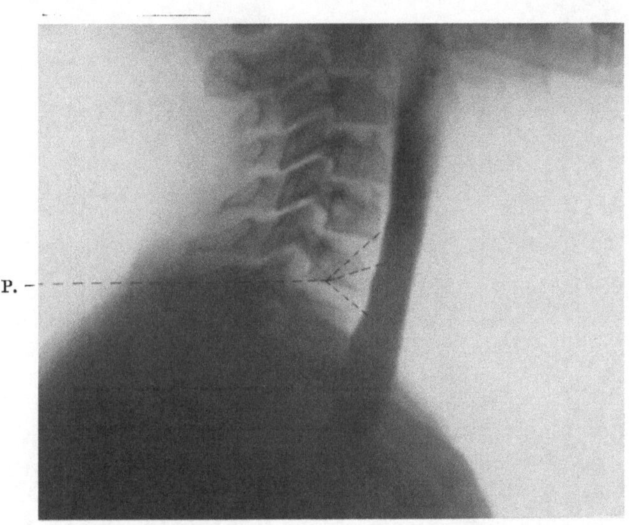

Abb. 226. A. F., 13 Jahre alt. Normalbild. Der Patient schluckt halbflüssigen Kontrastbrei. Frontalaufnahme. Bei P. normale Ösophagusperistaltik. Die Einkerbungen an der ventralen Wand des Oesophagus sind durch die Anpassung an Larynx und Trachea verursacht.

kommt den primären Schluckkrämpfen erhöhte Bedeutung zu, zumal Finkelstein und Reyher auch die Möglichkeit tetanischer Schluckkrämpfe bejahen (in Analogie zu den von Ibrahim beschriebenen spastischen Kontrakturen von Anus und Blase).

Alle Ösophaguskrämpfe lassen sich vor dem Röntgenschirm gut beobachten. Der abwärtsgleitende Kontrastbrei macht halt und gleitet entweder überhaupt nicht weiter, sich oberhalb der spastischen Stelle anstauend und den Oesophagus dehnend, oder es geht ein feines Gerinnsel von Brei noch durch die spastische Stelle hindurch. Löst sich der Spasmus spontan oder auf Papaveringabe (nach dem Vorschlag von Stein), und sieht man den oberhalb gestauten Kontrastbrei die vorher verengte Stelle in gewöhnlicher Breite passieren, dann ist die Unterscheidung von organischen Stenosen damit gegeben. Die Zone bzw. die Zonen des Spasmus können auch bei diesen funktionellen Stenosen mit auffallender Konstanz bei wiederholter Untersuchung gleich gefunden werden (s. Abb. 229 u. 230). Beim Kardiospasmus ist das lange Verweilen der Kontrastsäule oberhalb der Kardia ein eindeutiges Zeichen. (Bei der Rumination wird die Kardia weit klaffend, trichterförmig gefunden.)

Organische Stenosen als Folgen von Verätzungen, Fremdkörperverletzungen oder Entzündungsnarben (z. B. nach Scharlach) verraten sich durch das plötzliche Anhalten des Kontrastmittels und die cranialwärts von der Striktur sich ausbildende Dilatation, deren Ausdehnung dem Grade der Stenose, ihrem Alter und ihrer Länge weitgehend proportional ist. Die Narbenstenosen sitzen mit Vorliebe an den Stellen der physiologischen Ösophagusengen; FLESCH und PÉTERI fanden an einem Material von 20 Fällen als häufigsten Sitz die

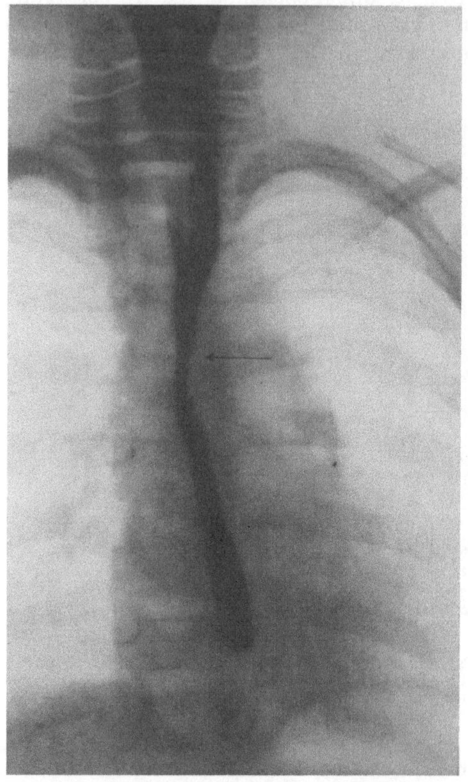

Abb. 227. F. L., 2 Jahre alt. Gesundes Kind. Verschmälerung der Kontrastsäule im Oesophagus an der physiologischen „Gefäßenge" (Pfeil).

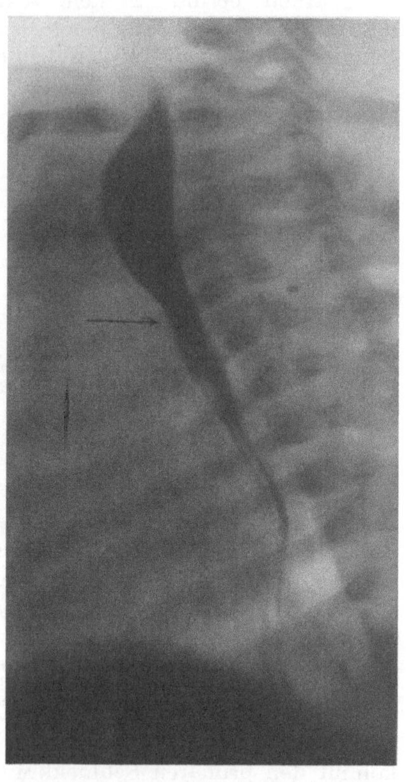

Abb. 228. J. H., 13 Monate alt. Physiologische Stauung des Kontrastbreies im Oesophagus oberhalb der Gefäßenge (Pfeil). Aufnahme schräg: dorso-ventral; linke Körperseite plattennah.

Gegend vor dem II.—IV. Brustwirbel und den Abschnitt dicht oberhalb der Kardia.

Im Oesophagus steckende Fremdkörper sind, soweit sie nicht selbst als Schatten kenntlich werden, durch die Behinderung der Breipassage feststellbar, wobei dann auch deutlich zu sehen ist, ob sie ganz im Oesophagus liegen oder eventuell die Wandung durchbohrt haben, ferner, in welcher Ausdehnung sie die Lichtung verlegen; unter Umständen bleibt Kontrastbrei an eingekeilten bzw. eingespießten Fremdkörpern hängen und macht sie dadurch selbst sichtbar.

Lageveränderungen der Speiseröhre sind bei der Passage des Kontrastbreies ohne weiteres deutlich. Als Ursache kommen sekundäre Verdrängungen und Verziehungen des Mediastinums in Frage. Lokale Verdrängung und Kompression

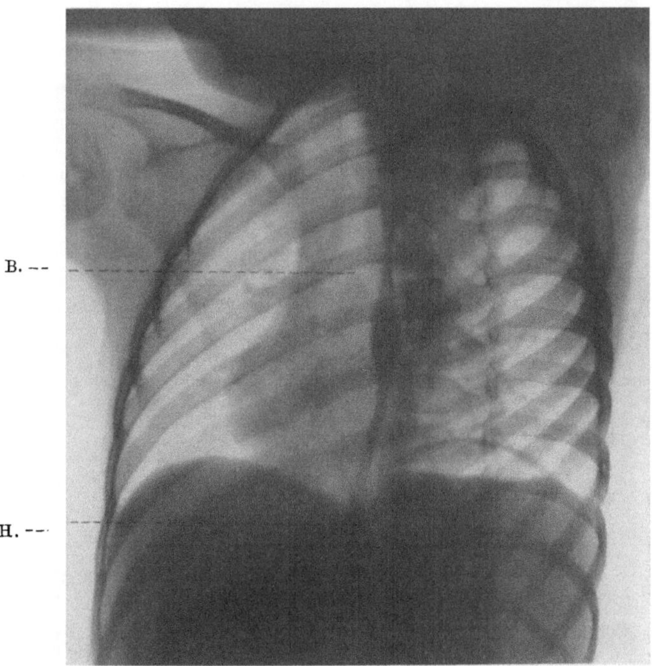

Abb. 229. E. L., 4 Jahre alt. Ösophagospasmus. B. Bifurcatio tracheae; H. Hiatus oesophageus.

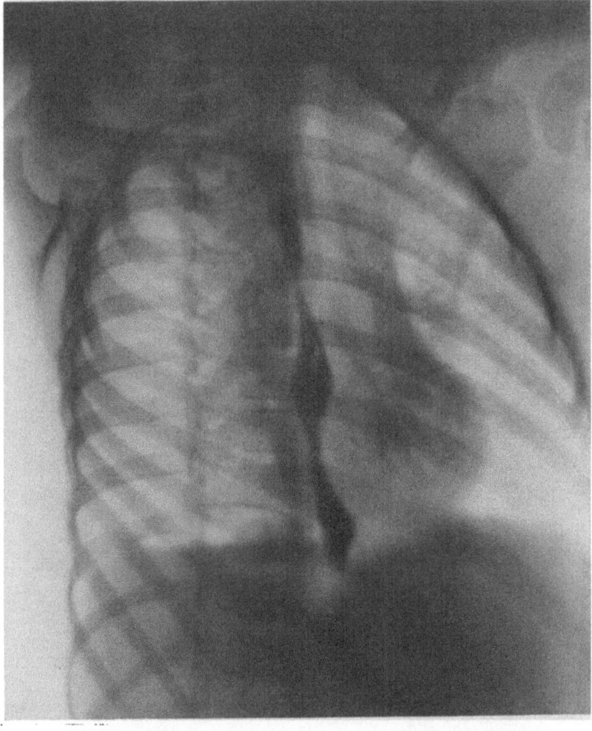

Abb. 230. E. L., 4 Jahre alt. Ösophagospasmus. Spastischer Verschluß hinter der deutlich sichtbaren Bifurkation, ein zweiter caudalwärts. Bei wiederholter Untersuchung stets gleiches Bild.

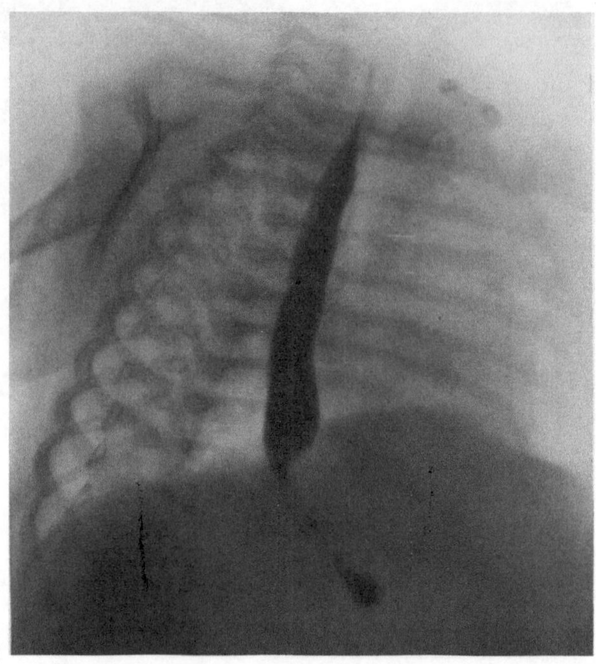

Abb. 231. H. B., 4 Monate alt. Kardiospasmus leichten Grades. Aufnahme in aufrechter Körperhaltung, dorso-ventral, schräg-seitlich, rechte Achsel plattennah. Anstauung des Kontrastbreies oberhalb der Kardia.

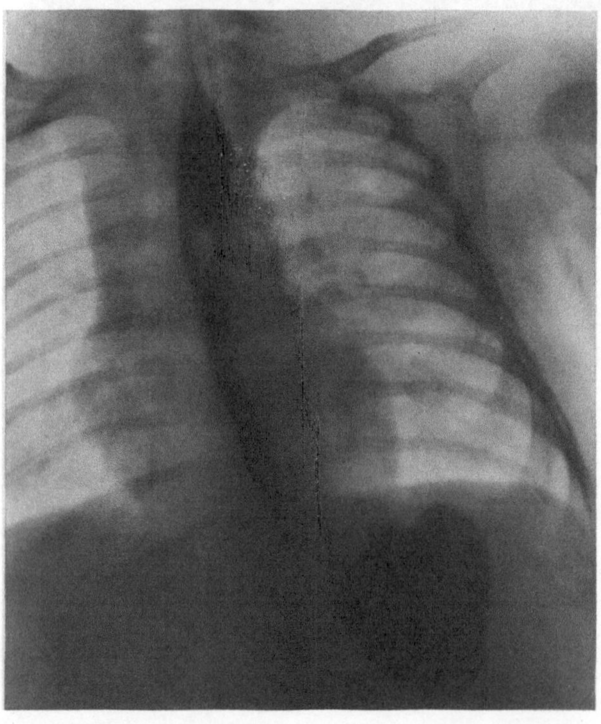

Abb. 232. H. B., 4 Monate alt. Kardiospasmus leichten Grades. Die rundliche Aufhellung im Kontrastinhalt des Oesophagus in Höhe der Bifurkation ist verschluckte Luft. Aufnahme in aufrechter Haltung dorso-ventral.

wird beobachtet als Folge von Struma, Mediastinaltumoren, tumorigen Bifurkationsdrüsen usw. Angeborene Anomalien wie Atresie und Ösophagobronchialfisteln bieten keine röntgendiagnostischen Schwierigkeiten, ebensowenig die Verlagerung des Oesophagus bei Zwerchfellhernien (s. Abb. 123) und die Erkennung von Divertikeln.

3. Der Magen.

Im Säuglingsalter liegt der gefüllte Magen mit seiner Längsachse horizontal; diese Stellung wird auch in der für den Säugling unphysiologischen aufrechten Körperhaltung beibehalten. Bei der langsamen Füllung des Magens durch

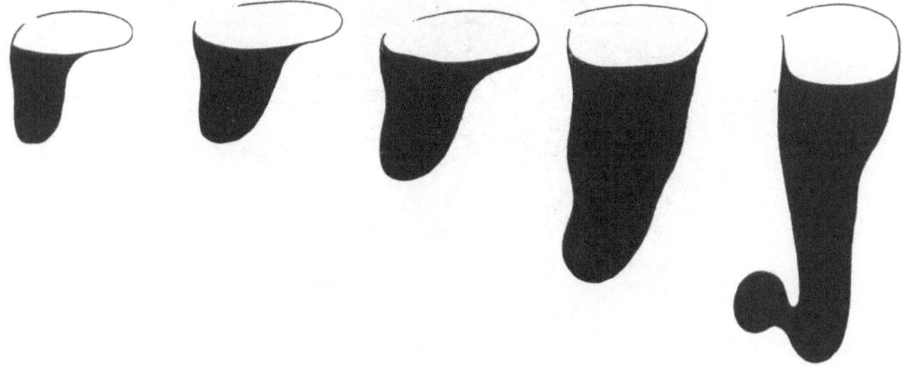

Abb. 233. Schema der Magenentfaltung bei einem 6jährigen. 200 g Kontrastbrei löffelweise geschluckt. Schirmpausen, verkleinert.

die Kontrastmahlzeit sieht man gewöhnlich deutlich, wie die Entfaltung nach der rechten Körperseite hinübergeht; die fast stets recht große Luftblase nimmt naturgemäß stets den höchsten Punkt des Magenraumes ein,

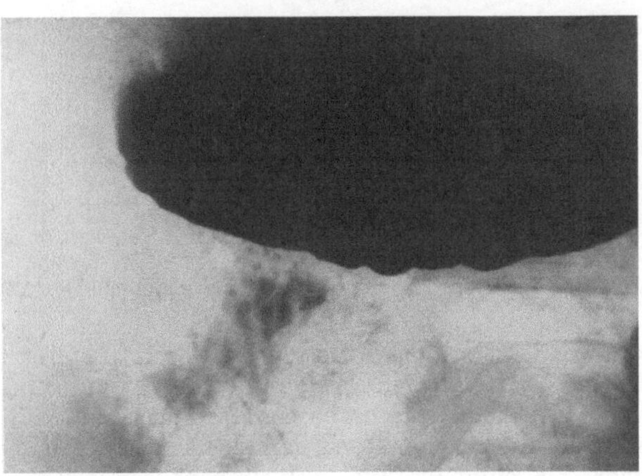

Abb. 234. P. V., $2^1/_2$ Jahre alt. „Zähnelung" an der großen Kurvatur des Magens nach Einnahme von 200 g Kontrastbrei. Die „Zähnelung" entspricht dem Relief der Magenschleimhaut.

liegt also bei Rückenlage unter der vorderen Bauchwand, bei aufrechter Körperhaltung unter der linken Zwerchfellkuppel. Die Form des gefüllten Säuglingsmagens ist außerordentlich variabel; Benennungen wie „Dudelsack-,

Retorten- und Birnform" haben nur sehr bedingten Wert, da die Magenform sowohl durch Zwerchfellstand, Lage und Füllung des Dickdarmes wie auch durch die Menge und Art der eingeführten Nahrung ganz wesentlich beeinflußt wird.

Die Magenform wird nämlich nicht nur von den Nachbarorganen passiv modelliert, sondern auch durch die Peristole — die aktive Anschmiegung der Magenwandung an den Inhalt — bestimmt; hinzu kommt die Formveränderung durch die peristaltischen Wellen („Mischbewegungen"), die in den ersten Lebensmonaten

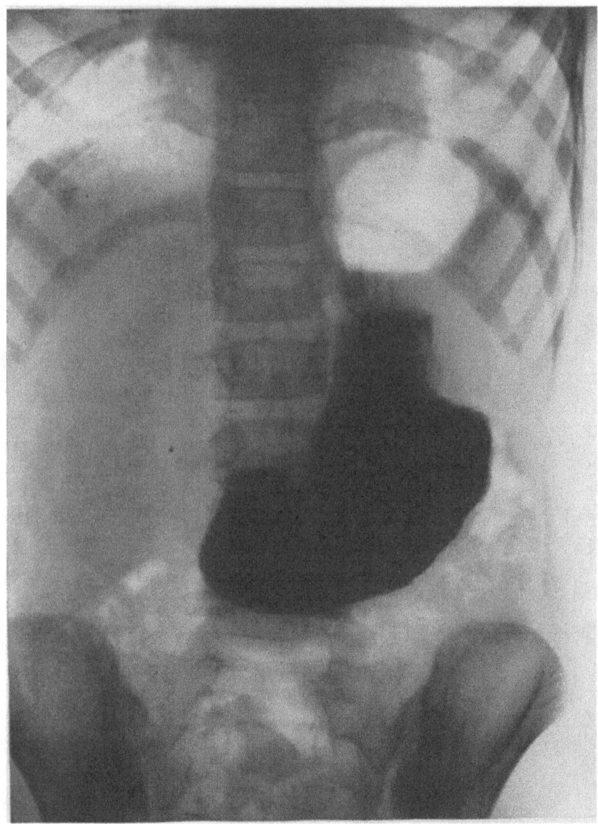

Abb. 235. B., $6^1/_2$ Jahre alt. Tiefe Impression des Magens durch eine vergrößerte Milz.

nur wenig ausgiebig und erst gegen Ende des ersten Halbjahres deutlicher zu beobachten sind; die peristaltischen Wellen beginnen am Fundus und sind bis zum Pylorus zu verfolgen. Zu beachten ist ferner, daß die Magenwand, soweit sie durch Kontrastbrei im Röntgenbilde sichtbar gemacht wird, der Grenzlinie zwischen Mageninhalt und Schleimhaut entspricht, ihre Grenzkonturen also auf scharfen Momentaufnahmen die Fältelung der Schleimhaut wiedergeben sollten; die auf vielen Aufnahmen sichtbare „Zähnelung" der Magensilhouette, besonders an der großen Kurvatur ist also der sichtbare Ausdruck des *Schleimhautreliefs* in seinem wechselndem Funktionszustande (s. Abb. 234). Die Anfüllung des zapfen- bzw. entenhalsförmigen Antrums und seine Entleerung bietet der Betrachtung im Schirmbild keine Schwierigkeiten, wenn man durch Drehung des Patienten die von Fall zu Fall verschiedene günstige Projektionsrichtung ausprobiert.

Die Magenform verändert sich im Laufe der Kindheit dauernd; die Längsachse stellt sich mehr vertikal ein, der größere Anteil liegt links von der Medianebene; FLESCH' und PÉTERIS Angabe, daß die Sandalenform bei Kindern häufiger ist als die „Riederform" möchte ich dahin ergänzen, daß man beim Kleinkinde fast stets die Sandalenform findet, woraus vielleicht der Schluß erlaubt ist, daß sie eine physiologische Übergangsform sei; als Anlaß für diese Situsänderung

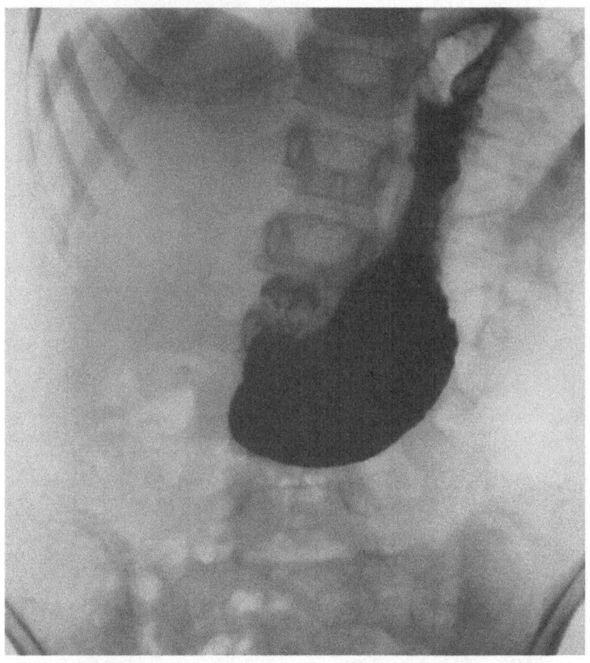

Abb. 236. M. J., 6 Jahre alt. Beeinflussung der Magenform durch natürliche Gasfüllung des Dickdarms. Die Flexura lienalis coli drängt die Zwerchfellkuppel hoch und engt den Magen von links her ein.

ist wohl die aufrechte Körperhaltung und die dadurch verursachte Veränderung der mechanischen Bedingungen der Bauchorgane anzusehen. Der untere Magenpol steht normalerweise tiefer als beim Erwachsenen. SEVER fand, daß dieser physiologische Tiefstand unabhängig von der Haltung und der Entwicklung der Bauchmuskulatur ist; die Horizontale der Darmbeinkämme kann dabei caudalwärts überschritten werden, ohne daß man berechtigt ist, eine Ptose anzunehmen.

Die Beurteilung der *Magengröße* erfordert größte Zurückhaltung, sie erscheint je nach der Art der Nahrung ganz verschieden; die *peristolische Funktion* wird am stärksten angeregt durch konzentrierten Brei, am wenigsten durch Milchverdünnung, so daß derselbe Magen bei verschiedener Nahrung um das Mehrfache vergrößert bzw. verkleinert erscheinen kann. Wesentlich wird die „Größe" des Magens durch die Luftblase beeinflußt. Diese ist auch bei nüchternem Magen in wechselnder Größe vorhanden. Beim Trinken an der Brust ist sie wesentlich kleiner als bei Flaschenernährung (HESS), da beim Trinken aus der Flasche

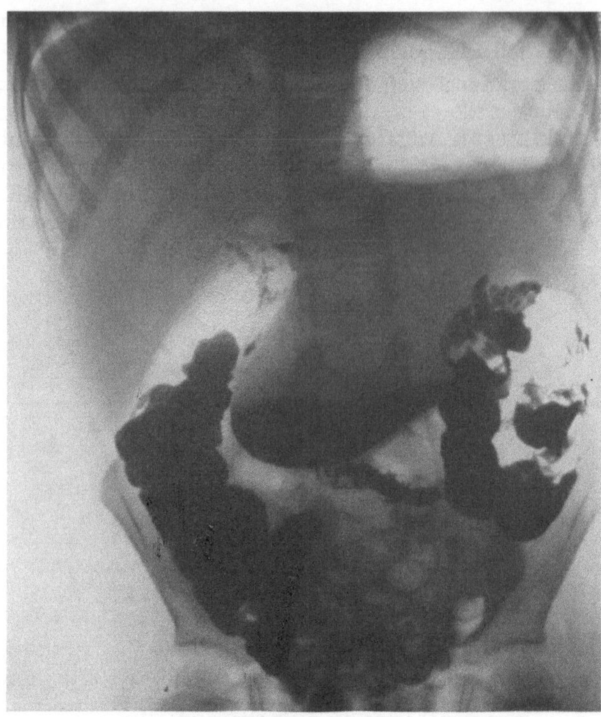

Abb. 237. C. F., 5 Jahre alt. Abdrängung des gefüllten etwas ptotischen Magens ventralwärts durch Gasansammlung am höchsten Punkte des Colon ascendens. Schlingenbildung des C. transversum an der Flexura lienalis.

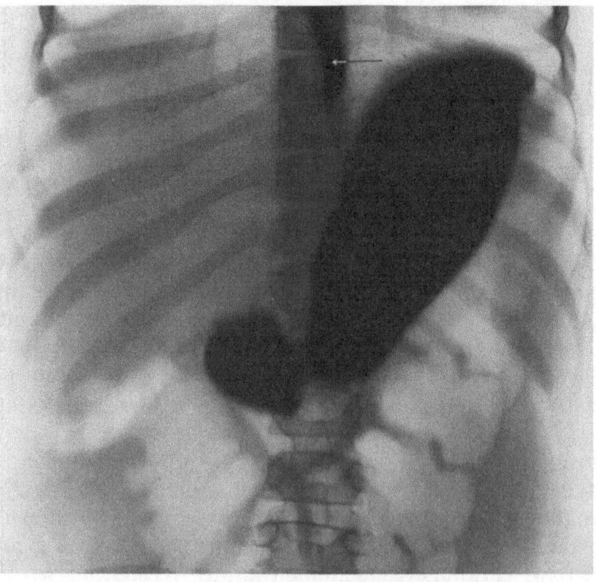

Abb. 238. J. U., 5 Jahre alt. Leukämie. Tiefstehender Langmagen infolge Verdrängung durch die vergrößerte Leber und Milz. Pfeil Wandbelag des Oesophagus. Aufnahme stehend, 15 Minuten nach der Kontrastmahlzeit.

unverhältnismäßig viel Luft mit verschluckt wird, wie man bei einer Flaschenfütterung vor dem Schirm gut beobachten kann (s. a. Oesophagus). Am kleinsten ist die Luftblase bei Breikost.

Die *Entleerung des Magens* ist von sehr vielen Faktoren abhängig, im wesentlichen durch Peristole und Pylorusfunktion bestimmt (Einzelheiten s. b. FREUDENBERG, Literatur!). Der Beginn der Entleerung ist sehr verschieden; wir sahen vielfach, daß bei gesunden Kindern die Frauenmilch unmittelbar nach

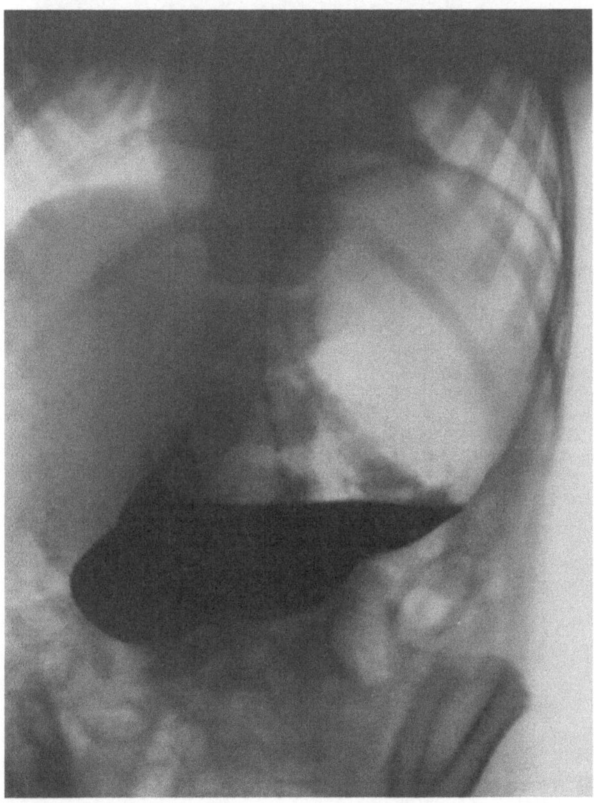

Abb. 239. C. H. M., $4^1/_2$ Jahre alt. Endocarditis acuta; Herzinsuffizienz. Durch große Luftmengen hochgradig erweiterter Magen; dabei gute Peristaltik. Aufnahme in dorso-ventraler Richtung. (Phrenico-cardialer Symptomkomplex.)

der Aufnahme das Duodenum passierte, Frauenmilch, aus der Flasche verfüttert, noch während der Mahlzeit in kleinen Mengen den Magen verließ; die eigentliche ununterbrochene Entleerung beginnt wesentlich später, entsprechend der Beobachtung von BESSAU, ROSENBAUM und LEICHTENTRITT, welche den Beginn der Magenentleerung (Frauenmilch) bei $1^1/_2$ Stunden nach der Mahlzeit fanden, ihre Beendigung 4 Stunden nach der Nahrungsaufnahme. Bei künstlicher Nahrung fanden die genannten Autoren den Beginn der Ausschüttung bei $2^1/_2$ Stunden. In einer größeren Untersuchungsreihe haben wir gesehen, daß die Entleerungszeit ganz wesentlich davon abhängt, wieviele unbequeme Prozeduren (Transport, Lagerung usw.) man dem Kinde inzwischen zumutet; dieser psychische Fehler muß unbedingt mit in Rechnung gestellt werden.

Alle Untersucher fanden übereinstimmend, daß die Entleerungszeit bei Frauenmilch wesentlich kürzer ist (2—4 Stunden) als bei Kuhmilch (3—$5^1/_2$ Stunden) (ALWENS, HUSLER und DEMUTH, KRÜGER, THEILE). Die Beurteilung der Entleerung ist nicht leicht, da Reste von Kontrastbrei, die an der Magenwand haften bleiben, den Zeitpunkt der völligen Entleerung manchmal unsicher erscheinen lassen; bei Nahrung ohne Zusatz von Kontrastbrei ist die Schätzung überhaupt unmöglich.

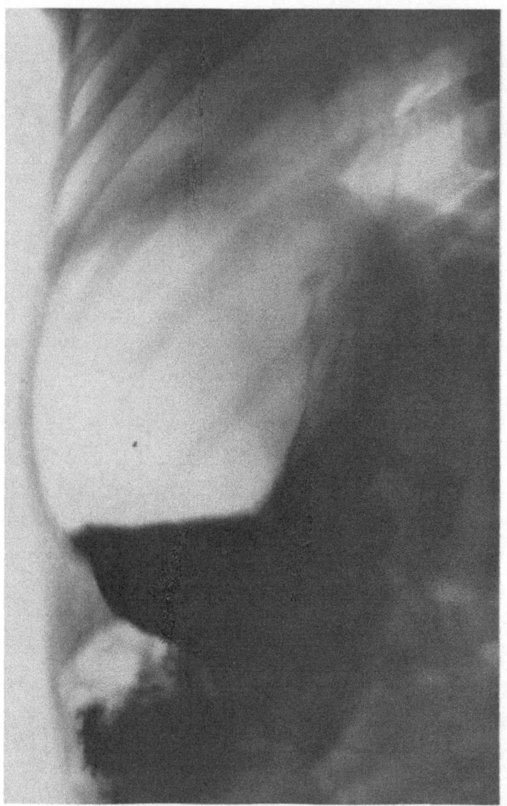

Abb. 240. Derselbe Patient. Aufnahmerichtung seitlich; linke Körperseite plattennah.

Die Frage, welcher Bestandteil der Kuhmilch die Verzögerung der Entleerung veranlaßt, ist vor allem von BESSAU und seinen Mitarbeitern untersucht. Der Fettaustausch der beiden Milcharten war ohne Einfluß auf die Entleerungszeit; auch die Kohlehydrate spielten keine Rolle; Eiweißreduzierung der Kuhmilch beschleunigte die Entleerung um etwa 22%, Molkenreduzierung um etwa 19%. Nach DEMUTH verlangsamt beim jungen Säugling Eiweiß die Entleerung stärker als Fett; beim älteren Säugling überwiegt die hemmende Wirkung des Fettes die der Eiweißstoffe (Einzelheiten s. a. bei FREUDENBERG).

Über die *Entleerungszeiten bei krankhaften Zuständen* liegen zahlreiche Untersuchungen vor; verzögernd wirken Hitze, Fieber, Infekte, Rachitis; auch Dystrophiker und schlaffe Säuglinge zeigten verlängerte Entleerungszeit, sowie schwere akute Ernährungsstörungen. DEMUTH fand bei dyspeptischen jungen Säuglingen die Verweildauer auch von Frauenmilch verkürzt, daneben werden Verlängerungen und Abkürzungen beschrieben (KAHN, MAJOR usw.).

Die ganz hochgradige Behinderung der Magenentleerung bei *spastischer Pylorusstenose* ist im Röntgenbilde sehr gut zu beobachten. Entsprechend der äußerlich sichtbaren gesteigerten Peristaltik und Antiperistaltik sieht man vor dem Röntgenschirm das Wandern der tiefeinschnürenden peristaltischen Wellen und den oft erstaunlich geringen Entleerungseffekt; die manchmal

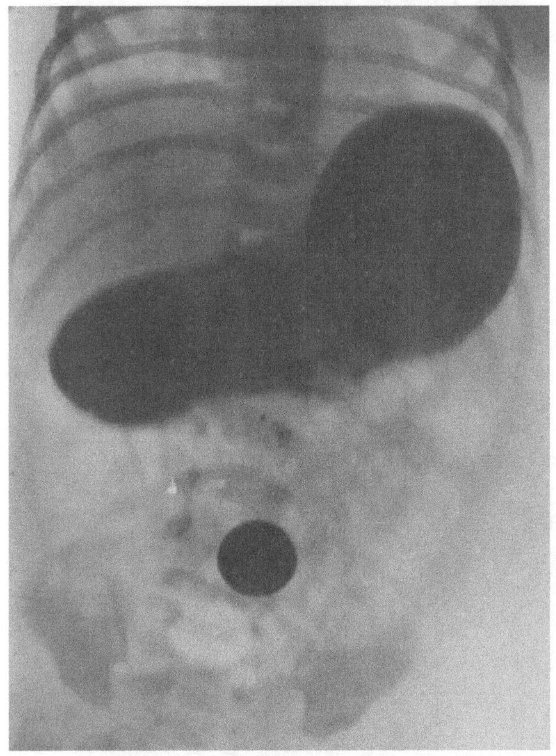

Abb. 241. 5 Wochen alt. Spastische Pylorusstenose I. Kurz nach Aufnahme von 120 ccm Kontrastbrei. Aufnahme in Rückenlage, postero-anteriore Richtung.

nachfolgende Atonie des Magens kann ein ganz eigentümliches Bild darbieten: Der durch Luft ausgedehnte Magen liegt (bei Rückenlage) ohne Bewegung über der Wirbelsäule; rechts und links von dieser ist der Kontrastbrei, der Schwere folgend, am tiefsten Punkt abgesackt (s. Abb. 244).

Der Brechakt erfolgt nach eigener Beobachtung vor dem Schirm so, daß von der Antrumgegend aus eine antiperistaltische Welle sich funduswärts fortbewegt und die Pars pylorica scheinbar verschwindet, dabei gleichzeitig eine Inspiration das Zwerchfell tiefer treten läßt und die Bauchpresse den ganzen Magen aufwärts drängt, wobei der Inhalt durch die Kardia aufwärts schießt.

Bei der *Rumination* ist der Übergang der Kardia zum Oesophagus trichterartig weit, WERNSTEDT konnte beobachten, wie der Mageninhalt dabei im

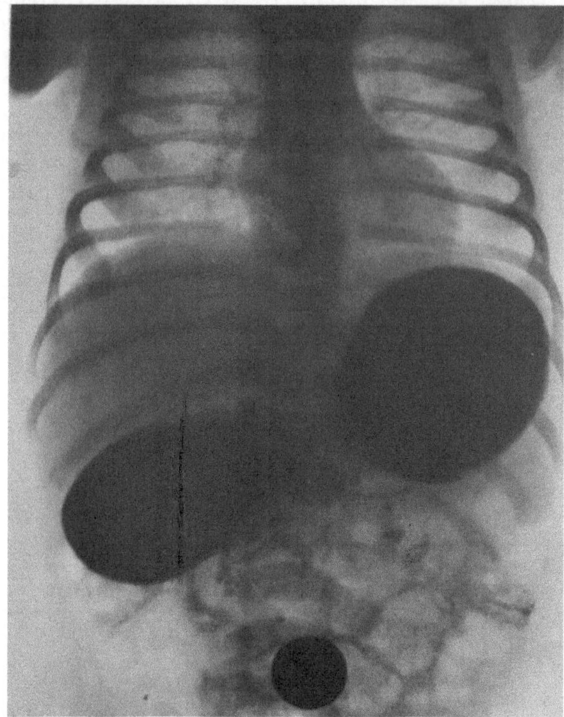

Abb. 242. Spastische Pylorusstenose II. $1^1/_2$ Stunden nach der Kontrastmahlzeit.

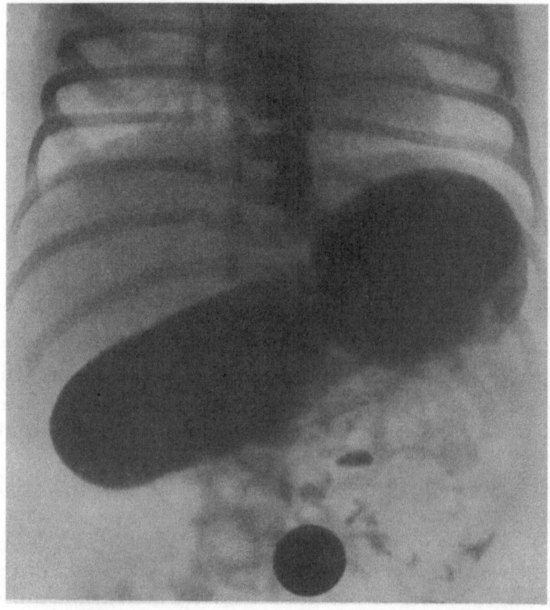

Abb. 243. Spastische Pylorusstenose III. 3 Stunden nach der Kontrastmahlzeit. Aufnahme während des Erbrechens, unterer Oesophagus mit Kontrastbrei gefüllt.

Oesophagus auf und ab bewegt wurde und auch nach Beendigung des Ruminationsaktes Mageninhalt im erweiterten unteren Oesophagus zurückblieb.

Ein dankbares Objekt für die Röntgendiagnostik ist die angeborene *Duodenalstenose*, die erst durch die Kontrastfüllung diagnostizierbar wird. Der Magen scheint dabei aus zwei Säcken zu bestehen, von denen der eine in Wirklichkeit dem erweiterten Duodenum entspricht. Beide stehen scheinbar nur durch eine

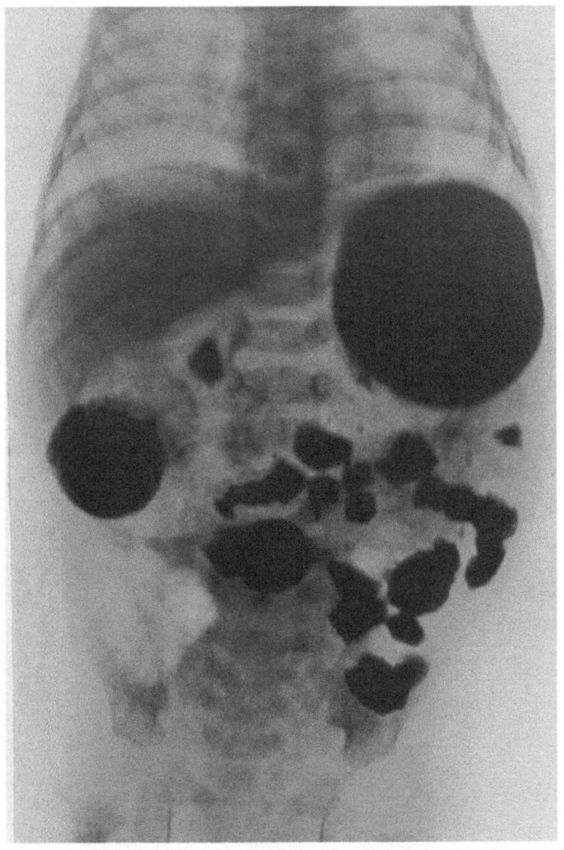

Abb. 244. Spastische Pylorusstenose IV. 5 Stunden nach der Kontrastmahlzeit Atonie des Magens. In dem erschlafften Magen ist der Inhalt beiderseits der Wirbelsäule der Schwere folgend am tiefsten Punkte abgesackt. Große Luftblase. „Ovoide Erschlaffungsform des Magens“ (funktionelle Dilatation).

enge Kommunikation miteinander in Verbindung, durch welche passiv der Inhalt übergekippt werden kann, teils auch sogar durch Antiperistaltik spontan aus dem unteren (Duodenal-) in den oberen (Magen-) Anteil übertritt (Literatur s. Weber) (s. Abb. 250).

Tumoren des Magens spielen im Kindesalter keine Rolle; die röntgenologischen Zeichen entzündlicher Zustände der Magenschleimhaut bei Kindern werden wohl in Zukunft bei dem neuerlichen Auftrieb, den die Darstellung des Schleimhautreliefs erhalten hat, eingehender bekannt werden.

Kurz hinweisen möchte ich noch auf die *Veränderung der Magenform* bei größeren Kindern durch ein stark gasgeblähtes Colon, durch Milzvergrößerung, durch Pankreastumoren und retroperitoneale Tumoren; hierbei kann das indirekte Zeichen der Magenverlagerung oft erheblichen diagnostischen Wert haben.

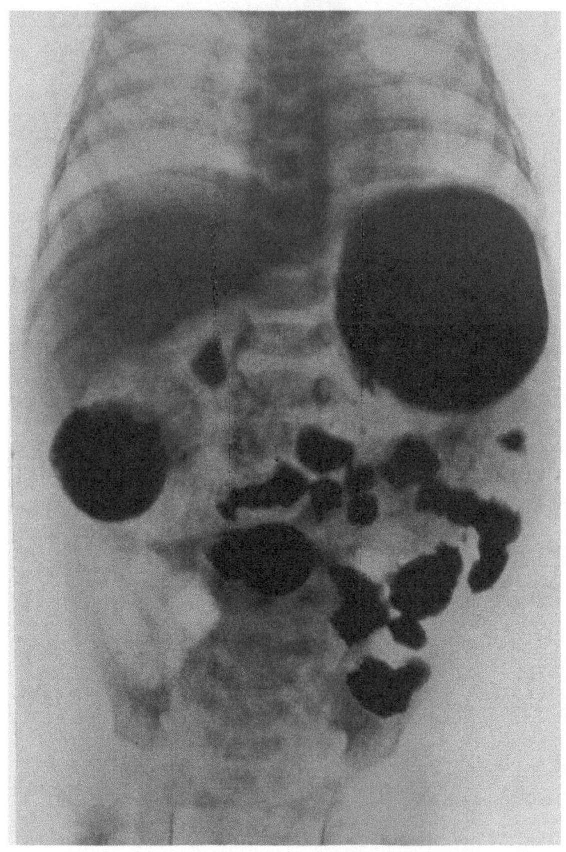

Abb. 245. Spastische Pylorusstenose V. Neue Kontrastmahlzeit nach 24 Stunden. Geringe Mengen der ersten Kontrastmahlzeit im Coecum.

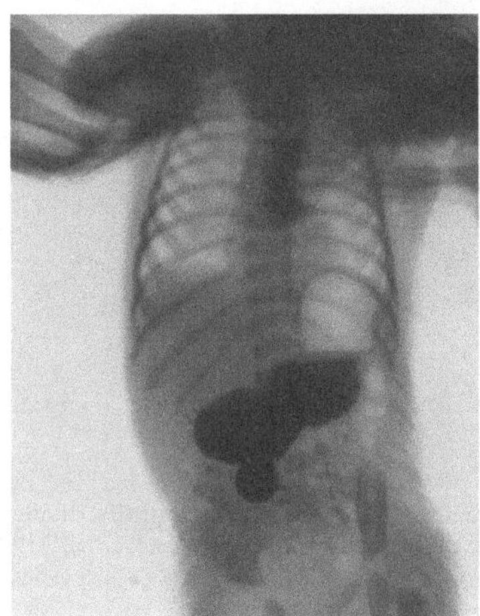

Abb. 246. K. F., 6 Wochen alt. Pylorospasmus. Stärkere Peristaltik.

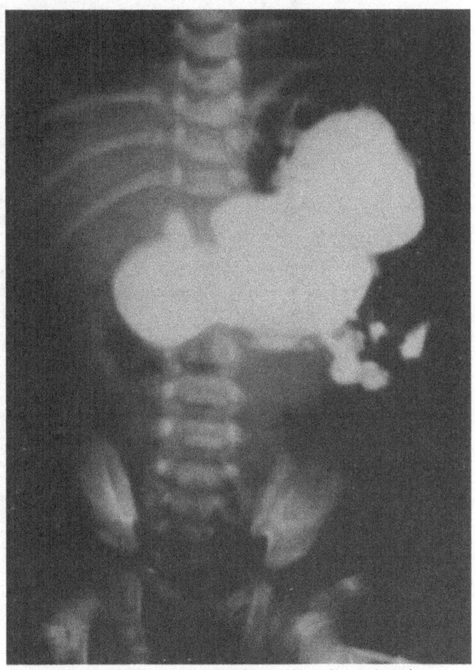

Abb. 247. N. N., $5^1/_2$ Wochen alt. Gesteigerte Peristaltik bei spastischer Pylorusstenose. Tiefe peristaltische Einschnürungen an der kleinen und an der großen Kurvatur.

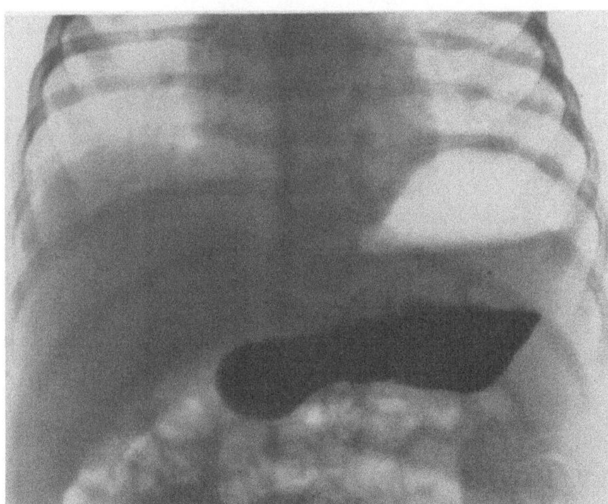

Abb. 248. H. B., 3 Monate alt. Pylorusstenose, 10 Minuten nach der Kontrastmahlzeit; flache „Retortenform“ des Magens. Superposition peristaltischer Wellen an der großen Kurvatur.

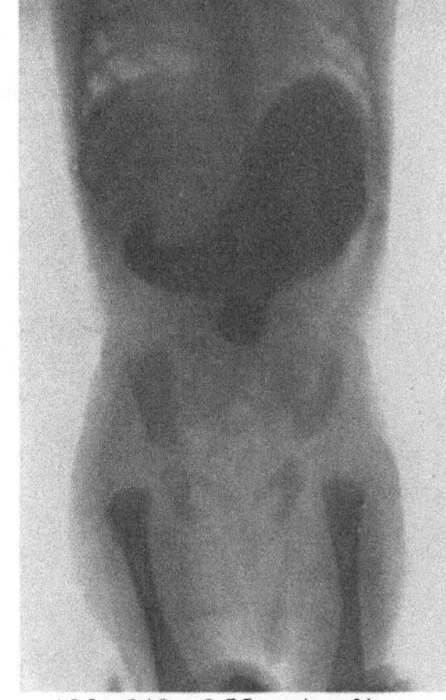

Abb. 249. 3 Monate alt. *Rumination*. Aufnahme in Rückenlage, postero-anteriore Aufnahmerichtung. 140 ccm Citobarium — $^1/_2$ Milch — durch Sonde. Unterer Ösophagusanteil mit Kontrastbrei gefüllt bei geschlossener Kardia.

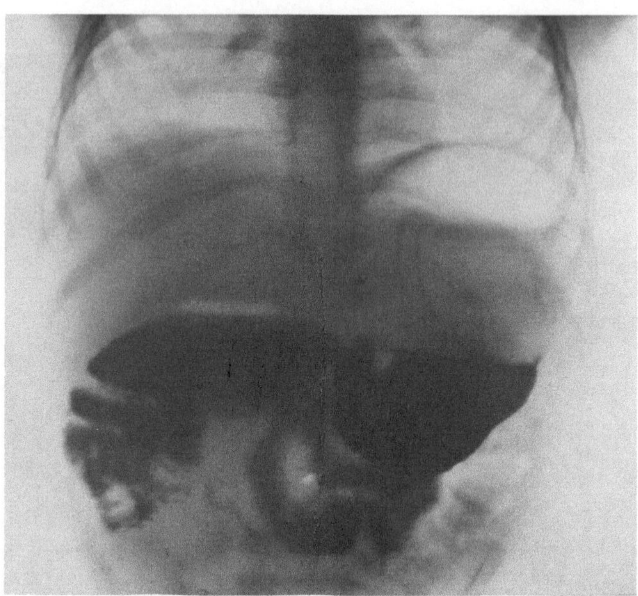

Abb. 250. G. B., $2^3/_4$ Jahre alt. Duodenalstenose. Die stark erweiterte Pars horizontalis duodeni ist durch die Antrumwelle und die Pylorusenge vom Magen getrennt deutlich erkennbar. Mesenterium commune.

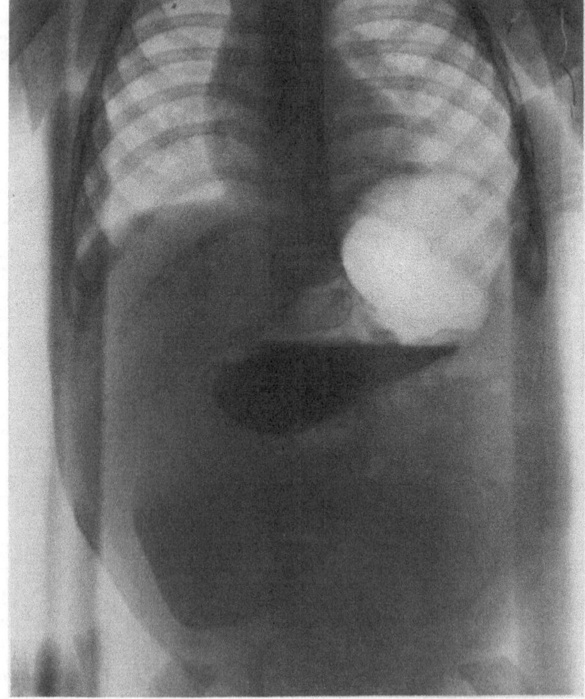

Abb. 251. R.G., 15 Monate alt. Dünndarmstenose unmittelbar nach der Aufnahme des Kontrastbreies. Der erweiterte Dünndarm erscheint fast wie ein zweiter, tieferstehender Magen.

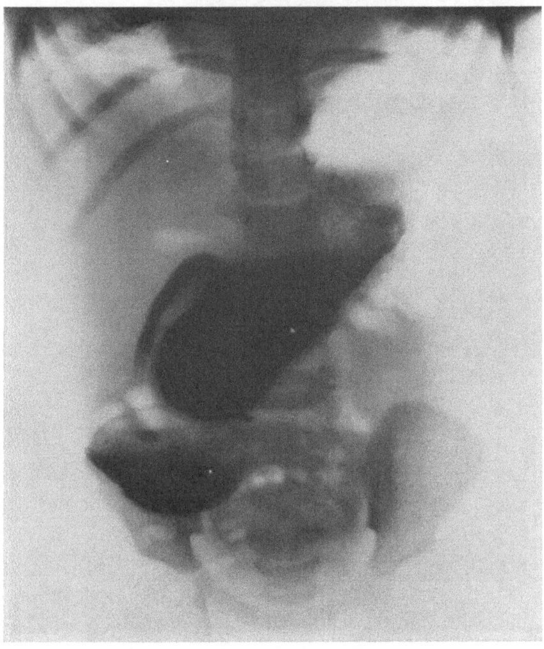

Abb. 252. G., 22 Monate alt. Dünndarmstenose mit starker Erweiterung des oberhalb anschließenden Darmabschnittes.

4. Duodenum und Dünndarm.

Die Röntgenuntersuchung des *Duodenums* im Kindesalter hat bisher keine größere Bedeutung gewinnen können. Bei dem extrem seltenen Vorkommen des Ulcus duodeni im frühen Kindesalter, das meines Wissens bisher übrigens nie röntgenologisch diagnostiziert wurde, kommt eigentlich nur die bereits besprochene *Duodenalstenose* praktisch in Frage; für die indirekte Diagnostik von Pankreastumoren (Cysten) ist es wichtig zu wissen, daß das Duodenum des jungen Säuglings vom Bulbus ab zunächst mehr horizontal verläuft als beim Erwachsenen, dabei den Wirbelsäulenschatten nach rechts etwas überragt und sich dann nach abwärts und links wendet; die Form des Bulbus selbst ist kegel- bzw. zwiebelförmig bei älteren Kindern, bei jungen Säuglingen eher zylindrisch. Die Angleichung an den Erwachsenentyp erfolgt etwa vom 4. bis 7. Lebensjahre mit individuellen Varianten, auch sieht man schon im 3. Jahre Formen des Bulbus vom Erwachsenentyp. Der Kontrastbrei durcheilt das Duodenum sehr rasch, in wenigen Sekunden. Sowohl im Duodenum wie im Jejunum scheint der Brei hauptsächlich die Täler der KERKRINGschen Falten auszufüllen, so daß man auf wohlgelungenen Aufnahmen den betreffenden Darmabschnitt eigentümlich quer „gefiedert" sieht. Außer Verdrängung durch Tumoren kommt für die Röntgenuntersuchung des Dünndarmes fast ausschließlich der Befund der Darmstenose in Frage. Die kongenitalen Stenosen sind durch die Unwegsamkeit bzw. Einengung der stenosierten Stelle und die Erweiterung des oralwärts anschließenden Darmabschnittes kenntlich (Abb. 251, 252). Als

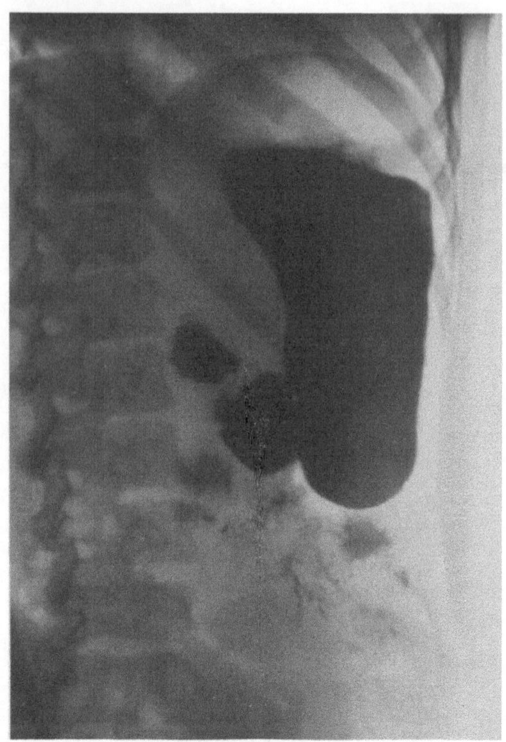

Abb. 253. N. F., $8^1/_2$ Jahre alt. Normalbild. Übersicht. Pylorus geschlossen. Duodenalpassage.

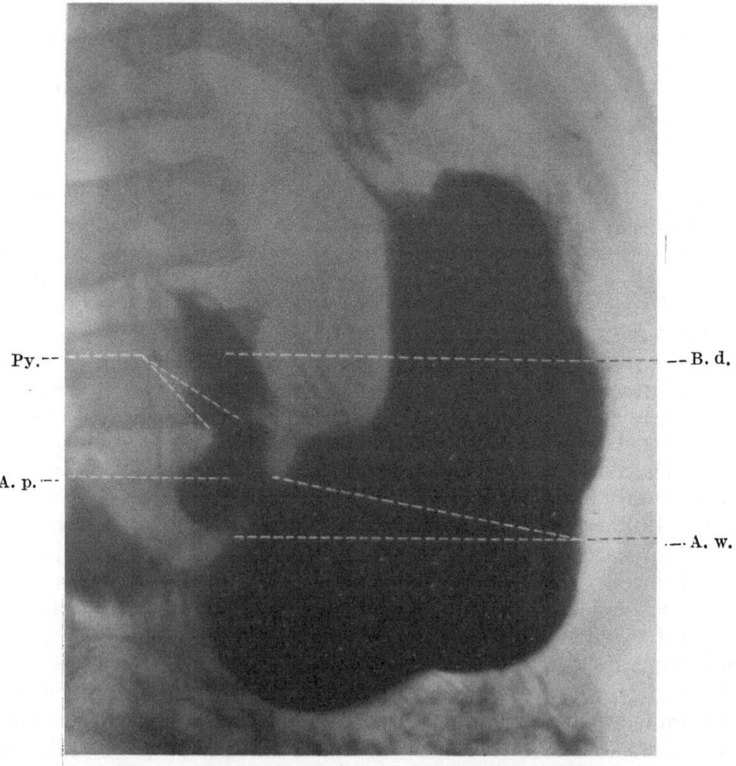

Abb. 254. N. F., $8^1/_2$ Jahre alt. Normalbild. 250 g Citobariumbrei. 15 Minuten nach Beginn der Mahlzeit. Aufnahme dorso-ventral nach Halblinkswendung des stehenden Patienten. Deutliche Peristaltik. Py. Pylorus; B.d. Bulbus duodeni; A.p. Antrum pylorum; A.w. Antrumwelle.

frühes *Ileuszeichen* finden wir die Bildung kleiner Flüssigkeitsspiegel am tiefsten Punkte der mehr oder weniger geblähten Darmschlingen oralwärts der stenosierten Stelle; die Erscheinungen nehmen naturgemäß mit der Dauer der Stenose zu (s. Abb. 262). Beim *paralytischen Ileus* wird das Erkennen der „Stenosenspiegel" durch die Überlagerung mit geblähtem Dickdarm und das peritonitische Exsudat erschwert (s. Abb. 261, 263).

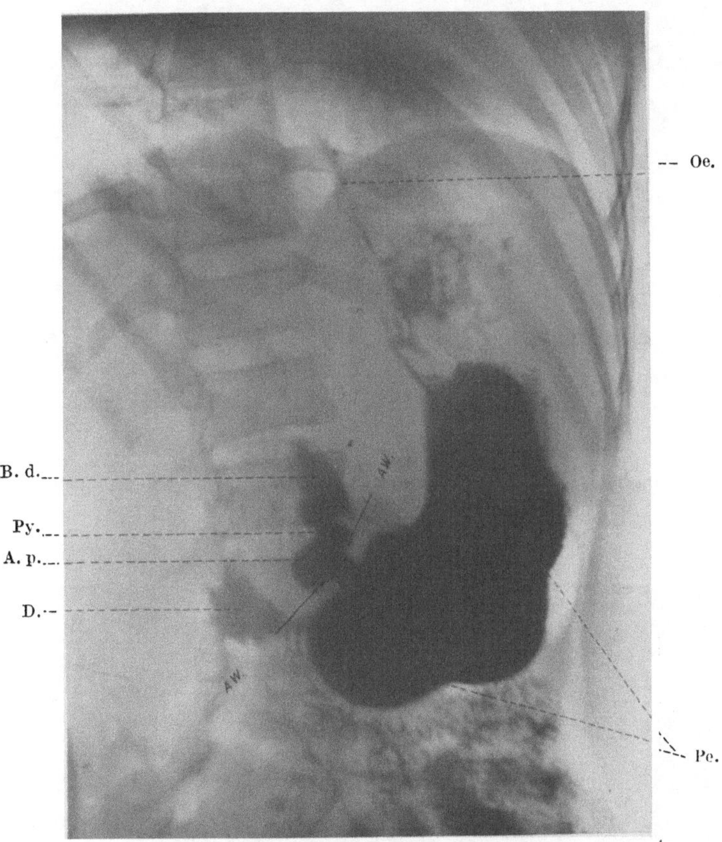

Abb. 255. S. A., 13 Jahre alt. Übersichtsbild nach Aufnahme von 250 g Kontrastbrei. Ösophagusrelief, Magen, Duodenum und obere Dünndarmschlingen. B.d. Bulbus duodeni; Py. Pylorus; A.p. Antrum pyloricum; D. Kontrastbrei im Duodenum; Oe. Wandbelag auf der Ösophagusschleimhaut; Pe. peristaltische Einziehungen.

Die Förderung des Kontrastmittels erfolgt übrigens schon normaliter durch Niederschlagbildung auf der Darmschleimhaut nicht in Übereinstimmung mit dem gesamten Darminhalt, wie es Albano bereits bei Neugeborenen nachwies. Urteile über den Ablauf der *Dünndarmpassage* sind also nur mit größter Zurückhaltung abzugeben. Die Röntgendiagnostik des Dünndarms ist noch sehr ausbaubedürftig und meiner Auffassung mit Hilfe der neueren Methoden auch ausbaufähig.

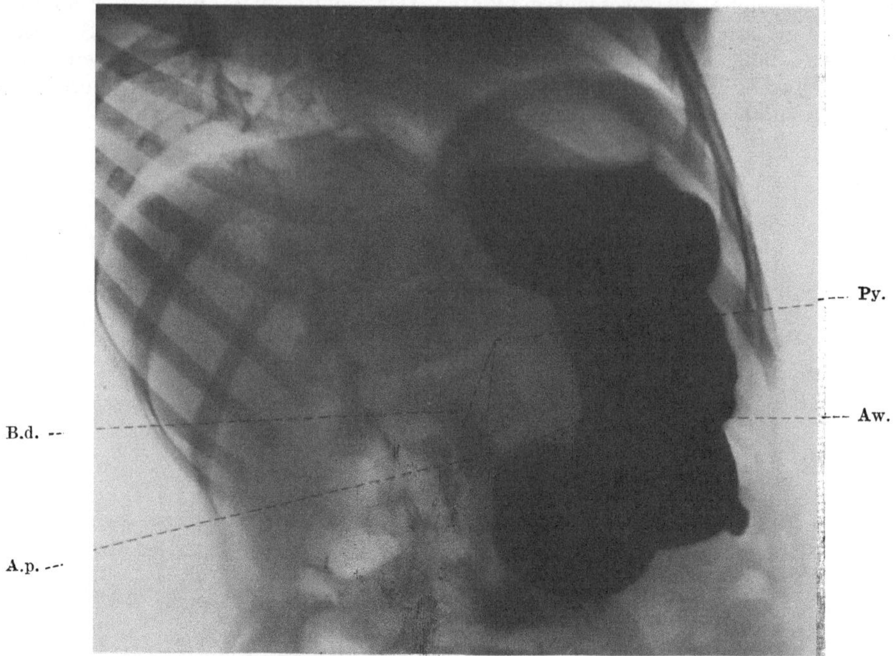

Abb. 256. A. F. Funktionelle Magenneurose. Lebhafte Peristaltik, beschleunigte Entleerung des Magens. Aw. Antrumwelle; A.p. Antrum pyloricum; Py. Pylorus; B.d. Bulbus duodeni. Aufnahme im Augenblick der Pylorusöffnung.

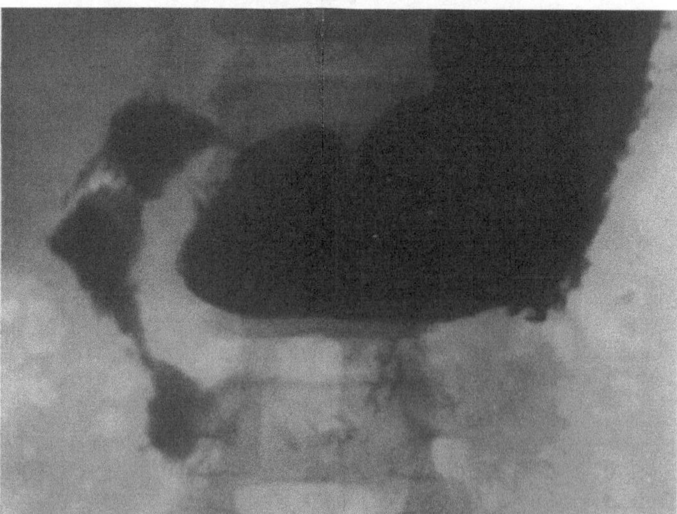

Abb. 257. N. D., 6 Jahre alt. Koliken in der Oberbauchgegend. Massige Infektion mit Ankylostomum duodenale. Füllungsdefekte und spastische Kontraktion des Duodenum. Dorso-ventrale Aufnahmerichtung, Patient steht. Nach erfolgreicher Wurmkur normale Verhältnisse.

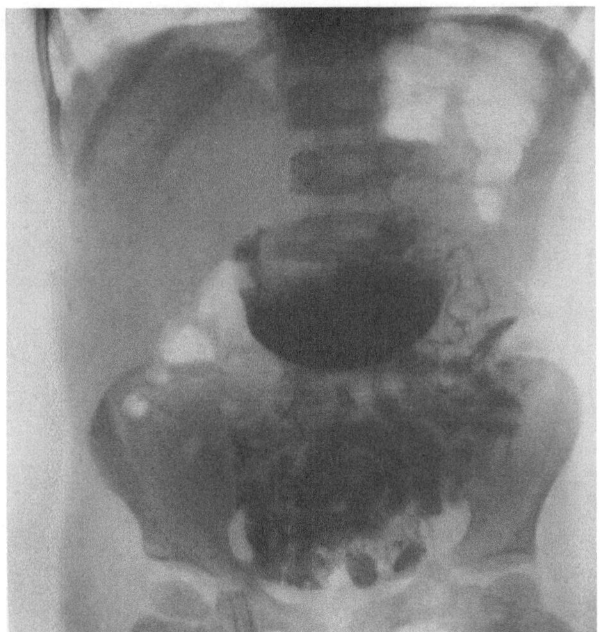

Abb. 258. C. W., $2^1/_2$ Jahre alt. Gastritis chronica. 10 Minuten nach dem Trinken von 250 g Kontrastmilch. Beschleunigte Magenentleerung und Dünndarmpassage.

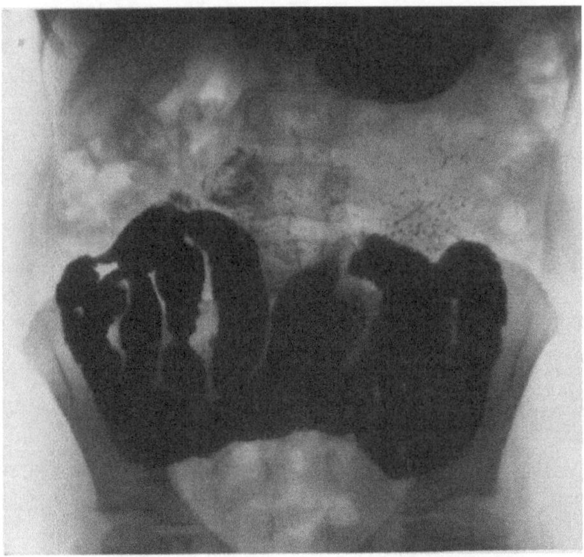

Abb. 259. G. S., 7 Jahre alt. Übersichtsbild der Dünndarmfüllung. 1 Stunde nach der Kontrastmahlzeit. Postero-anteriore Aufnahme in Rückenlage.

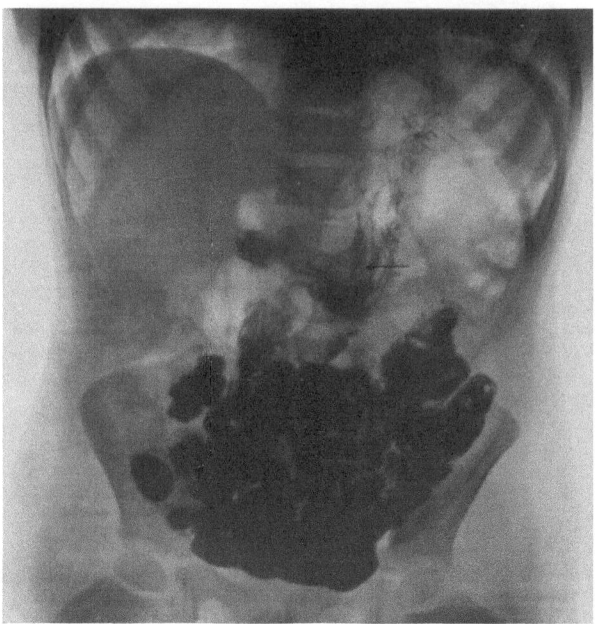

Abb. 260. J. B., 2 Jahre alt. Dyspepsie. Stark beschleunigte Magenentleerung. Kontrastbrei nach 20 Minuten größtenteils im Dünndarm. Pfeil Relief der Magenschleimhaut. Aufnahme stehend mit leichter Kompression.

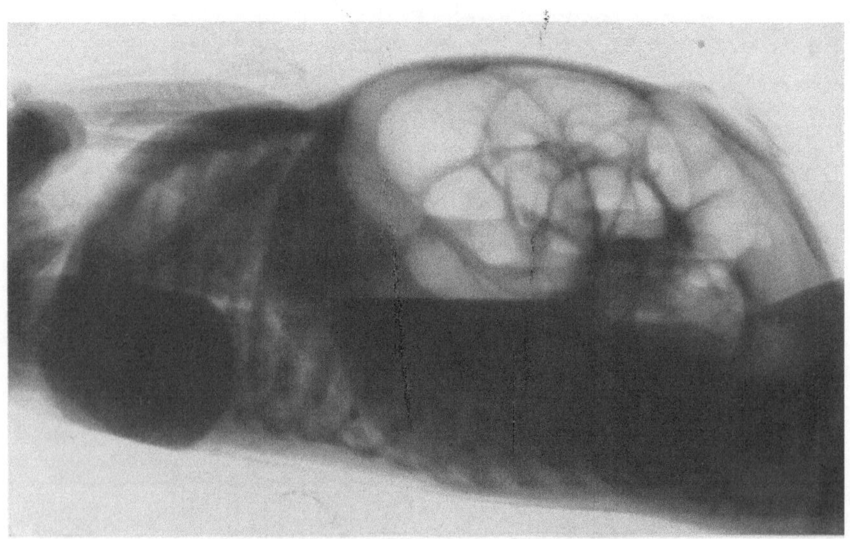

Abb. 261. S. K., 9 Monate alt. Eitrige Peritonitis, paralytischer Ileus. Meteorismus, Flüssigkeitsspiegel. Seitliche Aufnahme in Rückenlage.

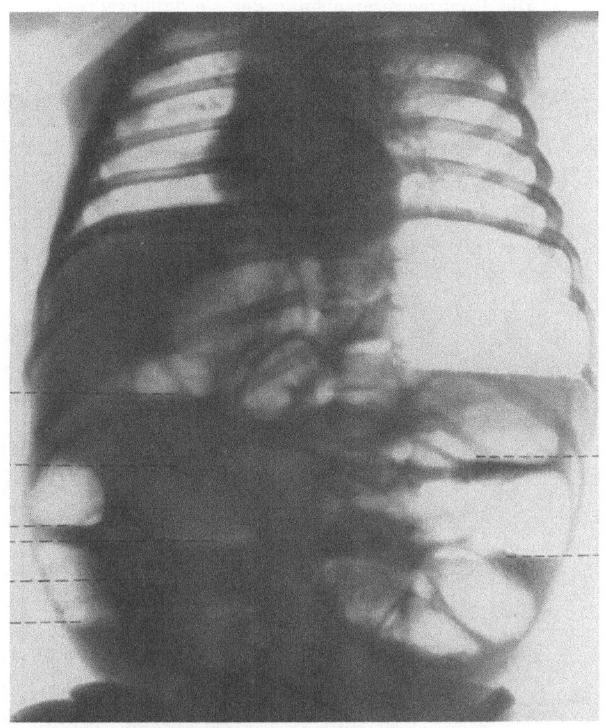

Abb. 262. 9 Monate alt. Invaginationsileus. Meteorismus, „Stenosenspiegel“. Aufrechte Körperhaltung. Die Hinweislinien deuten auf die Stenosenspiegel.

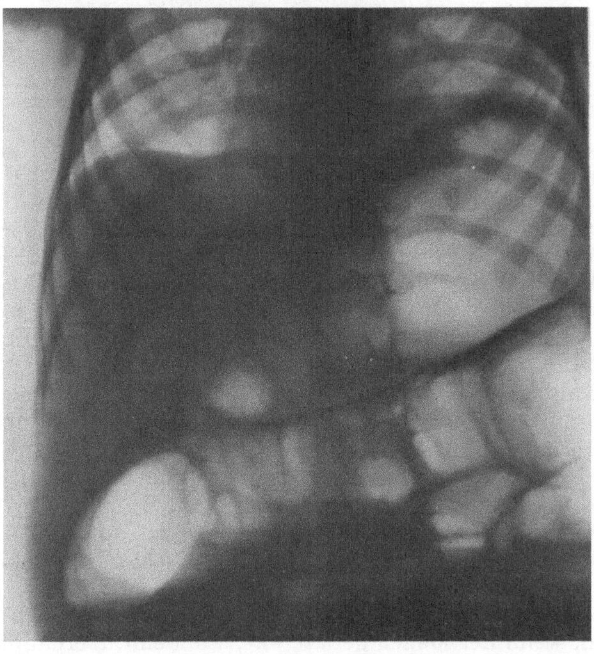

Abb. 263. G. W., 4 Jahre alt. Pneumokokkenperitonitis. Beginnender Ileus. Meteorismus; Zwerchfell cranialwärts hochgedrängt.

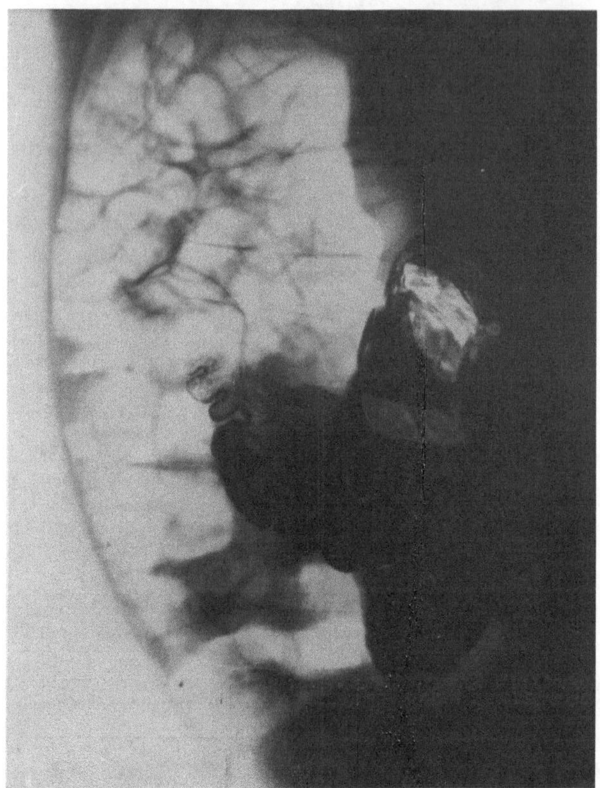

Abb. 264. J. F., 7 Jahre alt. Idiotie. Hochgradiger Meteorismus. Seitenaufnahme.

5. Der Dickdarm.

Bei dem ungleichmäßigen Wachstum des Darmes in den ersten Lebensjahren (PFAUNDLER) ist die *Topographie* des Darmes zahllosen kleinen Variationen unterworfen. Der festeste Punkt gewissermaßen ist das Coecum, dessen unterer Pol während seines physiologischen Descensus beim Neugeborenen an der Crista iliaca angekommen ist (ALBANO); er rückt dann im Laufe der Entwicklung caudalwärts weiter vor. Die Einmündung des Ileum in das Coecum ist rechtwinklig beim Neugeborenen (VOGT, HESS); Ileum und Coecum haben an der Einmündungsstelle ungefähr die gleiche Weite; vom IV. Monat ab überwiegt das Kaliber des Dickdarms das des Dünndarmes immer mehr. Die Füllung des *Proc. vermiformis* gelingt bei Neugeborenen trotz der bekannten weiten, trichterförmigen Ansatzstelle recht selten (in 10% [ALBANO] gegenüber etwa 80% bei Erwachsenen). Die physiologische relative Insuffizienz der *Ileocöcalklappe* beim Säugling läßt oft Dickdarminhalt ins Ileum zurücktreten. Die grob-anatomische Lage des Colon ascendens ist durch den Leberstand gegeben, die Flexura hepatica beim Neugeborenen fast rechtwinklig, wodurch das Quercolon „galgenförmig" gestreckt erscheint. Wir haben aber auch bereits bei jungen Säuglingen häufig eine leichte „Girlandenform" des Transversum gefunden, wenn der Magen gefüllt war, wie denn überhaupt die relative Füllung mit Gas bzw. Kot die Topographie des Dickdarmes wesentlich bestimmt;

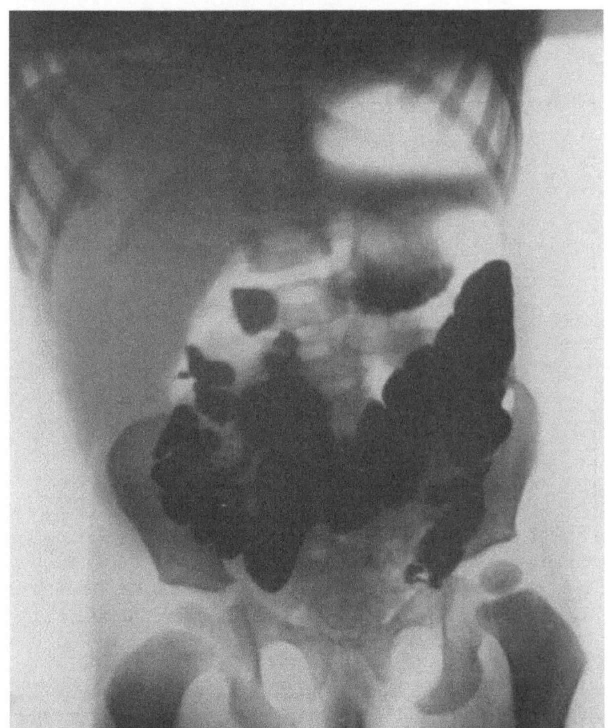

Abb. 265. H. G. T., 6 Stunden nach der Kontrastmahlzeit. Patient steht. Postero-anteriore Aufnahme. V-förmig herabhängendes Colon transversum mit dem schweren Kontrastbrei gefüllt.

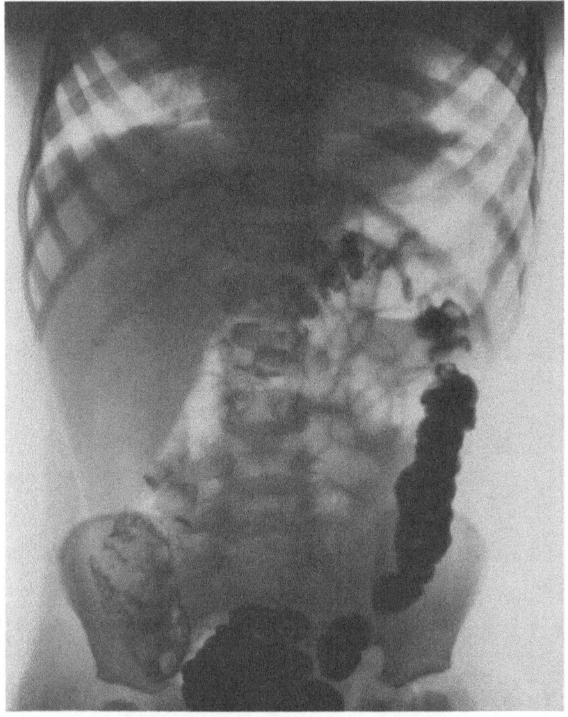

Abb. 266. H. G. T. Derselbe Patient. 6 Stunden später unter denselben Aufnahmebedingungen: Das gasgefüllte Transversum ist steil aufgerichtet; im Coecum und Transversum nur noch geringer Wandbelag von Kontrastbrei.

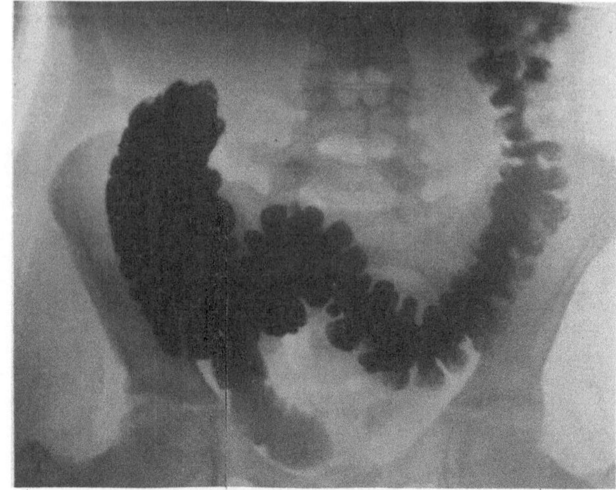

Abb. 267. A. S., 12 Jahre alt. Annähernde Steigbügelform des Colon transversum. Normale Kotformung.

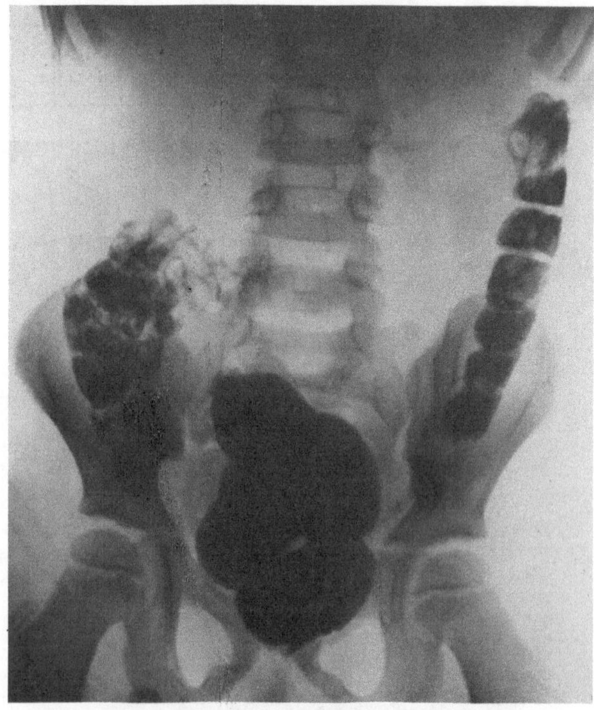

Abb. 268. L. O., 8 Jahre alt. Normaler Zustand 24 Stunden nach der Kontrastmahlzeit. Im Coecum noch mit Gasblasen untermischte Breireste. Kotformung im Colon descendens. Bildung des Globus pelvicus.

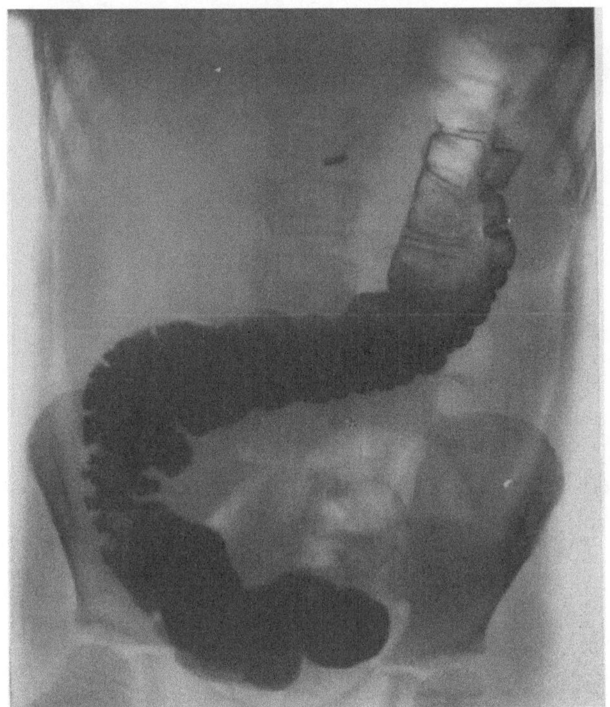

Abb. 269. J. U., 5 Jahre alt. Leukämie. Aufnahme dorso-ventral, Rückenlage. 6 Stunden nach der Kontrastmahlzeit. Abwärtsdrängung des Coecum und Tiefstand der Flexura hepatica durch die große Leber.

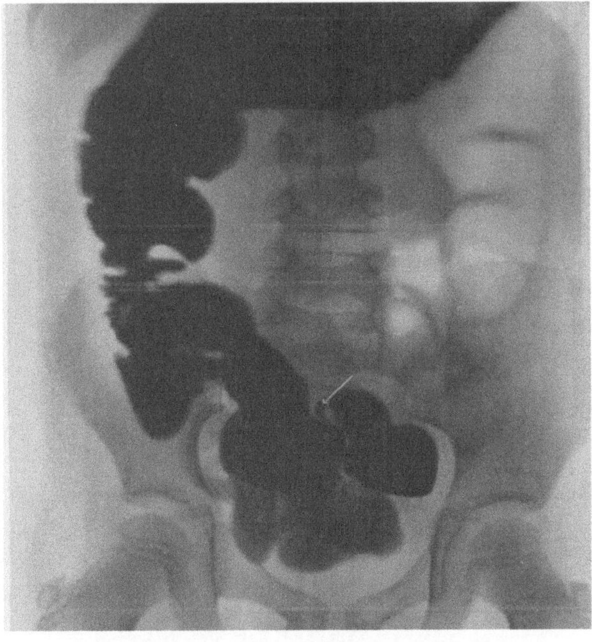

Abb. 270. J. U., 5 Jahre alt. Aufnahme dorso-ventral, Bauchlage. 6 Stunden nach der Kontrastmahlzeit. Pfeil Appendix.

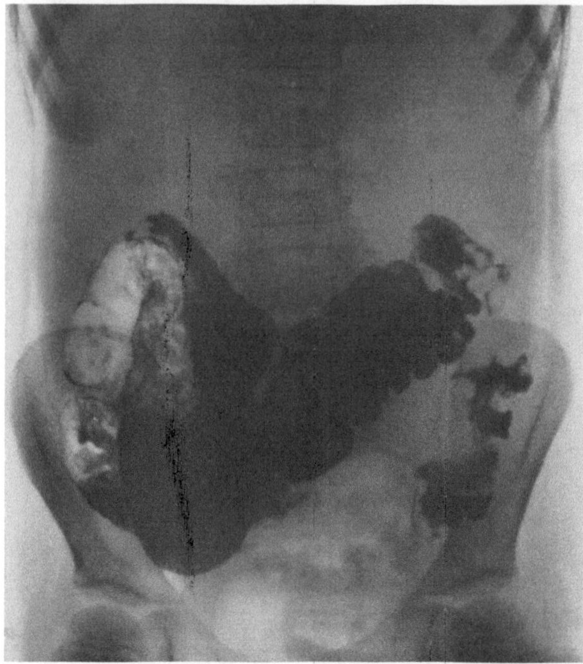

Abb. 271. J. U., 5 Jahre alt. Leukämie. Dorso-ventrale Aufnahme der stehenden Patientin, wenige Minuten später. Das Transversum ist durch den Druck der großen Leber und unter dem Zug des schweren Kontrastbreis V-förmig, caudalwärts abgesunken.

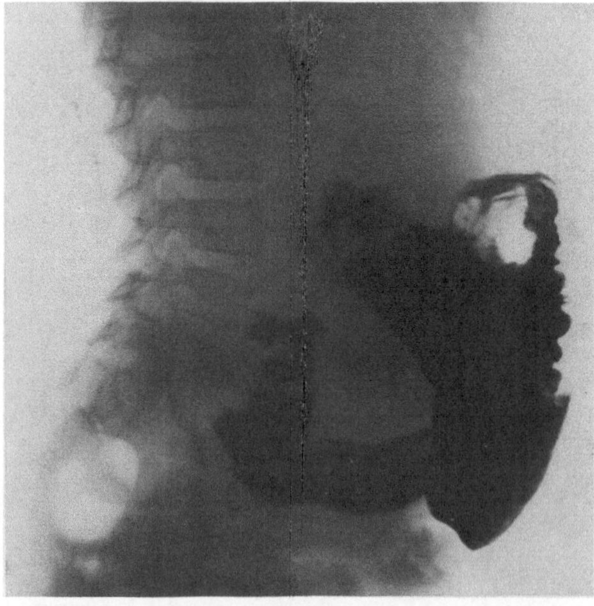

Abb. 272. J. U., 5 Jahre alt. Leukämie. Seitenaufnahme der stehenden Patientin. Das Colon ist abwärts und ventralwärts verdrängt.

daß der schwere Kontrastbrei an sich unphysiologische Dickdarmbilder ergibt, zumal bekanntlich das gesamte Colon im Kindesalter außerordentlich beweglich ist, muß sehr berücksichtigt werden. Vermeiden läßt sich der Übelstand durch die bei der Reliefdarstellung gebräuchliche Methodik.

Das relativ lange Mesocolon und die Schwere des Inhaltes bzw. der Gasauftrieb bewirken im Verein mit dem Füllungszustande der benachbarten Darmteile eine ganz wechselnde Lage des Querdarmes, auch bei ein und demselben Kinde,

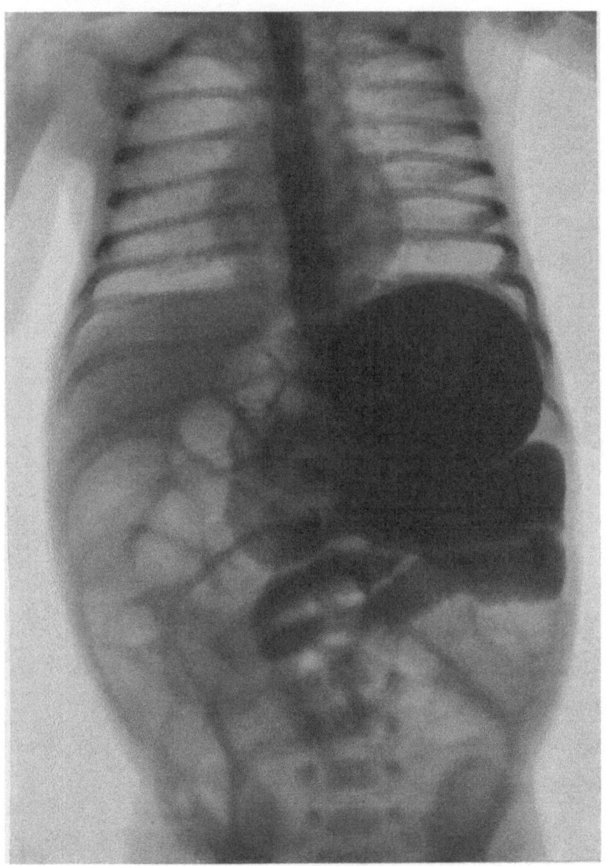

Abb. 273. J. K., 7 Tage alt. Angeborene Dickdarmatresie. Erbrechen 10 Minuten nach Sondenfütterung.

so daß von einer „Norm“ keine Rede sein kann. Jetzt noch durch das Gas aufgetrieben, wie ein länglicher Ballon steil aufgerichtet, die Flexura lienalis hoch neben dem Magen gelegen, hängt gleich darauf dasselbe Transversum V-förmig unter dem Zuge des Kontrastbreis ins Becken hinab. Infolgedessen hat die Feststellung einer „V“-„M“-„W“-Form“ — wenn überhaupt — nur bei Berücksichtigung des Füllungszustandes usw. Wert. Die Anheftung der Flexura lienalis bei Kleinkindern ist nach meiner Erfahrung keineswegs so fest, wie allgemein angegeben wird.

Ganz besonders variabel ist die Schlinge des Colon descendens in bezug auf Lage, Form und Ausdehnung. Fast regelmäßig reicht eine Sigmaschlinge bis in die rechte Körperhälfte; ihr langes Mesocolon erlaubt weitgehendste Anpassungsbewegungen, die relativ große Länge (KLEINSCHMIDT) Formveränderungen mannigfacher Art (s. Abb. 265—272), S-förmige Biegungen, einfache und doppelte (8) Schlingen findet man in buntem Wechsel.

Die *Bewegungen des Dickdarmes* werden nur dann deutlich, wenn man in Abständen von etwa 10 Minuten den mit Kontrastbrei gefüllten Darm auf dem Röntgenschirm abpaust; man sieht dann die Formveränderung der Haustren —

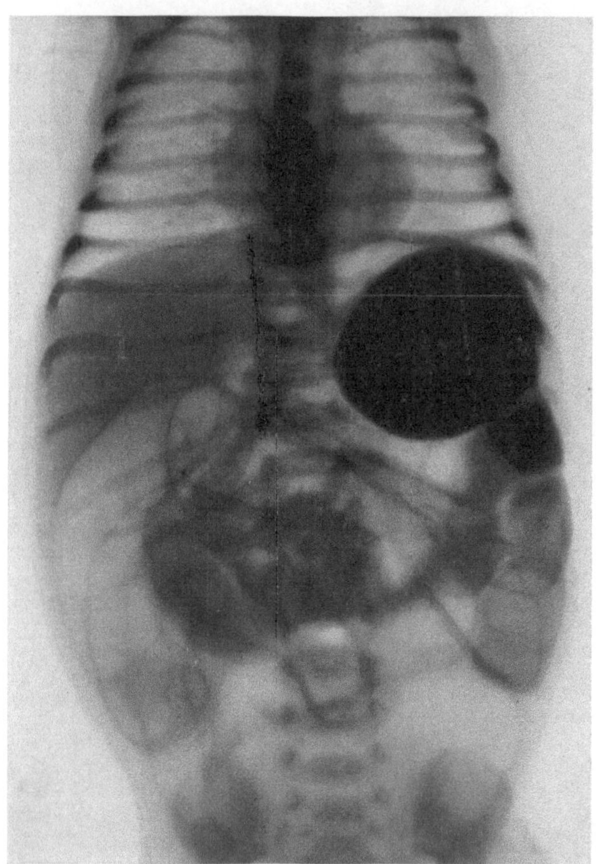

Abb. 274. J. K., 7 Tage alt. Angeborene Dickdarmatresie. Aufnahme 2 Stunden nach der Einführung der Kontrastmilch. Aufnahme während des Erbrechens. Magen fest kontrahiert; Oesophagus vom kurz vorher erfolgten Brechakt mit Kontrastmilch gefüllt, Kardia geschlossen. Meteorismus.

bei sehr ruhigen Kindern (s. a. PÉTERI); sie werden oft erst sichtbar einige Minuten, nachdem man palpatorisch die betreffende Stelle beunruhigt hat. Abgesehen von diesem „Spiel der Haustren" sind die bei Erwachsenen bekannten „großen Ausstreifbewegungen" (HOLZKNECHT) und „Pendelbewegungen" (RIEDER) meines Wissens bei Kindern nicht näher untersucht.

Für die *Dauer der Darmpassage* ist man um so weniger geneigt, eine feste Zeitangabe zu machen, je mehr man sich mit dieser Frage beschäftigt. VOGT sah bei Neugeborenen die Kontrastmahlzeit in drei Stunden den Dünndarm und in weiteren 3—4 Stunden den Dickdarm durchwandern, so daß die Verdauung einer Muttermilchmahlzeit im Mittel 5—8 Stunden beanspruchte.

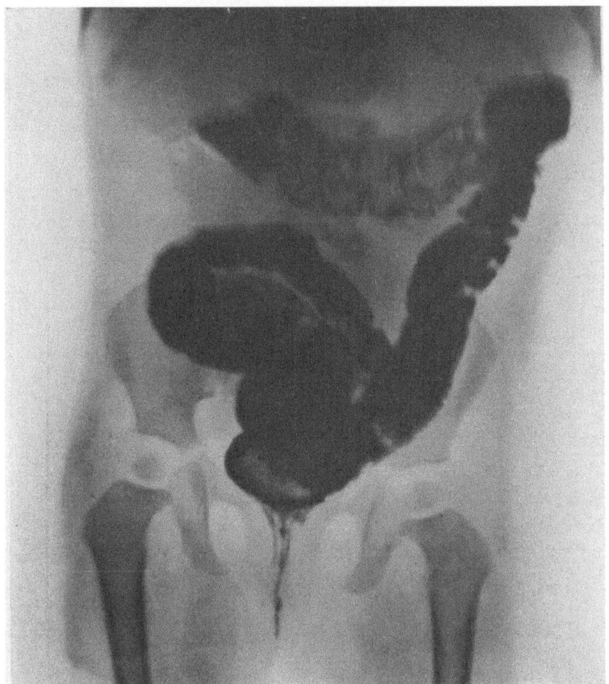

Abb. 275. M. St., $1^3/_4$ Jahre alt. **Sigma elongatum. Der Kontrasteinlauf zeigt** eine Sigmaschlinge. **die ventralwärts weit nach rechts verlagert ist. Die Umbiegungsstelle in der rechten** Körperseite wird caudalwärts vom **Kontrastbrei durchflossen! Aufnahme in dorso-ventraler Richtung,** Rückenlage.

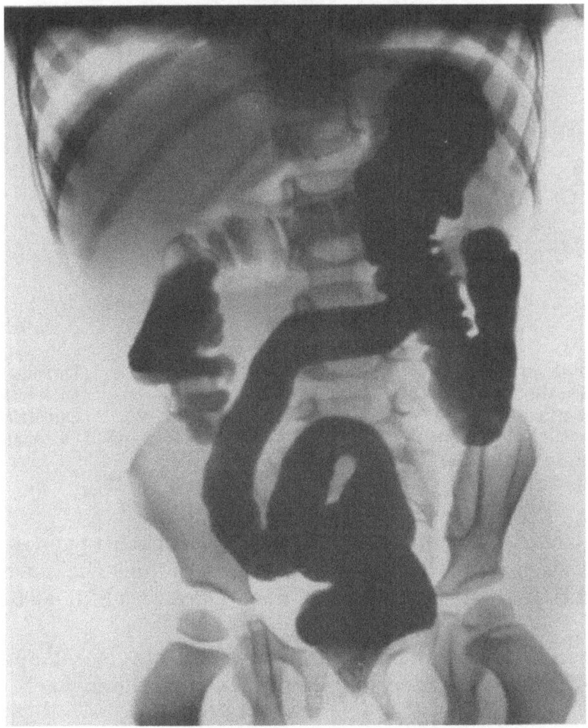

Abb. 276. P. S., $2^1/_2$ Jahre alt. Sigma elongatum mobile. Kontrasteinlauf. Aufnahme in Rückenlage dorso-ventral.

Nach KAHN war die Dauer der Darmpassage:

bei normalen	Säuglingen:	Dünndarm	7— 8 Stunden
		Dickdarm	2—14 Stunden
bei dyspeptischen	„	Dünndarm	$3^1/_2$ Stunden
		Dickdarm	5 Stunden

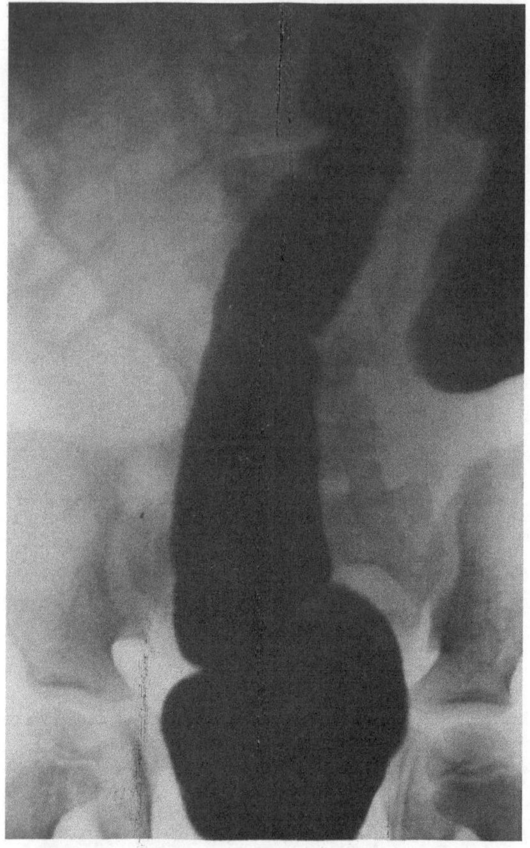

Abb. 277. M. F., $6^1/_2$ Jahre alt. Makrosigma congenitum leichten Grades. Rückenlage, Aufnahme dorso-ventral.

Gesamtdauer:	Frühgeburten	6—$18^3/_4$	(Durchschnitt 10)
	Brustmilch	4—18	(Durchschnitt 13)
	Zwiemilch	4—23	(Durchschnitt $14^1/_2$)
	Künstliche Ernährung	$5^1/_2$—48	(Durchschnitt 16)
	Gemüsekost	15	
	Dyspepsie	$3^1/_4$—$12^3/_4$.	

Die Frühmahlzeit durchwanderte nach KAHNS Beobachtungen am schnellsten den Darm. Auffallend ist die kurze Verweildauer im Dickdarm, die nicht ohne weiteres erklärlich ist (Einzelheiten über Darmmotilität s. bei FREUDENBERG).

Die KAHNschen Passagezahlen sind nicht als feste Regel anzusehen; wir fanden recht häufig bei gesunden Säuglingen 1—2 Stunden nach der Mahlzeit bereits eine fortschreitende Anfüllung des Coecums, nach insgesamt 3 bis 6 Stunden den Dünndarm bereits entleert.

Von krankhaften Zuständen des Dickdarms sind als Mißbildungen *Atresien*, recto-vesicale und recto-vaginale *Fisteln* durch die Kontrastmahlzeit darstellbar. Die angeborenen Anomalien bezüglich der Länge und Ausdehnung der caudalen Darmabschnitte sind durch fließende Übergänge mit den physiologischen Varianten verbunden. Man wird also gut tun, die Bezeichnungen „*Makrosigma*“

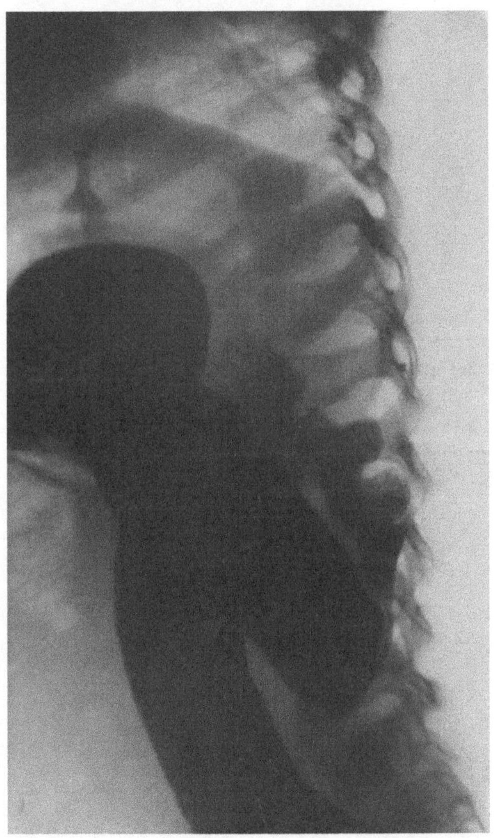

Abb. 278. M. F., $6^1/_2$ Jahre alt. Makrosigma congenitum. Doppelschlinge des Sigma roman. Aufnahme in rechter Seitenlage dorso-ventral.

und „*Megasigma*“ bzw. „*Megacolon*“ nur auf jene Fälle anzuwenden, die entweder hochgradige anatomische Abweichungen zeigen oder aber Anlaß zu krankhaften Störungen werden (Obstipation usw.).

Bei der abnormen Beweglichkeit des überlangen Sigma (Sigma elongatum mobile) besteht immer eine Disposition zu Volvulus. Von erheblicher praktischer Bedeutung ist die Röntgendiagnose des *Mesenterium commune*. Hierbei ist infolge einer Entwicklungshemmung die normale Drehung der unteren Nabelschleife über die obere Nabelschleife hinaus nach rechts ausgeblieben, und es fehlt infolgedessen die Anheftung von Coecum und Colon ascendens an die Bauchwand; außerdem bleibt auch die normale Drehung des Duodenum und

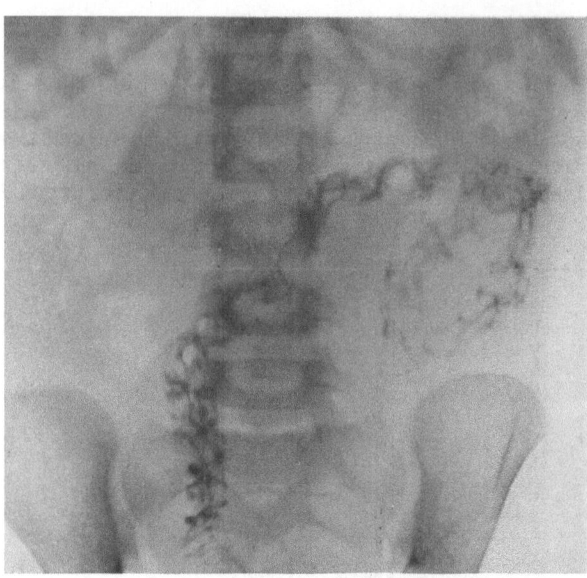

Abb. 279. M. F., 6½ Jahre alt. Makrosigma congenitum. Reliefbild. Keine gröbere Veränderung des Schleimhautreliefs.

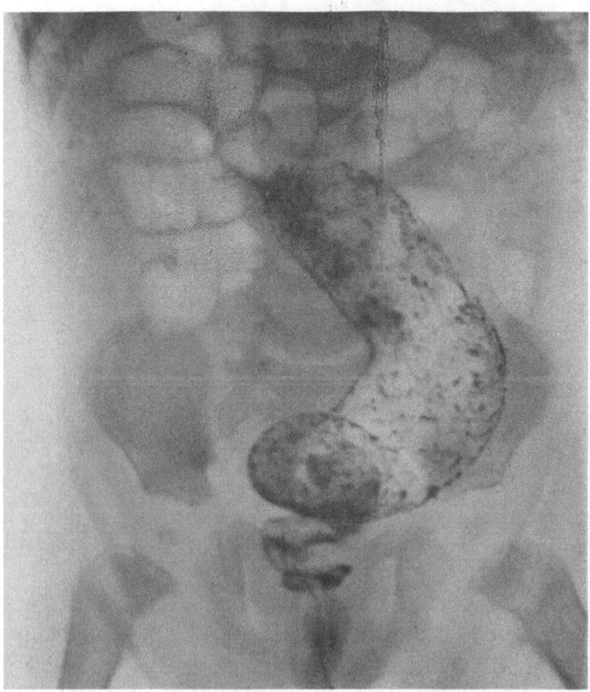

Abb. 280. E. H., 4 Jahre alt. Colitis mucosa. Reliefdarstellung mit leichter Luftaufblähung. „Getüpfelter" Wandbelag; bei der Stuhlentleerung sind kleine Flocken des Kontrastmittels in große Schleimballen eingeschlossen.

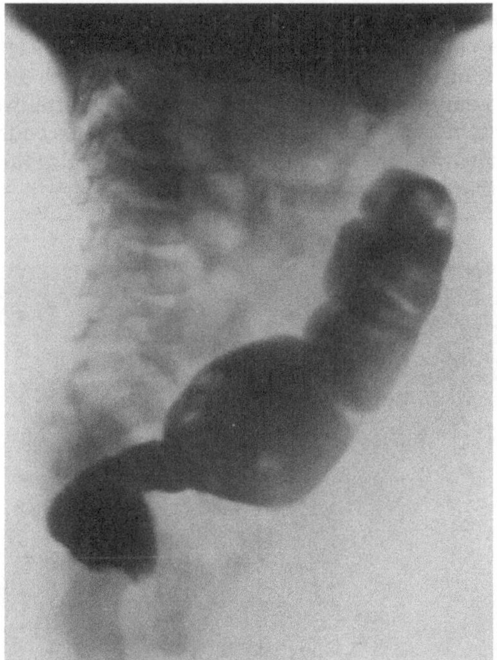

Abb. 281. F. S., 2 Jahre alt. Morbus Hirschsprung. Die Verengerung im caudalen Abschnitt des Darms ist sichtbar. Aufnahme in linker Seitenlage, Platte der rechten Seite anliegend.

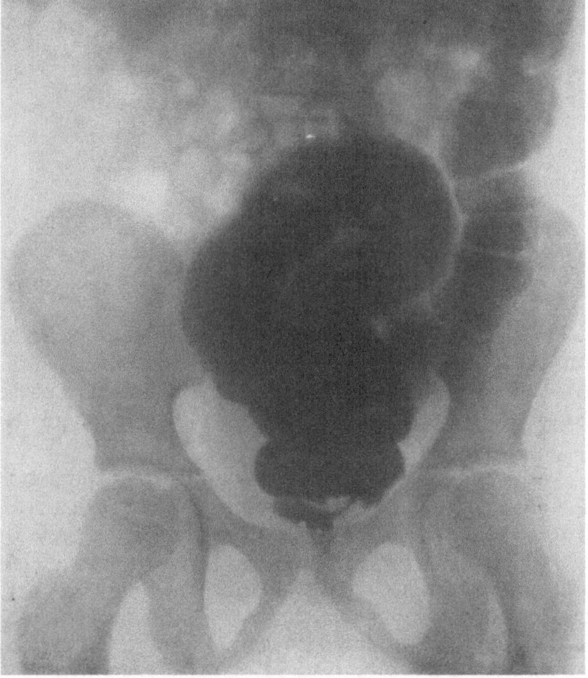

Abb. 282. F. S. Morbus Hirschsprung. Füllung des abnorm langen und erweiterten Sigma durch Kontrast*mahlzeit*.

seine Fixierung aus, so daß es ein frei bewegliches Mesenterium behält und späterhin rechts vom Pylorus in die im rechten Oberbauch liegenden oberen Dünndarmabschnitte unmittelbar übergeht. Je nach dem Zeitpunkte, in dem die Entwicklungsstörung auftritt, ist auch der Endzustand mehr oder weniger vollständig. Das sogenannte Duodenum liberum stellt die teilweise Hemmungsbildung dar, während in schwereren Fällen auch das Ascendens verlagert ist und bei der Untersuchung in der Mittellinie oder in der linken Bauchseite gefunden wird. Unklare schmerzhafte Sensationen erklären sich nicht selten

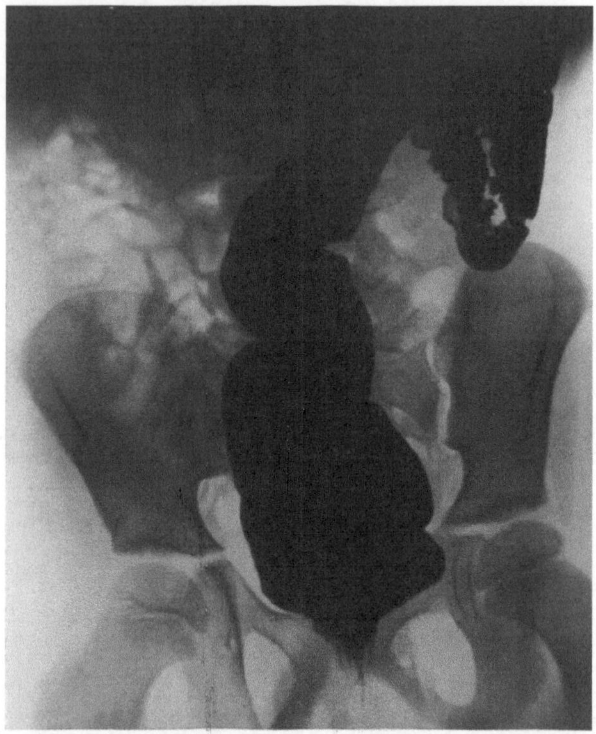

Abb. 283. L. K., 9 Jahre alt. Chronische Obstipation, kein Morbus Hirschsprung. Rectum und Sigma durch Kontrast*einlauf* gefüllt. Aufnahme in Rückenlage dorso-ventral.

aus dem Befunde eines Mesent. commune; außerdem besteht dabei unzweifelhaft eine Disposition zu Volvulus und wahrscheinlich auch zu Invagination. Auf die Bedeutung des Mesenterium commune ileocolicum für das Zustandekommen des HIRSCHSPRUNGschen Symptomenkomplexes hat vor allem GOEBEL hingewiesen.

Das Megacolon (Erweiterung und Hypertrophie des Dickdarms, HIRSCHSPRUNG) ist sehr gründlich röntgenologisch studiert (KLEINSCHMIDT, Literatur!). Die oft riesige Erweiterung der unteren Darmabschnitte ist sehr deutlich darstellbar; unbedingt ist KLEINSCHMIDTs Forderung zu unterstreichen die orale Kontrastdarstellung anzuwenden, bei der man nicht nur die Auffüllung verfolgen kann, sondern auch die Stagnation der Kontrastmasse oft deutlich erkennt. Da diese „Abknickungsstelle“ (PERTHES) häufig stärkere Schleimhautfalten trägt (DE JOSSELIN DE JONG und Mitarbeiter) ist es leicht erklärlich,

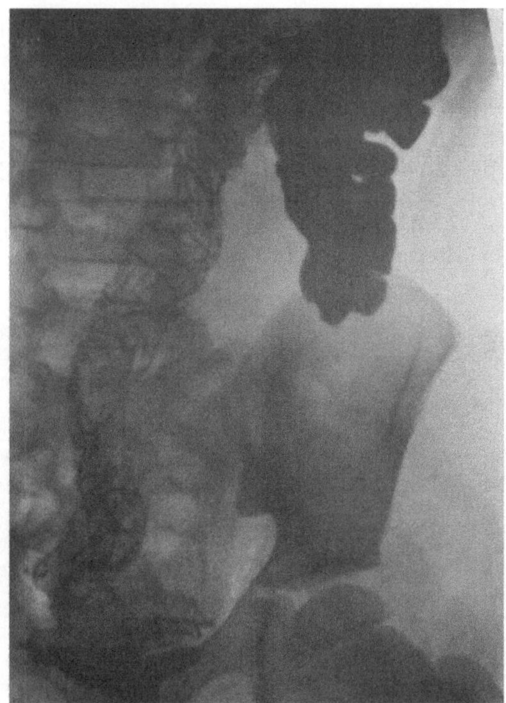

Abb. 284. L. K., 9 Jahre alt. Darstellung des Schleimhautreliefs bei demselben Patienten ohne Luftaufblähung. Normale Fältelung der Schleimhaut. Aufnahme in Rückenlage dorso-ventral.

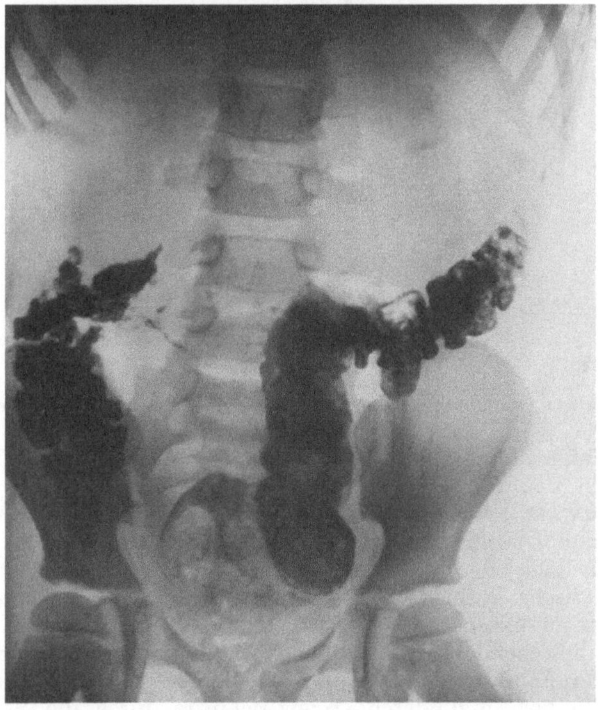

Abb. 285. G. B., $6^1/_2$ Jahre alt. Colitis mucosa. Aufnahme 6 Stunden nach der Kontrastmahlzeit. Durch die großen Schleimmengen im Colon descendens und Sigma ist die Füllung fleckig (die Gasblasen hellen stärker auf).

daß sie wie ein Ventil einen Kontrasteinlauf oralwärts durchläßt, dagegen für die analwärts vorrückende Kontrastmahlzeit undurchgängig sein kann. Chronische Obstipation aus anderen Gründen kann auch Erweiterung des Dickdarmes bewirken und eine HIRSCHSPRUNG*sche Erkrankung* vortäuschen (Motilitätsstörungen bei Hypothyreose [SCHIPPERS]). KLEINSCHMIDT fordert mit Recht, daß die Auffindung der Abknickungsstelle für die Diagnose „Morbus Hirschsprung" unerläßlich ist.

Die röntgenologischen Zeichen der *Obstipation* bei Säuglingen sind nicht näher bekannt. Beim älteren Kinde finden sich sowohl Zustände, bei denen

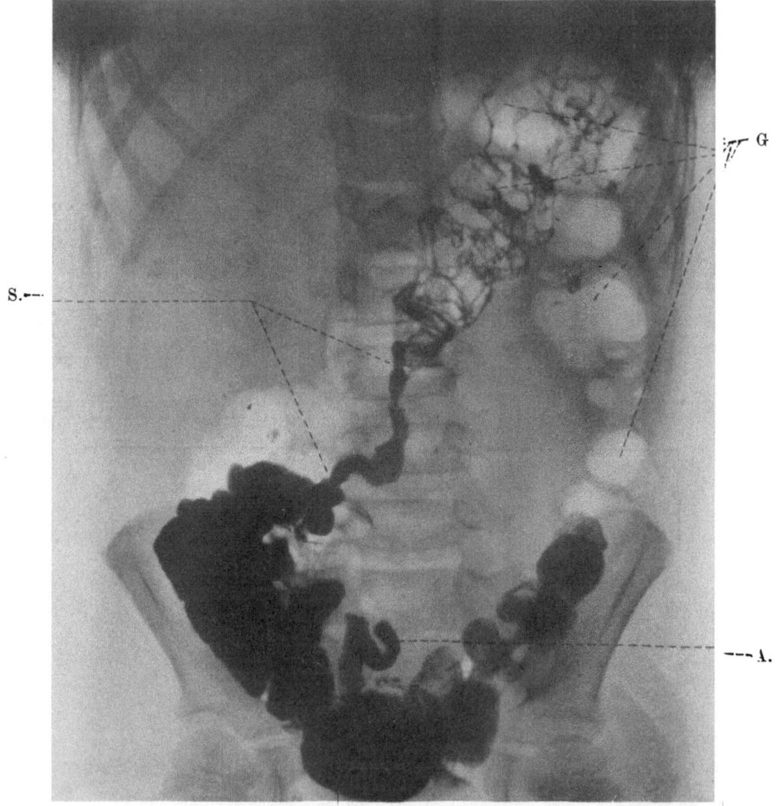

Abb. 286. K. L., 6 Jahre alt. Colospasmus, Colitis membranacea. S. Zone des Spasmus; A. Appendix G. natürliche Gasfüllung und spontane Reliefdarstellung im C. transversum.

die normale Unterteilung der Kotsäule im Transversum ausbleibt und die Kotbewegung in den letzten Darmabschnitten verzögert ist (*hypokinetische Obstipation* [SCHWARZ]) wie auch solche, bei denen die erhöhte Motilität des Transversum und Descendens eine normale oder beschleunigte Entleerung caudalwärts, wie gleichzeitig eine Retention im Coecum und Ascendens verursacht (dyskinetische Form der Obstipation [SCHWARZ] — *spastische Obstipation*). Retention im Ascendens, Hypersegmentation des mittleren Dickdarmes und gleichzeitig bestehender Globus pelvicus sind gut zu erkennende Symptome.

Von den Erkrankungen der Dickdarmschleimhaut sind bei Kontrasteinlauf die Kontrakturen der entzündeten Darmabschnitte durch die Verengung der

Kontrastsäule („Chorde colique" [BOAS]) leicht aufzufinden. Natürliche Darmblähung nach einer Kontrastmahlzeit läßt die mit Brei beschlagenen Schleim-

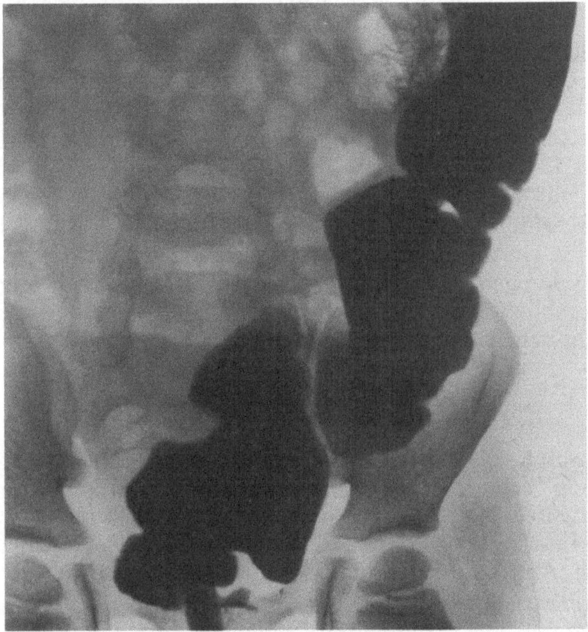

Abb. 287. H. S., 6 Jahre alt. Dysenterie-Rekonvaleszent. Kontrasteinlauf. Bei wiederholter Untersuchung konstante Enge zwischen Colon descendens und Sigma roman.

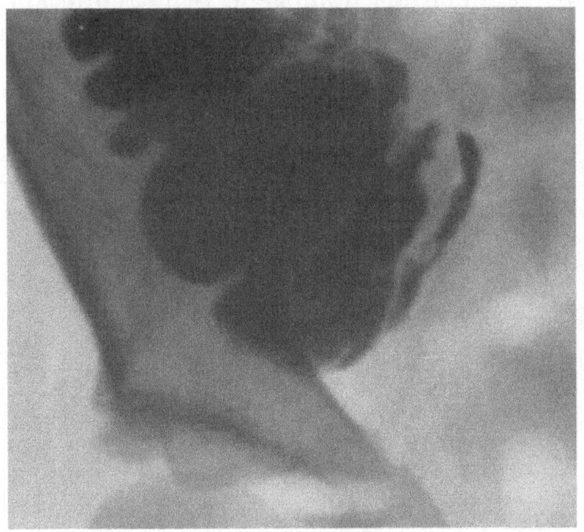

Abb. 288. T. S., 6 Jahre alt. Appendixfüllung. 8 Stunden nach der Kontrastmahlzeit. Aufnahme in Rückenlage, dorso-ventral ohne Kompression.

partikel der kranken Schleimhaut deutlich hervortreten („Tüpfelung"). Dasselbe Bild erzeugt auch die *künstliche Darmaufblähung* nach Ablassen des Kontrasteinlaufs (s. Abb. 280). Ähnliche „flechtenbandartige" und „getüpfelte"

Bilder der Schleimhautfalten findet man mit der beschriebenen Technik bei Colitis ulcerosa tuberkulöser oder dysenterischer Ätiologie. *Dickdarm-Invaginationen* sind bei Kontrasteinlauf als zapfenartige Absperrung des Kontrastschattens kenntlich.

Wichtig ist das STIERLINsche Zeichen der *Ileocoecal-Tuberkulose*: Coecum und Ascendens werden nach Kontrastmahlzeit leer gefunden bei gleichzeitiger Füllung von Ileum und Transversum, da die überempfindliche Schleimhaut des erkrankten Coecums durch den Kontraststuhl gereizt wird und die kranke Stelle ihn durch heftige Kontraktionen sofort weiterbefördert.

In jüngerer Zeit konnte SIEGL bei gesunden Kindern feststellen, daß sich die *Appendix* in $73^0/_0$ aller Fälle anfüllte; sie war stets beweglich und entleerte sich spätestens mit dem Ascendens.

Isolierte Dauerfüllungen, Verziehung, Fixation und Abknickung können als Symptom der pathologisch veränderten Appendix auftreten, werden aber auch bei Erkrankungen benachbarter Organe gefunden. Infolgedessen wird man dem Röntgenbefunde der Appendix nur eine beschränkte Bewertung im Rahmen des klinischen Befundes zukommen lassen.

6. Intraabdominale Verkalkungen.

Kalkdichte Schatten, die man als Zufallsbefund auf Radiogrammen der Abdominalorgane findet, sind nicht immer leicht und mit wünschenswerter Sicherheit zu deuten. Falls man auf den direkten Nachweis tuberkulöser, verkalkter Mesenterialdrüsen ausgeht, ist eine sorgfältige Vorbereitung des Patienten durch Abführmittel und Reinigungseinlauf unbedingt notwendig.

Als charakteristisch für verkalkte Drüsen gilt der Eindruck (das Bild) eines Konglomerates aus kalkdichten Wölkchen, die durch kleine Zwischenräume voneinander getrennt liegen. Das ganze Gebilde sieht dadurch etwa maulbeerförmig aus.

Verkalkte Parasiten können als homogene Schattenfleckchen von rundlicher oder ovaler Form dargestellt werden (Pentastomum [SAUPE]).

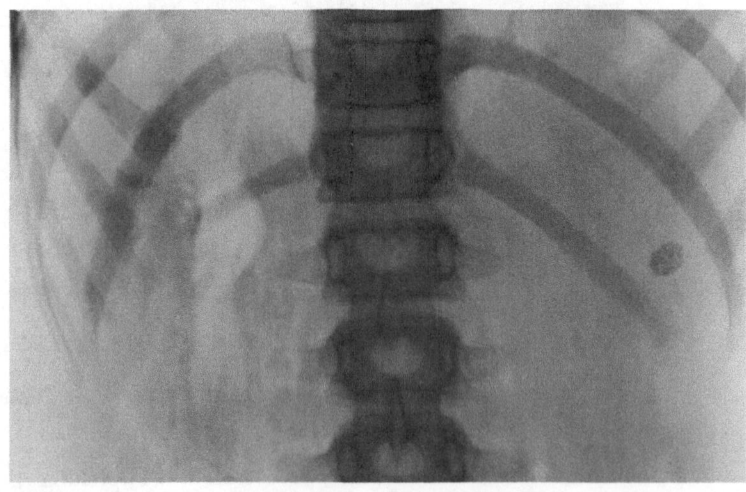

Abb. 289. K. B., 10 Jahre alt. Intraabdominale Verkalkungen. Reine Tuberkulose; wahrscheinlich verkalkte Parasiten.

Täuschungen durch verkalkte Tumoren, Darmkonkremente, verkalkte Appendices epiploicae, Phlebolithen, Gallensteine, Pankreassteine, Verkalkungen der letzten Rippen sind bei Kindern höchstens als extreme Seltenheiten zu erwarten; Nierensteine dagegen sind differentialdiagnostisch stets mit in Rechnung zu stellen.

Verkalkte Tuberkel in der Milz, zuerst durch COURTIN und DUKEN im Röntgenbilde aufgefunden, sind als wahrscheinliches Anzeichen einer hämatogenen Aussaat von erheblicher Bedeutung für die Beurteilung des Einzelfalles.

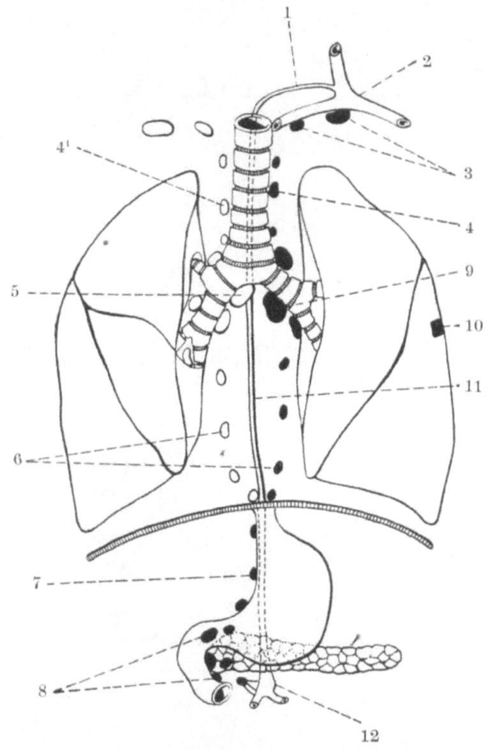

Abb. 290. 1 Einmündungsstelle des Ductus thoracicus. 2 Linker Angulus venosus. 3 Lymphdrüsengruppe des linken Angulus venosus. 4 u. 4^1 Linke und rechte paratracheale Lymphdrüsengruppe. 5 Rechte Bifurkationslymphdrüse. 6 Lymphdrüsen des Mediastinum posterius. 7 Lymphdrüsengruppen der kleinen Curvatur des Magens. 8 Lymphdrüsengruppen am oberen und unteren Rande des Pankreaskopfes. 9 Linke Bifurkationslymphdrüse, enthaltend den Drüsenherd des tuberkulösen Primäraffekts. 10 Der dazugehörige Lungenherd des tuberkulösen Primäraffekts. 11 Ductus thoracicus. 12 Cysterna chyli. *Schwarz:* Der Lungenherd und der Lymphdrüsenherd des tuberkulösen Primärkomplexes, sowie die lymphogenen Ausbreitungswege des tuberkulösen Prozesses in ascendierender und descendierender Richtung.
(Aus ANDERS: Med. Klin. **1930**, Nr 28).

Auf Grund der Untersuchungen von ANDERS dürfte in Zukunft auch den Lymphdrüsenverkalkungen in der Umgebung des Magens und Pankreas größere Aufmerksamkeit zu schenken sein (s. Abb. 290).

VII. Die Röntgenuntersuchung der Harnwege.

Die relativ seltenen Fälle, in denen eine Röntgenuntersuchung der Harnwege bei Kindern erforderlich wird, betreffen in der Mehrzahl den Verdacht auf *Konkremente*.

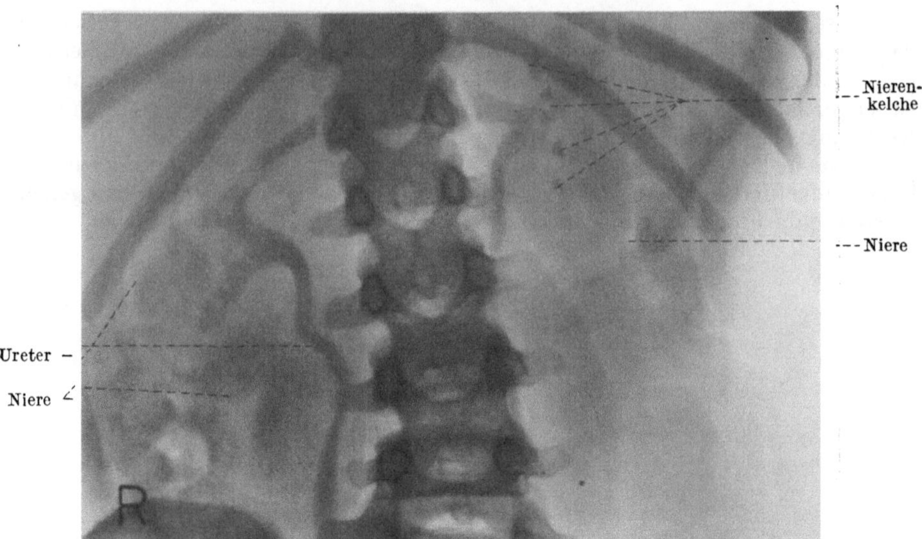

Abb. 291. F. W., 8 Jahre alt. Paranephritischer Absceß, Nierenkarbunkel (Spontandurchbruch ins Nierenbecken). Intravenöse Pyelographie mit Abrodil. Aufnahme in Beckenhochlagerung, 15 Minuten nach der Injektion. Rechts letzter Intercostalraum verbreitert. Tiefstand der rechten Niere; rechter Ureter stärker geschlängelt.

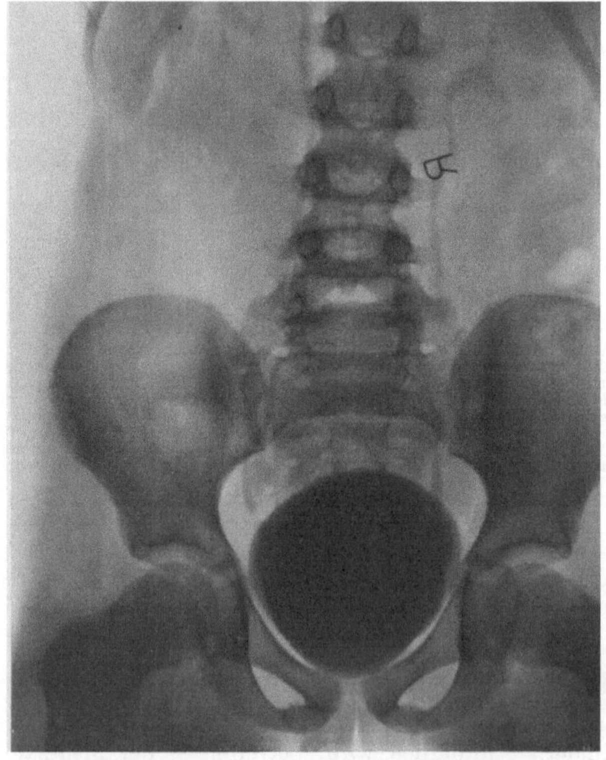

Abb. 292. F. W., 8 Jahre alt. Blasenfüllung nach intravenöser Pyelographie (25 Minuten nach der Injektion der Abrodil-Lösung).

Der direkte Nachweis von Konkrementsteinen im Nierenbecken verlangt eine Vorbereitung des Patienten durch Abführmittel und ausgiebige Darmspülung. Die Aufnahme selbst wird in Rückenlage auf der Buckyblende vorgenommen, der Zentralstrahl ist cranialwärts schräg in die untere Thoraxapertur gerichtet. Die von ALBERS-SCHÖNBERG an eine gute derartige Aufnahme gestellten Anforderungen, daß die letzten Rippen, die Proc. transversi, die Mm. psoas und die Nierenschatten deutlich erkennbar sein müssen, ist bei Kindern nicht leicht (besonders bezüglich der letzten Bedingung) zu erfüllen. Beweisend ist infolgedessen nur der positive Nachweis, zumal Uratsteine und Cystinsteine an sich kontrastarm sind.

Sicherer sind die Methoden der Kontrastfüllung, von denen die durch *Ureterenkatheterismus* spezialistische Übung voraussetzt. Die Darstellung der

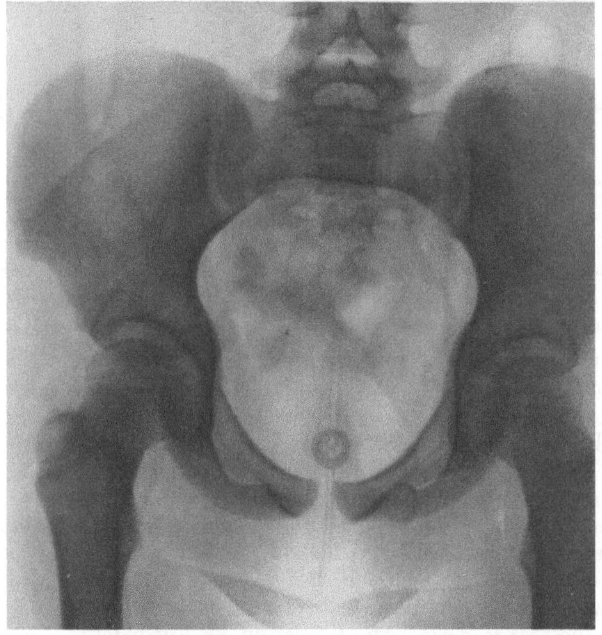

Abb. 293. M. Th., 8 Jahre alt. Klinisch blutig-jauchiger Fluor, Cystitis. Der Fremdkörper (Perlmutterknopf) lag nicht in der Blase, wie es nach der Aufnahme scheinen könnte, sondern fest in Granulationen eingewachsen oben im hinteren Scheidengewölbe.

Harnwege von der Blutbahn aus gelingt bei größeren Kindern gut. Als reizloses Kontrastmittel hat sich bei uns das Abrodil bewährt; Dosierung: Bei Schulkindern 15—20 g in 50 ccm sterilen Wassers gelöst langsam intravenös zu injizieren. Beckenhochlagerung. Aufnahme 5—20 Minuten später.

Das Nierenbecken mit seinen Kelchen und die Harnleiter sind gut erkennbar. Die Deutung der Befunde erfordert große Zurückhaltung; verhältnismäßig leicht anzusprechen sind starke Erweiterungen des Nierenbeckens bei Hydronephrose, Verlagerungen oder Anomalien der Niere (Hufeisenniere), stärkere Parenchymzerstörungen durch Abscesse oder Tuberkulose. Bei anscheinend leichten Abweichungen von der Norm ist der Befund sorgfältig mit den klinischen Symptomen zu erwägen; bei der relativen Seltenheit einschlägiger Fälle in der Kinderpraxis wird man gut tun, sich im Zweifelsfalle des Urteils eines erfahrenen Fachurologen zu versichern.

Die im Kindesalter gar nicht so seltenen *Blasensteine* und *Fremdkörper in der Blase* sind im allgemeinen gut darzustellen. Gründliche Darmentleerung vorher ist unbedingt erforderlich. Die Aufnahme erfolgt in Rückenlage auf der Buckyblende; der Zentralstrahl muß schräg caudalwärts etwa auf die Mitte zwischen Nabel und Symphyse gerichtet sein um annähernd axial das Becken zu treffen. Dieselbe Aufnahmerichtung wählt man bei Verdacht auf hochsitzende *vaginale Fremdkörper* (s. Abb. 293). Bei Verdacht auf Mißbildung *(Divertikel)* der Harnblase füllt man durch einen Katheter körperwarme 10—20% Bromnatriumlösung ein und macht je eine Aufnahme in sagittaler und frontaler Richtung um nicht eventuell dorsale Divertikel zu übersehen; das Kontrastmittel wird unmittelbar nach der Aufnahme entleert und die Blase mit reichlichen Mengen indifferenter, körperwarmer steriler Flüssigkeit nachgespült (Einzelheiten s. b. BLUM).

B. Die Strahlentherapie in der Kinderheilkunde.

I. Die Röntgentherapie.

1. Die Dosierung der Röntgenstrahlen.

Seitdem bald nach der Entdeckung der Röntgenstrahlen bekannt wurde, daß dieselben biologische Wirkungen hervorrufen, hat man sich bemüht, für dieses neue Heilmittel eine wirksame „Dosis“ zu finden.

Da die Röntgenstrahlung eine Energieform darstellt und nach dem physikalischen Grundgesetz von der Erhaltung der Energie eine Wirkung nur dort erfolgen kann, wo Energie absorbiert wird, so kommt auch für die *biologische Wirkung* der Röntgenstrahlung nur der Anteil in Frage, der im Körper festgehalten wird. Die ideale Dosierung würde also bedingen, daß man vor der Bestrahlung wüßte, welche Energiemengen man am Krankheitsherd zur Absorption bringen muß und dann die Bestrahlung so einrichten würde, daß die erforderliche Strahlenenergie auch wirklich dort absorbiert wird. Diese von CHRISTEN mit Recht verlangte Dosierung nach absorbierter Röntgenenergie ist leider zur Zeit in der Praxis noch nicht restlos durchführbar. Die praktische Annäherung an dieses Ziel gestattet aber, wie KÜSTNER es ausdrückt: „Eine bestimmte Röntgenstrahlendosis, die erfahrungsgemäß bei einer bestimmten Krankheit heilend wirkt, am Erfolgsorgan zu *reproduzieren.*“ Es kommt demnach darauf an, eine bestimmte Körperstelle einer Röntgenstrahlung von bekannter Härte und bekannter Intensität während einer gewissen Zeit auszusetzen. Wir dosieren also nach *Härte, Intensität und Zeit.* Die wichtige Bedeutung der „Raumdosis“ im Kindesalter ist im nächsten Abschnitt erörtert.

Die *Härte der Strahlung* wird bedingt durch die Höhe der Röhrenspannung, (bei der Elektronenröhre), die Spannungsform, sowie durch das Material und die Dicke des Filters. Die Spannungsform ist gegeben, die Höhe der Spannung und die *Filterung* kann in den erforderlichen Grenzen gewählt werden. Als Maß für die Strahlenhärte dient die Bestimmung der „*Halbwertschicht*“ der Strahlung, d. i. die Dicke einer Filterschicht (bei harter Strahlung aus Kupfer, bei weicher aus Aluminium), die notwendig ist, um die Intensität der vorgefilterten Strahlung unter bekannten Betriebsbedingungen der Röhre auf die Hälfte abzuschwächen. Die *Intensität* wird in einfacher und zuverlässiger Weise mit dem *Ionisationsgerät* gemessen. Die Empfindlichkeit der photo-elektrischen und photo-chemischen Dosierungsgeräte ist stark von der Strahlenhärte abhängig, so daß ihre Anwendung mit Recht vielfacher Kritik ausgesetzt ist (gleichviel ist die SABOURAUD-NOIRÉ-*Tablette* ein bequemes, und wie die Untersuchung von PALUGYAY, von GREBE und BICKENBACH zeigen, relativ sicheres Mittel, die reine Zeitdosis direkt zu kontrollieren, indem man die Tablette gleichzeitig mit dem Patienten bestrahlt). Der Gebrauch eines Ionisationsgerätes ist heute unumgänglich notwendig, da bei der Verantwortlichkeit der Röntgentherapie die Dosierungstechnik so exakt wie möglich sein muß. Die Wahl der Type beim Ankauf eines Ionisationsgerätes ist mehr oder weniger eine Frage des Geldbeutels; wir verwenden das leicht zu handhabende und relativ wohlfeile Ionimeter von GREBE und MARTIUS. Im Gebrauch ebenfalls bequem und sicher, aber wesentlich teurer und komplizierter sind die „*Dosiszähler*", die jederzeit das Maß der verabreichten Strahlung direkt während der Bestrahlung abzulesen gestatten.

Die *Ionisationsmessung* beruht auf der Beobachtung, daß die Röntgenstrahlung die Luft ionisiert, d. h. die Gasatome werden beim Durchgang der Röntgenstrahlung teilweise in ihrem Aufbau derart verändert, daß Elektronen aus dem Atomverband herausgelöst werden; das vorher elektrisch neutrale Gasatom erhält dadurch einen positiven Ladungsüberschuß, es wird zum „Ion". Diese Ionisation der Luft beeinflußt die Ladung des Elektrometers, die wir messen können; Der Grad der Ionisation ist aber eine *Funktion der Intensität der Röntgenstrahlung*. Die Größe des in der Zeiteinheit erfolgenden Elektrometerausschlages wird daher zum Maß für die Intensität der verwendeten Röntgenstrahlung. In der technischen Ausführung der Ionisationsgeräte kann die Entladung des Elektrometers auf einer Skala beobachtet und mit der Stoppuhr nach der Zeit gemessen werden.

a) Standard-Dosis.

Das Bestreben, eine Einheit der Röntgendosis zu schaffen veranlaßte SEITZ und WINTZ die Reaktion der Haut als Maßstab für die Wirkung der Röntgenstrahlung anzulegen. Als „*Hauteinheitsdosis*" = *HED*" bezeichnen sie die Hautveränderung, die nach Bestrahlung eines gesunden Hautfeldes (von 6×8 cm in 23 cm Fokushautabstand) mit harter Strahlung, sich als leichte Hautrötung nach 8 Tagen, nach 3 Wochen als leichte hellbraune Verfärbung, nach 8 Wochen als deutliche Bräunung des bestrahlten Hautfeldes bemerkbar macht. Diese HED wird gleich $100^0/_0$ gesetzt und die am Krankheitsherd zu verabreichende Dosis in Prozenten der HED angegeben. Der subjektive Spielraum, den die Begriffe „leichte Hautrötung", „leichte hellbraune Verfärbung" der Beurteilung des einzelnen lassen, kann recht groß sein; ferner gilt die HED nur für die Haut des gesunden Individuums; auch bei Gesunden ist indes der zeitliche Verlauf von Erythem- und Pigmentbildung nach den Untersuchungen von SCHALL individuellen Schwankungen unterworfen. Es kann sich also bei dem Begriff „HED" lediglich um einen Mittelwert aus einer sehr großen Anzahl von Einzelbeobachtungen handeln. Die Bemühungen, für die biologische „HED" ein physikalisches Maß zu finden, sind erfolgreich gewesen. Dazu bedurfte es zunächst der Feststellung einer anerkannten Einheit für die Intensität der Röntgenstrahlung. Die Definition der von der Deutschen Röntgengesellschaft eingeführten „*Röntgeneinheit*" lautet: Die absolute Einheit der Röntgenstrahlendosis wird von derjenigen Röntgenstrahlenenergiemenge geliefert, die bei der Bestrahlung von 1 ccm Luft von 17^0 C Temperatur und 760 mm Quecksilberdruck, bei voller Ausnutzung der in der Luft gebildeten Elektronen und bei Ausschaltung von Wandwirkungen, eine so starke Leitfähigkeit erzeugt, daß die bei Sättigungsstrom gemessene Elektrizitätsmenge eine elektrostatische Einheit beträgt. Die Einheit der Dosis wird „1 Röntgen“ genannt und mit „R“ bezeichnet (deutsche Einheit).

Die Definition der internationalen Röntgeneinheit „r“ lautet (nach Grebe):

„Die Einheit der Strahlenmenge ist diejenige, welche bei voller Ausnützung der sekundären Elektronen und unter Vermeidung von Wandwirkungen in der Ionisationskammer in 1 ccm atmosphärischer Luft bei 0° C und 76 cm Quecksilberdruck eine solche Leitfähigkeit bewirkt, daß eine Ladung von einer elektrostatischen Einheit bei Sättingungsstrom gemessen wird.“ Aus dieser Einheit der Strahlenmenge ergibt sich eine Einheit für die Intensität der verwendeten Strahlung, wenn man die Strahlenmenge auf die Zeiteinheit bezieht, so daß die Intensitätsangaben in r pro Sekunde oder zweckmäßiger in r pro Minute zu erfolgen haben (1 R = 1,06 r).

Praktisch ist dieses Maß der Intensität unvollständig ohne die Ermittlung der Strahlenqualität, welche die Absorption in der Luft der Meßkammer beeinflußt. Die Qualitätsmessung kann erfolgen durch Bestimmung der effektiven Wellenlänge oder aber in praktisch ausreichender Genauigkeit billiger und einfacher durch Messung der „Halbwertschicht“ in Aluminium oder Kupfer. Da von einer Platte eines bestimmten Materials eine bestimmte Strahlenqualität immer in einem bestimmten festen Verhältnis absorbiert wird, so kann man für jede Strahlenqualität eine Schichtdicke des verwendeten Materials ermitteln, bei der die einfallende Strahlung genau um 50% geschwächt wird und bezeichnet die Dicke des benützten Filters dann als „Halbwertschicht“ (gemessen in Aluminium oder Kupfer) der unter bekannten Betriebsbedingungen erzeugten Strahlung.

Durch Auswertung der Erfahrungen von zwölf großen Röntgeninstituten hat Küstner im Jahre 1927 festgestellt, daß der *statistische Mittelwert der HED rund 550 R für die gesunde Haut des Erwachsenen beträgt.* Nach den Untersuchungen von Holfelder, Jüngling, Kroenig, Hans Meyer und Rost beträgt die Schwankung der Empfindlichkeit ± 10—15% der HED für den Erwachsenen.

Die Frage der *HED im Kindesalter* ist zwar vielfach erörtert aber nicht gerade häufig beantwortet worden. Allgemein nimmt man als feststehende Tatsache an, daß die Strahlenempfindlichkeit eines Kindes um so größer sei, je jünger es ist (Wetterer). Experimentelle Untersuchungen von Birk und Schall ergaben, daß bei Kindern teilweise schon auf 10—20% der HED des Erwachsenen ein Früherythem auftrat; zur Erzeugung eines deutlichen zweiten Erythems waren 50—60% der Erwachsenen-HED notwendig. Birk und Schall kommen auf Grund ihrer Untersuchungen zu dem Schluß, daß die von Seitz und Wintz für die Festlegung der Erythemdosis angegebenen Hautveränderungen sowohl bei Säuglingen als bei Kindern bis zum 10. Lebensjahr mit der Hälfte der bei Erwachsenen erforderlichen Röntgendosis erzielt werden können. Die von Birk und Schall erörterte sehr wichtige Frage, ob man in der Kinderheilkunde berechtigt sei, die Hauteinheitsdosis der Dosierung zugrunde zu legen, darf man vielleicht so beantworten: Die therapeutischen, durch Erfahrung gewonnenen Beziehungen zwischen Wirkungsdosis und HED dürfen wir sinngemäß auf das Kind übertragen; da wir dank der Untersuchungen von Birk und Schall die Strahlenempfindlichkeit der gesunden kindlichen Haut kennen, dürfen wir zunächst die mittlere Hauterythemdosis für Kinder, wenn wir vorsichtig sein wollen, mit 50—60% der HED der Erwachsenen annehmen. Damit ist freilich nicht gesagt, daß wir bei Zeitdosierung die für den Erwachsenen geltenden Angaben bei Kindern lediglich durch 2 dividieren müssen, da, wie noch zu erörtern sein wird, verschiedene andere Faktoren die Dosengröße beeinflussen. Holfelder mit seiner außerordentlich großen Erfahrung schätzt die *Strahlenempfindlichkeit des Säuglings* als sehr groß und vermeidet im ersten Lebensjahr, abgesehen von Thymushyperplasie und rasch wachsenden Tumoren, nach Möglichkeit eine therapeutische Röntgenbestrahlung. Seiner Schätzung nach ist die Strahlenempfindlichkeit eines Kindes im 2. Lebenshalbjahr etwa 3—4mal, im 2. Lebensjahre noch 2—3mal so groß wie beim Erwachsenen. Von da ab bis zum 10. Lebensjahre empfiehlt er die Empfindlichkeit als die $1^1/_2$—2fache der Erwachsenen anzunehmen; einem Kinde bei Beginn einer Strahlenbehandlung eine *Wirkungsdosis* zu verabfolgen, die ganz dicht an die *Toleranzdosis* des betreffenden Gewebes beim Erwachsenen heranreicht, bezeichnet HOLFELDER als gefährlichen Fehler — eine Ansicht, die man nur unterschreiben kann.

Wenn nun auch die neueren verdienstvollen Untersuchungen von SCHALL ergeben haben, daß die Empfindlichkeit der kindlichen Haut nicht so sehr von der des Erwachsenen verschieden ist, als man bisher annahm, so glauben wir doch mit HOLFELDER das Richtige zu tun, wenn wir die erste Dosis mit größter Vorsicht bemessen und erst die daraufhin erfolgende Reaktion abwarten, falls es der Krankheitszustand erlaubt. Die Dosis steigern kann man bei der zweiten Bestrahlung immer noch, aber nie eine einmal verabreichte relativ zu große Dosis wieder ausgleichen. Überhaupt kommt man kaum jemals in die Lage, sehr hohe Dosen einem Kinde geben zu müssen: Carcinome usw. kommen sozusagen nie in Frage und die übrigen Krankheitszustände, die bei Kindern eine Röntgentherapie erfordern, reagieren ausnahmslos auch auf vorsichtig bemessene Strahlenmengen. Schließlich ist die Hautreaktion doch nur ein *willkürliches Maß* für die biologische Strahlenwirkung, das ganz sicher nicht mit der Empfindlichkeit anderer Gewebe gleichzusetzen ist. Man darf nicht vergessen, daß im Laufe der Zeit z. B. eine ganze Anzahl von lokalen *Wachstumshemmungen* bekannt geworden sind, ohne daß die Haut Schaden gelitten hatte (Literatur s. GRÄVINGHOFF). Wenn man von der Haut ganz absieht, steht es fest, daß die inneren Organe, besonders drüsige Organe, beim wachsenden Organismus hochgradig strahlenempfindlich sind. Parotis, Schilddrüse, Hypophyse, Hoden, Eierstöcke, Nebennieren, Thymus, Brustdrüse, Milz u. a. sind bei jedem *Bestrahlungsplan* als hochempfindlich in Rechnung zu stellen, ebenso alle Knochenwachstumszonen. Auch die allgemeine Empfindlichkeit des jungen Kindes gegen Röntgenstrahlung ist sehr beträchtlich — erklärlich, wenn man an die außerordentliche Strahlenempfindlichkeit fetaler Gewebe denkt — (ZAPPERT). Wenn wir als Ausdruck der *Allgemeinempfindlichkeit*, gleichsam der toxischen Allgemeinwirkung der Bestrahlung, den „*Röntgenkater*“ ansprechen, so tritt anerkanntermaßen diese Nebenerscheinung beim Kinde verhältnismäßig leicht auf; da man weiterhin anzunehmen berechtigt ist, daß diese unerwünschte Folge von der Strahlenmenge abhängt, ist es eine selbstverständliche Forderung, mit einer möglichst kleinen Strahlenmenge den therapeutischen Erfolg anzustreben. Diese Strahlenmenge hängt, abgesehen von Zeit, Intensität und Härte, auch von der Ausdehnung des *durchstrahlten Raumes* im Körper ab. Da dieser unter gleichen Bedingungen beim Kinde relativ viel größer ist, als beim Erwachsenen (nach BIRK und SCHALL beim Säugling in einem Beispielfalle das $6^1/_2$fache), so wird dadurch die allgemeine Strahlenwirkung beim Kinde unverhältnismäßig groß.

Der Zeitfaktor sollte neben dem „durchstrahlten Raum“ mehr beachtet werden, als es zur Zeit üblich ist. Da das Körpergewebe während der Bestrahlung dauernd von Blut durchströmt wird, das einen Teil der Strahlen absorbiert, so wird bei gleichem durchstrahlten Raum wesentlich mehr Blut von der Strahlung beeinflußt, wenn dieselbe Dosis in einem längeren Zeitabschnitt verabreicht wird. Es ist also durchaus nicht gleichgültig, ob ich dieselbe Dosis in 5 Minuten Bestrahlungszeit oder in 30 Minuten erreiche, weil im letzteren

Falle ganz erheblich mehr Blut bestrahlt worden ist. Diesen Gesichtspunkt darf der Therapeut nicht vernachlässigen und wenn er noch so sehr darauf bedacht ist, eine „lokale Wirkungsdosis" zu verabfolgen.

Auch durch die Wahl möglichst kleiner Eintrittsfelder wird man diesen Übelstand zu vermeiden suchen; ferner muß man durch geringere Strahlenhärte und Aluminiumfilterung einer unerwünschten Tiefenwirkung und stärkerer Streustrahlung möglichst vorzubeugen bestrebt sein. Die Tiefenwirkung kann man direkt durch Messung am Wasserphantom feststellen; da es jedoch möglich ist mit großer Sicherheit die Tiefendosis rechnerisch zu bestimmen, wenn Qualität und Intensität der Strahlung, Fokushautabstand und Feldgröße bekannt sind, so kann man sie vorteilhaft nach Messung der Halbwertschicht für die gegebenen Betriebsbedingungen aus den bekannten Tabellenwerken (z. B. von Grebe und Nitzge, Voltz) ermitteln.

Da jedes von Röntgenstrahlen getroffene Masseteilchen selbst wieder Röntgenstrahlen aussendet (Sekundärstrahlung, Streustrahlung), so wird bei der Bestrahlung eines Körperteiles zu der primären Strahlenmenge an jeder Stelle noch ein weiterer Anteil von Streustrahlung aus der Umgebung sich hinzuaddieren. Dieser zusätzliche Anteil an Streustrahlung wird größer mit zunehmender Strahlenhärte und Feldgröße, er vermindert sich mit dem Fokushautabstand. Bei Intensitätsmessungen hat man also zu unterscheiden zwischen Bestimmungen, die mit der Meßkammer im freien durchstrahlten Raum gewonnen sind und solchen, bei denen die Meßkammer auf der Oberfläche des zu bestrahlenden Körperteiles auflag und infolgedessen die zusätzliche Rückstreuung das Meßresultat mit beeinflußte; daß dieser Streuzusatz bei großen Eintrittsfeldern und kleinen Fokushautabständen außerordentlich groß werden kann, ersieht man am besten aus den bekannten Tabellenwerken (z. B. Grebe und Nitzge).

Im Körper selbst erleidet die Strahlung, abgesehen von der Intensitätsabnahme proportional dem Quadrate der Entfernung vom Röhrenfokus, eine weitere Schwächung durch die Absorption im Gewebe, so daß nur ein Bruchteil der einfallenden Strahlung in die Tiefe des Körpers vordringt. Den in einer bestimmten Tiefe des Gewebes noch vorhandenen Prozentsatz der Oberflächenintensität bezeichnet man als „Tiefenintensität" bzw. „Dosenquotienten".

Der Verbesserung der Tiefenintensität in der Therapie dienen verschiedene Maßnahmen:

1. *Erhöhung der Röhrenstromspannung.* Mit der Erhöhung der Betriebsspannung wird der Anteil der harten durchdringungsfähigen Strahlen relativ größer.

2. *Filterung.* Die von der Antikathode ausgehende Strahlung ist ein Gemisch von Strahlen verschiedener Wellenlänge, d. h. „harten" und „weichen" Strahlen. Da die „weiche" Strahlung bereits in den obersten Körperschichten (der sehr strahlenempfindlichen Haut) absorbiert werden, würde ohne weiteres eine in der Tiefe des Körpers noch wirksame Dosis die Haut übermäßig belasten und schädigen. Infolgedessen kam Perthes seiner Zeit auf den Gedanken, die wenig durchdringungsfähigen weichen Strahlen eines Gemisches, die für die Tiefenwirkung sowieso nutzlos sind, durch Vorschalten von Metallfiltern nach Möglichkeit auszuschalten; durch Metallfilterung wird also die Gesamtstrahlung geschwächt, jedoch der „weiche" Anteil sehr wesentlich stärker als der „harte". Von den praktisch gebräuchlichen Filtermetallen absorbiert Aluminium schwächer, Zink und Kupfer sehr viel stärker, entsprechend dem höherem Atomgewicht. Nach vielfachen Untersuchungen hat es sich herausgestellt, daß eine durch 0,5 mm Zink oder Kupfer gefilterte Strahlung praktisch homogen ist, d. h. durch Vergrößerung der Filterdicke nicht weiter „ausgesiebt", gehärtet werden kann.

3. *Streustrahlung.* Der Anteil der zusätzlichen Streustrahlung an der Tiefendosis wird bei sehr harter Strahlung unverhältnismäßig groß. Da die Streustrahlung wesentlich davon abhängt, wieviele Massenteilchen primär von Röntgenstrahlen getroffen werden und damit Streustrahlen aussenden, so wird die Streustrahlung um so größer sein, je größer der durchstrahlte Raum im Körper ist. Der vom Strahlenkegel beeinflußte Körperraum ist aber um so größer einerseits, je größer das bestrahlte Einfallsfeld auf der Haut und andererseits je größer der Öffnungswinkel des Strahlenkegels ist. Beiden Faktoren sind praktisch enge Grenzen gesetzt durch die Notwendigkeit, nicht erkrankte Körperstellen möglichst auch nicht der Strahlung auszusetzen, um unerwünschte Allgemeinerscheinungen bzw. lokale Schädigungen zu vermeiden.

4. *Fokushautabstand.* Da nach dem RÖNTGENschen Gesetz die Intensität einer Strahlung proportional der Entfernung vom Röhrenfokus abnimmt, so nimmt die Oberflächenintensität einer bestimmten Strahlung mit Vergrößerung des Fokusahautabstandes natürlich ab. Bei größerem Abstand und gleichbleibender Feldgröße verkleinert sich jedoch der Öffnungswinkel des Strahlenkegels. Dadurch wird bewirkt, daß sich (bei gleicher Oberflächenintensität) in der Tiefe dieselbe Intensität auf einen kleineren Raum verteilt, also jedes einzelne Raumelement mehr Strahlung und auch mehr Streustrahlung bekommt als bei kleinerem Fokushautabstand und gleicher Oberflächenintensität. Der „Dosenquotient" nimmt daher bei wachsendem Fokushautabstand zu.

5. *Mehrfelderbestrahlung.* Da es nicht immer möglich ist, von einem einzigen Hautfelde aus die gewünschte Strahlenmenge an einen Krankheitsherd in der Tiefe des Körpers heranzubringen ohne die Toleranzgrenze der Haut zu überschreiten, kann man von verschiedenen Hautfeldern aus Strahlenkegel ansetzen, die sich am Krankheitsherd überschneiden. Im „Kreuzfeuer" von mehreren Feldern aus ist es möglich, den Krankheitsherd mit dem Mehrfachen der Dosis zu belegen, die von einem Einzelfeld her verabfolgt werden könnte. Die Methode ist von HOLFELDER ganz besonders ausgebaut worden.

b) Technik, Strahlenschutz, Strahlenschäden.

Die notwendige Sicherheit in der Technik des Messens und Einstellens wird am besten unter der Anleitung eines erfahrenen Röntgentherapeuten erworben; auch die genaueste Beschreibung kann die persönliche Unterweisung in technischen Einzelheiten nicht ersetzen; aus diesem Grunde möchte ich hier eine eingehende Darstellung der Meßtechnik unterlassen und verweise auf die ausgezeichneten Abschnitte in den Handbüchern der Röntgentherapie für den, der Eingehenderes nachzulesen wünscht.

Wir sind aus den obengenannten Gründen bestrebt, mit jeweils möglichst kleinen Wirkungsdosen auszukommen, in bezug auf Feldgröße, Strahlenhärte und Gesamtdosis.

Die Bemessung der HED für den jeweils zu behandelnden Krankheitsfall ist also von mancherlei Erwägungen abhängig. Wenn KOHLMANN für Kleinkinder etwa 400 R als HED (bei 3 mm Al.-Filter) angibt, die bei Säuglingen reduziert und bei größeren Kindern erhöht werden soll, so scheint uns dieser Wert eine obere Grenze zu sein, die man auch beim Kleinkinde lieber noch etwas herab- als heraufsetzen wird. Die Größe der Felder und die Härte der Strahlung müssen eben jeweils mitberücksichtigt werden. Wir haben es bisher so gehalten, daß wir bei Kleinkindern die Volldosis (entsprechend 100% der HED) mit etwa 300 „R" annahmen, bei Säuglingen wesentlich weniger, bei Schulkindern entsprechend mehr in Ansatz brachten. Wir haben mit dieser sehr vorsichtigen Dosierung keine schlechten Erfahrungen gemacht und sehen keine Veranlassung, unsere Dosis zu erhöhen, selbst wenn sich eine noch größere Strahlentoleranz der kindlichen Haut herausstellen sollte. Daher stimmen wir durchaus mit KOHLMANN überein, wenn wir bei Kindern die sogenannte „Intensivbestrahlung" mit aller Entschiedenheit ablehnen. Unser ganzes Bestreben muß darauf gerichtet sein, *mit möglichst geringen Strahlenmengen* therapeutische Wirkungen zu erzielen.

Eine härtere Strahlung als sie bei einer Spannung von 100—160 KV und 3 mm Aluminiumfilter erzielt wird, kommt bei kleineren Kindern kaum in Frage. Ausgesprochene Tiefentherapie bei größeren Kindern verlangt allerdings höhere Spannung und Schwermetallfilterung. Bei der Strahlenausbeute mittelstarker moderner Apparate kommt man wohl stets mit 3 mA-Röhrenstromstärke aus.

Der Strahlenschutz bei Kindern bedarf besonderer Aufmerksamkeit. Dazu gehört zu allererst eine Ruhigstellung des Kindes, die man am besten dadurch erreicht, daß man es von einer ihm bekannten Person in der richtigen Lage halten läßt. Festbinden und Beschweren mit Sandsäcken bei kleinen Kindern allein hilft meist wenig, es sei denn, daß man vorher ein Chloralhydratklysma gegeben hat und das Kind auf dem Lagerungstisch einschlafen läßt. Wichtig ist es aber, das Kind so mit Kissen und Sandsäcken „einzubauen", daß es *bequem* liegt.

Der eigentliche Strahlenschutz soll sich auf alle Körperteile erstrecken, die nicht therapeutisch bestrahlt werden müssen. Falls man über ein Strahlenschutzgerät verfügt, das die Strahlung nur aus einem Ansatztubus austreten läßt, genügt es, nach Einstellung des Tubus ein Hautfeld von der notwendigen Größe durch Winkelstücke von vulkanisiertem Bleiblech auf dem Körper so festzulegen (Heftpflaster), daß es sich während der Bestrahlung nicht verschieben kann. Auf festes Anliegen der Bleistreifen ist besonders zu achten. Die bei Erwachsenen übliche Methode, den Tubus selbst auf die Haut aufzusetzen, führt bei kleinen Kindern wegen der Unruhe und dadurch bewirkten Verschiebung des Feldes nur zu Nachteilen. Ist das Gerät nicht mit einem Strahlenschutz versehen, so muß der Patient (mit Ausnahme des Bestrahlungsfeldes) durch Bleiblech bzw. Bleigummiplatten abgedeckt werden. Die Hilfspersonen schützt man durch Bleigummi-Platten, Schürzen und Handschuhe und wechselt sie möglichst oft, falls das Therapiegerät nicht selbst ausreichenden Schutz gewährt (WINTZ-, HOLFELDER-, SIEMENS-Geräte). Zur Kontrolle der *Feldgrenzen* empfiehlt es sich dieselben mit alkoholischer Silbernitratlösung oder schwarzer Tusche auf die Haut aufzuzeichnen.

Von jeder Bestrahlung ist ein *Bestrahlungsprotokoll* aufzunehmen, das mit großer Vollständigkeit alle Daten der Dosierung einschließlich Feldgröße usw. enthalten muß.

Die Pflegeperson des bestrahlten Kindes muß darauf aufmerksam gemacht werden, daß die bestrahlte Körperstelle nach Möglichkeit nicht gewaschen werden darf und beim Baden geschont werden muß; einengende und scheuernde Kleidung, Kratzen und Reiben ist zu vermeiden, ebenfalls stärkere Insolation (und jede Höhensonnenbestrahlung). Am besten läßt man das Hautfeld bei Kindern für einige Zeit mit Adeps lanae oder Ungt. leniens einfetten.

Sollte es zum Auftreten eines Röntgenkaters kommen, so bewährt sich am besten ein Tropfklysma größerer Mengen einer 2—3% Lösung von Calcium chloratum und Kalk per os gegeben. Stärkere Reaktionen allgemeiner wie lokaler Art, die man durch vorsichtige Dosierung überhaupt vermeiden sollte, gehören im Interesse des Patienten sowohl wie des Therapeuten in Krankenhausbeobachtung.

2. Indikationen und Kontraindikationen für die Röntgentherapie.

a) Thymushyperplasie.

Eines der dankbarsten Krankheitsbilder für die Röntgentherapie ist die Thymushyperplasie. Wir verstehen hierunter jene Fälle mit Stridor congenitus, bei denen unter kritischer Wertung aller klinischer und röntgendiagnostischer Momente die Thymusdrüse als nachweislich vergrößert angesehen werden muß (s. I. Teil: Thymus.) Über die in unserer Gegend sehr seltene Thymothyreohyperplasie der Neugeborenen, die nach den Beobachtungen von BIRK sich gewöhnlich innerhalb des ersten Lebensmonates weitgehend spontan zurückbildet, verfüge ich über keine eigene Erfahrung; für den Fall, daß die Rückbildung ausbleiben sollte, würde ich ebenso wie BIRK bei bestehender Atmungsbehinderung eine Bestrahlungstherapie für angezeigt halten.

Für die isolierte Thymushyperplasie ist die Röntgenbestrahlung die Behandlungsmethode der Wahl. Die bestehenden Beschwerden verlangen dringende Erleichterung — die Operationsmortalität beträgt 25—33%! Da nach den vorliegenden Berichten die Mortalität bei der Röntgentherapie höchstens 4% beträgt, wird man keinem dieser Krankheitsfälle mehr die Operation zumuten, es sei denn, daß der Zustand ein *sofortiges* Eingreifen verlangt. Die Erleichterung der Atemnot pflegt nach der Bestrahlung in günstigen Fällen nach 24 bis 48 Stunden einzutreten; diese klinische Beobachtung wird bestätigt durch die experimentellen Untersuchungen von RUDBERG, der feststellte, daß die Einschmelzung von lymphoiden Zellen und Stützgewebe bereits am 2. Tage nach der Bestrahlung begann, das ganze Organ bis zum 5. Tage 80—90% seines Volumens verlor, am 15. Tage eine Regeneration einsetzte.

Wegen der großen Regenerationsfähigkeit des Thymus ist es zweckmäßig, etwa einen Monat nach der ersten Bestrahlung eine zweite zu verabreichen, falls wieder klinische und röntgenologische Hyperplasiezeichen vorliegen. Gewöhnlich ist aber die Besserung des Zustandes nach der ersten Bestrahlung schon recht befriedigend.

Technik der Thymusbestrahlung. Wir verabreichen auf die Mitte des Thymus (Feld 4×4 bis 4×6 cm) auf die Hautoberfläche bezogen 20—30% der HED (= 60—90 R) bei einer Filterung mit 3 mm Aluminium und 24 cm Fokushautabstand. Unsere Fälle waren nach der ersten Bestrahlung rasch gebessert, einer bedurfte nach 4 Wochen einer weiteren Bestrahlung und blieb seitdem beschwerdefrei. KOHLMANN berichtet über gute Erfolge bei ähnlicher Dosierung: Feldgröße 3×4 cm, Fokushautabstand 25 cm, Filterung 3—4 mm Aluminium, Oberflächendosis 80—120 R.

BIRK und SCHALL geben an: Feldgröße 4×5 cm, Fokushautabstand 24 cm, Aluminiumfilter 3—4 mm, Oberflächendosis 20—30% der HED (die HED der zweieinhalbfachen Bohnenvolldosis gleichgesetzt). Die Dosis von KLOSE und HOLFELDER (50—60% der HED Oberflächendosis bei Schwermetallfilterung) für Kinder bis zu einem halben Jahr erscheint uns unnötig groß; die kleinen Dosen GOTTHARDS, 5—10% bei 3 mm Aluminiumfilter in Abständen von 3—4—5 Tagen sind wegen der kurzen Intervallen nicht unbedenklich, wie er ja auch selbst einen ernstlichen Zwischenfall dabei erlebte. Wir glauben mit BIRK und SCHALL den mäßig kleinen Dosen und großen Bestrahlungspausen unbedingt den Vorzug geben zu müssen; die hohe Strahlenempfindlichkeit des Thymus benötigt keine höheren Dosen und Hyperämie und Ödem dürften eher als Folgen einer Überdosierung eintreten als durch zu kleine Strahlendosis. Die Existenz einer „Reizdosis“ des Thymus ist weder klinisch noch experimentell begründet.

b) Schilddrüse.

Das allein in Frage kommende Krankheitsbild der Hyperthyreose ist im Kindesalter recht selten; die ausgesprochenen Fälle von Morbus Basedow betreffen wohl ausschließlich 12—14jährige Kinder, bei denen die therapeutischen Dosen nahe an die bei Erwachsenen üblichen heranreichen können. KOHLMANN verabreicht 80 R auf ein Feld von 6 × 8 bis 9 × 12 cm wobei der Thymus mit in den durchstrahlten Raum einbezogen wird; die Bestrahlung wird nach 4 Wochen wiederholt und, falls notwendig, wiederum nach weiteren 6—8 Wochen. Die Erfolge werden als sehr gut und zuverlässig bezeichnet. Die vorsichtige Dosierung KOHLMANNs erscheint uns durchaus sympathisch, besonders im Hinblick auf die Gefahr der Überdosierung und Möglichkeit der Epithelkörperchenschädigung. Die Strahlenempfindlichkeit der Basedowkranken ist sehr groß; GOETTE beschreibt zwei Todesfälle nach $^1/_4$ und $^1/_{10}$ HED.

Die Struma parenchymatosa ist kein geeignetes Objekt für die Röntgentherapie; die Jodbehandlung hat hierbei so gute Erfolge, daß man auf das Risiko der Bestrahlung gern verzichten wird; in jodrefraktären Fällen hilft der Chirurg mit größerer Sicherheit als der Strahlentherapeut.

c) Hypophyse.

Infolge der Schwierigkeit und Gefahr des chirurgischen Eingriffes bei Hypophysengeschwülsten ist die Röntgentherapie bei dieser Erkrankung primär die Methode der Wahl (sofern es sich nicht um Gummata handelt), zumal bisher sehr gute Erfolge zu verzeichnen sind.

Bei der versteckten Lage des Krankheitsherdes tief in der Schädelhöhle ist vollständige Beherrschung der Tiefentherapie für ein ersprießliches Arbeiten Voraussetzung. Die notwendige Tiefendosis erfordert Kreuzfeuertechnik, die mit dem HOLFELDERschen Felderwähler sorgfältig erwogen werden muß, um Schädigungen des inneren Ohres, eventuell des Kehlkopfes usw. zu vermeiden.

KOHLMANN konnte bei einem 13jährigen Mädchen die Amaurose wesentlich bessern. (Technik: Serie von 3 Einfallsfeldern aus; je 6 × 8 cm, 200 R 30 cm FHA.)

Die Möglichkeit einer Beeinflussung der innersekretorischen Funktion der (geschwulstfreien) Hypophyse ist zweifelhaft; STETTNER glaubt allerdings einer Hypophysenbestrahlung in mehreren Fällen die Anregung zu beschleunigter Ossification zuschreiben zu müssen.

d) Nebennieren.

Die Strahlenempfindlichkeit der Nebennierenrinde ist seit langem bekannt. Die erfolgreichen Versuche, den Diabetes mellitus durch Röntgenbestrahlung der Nebenniere zu beeinflussen, haben seit der Darstellung des Insulins nur noch theoretischen Wert. Die Gefahr einer Schädigung (Wachstumshemmung, Addison) sollte allein genügen, einer Bestrahlung, auch „Mitbestrahlung", der Nebennieren aus dem Wege zu gehen.

e) Die Keimdrüsen

der Kinder kommen für eine Röntgentherapie nicht in Frage. Über eine „Reizwirkung" der Röntgenstrahlung wissen wir gar nichts — dafür um so mehr über Schädigungen aus den ersten Jahren der Geschichte der Röntgenstrahlen.

f) Blut und blutbildende Organe.

Wenn bei den chronischen Formen der myeloischen Leukämie des Erwachsenen die Röntgentherapie vielleicht eine gewisse Verlängerung der Lebensdauer erzielt, so hat sich demgegenüber bei den fast stets akuten Formen der Erkrankung im Kindesalter gezeigt, daß es nur in einzelnen Fällen gelingt, die Erkrankung für einige Zeit zum Stillstand zu bringen. Länger dauernde Besserungen bei subakut verlaufender myeloischer Leukämie konnten FLESCH, LEDINGHAM und KERRON erzielen; auch KLIENEBERGER und LANGSCH hatten gewisse Erfolge in bezug auf Besserung des Allgemeinbefindens.

Auf Grund dieser immerhin ermutigenden Erfolge sollte man, da es zur Zeit der einzige therapeutische Hoffnungsschimmer ist, die Röntgentherapie bei der subakuten myeloischen Leukämie weiter versuchen.

In Anbetracht der Tatsache, daß bei Erwachsenen die Dosis für die Bestrahlung der Milz ständig kleiner angegeben wird, dürfte es sich bei Kindern empfehlen, mit der Dosis ganz besondere Zurückhaltung zu zeigen. Wenn TESCHENDORF (bei Erwachsenen!) 55 R. Oberflächendosis auf ein Milzfeld von 6 × 9 cm Ausdehnung als obere Grenze des Zulässigen bezeichnet, muß man die von BIRK und SCHALL angegebenen Werte (20% der HED Oberflächendosis, bei Feldern von 6 × 8 cm Größe) als überholt betrachten. Es dürften bei Kindern daher nur ganz kleine Dosen in Betracht kommen, die nach Möglichkeit zur Verminderung der Raumdosis in flankierender Richtung gegeben werden sollten. In jedem Falle wird man stark individualisieren müssen und zunächst versuchen, mit einer vorsichtig tastenden Dosis eine Verminderung der Leukocyten im Blut zu erzielen. Man kann dann abwarten bis ein neuer Anstieg der Zellzahl sich bemerkbar macht und nach Erreichung eines gewissen höheren Wertes ein weiteres Milzfeld bestrahlen. Wie hoch man diesen Leukocytenwert anzunehmen hat, hängt ganz vom Ausgangswert und Allgemeinzustand des Kranken ab. Die Mahnung von BIRK, die Leukocytenzahl möglichst nicht unter 20 000 herunterzudrücken, erscheint uns sehr beherzigenswert.

Des Versuches wert erscheint die Anregung von TESCHENDORF (bei Erwachsenen) selbst im Finalstadium kleine Totalbestrahlungen zu verabreichen. Er gab ein Fernfeld aus 180 cm Entfernung, in Abständen von 4—6 Wochen, je 5 Minuten auf Brust und Rücken. (Die benutzte Anordnung ergab bei 30 cm Fokusabstand und 180 KV Scheitelspannung unter $^1/_2$ mm Zink- und 2 mm Aluminiumfilter die HED in 30 Minuten.)

Die Röntgentherapie der *lymphatischen Leukämie* bei Kindern hat bisher zu nichts geführt; wie alle übrigen Berichterstatter haben auch wir nur Mißerfolge zu verzeichnen. Der stürmische Verlauf ist durch Bestrahlung bisher nicht aufzuhalten gewesen, eher wurde er noch beschleunigt. Im Hinblick auf diese mehrere Jahre zurückliegenden Erfahrungen und ähnliche Berichte von anderer Seite lehnen wir die Röntgentherapie der lymphatischen Leukämie vorläufig ab.

Auch für die *Chloroleukämie* sind die Aussichten schlecht; in dem Falle von BENJAMIN und SLUKA bildeten sich die bestrahlten Tumormassen zurück, aber das Allgemeinbefinden blieb schlecht; nach 14 Tagen traten Rezidive der Tumoren auf, die zwar auch auf Bestrahlung wieder zurückgingen, aber das Patient verfiel in wenigen Tagen.

Die Röntgenbestrahlung bei den aleukämischen Krankheitsbildern der Leukämie ist nicht nur zwecklos, was einen Heilungserfolg anbelangt, sondern birgt auch die Gefahr in sich, die Leukocytenproduktion noch mehr zu hemmen, als es ohnehin schon der Fall ist, und dadurch den Verfall des Patienten noch zu beschleunigen.

Die Lymphogranulomatose eignet sich nur insofern zur Röntgenbestrahlung, als die einzelnen Drüsentumoren nach der Bestrahlung sich ganz rapide zurückbilden; es ist aber durchweg unmöglich, alle Drüsentumoren durch Bestrahlung zum Verschwinden zu bringen, denn einmal ist gewöhnlich deren Zahl so groß, daß die Raumdosis bei Röntgenbehandlung aller Krankheitsherde enorme

Werte erreichen würde, andererseits dürfte die toxische Wirkung der abgebauten Granulomzellen bei solchem Vorgehen den Patienten nur in Gefahr bringen; der von GRALKA beschriebene Fall, bei dem am 6. Tage nach der Bestrahlung tagelange Bewußtlosigkeit und Krämpfe auftraten (wahrscheinlich als Zeichen einer Hirnembolie, durch Zerfallsprodukte der Granulome bedingt, aufzufassen), weist eindringlich auf die Möglichkeit unangenehmer Zufälle hin.

Andererseits sind mehrfach relativ günstige Augenblickswirkungen nach vorsichtiger Bestrahlung einzelner Drüsenpakete beschrieben; es kam zu einer zeitweiligen Besserung des Allgemeinbefindens, aber die Anämie blieb unbeeinflußt. Dauererfolge sind bisher nirgendwo erreicht worden; auch Besserungen über mehrere Monate kann man kaum erwarten. Lehrreich ist der von BIRK mitgeteilte Fall von Lymphogranulomatose bei einem sechsjährigen Jungen, bei dem nach der Bestrahlung die Tumoren zunächst verschwanden, dann nach vier Wochen fast wieder bis zur alten Größe angewachsen waren bei fortschreitender Anämie; durch eine zweite Bestrahlung bildeten sich auch jetzt die Tumoren wieder zurück, aber das Allgemeinbefinden verschlechterte sich weiter; neue Drüsenpakete bildeten sich; acht Wochen nach der zweiten Bestrahlung Exitus letalis.

Die Technik der Bestrahlung bei Lymphogranulom ist durchaus strittig, was schon allein daraus zu ersehen ist, daß bisher jeder Therapeut in den Veröffentlichungen Abänderung seiner bisherigen Dosierung in Aussicht stellt. BIRK und SCHALL wählen die Dosis so, daß am Herd 20—40% der HED zur Wirkung gelangen; die festgestellten Drüsentumoren werden hintereinander durchbestrahlt. Ist Milzschwellung vorhanden, so ist sie mit zu bestrahlen. Unter allen Umständen, ob Rückfälle auftreten oder nicht, werden nach 4 Wochen noch einmal die Bestrahlungen wiederholt. Das weitere Vorgehen richtet sich nach dem Auftreten neuer Drüsentumoren, die unter Umständen dann höhere Dosen beanspruchen. CHAOUL und LANGE empfehlen demgegenüber die Bestrahlung mit kleinen, über längere Zeitabschnitte gleichmäßig verteilte Dosen (10—20% der HED). Auch TESCHENDORF, der bei Erwachsenen früher auf die Hautoberfläche über den Tumoren 50—100% der HED verabreichte, kommt nach seinen neueren Erfahrungen immer mehr dazu, ganz kleine Dosen als Totalbestrahlung zu verwenden, etwa in der Art, wie bei der myeloischen Leukämie beschrieben wurde; nach seinen Erfahrungen darf vor allem die Milz bei Lymphogranulomatose nur mit recht kleinen Dosen bestrahlt werden unter sorgfältiger Beobachtung der Leukocytenwerte; vorläufig hält TESCHENDORF lokale Bestrahlung der Drüsentumoren und *dazu* alle 3 Wochen minimale Totalbestrahlungen in der genannten Art für das zweckmäßigere Vorgehen; die Leukocytenzahl soll nicht unter 5000 heruntergedrückt werden.

KOHLMANN empfiehlt Bestrahlung der Herde mit 40—80 R bei mittelharter Strahlung, 2 mm Aluminiumfilter, Fokushautabstand 30 cm.

Das Lymphosarkom, das man vielfach als Bindeglied zwischen Blutkrankheiten und malignen Tumoren bezeichnet, ist hochgradig strahlenempfindlich. Trotzdem sind die Bestrahlungserfolge schlecht, weil gewöhnlich der Patient erst im Generalisationsstadium in ärztliche Behandlung kommt. Lokale Lymphosarkome verschwinden nach Bestrahlung mit höchstens 40—80 R prompt (JÜNGLING, KOHLMANN); infolgedessen dürften auch hier bei mäßiger Generalisation kleinste Totalbestrahlungen jeder intensiven Therapie gegenüber entschieden den Vorzug verdienen.

Für die Behandlung der *Anämien* ist die früher öfter versuchte Röntgenbestrahlung heute als überholt und überflüssig zu betrachten. Diätetische und klimatische Kuren sind einfacher, zuverlässiger und auch bei der perniziösen

Anämie wird, abgesehen von der Lebertherapie, im Notfalle mehr von einer Bluttransfusion als von der Bestrahlung zu erwarten sein.

Bei den *Blutungskrankheiten (Hämophilie, Purpura, Morbus Werlhof)* ist die Berechtigung der Röntgentherapie nicht unbestritten. Seit der Beobachtung von STEPHAN, der bei Purpura-fulm. nach Röntgenbestrahlung der Milz in kurzer Zeit die Blutungen zum Stillstand kommen sah, wurde häufig die Milzbestrahlung bei den verschiedenen Blutungsübeln mit mehr oder weniger gutem Erfolg versucht; Ablehnung und Empfehlung wechseln in der Literatur; BIRK kommt nach Sichtung der Literatur bis 1924 zu einem vorläufig empfehlenden Resultat, trotz der mitgeteilten Fehlschläge; er selbst sah bei einem hämophilen Patienten zuerst eine ausgezeichnete Beeinflussung der Gerinnungszeit durch Milzbestrahlung; 4 Wochen später war auf eine weitere Bestrahlung hin die Wirkung auf die Blutgerinnung wesentlich geringer (Technik: 30% der HED). KARGER lehnt die Röntgenbehandlung bei den Blutungsübeln ganz ab. Wir selbst haben von der Milzbestrahlung bei Morbus Werlhof (80 R) bisher nicht den Eindruck besonderer Wirksamkeit gewonnen.

Die Milzbestrahlung bei *Morbus Banti* hat unseres Wissens bisher keine überzeugenden Erfolge aufzuweisen. Die *Megalosplenie Gaucher* bzw. vom *Typ Niemann-Pick* ist als Lipoidstoffwechselstörung kein geeignetes Objekt für die Röntgentherapie; die Milzbestrahlung bei JAKSCH-HAJEM*scher Anämie* ist als historische Reminiszenz zu betrachten.

Bei *hämolytischem Ikterus* ist mehrfach versucht worden, die günstige Wirkung der Milzexstirpation (Verschwinden der Gelbfärbung) auch durch Röntgenbestrahlung der Milz zu erreichen. Da aber kaum eine Besserung beobachtet wurde, dagegen eine weitere Resistenzverminderung der Erythrocyten aufgetreten ist, sollte man sich lieber für das sichere Mittel der operativen Milzentfernung entscheiden, falls überhaupt ein Eingriff dringlich erscheint.

g) Die Röntgentherapie tuberkulöser Erkrankungen

ist ein vielumstrittenes Problem. Wenn wir die *prinzipiell* ablehnenden und die ebenso aus Prinzip absolut bejahenden Stimmen als unsachlich beiseite lassen wollen, so zeigt sich bei einer Sichtung der Literatur, daß einzelne tuberkulöse Erkrankungsformen mit einigermaßen gleichartigem Erfolg durch Röntgenbestrahlung behandelt werden können. Worauf diese Heilerfolge beruhen, ist im einzelnen nicht überzeugend nachgewiesen. Als absolut gesicherte Tatsache darf zunächst gelten, daß die Bacillen durch die therapeutisch überhaupt möglichen Strahlenmengen selbst nicht abgetötet werden. Daß die Resorption des durch die Strahlen veränderten tuberkulösen Gewebes Allgemeinwirkungen (Temperatursteigerungen) verursachen kann, steht fest. Immerhin gehen neuerlich die Bestrebungen dahin, die cellulären Abwehrzonen des Gewebes nicht zu zerstören, sondern nur dahingehend zu beeinflussen, daß eine möglichst reichliche Bindegewebsproduktion angeregt wird; da die lymphocytären Elemente des Tuberkels strahlenempfindlicher sind als die Bindegewebszellen, besteht die Möglichkeit, röntgentherapeutisch die ersteren allein oder vorwiegend zu zerstören; nach PORDES regen die aus dem Zerfall des kleinzelligen Infiltrates freiwerdenden Stoffe die Heilung des Prozesses an. STEPHAN hält eine „Überwindung toxischer Zellfunktionshemmungen", eine Wirkung im Sinne eines Funktionsreizes auf die Epitheloidzelle, für den Heilfaktor der Strahlung. Beide Theorien haben dazu geführt, kleine Dosen anzuwenden, deren überlegene Wirkung inzwischen auch klinisch festgestellt worden ist. Das Ziel der Bestrahlung wird also in einer Unterstützung der natürlichen Heilungsvorgänge erblickt.

Die günstige Wirkung der Röntgenbestrahlung auf manche tuberkulösen Prozesse im Sinne einer Förderung der bindegewebigen Induration darf klinisch und anatomisch als gesichert gelten; als *lokales* Behandlungsmittel hat sich infolgedessen die Röntgenbestrahlung ihre sichere Stellung in der Tuberkulosetherapie erworben; sie ist aber, wie SIMON sagt, ein ausgesprochenes „Kombinationstherapeuticum", das seine volle Wirkung erst in Verbindung mit allgemeinen Behandlungsmethoden entfalten kann. Entsprechend der Vielgestaltigkeit der Erscheinungsform der tuberkulösen Erkrankungen gibt es keine einheitliche „Tuberkulosedosis". Dagegen hat sich im Laufe der Jahre für einzelne tuberkulöse Erkrankungen ein erfahrungsgemäß wirksames Vorgehen ergeben.

Die *Lungentuberkulose* im Kindesalter ist im allgemeinen kein Anwendungsgebiet der Röntgentherapie; größere Beobachtungsreihen über Lungenprozesse sucht man in der Literatur vergebens; SIMON trifft wohl das Richtige, wenn er annimmt, daß jeder bei diesen Therapieversuchen recht bald Mißerfolge erlebte und sie deshalb einstellte. Er selbst konnte trotz vieler Bemühungen damit weder Erfolge in ausreichender Anzahl erzielen, noch Schädigungen vermeiden.

Die allgemeine Erfahrung bei Kindern und Erwachsenen zeigt mit aller Entschiedenheit, daß die exsudativen Lungenprozesse durch die Röntgenbestrahlung nicht nur nicht gebessert, sondern durchweg verschlimmert wurden. Im frischen Primärstadium verbietet sich die Röntgentherapie als zu gefährlich von selbst; bei indurierendem Primärkomplex ist die Röntgentherapie überflüssig.

Die Disseminationen des Sekundärstadiums kommen für eine Durchstrahlung nicht in Frage, da schon allein die Höhe der notwendigen Raumdosis unkontrollierbare Gefahrmomente in sich bergen würde, selbst wenn es sich um verhältnismäßig geschlossene Gruppen von Einzelherden handeln sollte. Selbstverständlich ist bei den entzündlich-exsudativen Exacerbationsschüben die Bestrahlung *kontraindiziert,* da nach den geltenden immunbiologischen Anschauungen eine Strahlenwirkung die Veranlassung der entzündlichen Reaktion nur noch verstärken müßte. Auch die schlecht sich zurückbildenden, chronischen Infiltrationen eignen sich aus demselben Grunde nicht für die Röntgentherapie; so sah SIMON nach vorsichtiger Bestrahlung einer chronischen perihilären Entzündung eine umfangreiche und hartnäckige intrapulmonale Infiltrierung auftreten. Infolgedessen wird man die perifokalen Entzündungen nicht bestrahlen dürfen. Die käsige Pneumonie scheidet für eine Röntgentherapie überhaupt ganz aus — für die ganzen Sekundärformen der Lungentuberkulose ist also die Röntgentherapie kontraindiziert —; ein Nutzen ist nicht erwiesen, dagegen sind Schädigungen genug bekannt.

Da die produktiven Tertiärformen der Lungentuberkulose bei Erwachsenen nach den ausgedehnten Erfahrungen von BACMEISTER, GRAU usw. anerkanntermaßen gut auf Röntgenbestrahlungen ansprechen, könnte man von vorneherein annehmen, daß bei den nodösen Formen der Kindertuberkulose die Röntgentherapie sich bewähren würde; das ist aber leider nicht der Fall, denn objektiv günstige Berichte liegen nicht vor. Da in einer Studienserie SIMONS von fünf Fällen leichter produktiver Phthise nur einer nach Abschluß der Röntgenbehandlung deutliche Rückbildungserscheinungen aufwies, während die übrigen keine Änderung zeigten, kann man dem Autor nur beipflichten, wenn er sagt, daß dieser „Erfolg" nicht über das ohne Röntgenbestrahlung zu erzielende Maß hinausgehe. Da also selbst bei den Fällen, die bei erwachsenen Personen gewöhnlich mit Erfolg bestrahlt werden können, im Kindesalter keine günstigen Ergebnisse erzielt werden konnten, muß man die Röntgenbehandlung bei der intrapulmonalen Kindertuberkulose im allgemeinen ablehnen. Wer auf die Gefahr einer Schädigung hin die produktiven Tertiärformen unter genauer klinischer Beobachtung glaubt bestrahlen zu sollen, wird gut tun, nur kleine Dosen und kleine Felder zu verabreichen. Eine Notwendigkeit der Röntgentherapie besteht angesichts der Erfolge konservativer Allgemeinbehandlung jedenfalls nicht.

Bei der isolierten *intrathorakalen Drüsentuberkulose* besteht angesichts der guten Rückbildungsfähigkeit dieser Erkrankung ebenfalls keine Veranlassung zur Röntgentherapie. Im allgemeinen sind diese Erkrankungsformen eher das geeignete Objekt einer vorsichtigen Lichtbehandlung und klimatischer Kuren neben allgemeinen Maßnahmen (Verhütung von Superinfektion!).

Die bekannte Einschmelzungsneigung des Drüsengewebes nach Röntgenbestrahlung birgt zweifellos eine große Gefahr in sich: Verschleppung der eingeschmolzenen, Bacillen enthaltenden Gewebsmassen mit allen ihren gefährlichen Folgen. Auch der von HOLFELDER mitgeteilte Fall, wo bei einem 8jährigen Knaben 3 Tage nach der zweiten Bestrahlung eine erweichte Bronchialdrüse durchbrach und ihr Inhalt ventilartig die Luftröhre verstopfte, wodurch es zum Exitus kam, sollte eine Warnung sein; wenn dies Ergebnis vielleicht auch ohne Röntgenbestrahlung eingetreten wäre — post hoc wird es stets geeignet sein, Mißtrauen gegen die Röntgentherapie hervorzurufen. Auch Generalisationen nach Röntgenbestrahlung von Bronchialdrüsen sind bekannt geworden (WEIL). Auf Grund der in der Literatur mitgeteilten stärkeren Allgemeinreaktionen und der üblen Zufälle, kommt BIRK zu einer Ablehnung der Röntgenbestrahlung bei Bronchialdrüsentuberkulose. Wir teilen diesen Standpunkt trotz der Stimmen, die einer Bestrahlung das Wort reden. Unbeschadet dieser allgemein ablehnenden Haltung wird es, wie es SIMON auch für berechtigt hält, dem sehr Erfahrenen erlaubt sein, bei den seltenen Fällen isolierter Bronchialdrüsentuberkulose ohne entzündliche Erscheinungen, die jeder konservativen Therapie trotzen, eine vorsichtige Bestrahlung zu versuchen. BIRK rät dementsprechend nicht über 20% der HED hinauszugehen; es würden also 30—60—80 R (je nach dem Alter) allerhöchstens in Frage kommen, in langen Pausen von 6—8 Wochen. Filterung 0,5 mm Zink (BIRK) oder 4 mm Aluminium, mittelharte Strahlung, 30 cm Fokushautabstand, kleine Felder (KOHLMANN).

Bei der *tuberkulösen Erkrankung der peripheren Lymphdrüsen* sind die Erfolge der Röntgenbehandlung unumstritten ausgezeichnet. Die leider so oft zu schlechten kosmetischen Resultaten führende chirurgische Behandlung ist jetzt wohl überall zugunsten der Röntgentherapie verlassen. Die prozentualen Heilungsziffern (bis zu 90%) reden eine deutliche Sprache; eine untere Altersgrenze für die Strahlenbehandlung der Lymphome gibt es wahrscheinlich nicht; die Rückbildungen setzt auch bei Säuglingen prompt ein. Narbig indurierte und verkalkte Lymphome können naturgemäß nicht mehr beeinflußt werden und sind daher von der Bestrahlung auszuschließen (die nicht tuberkulösen Lymphdrüsenschwellungen bei Zahncaries, Tonsillen- und Rachenerkrankungen reagieren ebenfalls gut auf Röntgenbestrahlung (VIETHEN). Wir sind mit BIRK und SIMON der Ansicht, daß Patienten mit tuberkulösen Lymphomen (Zeichen eines immerhin aktiven Prozesses) nach Möglichkeit in stationäre Behandlung gehören, wo auch allgemeine therapeutische Maßnahmen gesichert sind.

Zur Behandlung der oberflächlichen Lymphome genügen kleine Dosen. Eine mittelharte Strahlung unter 2—3 mm Aluminiumfilterung reicht vollständig aus; der Fokushautabstand soll etwa 30 cm betragen; Dosis etwa von 110 R absteigend, Pausen von 3—5 Wochen, Verminderung der Dosen je Sitzung um 25—30 R (KOHLMANN). Die Angabe von BIRK, daß bei jungen Kindern oft schon kleinere Dosen ausreichen, können wir nur bestätigen, da bei unseren Fällen 80 R mehrfach genügten.

Die Einstellung der Felder erfordert einige Vorsicht, um Überschneidungen der Ränder, Schädigung der Speicheldrüsen, der Thyreoidea, Glottisödem usw.

zu vermeiden: Erweichung der Drüsen hat sich bei BIRKs Material nicht als Hindernis für die Bestrahlung erwiesen. Nach Entleerung des Eiters durch Punktion konnte ohne Schädigung weiter bestrahlt werden; eventuelle Fisteln schlossen sich schneller und mit besseren Narben, als wenn man sie der Spontanheilung überließ. Diese Erfahrung bestätigt sich immer wieder. Die häufig zurückbleibenden kleinen, derben Fibrolymphome sind als nicht weiter zu beeinflussende Narben anzusehen.

Ziemlich gut bewährt hat sich die Röntgenbehandlung der *Mesenterialdrüsentuberkulose*, bei der eine etwaige Perforation keine so weitgehenden Folgen hat, wie z. B. der Durchbruch einer Bronchialdrüse; Verklebungen und Verwachsungen des Bauchfells sorgen dafür, daß der Prozeß lokalisiert bleibt. Alle Formen der Abdominaltuberkulose sind sehr strahlenempfindlich und erfordern nur kleine Dosen. Die *exsudative tuberkulöse Peritonitis* benötigt als relativ gutartiges Leiden keine Röntgentherapie; diese kommt nur in Fällen, bei denen die Heliotherapie versagt, ausnahmsweise in Frage. Die *adhäsive Form* der tuberkulösen Peritonitis dagegen wird nach allgemeiner Erfahrung durch die Röntgentherapie (mit entsprechender Allgemeinbehandlung) ausgezeichnet beeinflußt. KOHLMANN dosiert in guter Übereinstimmung mit SIMON folgendermaßen: 4 mm Aluminiumfilter, 30 cm Fokushautabstand, mittelharte Strahlung. Vier Bauchfelder unter Schonung der Keimdrüsen. Einzeldosis 20—40 R zweimal wöchentlich. Wiederholung der Serien nach 6—8 Wochen.

Die Bestrahlungen müssen lange Zeit fortgesetzt werden. KARGER gibt als Maßstab der klinischen Heilung an:

1. Verschwinden des Fiebers,
2. Aufhören des Druckschmerzes,
3. Wiederkehr der Bauchdeckenreflexe.

Etwaige Durchbrüche mit Entleerung käsiger Massen nach außen wurden bei jahrelanger Behandlung, in deren Verlauf mehrere Röntgenserien verabreicht wurden, schließlich doch gut ausgeheilt.

Im ganzen erzielte SIMON bei 11 von 16 Fällen mit Bauchfelltuberkulose einen sehr guten Erfolg.

BIRK und SCHALL ziehen es vor, alle vier Wochen je ein großes Feld (15×15 bis 20×20 cm) abwechselnd vom Bauch und vom Rücken aus mit 30% der HED Oberflächendosis (Fokushautabstand 30 cm, Filter 4 mm Aluminium) zu bestrahlen; die Bestrahlung vom Bauch und vom Rücken her wird im allgemeinen jedesmal sofort anschließend gegeben; nur wenn ein Röntgenkater aufgetreten ist, wird bei den nächsten Bestrahlungen eine Pause von 1—2 Tagen zwischen Bauchfeld und Rückenfeld eingeschoben. Diese Bestrahlungsform wird für die exsudative und für die adhäsive Form der Bauchfelltuberkulose empfohlen, ebenso auch für die Mesenterialdrüsentuberkulose. Falls jedoch ein Ileocöcaltumor oder ein Peritonealtumor vorhanden ist, muß dieser konzentrisch von mehreren Feldern aus gesondert bestrahlt werden. Wiederholung der Bestrahlung nicht vor 4 Wochen (BIRK). Exakte Einstellung und Wahl der Felder (HOLFELDERscher Felderwähler) und Berechnung der Tiefendosis bei diesen Fällen verlangen vom Röntgentherapeuten ein großes Maß von Übung und Erfahrung.

Die Aussichten der Röntgentherapie bei *Hauttuberkulose* sind recht gut. Nach SCHREUS ist die Dosis für alle Formen *(Lupus, Scrophuloderma, Ulcera tuberculosa)* etwa gleichmäßig 30—60% der HED bei Filterung mit 3—4 mm Aluminium, je nach der Tiefenausdehnung des Prozesses in Pausen von 3 Wochen; dabei kommt es meist zu stärkeren Frühreaktionen; um diese zu vermeiden, gibt KOHLMANN nur 40—80 R bei 23 cm Fokushautabstand unter 1—2 mm

Aluminiumfilter. Bei Lupus verlangt THEDERING noch wesentlich kleinere Dosen, 5—10% der HED.

Die *Spina ventosa*, die *Caries* der Rippen und des Brustbeins sind dankbare Objekte für die Röntgenbestrahlung; häufig kommt es zu einer restlosen Rückbildung der Erkrankung.

Technik (KOHLMANN): 10—15% der HED (40—60 R) mittelharte Strahlung, Filter 3 mm Aluminium, 30 cm Fokushautabstand, dorsal und volar in Abständen von 14 Tagen, dann 6—8 Wochen Pause.

Die übrigen *tuberkulösen Knochenprozesse* gehören in die Hand des Chirurgen, der die Röntgentherapie jeweils dem Falle anpaßt und mit orthopädischen Maßnahmen kombiniert.

Eine Anzahl erfahrener Chirurgen und Heilstättenärzte verzichtet überhaupt auf die Röntgentherapie der Knochentuberkulose zugunsten der Heliotherapie, da auch Generalisationen nach Bestrahlung tuberkulöser Knochenprozesse bekannt geworden sind (SPITZY). Andererseits macht aber ein so konsequenter Lichttherapeut wie ROLLIER von der Röntgentherapie der Knochentuberkulose gelegentlich Gebrauch.

Günstige Erfolge werden über die Röntgentherapie der *Iritis tuberculosa* mitgeteilt. HESSBERG verabreichte 110 R in Pausen von etwa 3 Wochen zwei- bis dreimal; KOHLMANN gab 4 Bestrahlungen in Abständen von 3, 4, 6 Wochen (Feld 4 × 4 cm, Fokushautabstand 30 cm, Filter 3 mm Aluminium, 110—90 R). Es wird über Verschwinden der Tuberkel, Aufhören der heftigen Beschwerden und erhebliche Besserung der Sehkraft berichtet.

h) Bronchialasthma.

Die zufällige Beobachtung von SCHILLING, daß ein *Bronchialasthma* sich nach längerer (diagnostischer) Bestrahlung besserte, führte zur Röntgenbehandlung dieser Erkrankung; die Berichte über so behandelte Kinder lauten ermutigend. KOHLMANN verabreichte mit Erfolg je nach Alter und Thoraxgröße jeweils ein Feld von 6 × 8 oder 9 × 12 cm bzw. deren zwei von Brust und Rücken aus auf die Gegend des Mediastinums. Dosis 80—120 R; Fokushautabstand 30 cm; Filter 0,5 Kupfer. Mindestens eine Wiederholung nach 2 bis 3 Monaten. Die Brustdrüsen sind sorgfältig gegen die Strahlung zu schützen. Erwähnt sei noch, daß bei Asthma auch über Erfolg nach Bestrahlung der Milz berichtet wird (Literatur s. bei KOHLMANN).

i) Keuchhusten.

Trotz der teilweise sehr günstigen Berichte (BOWDITSCH 80% Heilung, LEONHARD 100% Heilung) hat sich bisher die *Röntgentherapie des Keuchhustens* nicht durchzusetzen vermocht.

Technik von PINCHERLE nach KOHLMANN: Am ersten Tage unter 3 mm Aluminium, 27 cm Funkenstrecke, 28—32 cm Fokushautabstand, etwa 10 bis 15% der HED auf das Sternum und die oberen Brustteile. „Nach zwei Tagen werden die oberen Rückenpartien in gleicher Weise bestrahlt. Nach weiteren vier Tagen folgt eine nochmalige Bestrahlung von vorn. Zeigt sich jetzt eine deutliche Besserung, so gibt er höchstens noch ein zweites Rückenfeld; bleibt sie aus, so wird nochmals vom Sternum aus bestrahlt; eine vierte Bestrahlung ist meistens nicht erforderlich.“ KOHLMANN hat mit noch kleineren Dosen in ähnlicher Verteilung gute Erfolge gesehen und empfiehlt diese Bestrahlung bei schweren Keuchhustenfällen unbedingt. Ob sich diese Behandlung weiter bewähren wird bleibt abzuwarten.

k) Pylorospasmus.

Bei *Pylorospasmus* der Säuglinge sah WIENER an der Breslauer Kinderklinik nach Röntgenbestrahlung weitgehende Besserung: Aufhören des Erbrechens, Hebung des Allgemeinzustandes in kurzer Zeit (6 Fälle).

Technik von WIENER: Zweimalige Bestrahlung in Abständen von einer Woche jedesmal 10% der HED unter 3 mm Aluminium bei 40 cm FHA. Feldgröße 5mal 5 cm (KV-Zahl nicht angegeben). B. KEMKES hatte allerdings bei 2 Fällen mit der Bestrahlung nach WIENERs Technik keinen Erfolg.

l) Ekzem.

In der Behandlung des *Ekzems im Kindesalter* spielt die Röntgenbestrahlung nur eine gelegentlich unterstützende Rolle.

Wir verwenden sie wie BIRK fast ausschließlich bei den chronisch indurierenden Ekzemen der Ellenbeugen und Kniekehlen. Bei diesen äußerst langwierigen und selbst bei klinischer Behandlung hartnäckigen Ekzemen neuropathischer, exsudativer Kinder bringt manchmal die Bestrahlung die Wendung zum Besseren. Während BIRK und SCHALL 40—50% der HED bei 1 mm Aluminiumfilter empfehlen, haben sich bei uns 10—20% der HED (30—80 R je nach dem Alter) ungefilterter Strahlung, als ausreichend bewährt. Der enorme Juckreiz verschwindet für etwa 14 Tage, die für die übrigen therapeutischen Maßnahmen ausgenützt werden können.

Von der JADASSOHNschen Beobachtung, daß so ziemlich alle Fälle von akuten Kinderekzemen auf kleine Totalbestrahlungen gut reagieren, machen wir insofern Gebrauch, als wir die hartnäckigen Ekzeme der Säuglinge und Kleinkinder mit 20—30 R einer mittelweichen, ungefilterten Strahlung in toto behandeln. Der Juckreiz läßt auch hierbei für etwa 14 Tage nach; mehr als zwei Bestrahlungen in Abständen von 14 Tagen brauchten wir bisher nicht zu geben. Im übrigen empfiehlt auch SCHREUS Säuglingsekzeme mit 10—20% der HED, ungefilterter Strahlung ohne Besorgnis lokal zu behandeln. Wir sind allerdings der Ansicht, daß die Röntgentherapie des Ekzems bei Kindern ausschließlich als ultima ratio bei den genannten Formen in Betracht kommen sollte; in solchen Fällen hat sie uns freilich bisher gute Dienste geleistet.

m) Hyperplasie der lymphatischen Organe des Rachenringes.

Die älteren Versuche von BIRK, die *Hyperplasie der lymphatischen Organe des Rachenringes* durch Röntgenbestrahlung zu beseitigen, wurden in den letzten 10 Jahren in Amerika wieder aufgegriffen. Die amerikanischen Autoren berichten über sehr günstige Erfolge in Tausenden von Fällen. Ob es wirklich, wie sie annehmen, ein Vorteil ist, daß im Gegensatz zur Operation die Bestrahlung auch das versprengte lymphatische Gewebe des Rachenringes mit erfaßt, soll dahingestellt sein. SCHÖNFELD und BAUMBACH, die aus der BESSAUschen Klinik über 150 Tonsillenbestrahlungen berichten, fanden die Tonsillen nach der Bestrahlung bei 57% der Fälle erheblich zurückgebildet. Die Nachuntersuchung nach 2—3 Jahren ergab, daß inzwischen bei 28% Rezidive aufgetreten waren. Die Beschwerden freilich hatten auch bei einer Anzahl der Rezidivfälle ganz aufgehört. Chronische Schädigungen wurden bei der guten Technik nicht beobachtet. Vereinzelt wurde für einen Tag Trockenheit im Munde und Schwellung der Parotis festgestellt. Unter diesen Umständen tritt die Bestrahlung sehr ernstlich in Wettbewerb mit der Tonsillektomie.

Technik nach SCHÖNFELD und BAUMBACH: Harte Strahlen (180 KV), Filter 0,5 Kupfer und 1 mm Aluminium, Tubus 6 × 8; Halbwertschicht in Kupfer 0,9. Entsprechend der HOLFELDERschen Technik wird mit Hilfe des

Felderwählers von jeder Halsseite her ein Strahlenkegel unter dem Kieferwinkel durch etwas von hinten unten nach vorne oben angesetzt. Die Wirkungsdosis aus beiden Feldern betrug am Rachenring 30—50% der HED (die HED mit 550 R angenommen!).

n) Pneumonie.

FRIED empfiehlt auch eine *Röntgentherapie der Pneumonie.* Technik nach FRIED: 15% der HED (= 45—60 R.) in 50 cm Fokushautabstand, 140 KV Filter $^1/_2$ mm Zink und $^1/_2$ mm Aluminium, je nach Alter und Zustand des Kindes auch weniger, bis 10% der HED. Je jünger das Kind und je schwerer der Krankheitszustand, desto kleiner soll die Dosis sein; „bei frühzeitiger Bestrahlung ist der Erfolg sicherer". FRIED gibt ein Feld vom Rücken aus (bei Säuglingen und Kleinkindern 30 cm Fokushautabstand), das den ganzen Lungenflügel der Strahlung aussetzt. FRIEDs Erfolge sind um so beachtlicher, als die Röntgenbehandlung der Entzündungen überhaupt immer mehr an Boden gewinnt (Literatur s. KLÖVEKORN). So hatte VIETHEN z. B. auch bei *Erysipel* im Kindesalter mit Röntgenbestrahlung (7% der HED) Erfolg, ferner sind Bestrahlungserfolge bei Furunkel, Phlegmone, Absceß und Lymphadenitis erzielt worden.

o) Anurie.

Die Bestrahlung der *Niere bei Anurie* dürfte bei Kindern wegen der Gefahr der Nebennierenschädigung zugunsten der Diathermie allerwärts verlassen sein.

p) Gehirn und Rückenmarkerkrankungen.

Die neuerdings empfohlene Kombination von Diathermie und *Röntgenbestrahlung bei Poliomyelitis* hat nach den vorliegenden Berichten bisher keine überzeugenden Erfolge aufzuweisen (Literatur s. bei KOHLMANN). Die mitgeteilten Zahlen bewegen sich durchaus im Rahmen der Spontanheilungen.

Die Behandlung soll nach Abklingen der akuten Erscheinungen einsetzen. PICARD empfiehlt Diathermie der Wirbelsäule: Die große indifferente Elektrode wird auf Brust oder Bauch, die kleinere, differente auf den betreffenden Abschnitt der Wirbelsäule aufgelegt. Durchschnittliche Stromstärke 1,1—1,4 A; Dauer der Durchwärmung jedesmal 15 Minuten. Röntgendosis (KOHLMANN): Harte Strahlung (0,5 mm Kupferfilter) 30 cm Fokushautabstand; 120 R auf den erkrankten Abschnitt.

Bei großer Ausdehnung des Prozesses soll die ganze Wirbelsäule in Einzelfeldern mit je 2—3 Tagen Abstand durchbestrahlt werden. Wiederholung erst nach 4 Wochen!

Ob die Erfolge dieser Therapie, die übrigens auch bei *Myelitis und postinfektiöser Encephalitis* empfohlen wird, wirklich so gut sind, wie die bisherigen Berichterstatter annehmen, muß sich erst in Zukunft an größerem Material erweisen.

Die Röntgenbehandlung der *Epilepsie* und der *cerebralen Kinderlähmung* kann nach den bisherigen Erfahrungen, die in der Literatur niedergelegt sind, vorläufig nicht zur allgemeinen Anwendung empfohlen werden. Auch die von WIESER mitgeteilten Erfolge der Röntgentherapie bei allen möglichen *Schwachsinnsformen* bedürfen noch der Bestätigung.

II. Die Lichttherapie in der Kinderheilkunde.

Die Kenntnis der heilsamen Wirkung der Sonnenbestrahlung ist wahrscheinlich so alt wie die Menschheit selbst. Zeugnisse für die therapeutische Anwendung des Sonnenlichtes hat die Geschichtsforschung in den ältesten Kulturkreisen aufgedeckt. Zahlreiche schriftlichen Überlieferungen sind aus der griechischen und römischen Literatur erhalten geblieben, die eindeutig erkennen lassen, daß die Besonnung nicht nur ein wesentlicher Bestandteil der persönlichen Hygiene war, sondern auch gegen bestimmte Krankheitszustände in dosierter Form angewandt wurde. Ebenso ist aus den ältesten nichteuropäischen Kulturen die Verwendung des Sonnenlichtes zu Heilzwecken bekannt, meist in eigenartiger Verquickung mit religiösen Vorstellungen. Es finden sich mehrfach Zeugnisse dafür, daß man eine differente Wirkung erwartete, je nachdem man sich gesalbt oder ungesalbt der Besonnung aussetzte. Auch die germanische Vorgeschichte kennt besondere „Heilberge", deren Ruf anscheinend weit verbreitet war. Während in der ärztlichen Überlieferung die Lichttherapie während des ganzen Mittelalters scheinbar in Vergessenheit geraten ist, hat sich bemerkenswerterweise die erfahrungsgemäß heilsame Wirkung der Besonnung im Volksbewußtsein dauernd erhalten, teilweise in Verbindung mit religiösen Gebräuchen. In unserem nordischen Klimagebiet, wo eine geregelte Dosierung und fortlaufende Anwendung des Sonnenlichtes nicht ohne weiteres möglich ist, kann man sich leicht erklären, daß das Sonnenlicht aus der Therapie verschwand; man darf nicht vergessen, daß seine ärztliche Verwendung voraussetzt, daß der Patient über genügend Zeit verfügt und damit an einen gewissen Wohlstand gebunden ist. Während die hygienische Anwendung des Sonnenlichtes eigentlich nie in Vergessenheit geraten ist, wenn sie manchmal auch eigenartige Formen annahm, ging die zielbewußte therapeutische Verwendung soviel wir wissen für Jahrhunderte verloren. O. BERNHARD, der verdienstvolle Pionier der Lichttherapie und Erforscher ihrer Geschichte, verlegt die Renaissance der Heliotherapie auf das Ende des 18. Jahrhunderts, wo FAURE (1774) und 2 Jahre später LE PEYRE und ebenso LE COMTE Arbeiten über den Nutzen der Sonnenbestrahlung bei der Behandlung der Geschwüre und Beinschäden veröffentlichten. Seitdem reißt die Kette der Behandlungsvorschläge und Berichte über Heilungserfolge mit der Lichttherapie nicht mehr ab. Gegen Ende des verflossenen Jahrhunderts erhielt die Lichththerapie einen erheblichen Auftrieb durch die Idee von FINSEN das Sonnenlicht durch große wassergekühlte Hohllinsen zu konzentrieren und auf die durch Kompression anämisierten äußeren Krankheitsherde wirken zu lassen. Die Unzuverlässigkeit und geringe Intensität der Sonnenbestrahlung in Kopenhagen veranlaßte FINSEN sehr bald zum künstlichen Licht überzugehen und zwar zum elektrischen Bogenlicht. Die Erfolge FINSENs mit dem elektrischen Bogenlicht sind denn wahrscheinlich auch der Anstoß dafür gewesen, daß wenige Jahre später BERNHARD in Graubünden und ROLLIER in Leysin mit ganz außerordentlichem Erfolg die therapeutischen Wirkungen der Hochgebirgssonne ausnutzten und ihre Wirkungsweise in größtem Umfange erforschten. In unserem klimatisch weniger begünstigten Gebieten ist dann erst später durch die Erfindung wirksamer künstlicher Lichtquellen die therapeutische Verwendung des Lichtes eigentlich erst ermöglicht worden.

1. Die physikalischen Grundlagen der Lichttherapie.

Wenn die heute geübte Lichttherapie zweifellos erst durch die Einführung künstlicher Lichtquellen möglich wurde, so darf man nicht vergessen, daß uns die Sonnenenergie als natürliche Lichtquelle eine wirksame Strahlung bietet, deren Ausnutzung trotz aller darauf verwendeten Bemühungen noch in den Anfängen steckt. Insofern darf es berechtigt erscheinen, die natürliche Strahlung in erster Linie zu erörtern.

Die therapeutisch angewendeten Strahlen, die unter den Begriff „Lichttherapie" fallen, sind alle solche elektromagnetischen Schwingungen, die sich mit „Lichtgeschwindigkeit" (d. h. 300 000 km/sek.) fortbewegen. Dieser Abschnitt der Wellenskala umfaßt in erster Linie das Gebiet der eigentlichen sichtbaren Lichtstrahlen, d. h. solche von der Wellenlänge 400—760 (violett bis rot), ferner einen anschließenden Skalenabschnitt unsichtbaren „ultravioletten" Lichtes kürzerer Wellenlänge und am „langwelligen" Abschnitt des Spektrums den Bereich der „ultraroten" Strahlen. Am längsten bekannt und am besten erforscht ist natürlich der sichtbare Anteil des Sonnenspektrums, eben weil er dem menschlichen Auge direkt erkennbar ist. Der ultraviolette Anteil des Spektrums ist erst durch seine Wirkung auf die photographische Platte bekannt geworden, also erst indirekt durch seine „photochemischen" Reaktionen; die „ultrarote" Wärmestrahlung ist erst seit nicht allzulanger Zeit in ihrer Wellennatur näher erforscht. Soviel wir jetzt wissen, reicht die Wellenlängenskala der Lichtstrahlen etwa von 60 000 $\mu\mu$ bis 40 $\mu\mu$ [1 $\mu\mu$ = 1 Millionstel Millimeter = 10 Å (ANGSTRÖM-Einheiten)]; der nicht sichtbare ultrarote Anteil reicht von 60 000 bis 760; das sichtbare Spektrum umfaßt den Bereich 760—400 und der unsichtbare ultraviolette Abschnitt den Skalenteil 400—40 $\mu\mu$. Direkt mit dem Auge wahrnehmbar ist also nur der kleinste Teil der gesamten Lichtstrahlung.

Ganz allgemein gilt der Satz, daß Strahlen, die auf eine Substanz auftreffen, entweder zurückgeworfen, reflektiert oder absorbiert oder durchgelassen werden. Gewöhnliches Glas z. B. läßt den größeren Teil des sichtbaren Spektrums durch, absorbiert aber einen Teil der ultraroten Strahlen und den allergrößten Teil der ultravioletten Strahlen. Als Diffusion des Lichtes bezeichnet man die Erscheinung, daß beim Durchgang von Licht durch ein Medium ein Teil des Lichtes zerstreut wird und dadurch eine „diffuse" Helligkeit des Mediums hervorgerufen wird, z. B. das atmosphärische Tageslicht.

Farbiges Licht eines bestimmten Spektralbereiches wird dadurch erzeugt, daß man weißes Licht gefärbte Gläser oder farbige Flüssigkeitsschichten passieren läßt, welche nur die Strahlen der erwünschten Wellenlänge durchtreten lassen; für wissenschaftliche Zwecke werden solche Glasfilter besonders von der Firma Schott in Jena hergestellt.

Da der ultraviolette Spektralbereich von gewöhnlichem Glas sehr vollständig absorbiert wird, ist für Untersuchungen in diesem Wellenbereich eine Optik aus Quarz oder Flußspat erforderlich; ebenso ist für die geschlossenen therapeutischen Lichtquellen, die Ultraviolett ausstrahlen sollen, eine Umhüllung von Uviol- oder Quarzglas erforderlich.

Die qualitative Untersuchung des Lichtes erfolgt durch photographische Aufzeichnung und nachfolgende Ausmessungen von Spektren, die durch Prismen oder „Beugungsgitter" entworfen sind.

Die quantitative Bestimmung der Licht-*Intensität* in den einzelnen Spektralbezirken erfordert zum Teil umständliche physikalische Meßmethoden, deren Beschreibung den Rahmen dieses Werkes überschreiten würde (kurzen Anhalt s. S. 252 u. f.). Zur kurzen Orientierung sei auf die Handbücher der Strahlentherapie verwiesen; physikalische Einzelheiten vermittelt in ausführlicher Darstellung das Handbuch der Spektroskopie von KAYSER.

In therapeutischer Hinsicht ist es bemerkenswert, daß im Spektrum der Sonne die Maxima der Wärmewirkung, der Wirkung auf die menschliche Netzhaut und der Wirkung auf die photographische Platte in verschiedenen Spektralbereichen liegen: Maximum der Wärme an der Grenze von Rot und Ultrarot, Maximum der Helligkeit im Gelb und Grün, Maximum der photographischen Schwärzung im Violett und Ultraviolett.

a) Die Sonnen- und Himmelsstrahlung.

Die von der Sonne ausgehende Strahlung wird beim Durchgang durch die Atmosphäre durch Absorption und Streuung geschwächt. Die lichttherapeutisch besonders interessierende ultraviolette Strahlung der Sonne hört bei der Wellenlänge von etwa 290 $\mu\mu$ plötzlich auf, was man damit zu erklären versucht, daß die Sonnenstrahlung noch kürzerer Wellenlänge von Ozon in den äußeren atmosphärischen Schichten absorbiert werden soll. Die Schwächung der Sonnenstrahlung erfolgt sowohl durch die Luft selbst, als auch ganz besonders durch feinste Staubteilchen und Wasserdampf, die in der Lufthülle schweben. Die Schwächung ist also um so größer, je dicker die passierte Luftschicht ist und je stärker die letztere durch die genannten Beimengungen verunreinigt ist. Diese Abschwächung der Sonnenstrahlung erfolgt für die verschiedenen Wellenlängen in quantitativ verschiedenem Ausmaße. So läßt die Atmosphäre nach LANGLEYS Berechnungen etwa 75% der roten Strahlung, aber nur etwa 40% der violetten und ultravioletten Sonnenstrahlung durch! Die Intensität der Sonnenstrahlung hängt also einerseits von der geographischen Situation des Ortes ab, ferner von der Meereshöhe, dem astronomischen Datum, und außerdem von meteorologischen Faktoren (Nebel, Wolken) und der speziellen Verunreinigung der Luft. Letztere beeinflußt aber nicht nur die Intensität und Qualität, sondern auch die Dauer der Sonnenstrahlung; O. BERNHARD weist eigens darauf hin, daß diese Herabsetzung der Sonnenscheindauer durch Kohlenrauch, wie sie in London und Hamburg besonders offenkundig vorliegt, bis zu 75% betragen kann, aber auch in Städten wie Zürich noch erheblich ist. Große Wasserflächen, die unter dem Einfluß von Strahlung und Wind starke Verdunstung haben, führen besonders dann zur Nebelbildung, wenn kleinste Rauch- und Staubteilchen (als Kondensationskerne) in der Luft vorhanden sind.

Aus alledem geht hervor, daß in unseren Ebenen mit Küstenklima die Verhältnisse für eine ausgesprochene Sonnentherapie nicht eben günstig liegen. Dafür sind zweifellos die Hochgebirgslagen geeigneter, die ja auch unter der Führung von O. BERNHARD und A. ROLLIER die eigentlichen Stätten der Wiedergeburt der Sonnentherapie geworden sind. Ihnen und DORNO ist die eingehende wissenschaftliche Erforschung der Hochgebirgssolar- und Klimatotherapie zu verdanken. Wir werden ihnen unbedingt zugeben, daß die natürlichen Vorbedingungen für die Sonnenlichttherapie an den Südhängen der südlichen Hochgebirge am besten gegeben sind; daß andererseits auch unter weniger begünstigten Verhältnissen beachtliche therapeutische Leistungen zu erzielen sind, zeigt uns die erfolgreiche Tätigkeit unserer zahllosen Kuranstalten in der norddeutschen Tiefebene, an der Seeküste und in den deutschen Mittelgebirgen, deren klimatische Erforschung noch lange nicht abgeschlossen sein dürfte. Die günstigsten klimatischen Verhältnisse der südlichen Nachbarländer helfen der großen Mehrzahl unserer Kranken zur Zeit wenig, da sie bei der allgemeinen Verarmung nicht aufgesucht werden können.

b) Die künstlichen Lichtquellen.

Die zur Zeit therapeutisch verwendeten künstlichen Lichtquellen kann man in zwei große Gruppen einteilen: Solche, bei denen hauptsächlich glühende feste Körper und solche, bei denen vorwiegend glühende Gase Strahlen aussenden; die Trennung ist nicht scharf, da die beiden Vorgänge manchmal gemeinsam vorkommen. Zur ersten Gruppe gehört das historisch älteste Gerät der künstlichen Lichttherapie, die von FINSEN benutzte Kohlenbogenlampe; aber auch bei der Bogenlampe ist neben den glühenden Elektroden der Lichtbogen selbst als glühendes Gas eine Lichtquelle. Ein reiner „Temperaturstrahler“

ist die gewöhnliche Glühlampe, bei der nur der auf Weißglut erhitzte Glühdraht Strahlen aussendet. Auch die „Sollux-Lampe", eine durch Gasfüllung der Glühbirne ökonomisch brennende Glühlampe ist ein Temperaturstrahler; dasselbe gilt für die Spektrosollampe. Bei beiden Lampentypen ist durch besondere Anordnung des Glühfadens und Anbringung eines Reflektors eine günstige Konzentration des Lichtes erzielt. Bei diesen Strahlenquellen ist die Emission von kurzwelligen Strahlen wohl absichtlich gering gehalten. — Der Wolframdraht der Glühlampe sendet erst bei etwa 4000° C in stärkerem Maße ultraviolette Strahlen aus. Durch besondere Dimensionierung des Glühfadens und Verwendung ultraviolettdurchlässigen Glases für die Glühbirne hat die Osram-Gesellschaft in ihrer Vitalux-Lampe einen reinen Temperaturstrahler geschaffen, der eine besonders gute Ausbeute an ultravioletten Strahlen ergibt. Das kontinuierliche Spektrum der Vitaluxlampe reicht auf der kurzwelligen Seite bis 290 $\mu\mu$; die Intensität der Ultraviolettstrahlung der Vitaluxlampe entspricht etwa jener der Julisonne (Vahle und Rüttenauer). Die Vitaluxlampe kann nach den bisherigen Untersuchungen als recht guter Ersatz der natürlichen Sonne angesehen werden.

In der Kohlenbogenlampe sendet der über 4000° C erhitzte Krater der Anode als Temperaturstrahler ein kontinuierliches Spektrum aus, das sehr reich an Ultraviolett ist und das von dem Linienspektrum des Lichtbogens selbst überlagert wird. Da ein elektrisch erzeugter Lichtbogen zwischen Aluminium- und Eisenelektroden besonders reich an Ultraviolett ist, hat man für die Bogenlampe Kohle mit einer Aluminium- bzw. Eisen„seele" verwandt, die denn auch eine starke Ausstrahlung von Ultraviolett bewirken. Dasselbe erreicht man, wenn man den Kohlenstiften der Bogenlampe bei der Herstellung bestimmte Salze zusetzt, die dann im Lichtbogen verdampfen und Licht aussenden („Effektkohlen"). So bewirkt Ca-Zusatz eine Verstärkung des sichtbaren Spektrums, Fe eine stärkere Ultraviolettemission, den obigen Ausführungen entsprechend.

Therapeutisch gebräuchliche Bogenlampen sind neben der Finsen-Reyn-Lampe die Siemens-Aureol-Lampe und die Heliol-Lampe von Kohl in Leipzig, letztere in einem für Ultraviolett durchlässigen Spezialglas- bzw. Quarzgehäuse. Als offen brennende Bogenlampentypen sind zu nennen die Jupiterlampen, denen verschiedene Kohlenarten beigegeben sind: Für rote langwellige Strahlen „Infrakohlen", für Strahlen des sichtbaren Spektrums „Weißbrandkohlen", für blaue, nicht erythem-erzeugende Strahlen „Jekokohlen" und besondere „Ultraviolettkohlen". Ebenfalls „Effekt"bogenlampen sind die Landeckerschen „Ultra-Sonnen" und die Ultralux-Lampe der Firma Kohl. Die Beck-Lampe ist auch eine Effektkohlenbogenlampe mit besonders großer Flächenhelligkeit (Hauer).

Besondere therapeutische Bedeutung haben die Quecksilberdampfbogenlampen erlangt, deren Licht ganz außerordentlich reich an ultravioletten Strahlen ist. Im Prinzip besteht die Quecksilberdampflampe aus einem Vakuumrohr, das Quecksilberelektroden enthält und Stromzuleitungen besitzt. Bei eingeschaltetem Strom werden durch Kippen des Rohres die beiden Quecksilberelektroden zur Berührung gebracht, wobei der Bogen zündet, das Quecksilber zum Teil verdampft und beim Aufglühen ein intensives Licht ausstrahlt.

Eine solche Niederdruck-Quecksilberdampflampe, deren Rohr aus ultraviolett durchlässigem „Uviolglas" besteht, ist z. B. die Uviollampe von Schott in Jena und die sehr ähnliche Ulilampe der Maschinenfabrik Kupfermühle in Hersfeld.

Die weit verbreitete Hanauer Quarzlampe „Künstliche Höhensonne" besitzt ein Quarzrohr, das die ultravioletten Strahlen des Quecksilberlichtbogens sehr vollständig durchläßt. Aus den vergleichenden Untersuchungen von DANNMEYER ergibt sich, daß die Quecksilber-Quarzlampe, was die Ausbeute an therapeutisch nutzbarem Ultraviolett anbetrifft, die stärkste und auch wirtschaftlichste Strahlungsquelle darstellt.

Tabelle 2. *Intensität verschiedener Lichtquellen im „hygiedorischen" Gebiet.* Nach DANNMEYER.

	I	Relativ zur künstlichen Höhensonne
Rein Aluminium	537	317 das $3^1/_5$fache
Künstliche Höhensonne (220 V)	382	226 „ $2^1/_4$ „
Peemöllerlampe (horiz. K.)	276	163 „ $1^2/_3$ „
Künstliche Höhensonne (110 V)	169	100 „ 1 „
Peemöllerlampe (Vert.)	166	98 „ 1 „
Kohlen mit Fe-Seele	123	73 „ $^3/_4$ „
Kohlen mit Fe-Seele	53,7	32 „ $^1/_3$ „
Dochtkohle (Siemens)	34,9	21 „ $^1/_5$ „
Ultrasonne	10,4	6,2 „ $^1/_{16}$ „
Siemens-Aureol	(2)	1,2 „ $(^1/)_{80}$ „

I = Intensität im hygiedorischen Bereich des Spektrums.

Tabelle 3. *Intensität der Vitaluxlampe.* Nach RÜTTENAUER.

Lichtquelle	Abstand	Biologische Ultraviolett-Intensität (320 — 280 $\mu\mu$) in $^0/_0$ der Sommersonne
Vitalux 110/300 ohne Reflektor	$^1/_2$ m	15—20
„ 220/300 „ „	$^1/_2$ m	10—15
„ 110/500 „ „	$^1/_2$ m	30—40
„ 220/500 „ „	$^1/_2$ m	30—35
„ 110/300 mit Reflektor	1 m	100—150
„ 220/300 „ „	1 m	
„ 110/500 „ „	1 m	150—200
„ 220/500 „ „	1 m	
Sommersonne	—	100

Während der Drucklegung erschien die Mitteilung von HULDSCHINSKY über die neue Ultraleuchtröhre und die Solarcalampe der Osram-Gesellschaft. Die Solarca-Lampe ist eine interessante Kombination von Wolframbogenlampe und Quecksilberdampflampe mit stark erythemerzeugender Strahlung bei etwa 2750 ÅE, die sich in HULDSCHINSKYs Versuchen bisher gut bewährt hat.

c) Methoden der Lichtmessung.

Für die Lichttherapie haben die messenden Methoden letzten Endes die Aufgabe, die Heilwirkung der gegebenen Lichtquellen quantitativ zu bestimmen. Diese Ermittlung der „Heildosis" zerfällt aber, da jede Lichtstrahlung von vornherein uneinheitlich ist, in die die zweifache Aufgabe der Messung von Zusammensetzung (Qualität) und Intensität (Quantität) der zu verwendenden Strahlung einerseits, und in die Aufgabe der Beobachtung der biologischen Wirkungen quantitativ und qualitativ bekannter Strahlungen andererseits.

Die photometrische Untersuchung einer therapeutischen Lichtquelle wird dem praktisch tätigen Lichttherapeuten im allgemeinen nicht zugemutet, sondern von den großen Lichtforschungsinstituten und den Laboratorien der Herstellerfirmen künstlicher Lichtquellen in Verbindung mit den ersteren bzw. den staatlichen physikalischen Instituten vorgenommen. Gleichwohl sollte auch der Praktiker wenigstens darüber unterrichtet sein, auf welchem Wege die photometrische Charakterisierung einer Lichtquelle ermittelt wird.

Diese Charakterisierung erfordert im wesentlichen drei einzelne Bestimmungen:

1. Die Intensität der Gesamtstrahlung.
2. Die Intensität in den einzelnen Abschnitten des Gesamtspektrums.
3. Die räumliche Verteilung der Strahlung.

Zu 1. Die Intensität der Strahlung wird physikalisch in einem Energiemaß ausgedrückt, und zwar bestimmt man die Wärmemenge (in Calorien), die bei der vollständigen Absorption der Strahlung erhalten wird.

Zu 2. Die Strahlung einer Lichtquelle ist demnach charakterisiert, wenn für alle Wellenlängen ihres Spektrums die Intensität in Calorien angegeben werden kann.

Zu 3. Die räumliche Verteilung der Strahlung einer Lichtquelle kann durchaus uneinheitlich sein (Abschirmung, Reflektoren, Linsen), so daß die Charakteristik der Strahlung für einen bestimmten Bezugspunkt angegeben sein muß.

Zur Intensitätsmessung der Gesamtstrahlung wird die Wärmemenge bestimmt, die auf einer senkrecht zur Strahlungsrichtung stehenden schwarzen Platte erzeugt wird, ausgedrückt in Calorien pro Quadratzentimeter und Minuten.

Die Messung selbst erfolgt mit verschiedenen Apparaten, von denen das Angströmsche Kompensationspyrheliometer weit verbreitet ist. Zwei dünne geschwärzte Metallplättchen, von denen das eine abgeschirmt ist, werden in den Strahlengang gebracht; an den Plättchen sind Thermoelemente angebracht, die miteinander und mit einem empfindlichen Galvanometer in leitender Verbindung stehen. Bei der Messung wird das freie Plättchen durch die Strahlung erwärmt, das abgeblendete jedoch behält die Temperatur seiner Umgebung, so daß im Stromkreis ein Thermostrom fließt, den das Galvanometer anzeigt. Das abgeblendete Meßplättchen wird nun mit einem gesonderten elektrischen Heizstrom soweit erwärmt, daß das Galvanometer bis in die Ausgangsstellung zurückgeht; die jeweilige Intensität des benötigten Heizstromes kann leicht in Ampère bestimmt werden, der Widerstand des Meßplättchens ist bekannt, so daß die zur Kompensation notwendige elektrische Energie ohne weiteres zu errechnen ist. Die Strahlungswärme des einen Meßplättchens wird also durch diese Kompensationsmethode leicht in elektrischen Einheiten und damit auch in Wärmeeinheiten meßbar.

Einfach und handlich ist das Aktinometer von Michelson, das die ungleiche Ausdehnung zweier verschiedener Metalle bei Erwärmung registriert; die Ausschläge müssen durch Vergleich mit anderen Apparaten auf absolute Werte (Grammcalorien) geeicht werden.

Die Intensitätsmessung in den einzelnen Spektralbezirken erfolgt durch die Bolometrie. Die Gesamtstrahlung wird zunächst in ein Spektrum zerlegt.

Durch das Spektrum wird ein Bolometer geführt, das die Intensität für den jeweiligen schmalen Abschnitt abzulesen erlaubt. Es besteht im wesentlichen aus einem dünnen geschwärzten Platindraht, dessen Widerstand sich mit der Temperatur verändert; die Widerstandsänderung kann in bekannter Weise mit Meßbrücke und Galvanometer zahlenmäßig bestimmt oder photographisch registriert werden. Wenn man also das Bolometer langsam durch das ganze Spektrum führt, erhält man eine Energiekurve des gesamten Spektrums, aus der durch Eichung die Energie der einzelnen Spektralbezirke in absolutem Maß ermittelt werden kann. Während also die einfache photographische Aufnahme eines Spektrums zeigt, welche Wellenbereiche in dem Spektrum der Lichtquelle vorhanden sind, ohne zunächst über deren Intensität etwas zu auszusagen, gibt die bolometrische Intensitätskurve quantitative Angaben; bei der Spektralphotographie hängt sowohl die Lage des Endes des Spektrums wie die Anzahl der Spektrallinien stark von den Eigenschaften der photographischen Platte wie von der Belichtungszeit ab.

Andererseits gibt aber auch die Intensitätsbestimmung allein noch kein Maß für die biologische Wirkung, etwa der Art, daß bei verschiedenen Lichtquellen Gleichheit des Intensitätsmaximums irgendwelcher Wellenlänge auch gleiche Wirkung verbürgen müßte. Zwei Strahlungen von gleicher Gesamtintensität aber von verschiedener Wellenlänge oder verschiedener Energieverteilung im Spektrum können grundverschiedene therapeutische Wirkungen ausüben. Nachdem einige mehr orientierende Untersuchungen anderer Autoren vorausgegangen waren, fanden 1921 HAUSSER und VAHLE, daß die erythemerzeugende Wirkung des gesamten sichtbaren Spektrums und des langwelligen Ultravioletts fast gleich Null ist, dagegen ein ausgesprochenes Wirkungsmaximum bei der Linie 297 $\mu\mu$ liegt, worauf im nächsten Abschnitt noch zurückzukommen sein wird. Um also zu einer „Dosierung" zu kommen, müßte bei jeder Intensität einer bestimmten Wellenlänge angegeben werden können, welchem Äquivalent der maximal wirksamen Wellenlänge 297 $\mu\mu$ sie entsprechen würde. Wird nun die bolometrische und photometrische Auswertung von Spektren in erster Linie Angelegenheit des Physikers sein, so hat das Bedürfnis der Praxis nach einem Meßinstrument eine Anzahl Methoden geschaffen, die zwar in der Ausführung einfach sind, dafür aber auch den Nachteil großer Ungenauigkeit haben; die Ungenauigkeit liegt zum Teil in der großen Fehlergrenze der Methode selbst, zum Teil aber auch in dem Umstand begründet, daß die gemessene Wirksamkeit nicht der biologischen Wirksamkeit entspricht. Das gilt, wie die Autoren der Methode selbst hervorheben, von der Jodwasserstoffoxydation im Licht nach BERING und MEYER sowohl wie für die Acetonmethode nach WEBSTER, HILL und EIDINOW. KELLER benutzt in seinem weitverbreiteten Erythemdosismesser die photochemische Veränderung der photographischen Schicht als Indicator. Um ein Maß zu haben für den Ultraviolettgehalt der zu untersuchenden Strahlung wird ein schmaler Streifen von Aristo-Gelatinepapier in dem KELLERschen Erythemdosismesser zu einem Drittel direkt belichtet; ein weiteres Drittel wird unter einem Uviolglas belichtet, das den langwelligen Bereich des Ultravioletts durchläßt, das letzte Drittel unter gewöhnlichem Glas, welches das Ultraviolett absorbiert. Es wird solange belichtet, bis der direkt von der Strahlung getroffene Anteil eine bestimmte Testfarbe erreicht hat, die mit der beigegebenen Schwärzungsskala verglichen werden kann. Die beiden anderen Drittel des Papierstreifens sind dann verschieden tief geschwärzt, je nach der Zusammensetzung der Strahlung. Ein großer Unterschied zwischen der Schwärzung des unbedeckten Drittels und des unter Uviolglas liegenden verrät schon einen reichen Gehalt der Strahlung an kurzwelligem Ultraviolett (das vom Uviolglas absorbiert wird). Große Differenz zwischen dem Teil unter Uviolglas einerseits und dem unter Fensterglas andererseits zeigt das Vorhandensein einer größeren Intensität von langwelligem Ultraviolett, das zwar das Uviolglas passiert, aber vom gewöhnlichen Fensterglas nicht durchgelassen wird. Die Schwärzung der unter Glas bestrahlten Teile wird an der KELLERschen Testskala abgelesen und auf Grund einer biologisch ermittelten Tabelle der Korrektionsfaktor gesucht, mit dem die Testzeit multipliziert werden muß, um für die gegebene Strahlung und den gegebenen Abstand die mittlere Erythemzeit zu erhalten. Diese sinnreiche und einfache Methode ist für praktische Zwecke durchaus brauchbar. Wesentlich unempfindlicher ist das EDER-HECHTsche Graukeilphotometer mit den angegebenen Korrektionsfaktoren, wenn auch nicht verschwiegen werden darf, daß alle diese photochemischen Methoden physikalisch unbefriedigend sind.

Das Fürstenau-Aktinimeter ist ebenfalls unzulänglich, da die Selenzelle nicht selektiv die erythemerzeugenden Wellenlängen mißt. Wesentlich günstiger liegen die Verhältnisse bei der Auswertung des lichtelektrischen Effektes nach dem Vorgang von ELSTER und GEITEL: Da Metalle bei Bestrahlung Elektronen abgeben (Hallwachs-Effekt), also negative Elektrizität erzeugen, und zwar proportional der Strahlenintensität, ist eine weitere Möglichkeit gegeben die Strahlenintensität zu bestimmen. Zur Messung der Ultraviolettstrahlung dient eine kugelförmige „Photozelle" aus Quarz, die auf der Innenseite etwa zur Hälfte mit einem dünnen Cadmiumbelag versehen ist; dieser hat eine leitende Verbindung nach außen und bildet die negative Elektrode der „Photozelle", während ein ihr gegenüber eingeschmolzener Platindraht die positive Elektrode darstellt; das Quarzgefäß ist luftleer gepumpt und mit Helium bzw. Argon unter niedrigem Druck gefüllt. Die Photozelle wird in einem Stromkreis, der auch ein Galvanometer enthält, eingeschaltet. Die bei Belichtung des Cadmiumbelages austretenden Elektronen verändern proportional der Lichtintensität den durch die Röhre fließenden Strom, dessen Intensität recht genau gemessen werden kann. Da der Quarz auch das therapeutisch nicht brauchbare kurzwellige Ultraviolett durchläßt, werden die Cadmiumzellen aus einem Spezial-Uviolglas hergestellt, das besonders den therapeutischen Ultraviolettanteil passiern läßt. Die Messungen von DORNO mit einer solchen Cadmiumzelle ergaben ein Maximum der Empfindlichkeit bei der Wellenlänge 280 $\mu\mu$ immerhin aber noch eine mittlere Empfindlichkeit im Bereich der Wellenlängen, die nach HAUSSER und VAHLE als maximal erythemerzeugend erkannt worden sind. Ebenfalls auf dem photoelektrischen Effekt beruht die Messung mit dem STRAUSSschen Mekapion, das wesentliche Vorzüge hat (so die automatische Registrierung der Dosis).

Für die Praxis kommen heute die lichtelektrischen Zellen als relativ vollkommenste Meßmethode in Frage, da sie wenigstens einigermaßen selektiv ansprechen; eine physikalisch exakte Messung verlangt jedoch eine spektrale Zerlegung des Lichtes und bolometrische bzw. photometrische Auswertung, die nicht mehr Angelegenheit des Strahlentherapeuten sondern des Physikers ist.

2. Die biologischen Lichtwirkungen.

1. *Das Lichterythem.* Die Tatsache, daß eine Belichtung der Haut eine Rötung hervorrufen kann, scheint wenig Probleme in sich zu bergen. In Wirklichkeit ist das Lichterythem in bezug auf Veranlassung, Entstehung und Verlauf ein recht komplizierter Vorgang. Daß ein Unterschied besteht zwischen Licht- und Wärmewirkung auf die Haut, war schon vor FINSEN bekannt; erst FINSEN jedoch gab der Lichttherapie den starken Antrieb, der sich bis auf den heutigen Tag noch auswirkt. In seinen so berühmt gewordenen Selbstversuchen malte er um seinen Arm einen Ring mit Tusche und setzte den Arm 3 Stunden der Sonnenhitze aus; die Haut rötete sich an den unbedeckten Stellen, unter der Tusche blieb sie unverändert; die Rötung ging nach einigen Tagen zurück und hinterließ eine starke Pigmentation. Als er jetzt denselben Arm ohne Tuschering wiederum 3 Stunden dem Sonnenlicht exponierte, trat eine Rötung nur in der Zone des früheren Tuschenringes auf, die pigmentierten Stellen wurden nicht beeinflußt. In einem weiteren Versuche malte er sich mit Tusche Buchstaben auf den Arm, die er teils mit farbigen Gläsern, teils mit Bergkrystallplättchen, teils mit Salbe bedeckte und bestrahlte den Arm stark mit einer Bogenlampe. Es zeigte sich bald nach der Bestrahlung eine Rötung und Schwellung des ganzen Armes einschließlich der bedeckten Stellen; diese Rötung blaßte innerhalb von 2 Stunden ab. Von der dritten Stunde ab nahm an den unbedeckten Stellen und der Stelle unter der Bergkrystallplatte die Rötung wieder zu und bis zum nächsten Tage bildete sich eine starke Rötung, Schwellung und Druckempfindlichkeit an diesen Hautstellen, während die Haut unter der Tusche und den farbigen Gläsern unverändert weiß blieb. Damit war erwiesen, daß die erythemerzeugenden Strahlen durch Bergkrystall hindurchgehen, aber von Glas zurückgehalten werden; das Erythem wird also von den auch chemisch wirksamen ultravioletten Strahlen hervorgerufen. Ferner geht aus

FINSENS Selbstversuchen hervor, daß das flüchtige Erythem ein Wärmeerythem ist, das nach 2 Stunden abklingt, während das eigentliche Lichterythem erst nach einer gewissen Latenzzeit auftritt, Pigmentierung bewirkt und gleichzeitig einen gewissen Schutz gegen nochmalige Bestrahlung hinterläßt. Damit sind bereits die wichtigsten Eigenschaften des Lichterythems dargestellt, die freilich in der späteren Zeit noch wesentlich genauer erforscht werden sollten. Diese weiteren Forschungsergebnisse beziehen sich zunächst auf die Kenntnis der erythemerzeugenden Strahlen. Es zeigte sich bald, daß nicht der ganze ultraviolette Strahlenbereich in gleicher Weise erythemerzeugend wirkte. Wie bereits oben erwähnt, fanden letzten Endes HAUSSER und VAHLE (1921) in mühevollen Untersuchungen, daß das Wirkungsmaximum in bezug auf die Erythemerzeugung in einem engbegrenzten Gebiet bei der Wellenlänge 2970 ÅE liegt (genauer 2850—3100 ÅE). (Die Angaben der Wellenlängen erfolgen besser in der international anerkannten Angström-Einheit: $1\,\text{Å} = 0{,}1\,\mu\mu = 10^{-10}\,\text{m}$, wenn auch in der therapeutischen Literatur immer noch meist Angaben in $\mu\mu$ zu finden sind.) Es ist nicht das einzige erythemerzeugende und auch nicht das alleinige biologisch wirksame Spektralgebiet, aber es geht aus den sorgfältigen Untersuchungen von PEEMÖLLER und anderen Autoren hervor, daß bei unseren therapeutisch verwandten künstlichen Lichtquellen in bezug auf therapeutische Wirksamkeit und Wirtschaftlichkeit jener genannte Bereich der Wellenlängenskala durchaus im Vordergrunde steht, den er als den „hygiedorischen" Bereich des Spektrums bezeichnet (2890—3100 Å). Das gilt, betont, für unsere heutigen künstlichen Lichtquellen; da im Sonnenspektrum die Intensitätsverteilung eine ganz andere ist als z. B. in der Quarzlampe, so ist der absolute Anteil längerwelliger Strahlen bei der Erzeugung des Sonnenerythems sehr groß (Einzelheiten findet man in den Arbeiten von DORNO).

Die von einer Lichtquelle ausgehende Strahlung ist nicht ohne weiteres identisch mit der biologisch zur Wirkung kommenden Strahlung. Zunächst kommt die Intensitätsschwächung und Abhängigkeit von der Entfernung der Lichtquelle in Betracht. Es hat sich bestätigt, daß für die gebräuchlichen Lichtquellen das Quadratgesetz gilt, nach welchem die Intensität umgekehrt proportional dem Quadrate der Entfernung ist. Bei Verkürzung des Lampenabstandes auf die Hälfte würde also die Intensität den vierfachen Wert erreichen; in Wirklichkeit beträgt die Intensität aber fast das Fünffache infolge der geringeren Absorption in der Luft. Ferner ist zu berücksichtigen, daß die Hautoberfläche erstens nicht homogen, zweitens nicht bei jedem Individuum und an jeder Körperstelle gleich und drittens überhaupt gar nicht das „Reaktionsorgan" ist, sondern die auftreffende Strahlung erst eine jeweils sehr verschieden beschaffene Schicht verhornten Epithels durchdringen muß, ehe sie auf die erste Schicht lebendiger Zellen trifft. Hier soll nun nicht unerwähnt bleiben, daß an der Hautoberfläche ein gewisser Anteil der Strahlung teils reflektiert, teils in diffuse und in Fluorescenzstrahlung transformiert wird. Infolge der schwierigen Methodik ist diese Frage bisher nur von wenigen Untersuchern erörtert worden; daß ihr aber große Bedeutung zukommt erhellt sich schon allein aus dem bekannten Unterschied im Erfolg, je nachdem man die eingefettete oder nicht eingefettete Haut bestrahlt. Die Fluorescenz der Hornschicht und besonders von mineralischen Öl- und Fettsubstanzen kann sehr erhebliche Werte erreichen (BECKER und BRÜCKERSTEINKUHL). Da nach dem STOCKESschen Gesetz die Fluorescenzstrahlung stets eine größere Wellenlänge hat als die „erregende" Strahlung, so ist es erklärlich, daß durch Fettsubstanzen der Haut gerade das kurzwellige Ultraviolett zum Teil unwirksam werden kann. Unter gewöhnlichen Umständen wird aber der größte Teil der Strahlung in der Haut selbst absorbiert.

Noch größere Schwierigkeiten bei der physikalischen Dosismessung tauchen auf, wenn wir versuchen wollen, die Wirkung der Strahlung auf die Haut zu erfassen und zu definieren. Einen zahlenmäßigen Ausdruck für das Hauterythem zu finden ist bisher nur mit Einschränkungen gelungen. Die Versuche mit dem Capillarmikroskop einen quantitativen Ausdruck für die verschiedenen Grade des Hauterythems festzulegen sind insofern fehlgeschlagen, als es sich herausstellte, daß die Hautrötung nicht allein von der Zahl und dem Kaliber der meßbaren Capillarschlingen abhängig ist. Auch die Versuche einer photographischen Registrierung des Rötungsgrades sind bisher an methodischen Schwierigkeiten gescheitert. Daß eine rein subjektive Beurteilung zu verschiedenen Zeiten und bei verschiedener Beleuchtung nicht befriedigen kann, liegt auf der Hand, zumal erfahrungsgemäß jedes Individuum in einem ganz individuellen Farbton reagiert. Infolgedessen hilft auch eine Rötungsskala nicht viel weiter, wenn sie nicht ungeheuer umfangreich werden soll. Recht brauchbar ist der Farbfächer nach Hintze, der nach dem Ostwaldschen System die Kombinationsfarben einzustellen erlaubt. Zur Zeit das beste Meßinstrument für die Rötung bzw. Bräunung der Haut ist das Erythemmeßgerät von Schall. Dieses Meßgerät berücksichtigt den Eigenton der Haut, gestattet eine Trennung von Erythem und Pigmentierung, gibt eine brauchbare Definition von Farbton und Farbstufe und arbeitet mit konstanten Beleuchtungsverhältnissen. Die wertvollen Arbeiten Schalls über den Erythemverlauf sind durch seine Methodik erst ermöglicht worden. Die neuerlichen Versuche die Hauttemperatur in Beziehung zu setzen zum Erythem haben noch nicht zu eindeutigen Ergebnissen geführt; es scheint die Temperaturerhöhung der Haut eher von der Schnelligkeit abzuhängen, mit der das Erythem auftritt als von dem erzielten Rötungsgrade. Zusammenfassend ist festzustellen, daß wir zur Zeit kein allgemein befriedigendes Maß für die Charakterisierung eines Erythems haben und mangels einer objektiven Einheit die willkürlich angenommenen „Rötungsgrade“ bzw. „Rötungseinheiten nach Schall-Alius“ für praktische Zwecke durchaus genügen.

Die Rötungsmessung hat in erster Linie die regionalen Empfindlichkeitsdifferenzen des Individuums zu berücksichtigen. Die vom Finsen-Institut ermittelten Werte wurden später oft mit anderen Lichtquellen überprüft und stimmen relativ gut überein mit Kellers Empfindlichkeitsgruppen.

Die Empfindlichkeit der Brust als 100% angenommen, ergeben sich danach folgende Werte:

Bauch, Brust, Rücken, Kreuz	100—75%
Ellenbeuge, Oberarm außen	75—50%
Hals, Stirn, Kniekehle, Wade, Oberschenkel . . .	50—25%
Unterschenkel, Handrücken	25%

Die Empfindlichkeit von Hautstellen, die dicht dem Knochen aufliegen, ist im allgemeinen größer. Auch auf recht gleichartigen Hautflächen (Bauch, Rücken) ist die Empfindlichkeitsdifferenz nahe benachbarter Stellen oft unerwartet groß, so daß man bei vergleichender Messung stets nur kleine Felder wählen soll. Neben der lokalen Empfindlichkeit spielen auch endogene Faktoren eine Rolle, Hautfeuchtigkeit, Hautturgor, Capillartonus, innere Sekretion (Menstruation!), die im einzelnen kaum zu erfassen sind und vergleichende Untersuchungen sehr erschweren. Die theoretische Erkenntnis steht hier hinter der Empirie weit zurück, wie denn in der ganzen Lichttherapie das „Was“ weit besser bekannt ist als das „Wie“. Wir kennen eine Reihe von Tatsachen, die nach Lichteinwirkung zu beobachten sind, ohne eine erschöpfende Deutung des Wirkungsmechanismus geben zu können.

Die örtliche Wirkung einer Lichtbestrahlung äußert sich erst nach einer gewissen Latenzzeit. Klinisch zeigt sich (etwa nach Verabfolgung einer KELLERschen Höhensonneneinheit auf eine lichtungewohnte Hautstelle) nach einigen Stunden eine Rötung, manchmal auch leichte Schwellung der bestrahlten Hautstelle, von einem subjektiv verschieden stark empfundenen Jucken oder Brennen begleitet; die Rötung klingt nach Verlauf von einer Anzahl Stunden ab und die betreffende Hautstelle erscheint dann später mehr oder weniger stark pigmentiert. Die histologisch erfaßbaren Vorgänge beginnen nach den Beobachtungen von KELLER mit einer Erweiterung der Capillargefäße und des Gefäßnetzes in der oberen Cutis; in den Gefäßen selbst findet sich eine Anhäufung polymorphkerniger Leukocyten, und zwar schon gegen Ende der Latenzperiode. Auf dem Höhepunkt der Reaktion findet man deutliche Anzeichen einer Schädigung des kolloiden Zustandes der Stachelzellschicht, Flüssigkeitsansammlung und Einwanderung von Leukocyten, in der Cutis perivasculäre Anhäufung von Leukocyten. Später verbacken die zugrunde gegangenen Zellen der Stachelzellschicht miteinander zu Schuppen, die sich allmählich abstoßen, während sich darunter sehr rasch die Epidermis regeneriert. KELLERs Selbstversuche und andere Untersuchungen zeigen, daß die Lichtwirkung an Leukocyten und Bindegewebszellen etwa bis in 0,7 mm Tiefe nachweisbar ist.

Der klinische Verlauf des Lichterythems ist besonders eingehend von L. SCHALL studiert worden, dessen Ergebnissen ich hier im wesentlichen Raum gebe: Die Latenzzeit, bei einer Dosis von einer HSE (= Höhensonneneinheit nach KELLER) schwankte zwischen 1 und 7 Stunden, in der Mehrzahl der Fälle betrug sie 1—$2^1/_2$ Stunden. Den zeitlichen Ablauf des Lichterythems verfolgten SCHALL-ALIUS mit ihrem Rötungsmesser und fanden eine erhebliche individuelle Variationsbreite, die sich im großen und ganzen in einige Typengruppen ordnen läßt:

1. Der Gipfeltyp = steiler Anstieg, steiler Abfall. Maximum zwischen 6 und 9 Stunden.
2. Der Plateautyp = langsamer Anstieg, langes Verharren auf dem Maximalwert und langsamer Abfall.
3. Der Doppelgipfeltyp = nach raschem Anstieg zwei Maxima in der 6. und 11. Stunde, evtl. nach Abfall ein weiterer Anstieg nach 24 Stunden.
4. Mischtypen.

Die interessanten Studien SCHALLs müssen im Original nachgelesen werden; die praktische Bedeutung liegt m. E. unter anderem in der Beobachtung mehrerer Rötungsmaxima und der Dauer des Erythems in Einzelfällen bis zu 14 Tagen; aus SCHALLs Diagrammen der individuellen Hautempfindlichkeit ergibt sich mit aller Deutlichkeit, daß mit progressiver Steigerung der Dosis die Rötung nicht gleichförmig zunimmt, sondern plötzlich sprungartig im Werte ansteigt („Rötungssprung"), so daß therapeutisch an der Grenze des Rötungssprunges eine geringe Erhöhung der Dosis ein Mehrfaches der Erythemwirkung hervorbringt. Da wir in der Praxis der Lichtdosierung immer noch in der unmittelbaren Empfindlichkeitsprüfung des Patienten den sichersten lokalen Wirkungsmesser haben, ist die große Bedeutung des „Rötungssprunges" ohne weiteres sinnfällig. Als „toxisches" Erythem bezeichnet ROST und KELLER eine intensive Rötung mit bläulicher Tönung und sukkulenter Schwellung, die teilweise nur als Follikelschwellung auftritt, unscharf begrenzt ist und die Feldgrenzen überschreitet.

SCHALL-ALIUS haben versucht, Beziehungen zwischen Haut- bzw. Haarfarbe und UV-Empfindlichkeit zu finden.

Es fanden sich folgende Zahlen für die Lage des Rötungsmaximums zu einem Mittelwert:

	Zahl der Fälle	Unter mittlerem %	Über Rötungswert %
Haare:			
rot	5	60	40
hellblond	57	54,5	45,5
dunkelblond	44	52	48
braun	44	43	57
schwarz	12	58	42
Haut:			
weiß = pigmentarm	20	30	70
pigmentiert	20	60	40
blaß = wenig durchblutet	22	41	59
rosig = gut durchblutet	27	37	73
feucht = leicht schwitzend	13	25	75
trocken = talgarm.	20	90	10
turgeszent = guter Turgor	36	47	53
schlaff = schlechter Turgor.	9	45	55
derb	9	67	33

„Die gewählten Bezeichnungen für die Haut sind natürlich willkürlich und umfassen unter Umständen mehrere Eigenschaften. So ist die weiße Haut nicht nur pigmentarm, sondern auch schlecht durchblutet. Als ihr Prototyp möge die Haut alter Leute gelten, während die Haut gesunder Säuglinge dem entspricht, was wir als rosig bezeichnen.“ (Aus SCHALL: Das Lichterythem. 1930).

Empirisch hat KELLER in seiner Höhensonneneinheit eine Dosis gefunden, die bei praktisch 100% Gesunder ein Erythem hervorruft, ohne die Grenze des toxischen Erythems zu erreichen.

Zahlen, die KELLER an ungefähr 100 Personen, SCHALL-ALIUS an ungefähr 200 Personen gewonnen haben, seien in folgender Tabelle zusammengestellt:

Dosis	∠ 1/4	1/4	1/2	3/4	1	1 1/4
	HSE					
KELLER:						
Erythem nach 24 Stunden vorhanden bei	0	33	78	100	100	100
Toxisches Erythem nach 24 Stunden vorhanden bei	0	0	0	0	0	19
SCHALL-ALIUS:						
Erythem nach 7 Stunden vorhanden bei	60	83	93,5	87,8	99,3	100

Die Differenz nach unten ist wohl durch den verschiedenen Ablesetermin erklärt. Die Werte nach oben, die gut übereinstimmen, sagen, daß bei einer Dosis zwischen 3/4 und 1 HSE praktisch in allen Fällen ein Erythem resultiert, ohne daß die toxische Schwelle erreicht wird. (Aus SCHALL: Das Lichterythem. 1930.)

Was die individuelle Empfindlichkeit anbetrifft, so steht zunächst fest, daß die Erythembereitschaft des Säuglings in den ersten Lebensmonaten auffallend gering ist, dann rasch ansteigt und etwa bis zum 10. Lebensjahr verhältnismäßig groß bleibt. Ganz im allgemeinen ist die Erythembereitschaft der weißen, feuchten, rosigen Haut in jedem Alter überdurchschnittlich groß, diejenige der trockenen und pigmentierten Haut relativ gering. Eine große Rolle spielt die „Lichtgewöhnung“: Es hat sich überraschenderweise gezeigt, daß einerseits einer pigmentierten Haut der Lichtschutz weitgehend fehlen kann, andererseits eine Lichtgewöhnung in höherem Maße auch ohne Pigmentierung möglich ist;

nach MIESCHER beruht die Lichtgewöhnung auf einer relativen Verdickung des Stratum corneum.

Nun ist diese herabgesetzte Reaktionsbereitschaft aber nicht nur gegen das Licht gerichtet, sondern scheinbar ganz allgemein gegen entzündliche Reize; so ist z. B. die verminderte Empfindlichkeit bestrahlter Haut gegen cutane Applikation von Tuberkulin bekannt, während die Reaktion bei subcutaner Einverleibung nicht meßbar beeinträchtigt wird.

Zahlreiche Allgemeinwirkungen der Belichtung sind bekannt, die im folgenden nur kurz angedeutet werden können. Es wird sich zeigen, daß wir damit nicht zu einer Erklärung „der“ Lichtwirkung kommen, sondern nur eine Anzahl von Einzeltatsachen aufzählen können, die in ihrer Gesamtheit nur unbefriedigende Schlüsse auf den Angriffspunkt und die Angriffsweise des Lichtes im Organismus zulassen. Von den Allgemeinwirkungen interessiert in erster Linie die Beeinflussung der Eiweißkörper. Die lichtbewirkten physiko-chemischen Veränderungen betreffen Oberflächenspannung, Viscosität, Fällbarkeit, Koagulationsfähigkeit, Teilchengröße u. a. Sehr eindrucksvoll werden fermentative Umsetzungen von der Lichtstrahlung beeinflußt. Hemmungen wie Steigerungen sind gleicherweise bekannt, teilweise in direkter Abhängigkeit von der Dosierung der Strahlung, wie z. B. bei der Gewebsatmung. Toxin und Antitoxin werden in vitro durch Belichtung deutlich in ihrer Wirksamkeit beeinträchtigt.

Immunitätsvorgänge werden durch Körperbestrahlungen in ihrem Ablauf verändert; die teilweise auseinandergehenden Beobachtungen zeigen insgesamt doch übereinstimmend lichtbewirkte Schwankungen im Serumtiter der bekannten Immunitätsstoffe etwa der Art, daß m. E. die Annahme einer unter dem Einfluß der Belichtung erfolgenden beschleunigten Mobilisierung zellständiger Antikörper berechtigt erscheint.

Die Stoffwechselwirkungen der Allgemeinbelichtung sind zahlreich. Nachdem verschiedentlich im Hochgebirge keine Steigerung des Gaswechsels unter der Einwirkung der Sonnenstrahlung festgestellt werden konnte (DURIG a. a.), haben in den letzten Jahren die Untersuchungen von KESTNER, PEEMÖLLER und PLAUT ergeben, daß bei intensiver Ultraviolettbestrahlung doch eine Gaswechselsteigerung auftritt. Die respiratorische Stoffwechselsteigerung infolge der Ultraviolettbestrahlung tritt nach Angabe der genannten Autoren nicht ein, wenn durch gleichzeitige und gleichstarke Erwärmung die zweite chemische Wärmeregulation einsetzt, die zu einer Verminderung der Verbrennung bei höherer Außentemperatur führt. Diese Steigerung des Ruhe-Gaswechsels unter dem Einfluß der erythembildenden Strahlen muß man nach KESTNER und PEEMÖLLER als den Hauptfaktor der Klimawirkung ansehen, da sie ein vermehrtes Nahrungsbedürfnis bewirkt und sekundär zu einem Umbau der Körpermasse führt. Für die Steigerung des Grundumsatzes ist aller Wahrscheinlichkeit nach eine nervöse Regulation erforderlich. HASSELBACH und LINHARD fanden bei Ultraviolettstrahlung eine Verminderung der Atmungsfrequenz, die aber durch Steigerung der Atmungstiefe derart überkompensiert wurde, daß es zu einer Vergrößerung des Minutenvolumens kam. Diese Steigerung des Sauerstoffverbrauches infolge von Ultraviolettstrahlung ist auch im Tierversuch bestätigt.

Der intermediäre Stoffwechsel unter dem Einfluß von Lichtbestrahlung ist in manchen Einzelheiten gründlich erforscht, so besonders der Eiweißstoffwechsel von L. PINCUSSEN. Nach dessen Befunden an Hunden und weißen Kaninchen, die gegen Lichtwirkung sensibilisiert waren (mit Eosin und anderen Farbstoffen), kam es unter dem Einfluß der Bestrahlung zu einer Abnahme des Allantoins, das man bei diesen Tieren als Endprodukt des Purinstoffwechsels ansehen muß, im Harn; gleichzeitig wurde Oxalsäure in vermehrter Menge ausgeschieden. Da auch Nucleinsäure, Xanthin, Guanin und Harnsäure in

Oxalsäure umgewandelt wurden, besteht wohl kein Zweifel an der Beeinflussung des Eiweißabbaues durch Lichtwirkung. Versuche von PINCUSSEN am Menschen bestätigen die Wirkung der Belichtung in bezug auf eine Verminderung der Harnsäure und Vermehrung der Oxalsäure. Der Reststickstoffgehalt des Blutes verminderte sich beträchtlich nach Sonnenbestrahlung sowohl wie nach künstlicher Belichtung; auch ohne Sensibilisierung fand PINCUSSEN die gleichen Veränderungen des Eiweißstoffwechsels, wenn auch in wesentlich geringerem Grade. Auf Grund zahlreicher Literaturangaben über Untersuchungen an Tieren und Menschen kann man heute wohl insgesamt das übereinstimmende Ergebnis dahin formen, daß unter dem Einfluß der Belichtung ein erhöhter Eiweißumsatz stattfindet, der zu einem vermehrten Nahrungsbedürfnis führt und dann sekundär einen Ansatz bewirkt, wenn das Nahrungsbedürfnis befriedigt werden kann.

Der intermediäre Kohlehydratstoffwechsel wird nach PINCUSSEN durch Lichteinwirkung ebenfalls stark beeinflußt und es findet sowohl eine erhöhte Zuckermobilisation wie eine gesteigerte Verbrennung statt. Bei Diabetes konnte er durch Bestrahlung die Ausscheidung von Acetonkörpern erheblich herabsetzen. Auch ROTHMANN fand bei Bestrahlung mit Quecksilberquarzlicht eine Abnahme des Blutzuckers, die sich aber bald wieder ausglich, entsprechend dem Abfall und Wiederanstieg des Blutdruckes.

Der Fettstoffwechsel unter dem Einfluß der Belichtung wird in erster Linie mittelbar durch den gesteigerten Grundumsatz betroffen. In Verbindung mit geeigneter Diät kann daher die Lichtwirkung zu einer erwünschten Gewichtsabnahme führen, besonders bei torpider Fettsucht, andererseits aber auch zur Erzielung eines starken Ansatzes dienen bei mageren Rekonvaleszenten und heruntergekommenen appetitlosen Kranken. Wird nämlich die Fettansammlung verursacht durch eine Verlangsamung der Dissimilationsvorgänge, dann genügt die Steigerung derselben durch die Strahlenwirkung um eine Abnahme des Fettpolsters herbeizuführen, zumal gleichzeitig eine Entquellung des Gewebs bei vermehrter Diurese stattfindet. Zu geringer Fettansatz infolge verminderter Assimilation wird durch Bestrahlung infolge der Steigerung der Assimilationsvorgänge behoben.

Die durch Lichteinwirkung entstehenden Verschiebungen im Mineralstoffwechsel sind für die Kinderheilkunde von größter Bedeutung.

ALFRED F. HESS fand 1922, daß in den Wintermonaten, bei den niedersten Werten des Ultraviolettanteiles des Sonnenlichtes, der Phosphatgehalt im Blutserum der Kinder stark absinkt; während normalerweise im Säuglingsserum etwa 4,3 mg anorganischer Phosphate in 100 ccm gefunden wurden, fiel der Wert im Winter auf etwa 3,8 mg und darunter; den tiefsten Stand erreichten die Werte im März; bei älteren Kindern war die Differenz geringer, aber durchaus deutlich und allgemein nachweisbar. Da die von HESS untersuchten Kinder unter günstigsten Allgemeinbedingungen standen, war an dem Zusammenhang mit dem Lichtmangel nicht zu zweifeln. Die Untersuchungen von HESS sind dann grundlegend geworden für die Rachitisforschung, wie im Abschnitt Rachitis noch zu erörtern sein wird. Es stellte sich dann bald heraus, daß durch Belichtung, besonders durch Bestrahlung mit der künstlichen Höhensonne eine Erhöhung des Serumphosphatspiegels erreicht wird. ST. ROTHMANN und J. CALLENBERG beobachteten bei stärkerer Bestrahlung mit Quecksilberdampfquarzlicht, die zur Erythembildung führte, eine beträchtliche Erhöhung des Serumkalkspiegels; bei einer zweiten Bestrahlung bis zur Erythembildung steigt der Serumkalkspiegel nach vorübergehendem Sinken weiter an; diese Erhöhung hält auch nach Aussetzen der Bestrahlung noch wochenlang an. Die Genannten fanden weiter, daß die Bestrahlung den Serumkalkwert erhöht, auch wenn es nicht zu einer Lichtentzündung der Haut kommt. Veränderungen im Verhältnis von Kalium- und Calciumspiegel des Blutes nach Lichtbestrahlung fand PINCUSSEN; auch die Ausscheidung der genannten Stoffe wurde derart beeinflußt, daß die Kaliumausscheidung vermehrt war gegenüber der Abgabe von Calcium. ZIEGLER fand bei Quecksilberdampfquarzlicht eine negative Kochsalzbilanz, die Ausscheidung war für etwa 24 Stunden vermehrt mit gleichzeitiger vermehrter Wasserabgabe. Einzelheiten des Salzwasserhaushaltes in Abhängigkeit von der Lichtbestrahlung bedürfen noch weiterer Aufklärung.

Die Wirkung der Lichtbestrahlung auf das Blut ist vielfach studiert, jedoch stimmen die Ergebnisse in vielen Einzelheiten nicht überein, wie es auch bei der qualitativen und quantitativen Verschiedenartigkeit der Strahlung sowie des Materials nicht anders zu erwarten ist. Sorgfältigste systematische Untersuchungen von KOEPPE und seinen Mitarbeitern über die Wirkung der Ultraviolettlichtstrahlung auf rote Blutkörperchen mit einwandfreier Methodik führten zu dem wichtigen Ergebnis:

„1. Die kurzwelligen Ultraviolettstrahlen hämolysieren rote Blutscheiben durch Zersetzen der Fettbestandteile der Hüllen. Der Angriffspunkt der Ultraviolettstrahlen ist der Fettbestandteil der Blutkörperchenhüllen.

2. Der Fettbestandteil der Hüllen wird oxydiert, es bildet sich Säure.

3. Bei der Oxydation scheint ein Katalysator beteiligt zu sein.“

Die Entdeckung KOEPPES, daß die Lipoidhülle der Erythrocyten direkt (in vitro) von der Ultraviolettstrahlung im bionegativen Sinne beeinflußt wird, so daß es zu einer Lichthämolyse kommt, scheint mir grundlegend für die Erklärung aller weiteren lichtbewirkten Blutveränderungen, zumal diese Veränderung der Resistenz auch am lebenden Objekt feststellbar ist, wenn auch in abgeschwächter Form. So fand v. RHODENS beim Menschen nach Höhensonnenbestrahlung eine Erhöhung der Maximumresistenz und eine Erniedrigung der Minimumresistenz der roten Blutkörperchen, woraus man schließen darf, daß infolge der Bestrahlung sowohl in ihrer Resistenz geschädigte Erythrocyten im Blute kreisen wie eine junge Generation von Erythrocyten mit erhöhter Resistenz; daß in vitro recht lange Bestrahlungszeiten notwendig sind, um deutliche Hämolyse zu erzeugen, spricht nicht gegen die Annahme gleichsinniger Veränderungen im lebenden Organismus, da Capillarstasen mitwirken können und außerdem schon eine geringe Veränderung der Resistenz den natürlichen Abbau der Erythrocyten beschleunigt. Da andererseits das Auftreten von Blutabbauproduktion im Kreislauf ein Anreiz für die Blutneubildung ist, kann man auf Grund der Strahlenhämolyse von vornherein eine verstärkte Erythropoese vermuten. Die praktischen Ergebnisse bestätigen allerdings nicht durchweg eine Vermehrung des Hämoglobingehaltes und der Erythrocytenzahl. So sah z. B. weder TRAUGOTT nach längerer Höhensonnenbehandlung noch ASCHENHEIM nach direkter Sonnenbestrahlung bei Kindern einen wesentlichen Einfluß auf die roten Blutkörperchen. Andererseits stellte RIEDEL als Bestrahlungserfolg einen ganz erheblichen Anstieg des Hämoglobinwertes (bis zu $34^0/_0$) und Vermehrung der Erythrocytenzahlen fest. Auch HAEBERLIN, KASTNER, LEHMANN und WILBRANDT fanden bei anämischen Kindern am Nordseestrand einen deutlichen Parallelismus zwischen Sonnenscheindauer und Hämoglobinwert. Aus zahlreichen anderen Beobachtungen ergibt sich übereinstimmend, daß im großen und ganzen leichte hypochrome und hypocytäre Anämien unter der Wirkung der Belichtung durchaus günstig beeinflußt werden.

Das weiße Blutbild reagiert auf Belichtung ganz allgemein mit einer Leukocytose, die sowohl im Capillar- wie im Venenblut nachweisbar ist (TRAUGOTT). Sie beginnt schon wenige Minuten nach Beginn der Bestrahlung, erreicht nach einigen Stunden ein Maximum von etwa $25^0/_0$ über dem Anfangswert und geht dann mehr oder weniger schnell zurück je nach der Lichtdosis und Feldgröße

(TRAUGOTT, KOENIGSFELD). Wenn demgegenüber andere Untersucher keine Änderung des Leukocytenwerte fanden, so beruht das wahrscheinlich auf der abweichenden Dosierung. Diese Vermutung wird gestützt durch die sorgfältigen Untersuchungen von LAQUER und ROHN, die mit mehreren künstlichen Lichtquellen arbeiteten, deren Spektren wohlbekannt sind. Das kurz zusammengefaßte Ergebnis ihrer Untersuchungen ist etwa folgendes: Stärkere Ultravioletteinwirkung ruft eine Leukocytose hervor; Strahlenquellen mit geringer Ultraviolettintensität und vorwiegend längerwelliger Lichtemission können zunächst eine Leukopenie hervorrufen, die nach einigen Stunden ebenfalls in eine Leukocytose übergeht. Meist besteht auch eine mäßige Eosinophilie.

Allgemein anerkannt ist die Beeinflussung des Kreislaufes durch Belichtung. HASSELBALCH wies 1905 zuerst beim Menschen eine Blutdrucksenkung infolge Bestrahlung mit der Kohlenbogenlampe nach; dieselbe Wirkung erzielte bald darauf BACH auch mit der Quecksilberquarzlampe. In der Folgezeit stellte es sich heraus, daß die Blutdrucksenkung wohl vorwiegend eine Folge der Einatmung von Lampengasen ist (KESTNER und KIMMERLE, PEEMÖLLER, ROTHMANN). Nach ROTHMANN tritt die Blutdrucksenkung in zwei verschiedenen Formen auf:

1. Senkung des Blutdruckes kurz nach der Bestrahlung, Ausgleich in einigen Stunden.

2. Eine unabhängig von der Hauthyperämie langsam sich einstellende Blutdrucksenkung, die einige Tage anhält bis zum Beginn der Hautpigmentation. Entsprechend dem Fortschreiten der Hautpigmentation steigt der Blutdruck dann wieder an und stellt sich auf eine ziemlich konstante Höhe unter dem Ausgangswerte ein. Die Bewegung des Blutdruckes geht dabei der Blutzuckerkurve parallel.

Nach Ansicht von JESIONEK ist in diesem Verhalten eine Sympathicushypotonie zu erblicken, bewirkt durch eine Lichtlähmung der sympathischen Nervenendigungen in der Haut.

Daß nervöse Bahnen auch ohne besondere Receptionsorgane durch Licht gereizt werden können, hat HERTEL gezeigt. Allgemein anerkannt ist die stimmungsverbessernde Wirkung kurzer Lichtbäder; HASSELBALCH bezeichnet den Gemütszustand nach Kohlenbogenbestrahlungen geradezu als „Immunität gegen deprimierende Eindrücke“, doch beobachtet man nach stärkeren universellen Lichtreaktionen recht häufig allgemeine Reizbarkeit und abgeschlagene Stimmung. Daß bei der Strahlenwirkung die Vermittlung des autonomen Nervensystems eine große Rolle spielt, ist nicht zu bezweifeln; wodurch diese Beeinflussung aber zustande kommt, durch direkte Reize oder auf dem Umwege über den Mineralstoffwechsel ist zur Zeit nicht abschließend klargestellt.

Eine kurzfristige Hypalgesie der Haut nach Bestrahlung mit Quecksilberdampfquarzlicht, auch ohne daß ein Erythem aufgetreten war, beobachteten v. GRÖER und v. JASINSKI; diese Hypalgesie war aber von einer erheblichen und längerdauernden Hyperalgesie gefolgt. Wie man jederzeit nachprüfen kann, ist bei stärkerem Erythem die anfängliche Hypalgesie wie die folgende Hyperalgesie sehr deutlich ausgeprägt. Bekannt ist die Beeinflussung der Schlaftiefe durch kurze Lichtvollbäder.

Die Wirkung des Lichtes auf die Wachstumsvorgänge ist ein vielumstrittenes Gebiet insofern, als es schwer ist im Experiment eine ausschließliche Lichtwirkung herzustellen, weil der Lichtreiz die Bewegungsvorgänge anregt, damit dem Gesamtstoffwechsel beeinflußt und so die direkte Lichtwirkung schwer abzugrenzen ist. Lichtentwöhnte Tiere erfahren, wenn man sie wieder ins Licht bringt eine Wachstumssteigerung; andererseits ist im Tierexperiment durch intensive Ultraviolettbestrahlung bei jungen Tieren mehrfach eine

Hemmung des Längen- wie des Massenwachstums hervorgerufen worden. Unter natürlichen Bedingungen fördert die Belichtung das Wachstum eindeutig. Aus WIMBERGERS röntgenologischen Wachstumsstudien geht einwandfrei hervor, daß der Wachstumsimpuls ausgesprochen dem Sonnenstande folgt. Im Februar steigt er an und sinkt nach einem Frühjahrssommergipfel im Herbst wieder ab. Eine Wachstumsförderung der Anhangsgebilde der Epidermis, Haare und Nägel, durch den Lichtreiz ist allgemein bekannt und wird auch von den erfahrensten Heliotherapeuten durchweg bestätigt (BERNHARD, JESIONEK, HAUSMANN, ROLLIER).

Der größte Erfolg, den die Strahlungsforschung bisher zu verzeichnen hatte, ist die Darstellung des antirachitischen Faktors D durch POHL und WINDAUS. Nachdem ALFRED F. HESS und seine Mitarbeiter in zahlreichen und eingehenden Untersuchungen erwiesen hatten, daß an sich nicht antirachitisch wirksame Stoffe durch Ultraviolettbestrahlung „aktiviert" werden konnten, d. h. antirachitische Eigenschaften erhielten, fand man, daß auch Cholesterin durch Bestrahlung antirachitisch wirkende Eigenschaften gewann. Die Untersuchungen von WINDAUS und POHL stellten nun fest, daß nicht das Cholesterin selbst die aktivierbare Substanz ist, sondern eine Beimengung des Cholesterins, das Ergosterin. Bei der Bestrahlung des Ergosterins mit der Wellenlänge 2650—3130 ÅE entsteht eine in ihrer Konstitution vorläufig nicht näher bekannte neue Substanz, die alle Eigenschaften aufweist, welche man dem Vitamin D zuschreibt. Die Umwandlung des „Provitamins" Ergosterin in das Vitamin D ist von der Bestrahlungszeit abhängig; während verhältnismäßig kurze Bestrahlung ein sehr aktives Produkt erzeugt, wird durch zu starke Bestrahlung das wirksame Produkt zerstört, oder es können sogar toxisch wirkende Stoffe entstehen.

Mit dieser kurzen Aufzählung einiger Beobachtungen ist die Wirkung des Lichtes auf den Organismus keineswegs erschöpfend dargestellt, was auch in diesem Rahmen nicht beabsichtigt sein kann; erwähnt sind die gesicherten Tatsachen; vieles Problematische und nicht übereinstimmend Gesicherte ist in der Literatur zu finden, die in den bekannten Handbüchern der Lichttherapie lückenlos aufgezählt ist.

Wir wissen vom Licht, daß es eine Anzahl meßbarer biologischer Wirkungen ausübt, aber auf welche Weise diese Wirkung zustande kommt, ist uns in den letzten Einzelheiten mehr oder weniger noch unbekannt. So zeigt auch die Erfahrung, daß die Lichtbestrahlung infolge ihrer Einwirkung auf die Zellen der Epidermis zweifellos eine Tonisierung des Gesamtkörpers hervorbringt und die natürlichen Abwehrkräfte gegen infektiöse Erkrankungen steigert, eine Funktion der Haut, die von Dermatologen (BLOCH, JESIONEK) außerordentlich hoch bewertet wird und die von E. HOFFMANN als „*Esophylaxie*, eine nach innen gerichtete Schutzinfektion der Haut" bezeichnet wurde. Alles in allem sind gerade in der Lichttherapie die therapeutischen Erfahrungen trotz eifrigster Forschungsarbeit den theoretischen Erkenntnissen immer noch weit voraus.

3. Indikationen und Kontraindikationen für die Lichttherapie in der Kinderheilkunde.

a) Rachitis und Tetanie.

Von der Renaissance der Lichttherapie in den letzten Jahrzehnten hat vielleicht die Kinderheilkunde von allen Zweigen der praktischen Medizin den größten Nutzen gezogen, sie hat aber auch an der Erforschung der wissenschaftlichen Grundlagen der Lichtwirkungen maßgeblichen Anteil. HULDSCHINSKY konnte im Jahre 1919 an Hand von Serienröntgenbildern eindeutig nachweisen, daß durch Bestrahlungen mit der Quecksilberdampfquarzlampe die Rachitis geheilt wurde. Schon vorher war bekannt, daß „Licht- und Luftmangel" der Entstehung einer Rachitis Vorschub leistete, daß in klimatisch begünstigten Landstrichen, wo die Kinder unbekleidet in der Sonne sich aufhalten, keine Rachitis vorkommt; während bei den Negern in ihrer afrikanischen Heimat die Rachitis unbekannt ist, wurden die in den amerikanischen Großstädten geborenen Negerkinder rachitisch. Wenn es also auch eine alte Erfahrungstatsache war, daß der Aufenthalt in freier Luft und Sonne die Rachitis verhinderte bzw. den Krankheitsverlauf günstig beeinflußte, so bleibt es doch HULDSCHINSKYs Verdienst die wissenschaftlich begründete Lichttherapie der Rachitis eingeführt und zweckmäßig ausgebaut zu haben. Er konnte auf dem RASCINSKYschen Tierversuch von 1912 aufbauen; RASCINSKY hielt von zwei jungen Hunden, die vom Muttertier gesäugt wurden, den einen im Dunkeln, den anderen ließ er frei im Sonnenlicht aufwachsen. Bei der chemischen Untersuchung der beiden Junghunde fand er den Gesamtkalkgehalt des Dunkeltieres ganz erheblich vermindert. Größere Beachtung fand diese so wichtige Tatsache zunächst jedoch nicht. Erst nachdem HULDSCHINSKYs klinische Erfolge der Lichttherapie bei Rachitis bekannt wurden, erinnerte man sich wieder daran. In der Folgezeit war es dann vornehmlich ALFRED F. HESS, der konsequent die Lichtwirkung bei Rachitis erforschte und sie Schritt für Schritt im Experiment und in klinischer Beobachtung aufklärte. Er war wohl der erste, der darauf hinwies, daß die Rachitis der Brustkinder im wesentlichen auf Lichtmangel beruht und in den sonnenarmen Monaten auftritt; er konnte ferner zeigen, daß bei allen Säuglingen seiner Beobachtung in den Wintermonaten ein stark erniedrigter Phosphatgehalt des Blutserums vorhanden war. Durch phosphorarme Ernährung zu Rachitis disponierte junge Ratten konnte HESS durch tägliche Sonnenbelichtung von 15 Minuten Dauer vor dem Auftreten einer Rachitis im Sommer schützen. Sonnenbelichtung in den Wintermonaten genügte unter denselben Bedingungen nicht zum Schutz vor Rachitis. Rachitis verhütend wirkte aber auch eine kurze tägliche Bestrahlung mit der Quecksilberquarzlampe oder mit der Kohlenbogenlampe. Weiterhin fand HESS, daß Fensterglas den rachitisch-verhütenden Anteil des Spektrums zurückhielt, daß Filter, welche Wellenlängen unter 3200 ÅE nicht mehr durchließen, die Lichtwirkung aufhoben, solche, die bis 3100 ÅE durchließen, schon schwache und solche, die noch kürzere Wellenlängen durchließen (Quarz), starke antirachitische Wirksamkeit des Quecksilberdampfquarzlichtes zuließen. Aus dem Vergleich der klinisch als wirksam befundenen Spektren der Sommersonne, der Kohlenbogenlampe und der Quecksilberdampflampe mit dem Ergebnis der Filterversuche schloß HESS, daß die wirksamen, d. h. Rachitis verhütenden und heilenden Wellenlängen zwischen 3100 und 2890 ÅE zu suchen sind.

Da nach den Untersuchungen von HAUSSER und VAHLE das Maximum der Erythembildung bei Strahlen von der Wellenlänge etwa 3000 ÅE liegt, könnte es zunächst scheinen, daß ein direkter Zusammenhang zwischen Erythem und antirachitischer Wirksamkeit bestehe; in Verbindung mit dieser Vorstellung wurde behauptet, daß Strahlen über 3000 ÅE kein Erythem erzeugten und solche unter 2890 ÅE trotz antirachitischer Wirksamkeit ebenfalls nicht mehr erythemerzeugend seien. Beide Ansichten sind nicht absolut richtig, da sie die quantitative Seite nicht berücksichtigen. In der Tat ist man sich auf Grund zahlreicher Untersuchungen darüber einig, daß das Maximum der Heilwirkung bei Rachitis an die erythemerzeugenden Strahlen geknüpft ist, deren Maximum nach HAUSSER und VAHLE bei etwa 3000 ÅE liegt. Nun liegt aber nach HAUSSERs und VAHLEs weiteren Untersuchungen ein zweites Maximum der Erythemwirkung bei etwa 2500 ÅE, andererseits darf man mit gutem Recht annehmen, daß auch Wellenlängen noch oberhalb 3000 ÅE Heilwirkung haben, denn sonst könnte unsere Tieflandsonne, deren Spektrum nur allergünstigsten Falles bis 2920 ÅE reicht, kaum die erfahrungsgemäß vorhandene Wirkung haben; abgesehen von der unbestrittenen Tatsache, daß bei 3000 ÅE das *Maximum* der Wirkung liegt, wird man also auch in benachbarten Spektralbereichen eine, wenn auch quantitativ geringere Wirksamkeit erwarten dürfen; die Einwirkungszeit muß dann eben länger sein. Es ist aber durchaus berechtigt, wenn man den wirksamen Spektralbereich besonders kennzeichnet; HULDSCHINSKY spricht von der „biologischen" Zone = UV„B" im Bereich der Wellenlängenskala 2807—3131 ÅE; PEEMÖLLER nennt den Abschnitt 2890—3100 ÅE den „hygiedorischen" Bereich des Spektrums — das ist aber der vorwiegend erythemerzeugende. Nach SCHULZER und SONNE darf man das Ultraviolett bis 4000 ÅE mit in diesen Begriff einschließen, womit auch der natürlichen Heilwirkung der Tieflandsonne mehr Rechung getragen wird. Was nun das Erythem bei der Heilwirkung für eine Rolle spielt, ist zur Zeit nicht absolut sicher geklärt. Es steht fest, daß einerseits Rachitis durch Bestrahlung geheilt wird, ohne daß ein Erythem auftritt; andererseits fördert eine Bestrahlung mit starkem Erythemerfolg keineswegs besonders schnell die Rachitisheilung. Da aber die heilende Wirkung der maximal-erythemerzeugenden Strahlen feststeht, muß man notwendigerweise zu dem Schluß gelangen, daß eine Bestrahlung bis zur Erythembildung zumindest nicht in der Rachitistherapie notwendig ist. Ganz ähnlich verhält es sich mit der Frage, ob die Pigmentation ein Gradmesser für die Wirksamkeit der Bestrahlung sei. Auf der einen Seite konnte PEEMÖLLER Kinder mit der Aureollampe wunderschön mahagonibraun pigmentieren ohne den geringsten Heilerfolg bei Rachitis zu sehen, woraus zu ersehen ist, daß die Lichtpigmentation ganz unabhängig von der rachitisheilenden Wirkung sein *kann*; die Pigmentation ist überdies nicht vom Erythem abhängig, wie auch die „Väter der Heliotherapie", BERNHARD und ROLLIER immer wieder aufs Bestimmteste hervorheben. Das Erythem ist eben nur ein Indicator der *starken* Lichtreaktion und nicht „die" Lichtreaktion schlechthin; man kann sich jederzeit davon überzeugen, daß Pigmentation auch ohne wirkliches Erythem auftritt und andererseits bei starkem Erythem die Pigmentation verhältnsimäßig gering sein kann; besonders ist das der Fall bei den Erythemen kleiner Körperstellen bei sonst lichtungewohnten Personen, wo nach starkem und toxischem Erythem nach der Abschälung nur eine geringe Pigmentation zurückbleiben kann. Außerdem heilt die Rachitis auch bei Bestrahlungen mit an sich erythemerzeugenden Lichtquellen aus, ohne daß je ein Erythem aufgetreten wäre. Man darf wohl HULDSCHINSKY zustimmen, der sagt: „Die Wahl der Lichtquelle hängt weniger von dem Gehalt an problematischem kurzwelligem Ultraviolett ab, als davon ob sie überhaupt Strahlen der wirksamen Zone (UVB) in ausreichendem Maße führt und — von ihrer technischen Brauchbarkeit." Neben der natürlichen Sonne, sofern sie örtlich und jahreszeitlich überhaupt ausreicht, kommen daher von künstlichen Lichtquellen als wirksam in Frage (HULDSCHINSKY, PEEMÖLLER): Die Quecksilberdampflampe („künstliche Höhensonne"), die Kohlenbogenlampe (Heliol- und Jupiterlampe usw.), die Osram-Vitalux-Lampe und ganz neuerdings die Solarcalampe.

Die klinische Wirksamkeit der Bestrahlung bei Rachitis ist seit HULDSCHINSKYs Bericht im Jahre 1919 immer wieder bestätigt worden und die Erfahrungen sind in einer großen Literatur niedergelegt, deren auch nur auszugsweise Wiedergabe hier nicht möglich ist. HULDSCHINSKY sagt selbst mit berechtigtem Stolz (1927): „Es ist dieser Heilmethode wie kaum einer anderen auf irgendeinem anderen Gebiet beschieden gewesen, jeder Prüfung standgehalten zu haben und ohne Widerspruch von ernsthafter Seite in das Rüstzeug des Arztes aufgenommen zu werden."

Die klinische Wirkung der Lichttherapie bei Rachitis äußert sich verschieden je nach dem Alter des Patienten und der Schwere des Krankheitsbildes. — Die Craniotabes junger Säuglinge „braucht Zeit" zum Ausheilen; es dauert während der ersten 4—5 Lebensmonate durchschnittlich 4—8 Wochen, bis die Erweichung der Schädelknochen klinisch nicht mehr nachweisbar ist; bei älteren Säuglingen verfestigt sich der Schädel meist innerhalb von 2—3 Wochen; die Muskelschwäche dieser Kinder gleicht sich gewöhnlich erst in der vierten Woche der Bestrahlungstherapie aus, wenn Stimmung und Berührungsschmerz schon lange merklich gebessert sind, was in der ersten bis zweiten Woche der Therapie der Fall zu sein pflegt; am geringsten wird die Hyperhidrosis beeinflußt, die oft noch nach vielen Wochen vorhanden ist. Über die im Röntgenbilde nachweisbaren Veränderungen am Knochen bei ausheilender Rachitis ist im ersten Teil dieses Buches berichtet. Blutchemisch zeigt sich bei Rachitis unter der Strahlenbehandlung zunächst ein Anstieg des Phosphorspiegels und im Anfang der Lichttherapie ein Absinken des Blutkalkwertes; da mehr Kalk im Knochen gebunden wird, ist weniger „Transportkalk" im Blut „unterwegs"; während der Lichtbehandlung steigt dann der Blutkalkwert wieder an und der P-Gehalt, der auf übernormale Werte ansteigen kann, stellt sich wieder auf den Normalwert ein. Der Stoffwechselversuch zeigt während der Bestrahlung eine schnell einsetzende und kräftige Retention von Kalk und Phosphor. Da die Bindung des Kalkes im Knochen den Blutkalkwert anfänglich stark absinken läßt, wird der Ausbruch einer Tetanie durch die Bestrahlung an sich zunächst begünstigt, worauf noch zurückzukommen sein wird. Es sei hier schon darauf hingewiesen, daß es sich empfiehlt, jedes Kind, das wegen Rachitis bestrahlt werden soll, sorgfältig auf latente Tetanie zu untersuchen und ihm nötigenfalls schon vor Beginn der Bestrahlungen ein Kalkpräparat und Lebertran zu verabfolgen; im Frühjahr sollte das überhaupt in jedem Falle ohne weiteres geschehen.

In der Praxis der Lichttherapie bei Rachitis spielt, so paradox es klingt, die natürliche Sonne in unserem Klimagebiet keine große Rolle; in den Spätherbst- und Wintermonaten, wenn die Rachitis beginnt, fehlt es an Sonne und wenn sie sich wirklich für einige Stunden zeigt, so mangelt ihr doch in dieser Jahreszeit der wirksame Ultraviolettanteil. An sich sind in klimatisch günstig gelegenen Gegenden die Erfolge der Sonnentherapie ausgezeichnet; bei uns kommt nur in den Sommermonaten eine Sonnentherapie der Rachitis und eigentlich nur eine Sonnenprophylaxe in Frage. Es empfiehlt sich nur bei einer Luftaußentemperatur von etwa 24° und dann zunächst mit Freiluftbädern zu beginnen; vor Beginn der Besonnung ist es nämlich unbedingt notwendig, das Kind erst an den Aufenthalt in freier Luft zu gewöhnen, falls dies nicht schon geschehen sein sollte. Nach der Luftgewöhnung wählt man für das Sonnenbad zweckmäßig einen windgeschützten Ort, es genügt zur Not auch ein Platz am offenen Fenster; das Kind wird völlig entkleidet, der Kopf durch einen großen Leinen- oder Strohhut geschützt oder durch einen improvisierten Leinenschirm beschattet; das erste Sonnenvollbad soll nicht über 10 Minuten ausgedehnt werden, Vorder- und Rückseite erhalten nur je 5 Minuten.

Die Dauer kann täglich um etwa 5—10 Minuten verlängert werden, bis zu insgesamt 1 Stunde; falls es notwendig ist, kann man die Gesamtdauer auch auf mehrere Tageszeiten verteilen. An heißen Tagen ist dem vermehrten Flüssigkeitsbedarf Rechnung zu tragen. Nach dem Sonnenbad wird die Haut mit einem in laues Wasser getauchten Tuch abgerieben und getrocknet. Die Bestrahlung ist individuell nach der allgemeinen Reaktionsweise zu dosieren und darf nicht schematisch gehandhabt werden. An sonnenlosen Tagen kann zwischendurch auch mit einer künstlichen Lichtquelle bestrahlt werden. Bei Kindern mit starker Erythembereitschaft soll man mit der Dosierung besonders vorsichtig sein und besonders im Anfang der Lichtbehandlung durch Einsalben der Haut einem Erythem nach Möglichkeit vorbeugen. Feuchte Haut soll überhaupt nicht besonnt werden.

Die Technik der Ultraviolettbestrahlung ist immer noch nicht zu einer einheitlichen Linie gekommen, was wohl damit zusammenhängen dürfte, daß die Beziehungen von Erythem- und Pigmentbildung zur Lichtwirkung im Laufe der Jahre sehr verschieden bewertet worden sind. Da wir heute als sicher annehmen, daß weder Pigment noch Erythem direkte Heilwirkung haben, oder auch nur als Maßstab für eine solche angesehen werden können, gehen die Bestrebungen dahin in der Rachitistherapie das Erythem nach Möglichkeit ganz zu vermeiden und auf die Pigmentation zumindest keinen besonderen Wert zu legen. HULDSCHINSKY beginnt bei der Quecksilberdampfquarzlampe mit 3—5 Minuten auf Vorder- und Rückseite je nach Stärke der Lampe bei 100—115 cm Abstand, also insgesamt 6—10 Minuten in der ersten Sitzung. Er verlängert die Zeiten bis zu 10 plus 10 Minuten, also insgesamt 20 Minuten je Sitzung, gibt aber von der 3. Woche an die ganze Dosis nur auf die eine Körperhälfte, da es ihm nicht gleichgültig erscheint, „ob die Belichtungszeit auf beide Seiten verteilt wird oder auf dieselbe Seite wirkt"; d. h. nach eingetretener Lichtgewöhnung steigert er die auf die einzelne Körperstelle verabreichte Dosis in schnellerem Tempo, verlängert aber die Bestrahlungspause, da er mit Recht betont, daß die Reaktion eine bestimmte Ablaufsdauer benötigt. Wir halten es seit vielen Jahren so, daß wir bei 1 m Lampenabstand Vorder- und Rückseite zunächst je 2 Minuten bestrahlen und dann mit je 2 Minuten steigern bis zu insgesamt 2 × 15—20 Minuten; je nach der individuellen Reaktion verlängern wir unter Umständen die Bestrahlungspausen um jeweils 1—2 Tage und suchen ein stärkeres Erythem zu vermeiden. Von einer täglichen Bestrahlung bei Rachitis haben wir ebensowenig Vorteile gesehen wie andere Untersucher und sind seit Jahren davon abgekommen. In dem genannten Schema ist selbstverständlich dem individuellen Dosieren weitgehende Freiheit eingeräumt, besonders was die Bestrahlungspausen anbetrifft; Unterbrechungen der Behandlung bis zu 6 Tagen zwingen im allgemeinen nicht zu einer Verringerung der nächstfolgenden Dosis. Bei längerem Aussetzen gehen wir lieber mit der Bestrahlungszeit zunächst wieder etwas herunter, als daß wir die Gefahr eines starken Erythems mit in Kauf nehmen würden. Die Dauer der Lichtbehandlung der Rachitis richtet sich in etwa nach dem Alter des Patienten; entsprechend den Beobachtungen von HULDSCHINSKY rechnen auch wir bei Säuglingen mit 1—2 Monaten „Kurzeit", Kleinkinder benötigen mehr, bis zu 3 Monaten. Daß neben der Bestrahlung die diätetische Behandlung nicht zu kurz kommt, sollte selbstverständlich sein, ebenso die Kalkmedikation bei latenter Tetanie. Während der Bestrahlung Lebertran zu geben halten wir für durchaus zweckmäßig.

Die Bestrahlungsprophylaxe der Rachitis hat sich seinerzeit außerordentlich gut bewährt, so daß an ihrem Nutzen kein Zweifel besteht. Aber die großen Schwierigkeiten in geeigneten Räumen größere Mengen von Säuglingen zu bestrahlen und die Unmöglichkeit für manche Mütter, regelmäßig die Zeit zur Bestrahlung ihres Kindes aufzubringen, haben trotz größter Anstrengung der Fürsorgestellen und Ärzte nirgendwo eine vollkommene ambulante Massenprophylaxe ermöglicht. Not und Bequemlichkeit der Mütter waren gleicherweise daran schuld, daß immer noch ein größerer Prozentsatz der Kinder nicht regelmäßig bestrahlt werden konnte.

Daher haben infolge der bequemeren Anwendungsweise für die Massenprophylaxe bestrahlte Milch und Vigantol entschieden mehr geleistet als die

Höhensonne — außerdem sind sie billiger. Abgesehen von der Massenprophylaxe schätzen wir den Wert der Lichtprophylaxe im Einzelfalle sehr hoch ein; besonders bei frühgeborenen Kindern sollte rechtzeitig, spätestens am Ende des ersten Lebensmonates, mit der Bestrahlungsprophylaxe begonnen werden. Daß die Erythembereitschaft frühgeborener Kinder relativ gering ist, zwingt nach allem was wir heute wissen, keinesfalls zu der Annahme, daß deshalb die Strahlenwirkung geringer bzw. eine höhere Strahlendosis erforderlich sei. Die Dosierung kann sich eher auf die kürzeren Bestrahlungszeiten beschränken, doch sollten die Bestrahlungen längere Zeit fortgesetzt werden, zumindest über die Wintermonate hinaus, weil häufig nach Aussetzen der Bestrahlungen innerhalb von Monatsfrist der Rachitisschutz zu Ende geht. Infolgedessen muß sich die Prophylaxe bis in die eigentlichen Frühjahrsmonate Mai, Juni hinein erstrecken.

Die Tetanie der Rachitiker ist nur bedingt ein Objekt der Lichttherapie. Wie schon oben erwähnt, ist es aus dem Verhalten des Blutcalciums zu erklären, daß im Beginn der Rachitisheilung besonders leicht tetanische Zustände auftreten können, nämlich dann, wenn infolge der Lichttherapie der Knochen stark Kalksalze anlagert und damit der Blutkalkspiegel absinkt, während gleichzeitig die Phosphatwerte ansteigen; die durch Belichtung hervorgerufene Blutalkalose wirkt ebenfalls tetanogen. Im Heilungsprozeß der Rachitis gibt es also blutchemisch eine „tetanische Gefahrzone" in der ersten Bestrahlungswoche; es ist unbedingt notwendig dafür zu sorgen, daß ein genügendes Kalkangebot erhalten bleibt; die Kalkverordnung in großen Dosen vor und während der Lichttherapie der Rachitis ist also wohl begründet. HULDSCHINSKY empfiehlt auf Grund seiner großen Erfahrung bei Ausbruch einer Tetanie neben der üblichen Tetanietherapie weiter mit verstärkter Dosis zu bestrahlen, um eine rasche Einstellung des Kalkstoffwechsels zu erzwingen; im allgemeinen ist bei verzettelter Lichttherapie der Rachitis eher das Auftreten einer manifesten Tetanie zu befürchten als bei der üblichen Kur, falls nur Kalk und Lebertran dabei verabreicht wird.

b) Die Lichttherapie der Anämie.

Wie bereits erwähnt, ist von den verschiedenen Untersuchern übereinstimmend anerkannt, daß die Belichtung auf das weiße Blutbild im Sinne einer Leukocytose einwirkt, dagegen das rote Blutbild nicht konstant und eindeutig beeinflußt wird. Sicher ist, daß schwere pseudoleukämische Formen der Säuglingsanämie durch alleinige Bestrahlung überhaupt nicht zu beeinflussen sind, was man nach der Pathogenese auch wohl nicht erwarten kann. Eigenartigerweise wird auch die rachitische Anämie durch die Bestrahlung nicht immer merklich gebessert. In letzter Zeit haben LESNÉ und DE GENNES jedoch auch bei rachitischer Anämie als Folge der Lichttherapie eine Zunahme der Hämoglobinwerte und der Erythrocytenzahl feststellen können. Leichte hypochrome und hypocytäre Sekundäranämien im Kindesalter dagegen werden erfahrungsgemäß durch die Lichtbehandlung günstig beeinflußt, wahrscheinlich ebenso sehr infolge der direkten Lichtwirkung auf die Erythrocyten im Sinne der KOEPPEschen Theorie als auch durch die allgemeine Stoffwechselsteigerung und dadurch vermehrte Nahrungsaufnahme. Die Kombination von klimatischen Reizen und Lichtwirkung leistet bei diesen Zuständen erfahrungsgemäß mehr als die Lichttherapie allein. Chlorotische Zustände und Rekonvaleszentenanämien bessern sich infolgedessen an der See und im Hochgebirge schneller und nachhaltiger als unter der „Kliniksonne".

Als Indikation für eine Lichttherapie in Vereinigung mit diätetischen und medikamentösen Maßnahmen können gelten: Sekundäre Anämien nach

Blutverlusten und Infektionskrankheiten sowie die heute so seltene Chlorose. Die Dosierung entspricht der bei der Rachitis üblichen. Anämische Zustände bei schlecht essenden Neuropathen sind kein dankbares Objekt für die Lichttherapie, wie denn überhaupt Neuropathen die Lichtbehandlung durchweg schlecht vertragen.

c) Die Lichttherapie der Tuberkulose.

Seit Anfang diesen Jahrhunderts BERNHARD und ROLLIER die Sonnenbehandlung der Tuberkulose im Hochgebirge eingeführt haben, gibt es einen zeitweise mehr oder weniger heftigen Streit der Meinungen über Wert und Unwert der Lichttherapie bei den verschiedenen Tuberkuloseformen. Schärfste Ablehnung und kritiklose Verwendung jeder Art von Belichtung bezeichnen die extremen Gegensätze, zwischen welchen die große Menge besonnener und erfahrener Lichttherapeuten kritisch und von Fall zu Fall individuell dosierend auf der soliden Grundlage sicherer Diagnose und verantwortungsbewußter Indikationsstellung in der wissenschaftlichen Lichttherapie ein wesentliches Hilfsmittel der Tuberkulosebehandlung erblickt und mit Erfolg anwendet.

Wenn unbestritten die Erfolge der Heliotherapie im Hochgebirge bisher unerreicht dastehen, so darf man nicht vergessen, daß es sich dabei, wie BERNHARD und ROLLIER auch betonen, nicht nur um eine Höhensonnenbehandlung, sondern um ein Hochgebirgsklima-Therapie handelt, in der die Sonne nur eine Teilfunktion darstellt. Andererseits ist in den Sommermonaten das Klima unserer Mittelgebirgslagen und Küsten, sogar das des Tieflandes einer Sonnentherapie durchaus günstig, wie aus den erzielten Erfolgen hervorgeht. In den Wintermonaten dagegen kommt in unserem Klimagebiet eine fortlaufende natürliche Besonnung wegen der ungünstigen Witterung nicht in Frage.

Die praktische Anwendung der Sonnenkur setzt geeignete Anlagen voraus: Geräumige, unmittelbar von den Krankenräumen aus zugängliche Terrassen, möglichst zur Hälfte überdacht zum Schutze gegen Niederschläge soweit Krankenanstalten in Frage kommen — einen Garten, ruhigen Hof, offenen Balkon oder eine flache Dachterrasse im Privathaus; zur Not genügt auch Lagerung am offenen Fenster. Recht zweckmäßig sind auch die mit klappbarem Dache und herablaßbaren Seitenwänden versehenen Liegehütten, die an irgendeinem geeigneten Ort aufgestellt werden können.

Für die Durchführung einer Sonnenbehandlung gilt die grundsätzliche Erwägung, daß sie keineswegs eine indifferente Maßnahme ist, sondern richtig dosiert werden muß, wenn man Schädigungen vermeiden will und ferner, daß nicht alle Fälle von Tuberkulose für die Sonnentherapie geeignet sind. Was die Dosierung anbetrifft, so steht fest, daß infolge Überdosierung Schädigungen vorgekommen sind; Aktivierungen von latenten Lungenherden durch eigenmächtig genommene unmäßig lange ausgedehnte Sonnenbäder ohne vorherige Angewöhnung sind in größerer Zahl bekannt geworden. Klinisch können zweifellos tuberkulöse Lungenherde im Anschluß an übermäßige Besonnung eine Herdreaktion zeigen, die abhängig ist von der Stärke und Ausdehnung der Lichtentzündung der Haut und unabhängig von deren Lokalisation; dies gilt, soviel wir wissen für alle therapeutischen Lichtquellen. Der Vermittler der Lichtwirkung, welcher die Herdreaktion herbeiführt, ist nicht sicher bekannt; JESIONEK nimmt an, daß das lichterzeugte Melanin nach Umwandlung in einen ungefärbten Stoff löslich wird und in den Kreislauf gelangt; mit dieser Substanz werde dann gleichsam adsorbierte Sonnenenergie an den inneren Krankheitsherd herangebracht — eine Vorstellung, die nach Entdeckung der Lichtaktivierung des Ergosterins viel an Wahrscheinlichkeit gewonnen hat. SORGO erklärt die Reizwirkung des Lichtes auf einen inneren Tuberkuloseherd als eine durch Hautentzündung vermittelte toxische Autoproteinkörperwirkung. Die SORGOsche Hypothese hat mit der JESIONEKschen Erklärung gemeinsam, daß sie ein festes Fundament geben sowohl für die Dosierung wie für die Auswahl geeigneter Fälle. Was die letzteren anbetrifft, so ist ohne weiteres zu fordern, daß alle Tuberkuloseformen von der Lichtbehandlung ausgeschlossen werden müssen, bei denen durch eine der Proteinkörperwirkung ähnliche Reaktion eine Verschlimmerung erwartet werden könnte, also von vornherein alle exsudativ-entzündlichen Prozesse. Alle fiebernden Tuberkulosekranken kommen für die Lichttherapie nicht in Frage. Große Vorsicht ist ferner geboten bei labilen Tuberkuloseformen, die zu Temperaturerhöhungen und Reaktionen auf unspezifische Reize hin neigen. Damit wäre das Anwendungsgebiet der Lichttherapie bei der Tuberkulose des Kindesalters sehr stark eingeengt. Nun steht aber andererseits fest, daß die Schädigungen kaum jeweils durch ärztlich geleitete Lichttherapie vorgekommen sind, als vielmehr durch unvernünftige Selbstbehandlung der Patienten, die sich ohne Gewöhnung sofort stundenlang der Sonne aussetzen; die Gefahr einer von Laienhand bedienten künstlichen Lichtquelle ist eher noch größer. Es wird bei Ausschluß der fiebernden Patienten und der exsudativen Prozesse dem verantwortungsbewußten Arzte erlaubt sein, bei der großen Gruppe der Drüsentuberkulose, deren Labilität ja nie sicher einzuschätzen ist, einen vorsichtigen Versuch mit der Lichttherapie zu machen, wenn eine sorgfältige klinische Kontrolle gewährleistet ist. Wir sind der Ansicht, daß jede klinisch merkliche Reaktion das Signal zum Abbruch der Lichttherapie sein muß; wir bekennen uns allerdings selbst in dieser Hinsicht ausgesprochen zu dem Grundsatz „quieta non movere". Da die individuelle Reaktionsbereitschaft sich von vornherein nicht schätzen läßt, darf man im Hauterythem immerhin einen sicheren Maßstab erblicken und sollte in jedem Falle zunächst an einem kleinen Hautfelde den Erythemschwellenwert bestimmen. Wenn man unterhalb dieser Dosis bleibt und mit Teilbestrahlungen beginnt, etwa dem Vorgehen von ROLLIER und KISCH entsprechend, dann sollte man im allgemeinen nicht mit Schädigungen zu rechnen brauchen. Das gilt grundsätzlich sowohl für das natürliche Sonnenbad wie für die künstlichen Lichtquellen. Die starkwirkende Quecksilberdampfquarzlampe (die Wirksamkeit gemessen an der erythemerzeugenden Kraft) kann bei Überdosierung wie DE KRAFT sagt, tuberkulinähnliche Herdwirkungen auslösen. Wenn das wesentlich milder wirkende Kohlenbogenlicht bei manchen Tuberkulosetherapeuten sich besonderer Wertschätzung erfreut, so ist das wohl in erster Linie durch die größere Toleranzbreite begründet. Vorsicht in der Dosierung kann aber auch mit dem Quecksilberdampfquarzlicht genügend schwache Wirkungen erzeugen.

Für das natürliche Sonnenbad sei hier die Anweisung von KISCH angeführt, die als prinzipielle Richtschnur gedacht ist, wobei dem ärztlichen Ermessen im Einzelfalle Abweichungen gestattet werden müssen, allein schon aus dem Grunde, weil bei uns nicht mit regelmäßigen Sonnentagen gerechnet werden kann.

Schema des Sonnenbades nach KISCH.

Freiluftbehandlung während der ersten 5 Tage.

1. Tag Bettruhe im Zimmer bei offenem Fenster.
2. Tag „ „ „ „ „ „
3. Tag Einstündige Freiluftbehandlung auf halbverdeckter Galerie.
4. Tag Zweistündige „ „ „ „
5. Tag Dreistündige „ „ „ „

Beginn der Allgemeinbestrahlung 6.—10. Tag. (Dieselbe besteht in einer allmählichen Gewöhnung an die Einwirkung höherer Wärmegrade mit Hilfe eines nach seinen Angaben von den Zeißwerken hergestellten Scheinwerferapparates. 50 cm Abstand, steigend von 5—20 Minuten.)

11. Tag 3 × 5 Minuten Bestrahlung der Rückseite beider Unterschenkel.
12. Tag 3 × 5 ,, ,, ,, ,, ,, Oberschenkel.
3 × 10 ,, ,, ,, ,, ,, Unterschenkel.
13. Tag 3 × 5 ,, ,, ,, Gesäßes.
3 × 10 ,, ,, ,, Rückseite beider Oberschenkel.
3 × 15 ,, ,, ,, ,, ,, Unterschenkel.
14. Tag 3 × 15 ,, ,, ,, Vorderseite beider Beine und Bauch.
3 × 15 ,, ,, ,, Rückseite beider Beine und Bauch.
15. Tag Beginn der Thoraxbestrahlung.
5 Minuten Vorderseite des Thorax, $^1/_4$ Stunde Pause.
5 ,, Rückseite, $^1/_2$ Stunde Pause.
5 ,, Vorderseite des Thorax, $^1/_4$ Stunde Pause.
5 ,, Rückseite, $^1/_2$ Stunde Pause.
5 ,, Vorderseite des Thorax, $^1/_4$ Stunde Pause.
5 ,, Rückseite, $^1/_2$ Stunde Pause.
3 × 25 Minuten Vorderseite beider Beine und Bauch.
3 × 25 ,, Rückseite beider Beine und Gesäß.
16. Tag 3 × 7 ,, Vorder- und Rückseite des Thorax in gleichen Zwischenräumen wie oben.
3 × 35 ,, Vorderseite beider Beine und Bauch.
3 × 35 ,, Rückseite beider Beine und Gesäß.
17. Tag 3 × 10 ,, Vorder- und Rückseite des Thorax in gleichen Zwischenräumen wie oben.
3 × 45 ,, Vorderseite beider Beine und Bauch.
3 × 45 ,, Rückseite beider Beine und Gesäß.
18. Tag 3 × 12 ,, Vorder- und Rückseite des Thorax in gleichen Zwischenräumen wie oben.
3 × 60 ,, Vorderseite beider Beine und Bauch.
3 × 60 ,, Rückseite beider Beine und Gesäß.
19. Tag 3 × 15 ,, Vorder- und Rückseite des Thorax in gleichen Zwischenräumen wie oben.
3 × $1^1/_4$ Stunden Vorderseite beider Beine und Bauch.
3 × $1^1/_4$,, Rückseite beider Beine und Gesäß.

Tabelle 4. *Schema der Besonnung nach* ROLLIER.

	Sonnentage							
	1	2	3	4	5	6	7	
	in Minuten							
3 mal	—	—	—	—	5	10	15	alle Extremitäten und Rumpf bis zum Halse
3 mal	—	—	—	5	10	15	20	untere Extremitäten und Abdomen bis Nabel.
3 mal	—	—	5	10	15	20	25	ganze untere Extremitäten bis zur Inguinalgegend.
3 mal	—	5	10	15	20	25	30	Füße und Unterschenkel.
3 mal	5	10	15	20	25	30	35	Füße.

In gleicher Weise wird die Rückseite des Patienten bestrahlt. Von der 4. Woche an können in geeigneten Fällen Vollsonnenbäder gegeben werden. Die Dauer der Besonnung erstreckt sich zuletzt über 2—4 Stunden.

Trotz der sehr schonenden Angewöhnung nach der Vorschrift von KISCH, die in erster Linie für Erwachsene bestimmt ist, empfiehlt es sich auch bei größeren Kindern die Besonnungszeiten noch wesentlich zu reduzieren etwa nicht über maximal 30 Minuten für die Einzelbestrahlung hinauszugeben.

Bei weißhäutigen Patienten ist neben besonders umsichtiger Eingewöhnung Einsalben vor und nach dem Sonnenbad notwendig. Die frühen Vormittagsstunden sind wegen der geringen Wärmewirkung besser geeignet als die Mittagszeit. Gut pigmentierende Kinder vertragen im allgemeinen die Besonnung besser und erlauben Verlängerung der Bestrahlungszeiten. Sobald während der Sonnenkur Ermüdungserscheinungen auftreten und der Appetit nachläßt, soll die Kur unterbrochen werden; zu Kopfschmerzen, Schwindel, Mattigkeit oder sogar Erbrechen darf es während der Sonnenkur nicht kommen. Simon sagt mit Recht: „Auf der Sonnenterrasse soll fröhliches Leben und Treiben herrschen." Matte, übelgelaunte und reizbare Patienten im Sonnenbad stellen dem Arzt ein schlechtes Zeugnis aus.

Die Verwendung der Quecksilberdampfquarzlampe, die in unserem sonnenarmen Klima so oft das Sonnenlicht ersetzen muß, hat nach dem oben Gesagten mit gebotener Vorsicht zu geschehen. Thedering empfiehlt kurzdauernde Lichtduschen des ganzen Körpers, 3—6mal in der Woche, je 2—4 Minuten lang aus 1 m Entfernung, deren Wirkung in der jedesmal eintretenden Leukocytenwelle begründet sein soll. Simon u. a. beginnen bei 1 m Lampenabstand mit 3 Minuten Dauer und steigern die Bestrahlungsdauer langsam auf 30 Minuten unter gleichzeitiger Verringerung des Abstandes auf 70 cm. Kisch, der den wesentlichen Faktor der Lichttherapie in der Erzeugung einer Hauthyperämie sieht, verwendet Heizspiegel, die leicht transportabel sind, und erzielte damit gute Erfolge. Bei der Verschiedenartigkeit der Wirkung von Wärmestrahlen und erythemerzeugender Strahlung ist es erklärlich, daß die Meinungen der einzelnen Autoren über den Wert der Bestrahlung mit infrarotem und sichtbarem Licht bzw. ultraviolettem Licht stark divergieren, da jeder auf Grund günstiger Erfahrungen auf „seine Lampe" schwört. Da die wissenschaftlichen Grundlagen der Ultraviolett-Therapie am besten gesichert sind, hat sich die Mehrzahl entschlossen der Ultraviolettbehandlung, sei es mit Sonnenlicht oder durch künstliche Lichtquellen den Vorrang zu geben.

Von allen Tuberkuloseformen hat die Peritonitis bisher durch Lichttherapie die besten Heilungsziffern aufzuweisen. Alle Autoren berichten übereinstimmend über günstigste Erfahrungen bei der rein serösen Form der Bauchfelltuberkulose (Finkelstein und Rohr, S. Meyer, Simon u. a.). Die Erfolge bei der gemischten serös-knotig-adhäsiven Form sind ebenfalls noch günstig zu nennen; rein adhäsive Bauchfelltuberkulosen sprechen besser auf Röntgenbestrahlungen an. Kachektische Formen und Darmtuberkulosen bieten keinerlei Aussicht auf Erfolg.

Skrophulöse Erscheinungen bilden sich unter vorsichtiger Lichttherapie im allgemeinen insoweit gut zurück, als das Ekzem und die Drüsenschwellungen recht bald verschwinden, d. h. die Erscheinungen der exsudativen Reaktionsweise werden behoben; die Beeinflussung der tuberkulösen Komponente ist wesentlich schwieriger zu beurteilen.

Bei Skrophuloderma und Lupus hat die örtliche Ultraviolettbestrahlung ihre ersten Erfolge erzielt; trotzdem aber muß sie in den letzten Jahren dieses Gebiet in zunehmendem Maße an die Röntgentherapie abtreten.

Von den tuberkulösen Knochenerkrankungen reagieren diejenigen Formen, die in Verbindung mit Phlyktänen, Drüsenfisteln und meist auch intrathorakaler Drüsentuberkulose vom Kinderarzt behandelt werden (Spina ventosa, Rippencaries, Tuberkulose der Hand- und Fußwurzelknochen) besonders gut auf Röntgenbestrahlungen und kommen daher für die Lichttherapie nicht mehr in Frage. Da ganz allgemein im Sekundärstadium der Tuberkulose die allgemeine Körperbestrahlung, wie oben erörtert, durchaus nicht indifferent ist und eine Überdosierung größere Gefahrenmomente birgt, wird man nur mit einiger Zurückhaltung in der Dosierung eine Lichttherapie einleiten. Da andererseits aber auch die Röntgenbestrahlung tuberkulös erkrankter Knochen mit der Gefahr einer Keimstreuung infolge Herdzerfalles rechnen muß, entscheidet die ärztliche Einschätzung des einzelnen Falles, in welcher Kombination jeweils die verschiedenen Maßnahmen in Verbindung mit der Allgemeinbehandlung die beste Aussicht auf Erfolg versprechen.

Die Tuberkulose der peripheren Drüsen, soweit es sich um eine selbständige Erkrankung, etwa der Halsdrüsen, handelt, ist heute in Anbetracht der raschen und sicheren Erfolge die fast ausschließliche Domäne der Röntgentherapie.

Wenn im Hochgebirge Bernhard und Rollier über ausgezeichnete Erfolge bei der Lichtbehandlung der Halslymphome berichten, so gilt das wohl mehr für Patienten an der Grenze des Erwachsenenalters. Da die Halslymphome bei Kindern fast ausnahmslos mit labilen Lungenprozessen gemeinsam vorkommen, ist die Gefahr einer Exacerbation sehr groß. Wir empfehlen daher die Lichtbehandlung der Halslymphome nicht und geben der Röntgentherapie den Vorzug.

Für die Bronchialdrüsentuberkulose in strenger Abgrenzung des Begriffes gelten alle die Überlegungen, welche mit der Erkenntnis der „tuberkulinähnlichen Wirkung der Belichtung“ in bezug auf die Auswahl der Fälle und die Art der Dosierung zur größten Vorsicht mahnen. Das erste Erfordernis ist eine merkliche Lokal- und Allgemeinreaktion unter allen Umständen zu vermeiden. Die Lichtbehandlung kann und soll in diesen Fällen nur ein Glied der Allgemeinbehandlung sein. Alle labilen Formen der Bronchialdrüsentuberkulose eignen sich nicht für die Lichtbehandlung; in diesen Fällen erreicht die Freiluftliegekur wesentlich sicherer das therapeutische Ziel der Induration ohne Gefahrenmomente einzuschließen. Alle Formen perifokaler Entzündungen einschließlich der Hilusinfiltrate sind von der Lichttherapie auszuschließen, da durch den Lichtreiz nur Verschlimmerungen zu erwarten sind; intensive Lichtbehandlung kann selbst bei torpide erscheinenden Formen Fieber- und Exacerbationsschübe hervorrufen. Wenn nach lange fortgesetzter Freiluftliegekur die fibröse Rückbildung des Prozesses deutlich wird, dann pflegen die meisten Tuberkulosetherapeuten eine vorsichtige Besonnung der unteren Extremitäten einzuleiten, um eine Dekongestionierung der Lungen herbeizuführen. Die Mahnung zu größter Vorsicht kann aber nicht eindringlich genug wiederholt werden.

Bei der serösen tuberkulösen Pleuritis lehnt die Mehrzahl der Autoren eine Lichtbehandlung ganz ab, unserer Ansicht nach durchaus mit Recht; es soll aber nicht verschwiegen bleiben, daß Bernhard auch günstige Wirkung der Lichttherapie auf die Resorption alter pleuritischer Ergüsse und die Rückbildung fibröser Schwarten gesehen hat, was aus dem Gesichtspunkt der allgemeinen Reizwirkung der Besonnung durchaus erklärlich ist. Bei frischen pleuritischen Ergüssen jedoch wird die Sonnen- und Ultraviolettbestrahlung allerseits grundsätzlich abgelehnt.

Bei der intrathorakalen Tuberkulose im Kindesalter ist somit, wie wir sehen, das Anwendungsgebiet der Lichttherapie außerordentlich eingeschränkt. Die Lichtbehandlung ist und bleibt eine Reiztherapie, welche ebenso strenge Indikationen und ebenso große Vorsicht in der Dosierung erfordert wie jede andere unspezifische oder spezifische Reiztherapie, deren Gefahren heute wohl allgemein nicht mehr unterschätzt werden dürften.

Die ausgezeichneten Erfolge der kombinierten Freiluft- und Sonnenbehandlung bei der chirurgischen Tuberkulose im Hochgebirge, wie sie vor allem an die Namen Bernhard und Rollier geknüpft sind, dürfen eben nicht ohne weiteres auf die Lungentuberkulose übertragen werden. Der aufmerksame Leser der Monographien von Rollier und Bernhard bemerkt immer wieder die kritische Sorgfalt, mit der die Genannten ihr Krankenmaterial für die Sonnenbehandlung aussuchen und aufs Gewissenhafteste individualisierend die Kur überwachen. Die Behandlung der Tuberkulose der Knochen und Gelenke gehört in die Hände des Chirurgen und des Heilstättenarztes. Aufgabe des Kinderarztes ist es, so zeitig wie möglich die Diagnose zu stellen und die Patienten einer geeigneten Behandlungsstätte zuzuführen; mit einer Monate, manchmal Jahre dauernden Behandlung ist zu rechnen.

Von den Hautmanifestationen der Tuberkulose bedarf das papulonekrotische Tuberkulid keiner besonderen Behandlung, ebenso verschwindet der Lichen scrophulosorum bei der üblichen Allgemeinbehandlung, ohne daß eine besonders eingestellte Lichttherapie erforderlich ist. Das Scrophuloderma heilt unter allgemeiner oder lokaler Lichtbehandlung dann ab, wenn die Veranlassung, die tuberkulöse Eiterung, zum Stillstand kommt. Das Ziel der Behandlung ist also Bekämpfung des Grundleidens (Knochen- oder Drüsenfistel), nicht der sekundären Hautreaktion.

Die *Lupusbehandlung*, bei der die Lichttherapie FINSENS ihre ersten Triumphe feierte, gehört in die Hände des Spezialisten, der über die nötige große Erfahrung verfügt, um einen guten kosmetischen Erfolg zu erzielen.

d) Die Lichttherapie des Keuchhustens.

Die Wirksamkeit der *Lichttherapie des Keuchhustens* ist, was die Beeinflussung der Krankheitsdauer anbetrifft, sehr umstritten. Wir haben bei voll entwickeltem Krankheitsbilde, wenn mit der Bestrahlung im Stadium convulsivum begonnen wurde, keine Verkürzung des Verlaufes feststellen können. Die Höhensonnenbetrahlung wirkt aber insofern günstig, als die Hustenanfälle in der Nacht nach der Bestrahlung ausbleiben oder an der Zahl sehr vermindert sind. Die längere Nachtruhe ist für das Befinden des Patienten als Erholungspause wertvoll, so daß man insofern doch von einem Nutzen der Höhensonnenbehandlung sprechen kann.

Auch SHILLITO u. a. bestätigen diesen günstigen Einfluß der Höhensonnenbestrahlung auf die nächtlichen Hustenanfälle und empfehlen daher die Bestrahlung als unterstützendes Therapeuticum.

Die prophylaktische Bestrahlung, bzw. solche im Beginn des Keuchhustens schien uns oftmals erfolgreich, doch ist aus den bekannten Gründen eine objektive Beurteilung nicht leicht.

e) Die Lichtbehandlung der Hautkrankheiten.

Der therapeutische Wert der Lichtbehandlung bei den verschiedenen „ekzematösen" Hautaffektionen des Kindesalters wird sehr unterschiedlich beurteilt. Für die Lichtwirkung kommt ja einerseits die anatomisch gesicherte lokale „Verfestigung" der Haut selbst in Frage, andererseits die allgemeine Stoffwechselwirkung und damit auf dem Umwege über das Nervensystem eine Rückwirkung auf die Ekzembereitschaft der Haut.

Wenn wir der MOROschen Auffassung entsprechend zwischen den Dermatosen des ersten Trimenons und dem echten Ekzem unterscheiden, so dürften wir zunächst eine günstige Wirkung des Lichtes auf die dyskeratotischen Dermatosen erwarten. In der Tat haben bereits vor vielen Jahren BIRK und SCHALL bei der intertriginösen Dermatitis mit einer kombinierten Salben- und Höhensonnenbehandlung bessere Erfolge erzielt als mit reiner Salbenbehandlung, gleiche Ernährungstherapie vorausgesetzt. Auch wir haben, wie viele andere, neben Kühlsalbenbehandlung von einer vorsichtigen Höhensonnenbehandlung nur Gutes gesehen, wenn wir auch gerne zugeben wollen, daß bei rationeller Ernährung und sorgfältiger Hautpflege der Intertrigo auch von selbst abheilt. Bei nässender intertriginöser Dermatitis machen wir seit vielen Jahren von der Pinselung mit $5^0/_0$iger Silbernitratlösung und gleichzeitiger Höhensonnenbestrahlung erfolgreich Gebrauch, wie sie auch von SCHINDLER (1920) für die Behandlung der Dermatosen empfohlen wird. Bei sehr starker Exsudation empfiehlt es sich unter Behandlung mit Umschlägen das subakute Stadium abzuwarten und dann erst mit der Lichtbehandlung zu beginnen.

Bei der pruriginösen Form des echten Ekzems kann es durch Höhensonnenbestrahlung zunächst zu einer Verschlimmerung des Juckreizes kommen; bei konsequenter Fortsetzung der Therapie sieht man dann aber in den weitaus meisten Fällen recht bald eine günstige Wirkung. Die chronische *Neurodermitis* der Gelenkbeugen und Genitocruralfalten reagiert vorübergehend gut auf eine Höhensonnendosis, welche eben ein Erythem hervorruft; wir geben jedoch wegen der schneller eintretenden und länger anhaltenden juckstillenden Wirkung der Röntgenbestrahlung den Vorzug.

Gut bewährt hat sich die Nachbehandlung von Furunkulose mit lange fortgesetzten universellen Lichtbädern bis zur Erzielung stärkerer Pigmentation; die Pigmentierung (und vielleicht esophylaktische Umstimmung der Haut) scheint der eitrigen Infektion doch erheblichen Widerstand zu leisten, entsprechend der alltäglichen Erfahrung, daß sich auf stark pigmentierter Haut selten Furunkel ausbilden.

f) Erysipel.

Mit der Höhensonnenbehandlung des Erysipels haben wir seit Jahren sehr gute Erfahrungen gemacht. Geringe Dosen haben sich als zwecklos erwiesen; es ist notwendig, ein deutliches Erythem bis einige Zentimeter in die gesunde Umgebung hinein zu erzeugen und täglich weiter zu bestrahlen. Um keine kostbare Zeit zu verlieren, bestrahlen wir sofort etwa 9—12 Minuten aus 1 m Entfernung (mit einem guten Brenner) und legen an einer gesunden Hautstelle eine Reihe Testfelder mit steigenden Dosen an, um den Erythemschwellenwert des Patienten festzustellen. Mit dem $1^1/_2$fachen dieser Dosis wird dann am nächsten Tage weiterbestrahlt. Bei ausgedehnten Erysipelen muß man selbstverständlich mehrere Felder bestrahlen und die Einfallsrichtung jeweils senkrecht zur Körperoberfläche wählen, damit überall die Dosis erreicht wird.

Die Lichtbehandlung der entzündlichen Erkrankungen ist im übrigen eine Hyperämie erzeugende Wärmebehandlung. Die verschiedenen Handelsmodelle der an Ultraviolettstrahlung armen Leuchtkörper leisten erfahrungsgemäß durch ihre strahlende Wärme gute Dienste bei frischer Mittelohrentzündung, Furunkulose, Abszedierungen, adhäsiver Pleuritis, Lymphadenitis usw. — also im Indikationsbereich der allgemeinen Hyperämiebehandlung. Von der vielfach behaupteten schmerzstillenden Wirkung des Blaulichtes haben wir uns nicht überzeugen können.

4. Die therapeutische Verwendung radioaktiver Substanzen in der Kinderheilkunde.

Das große Interesse, das in zunehmendem Maße der therapeutischen Verwendung radioaktiver Substanzen entgegengebracht wird und den praktizierenden Arzt vor die Notwendigkeit stellt, Auskunft über die Anwendungsmöglichkeit im Einzelfalle geben zu müssen, mag es rechtfertigen, daß hier eine kurze Übersicht über diesen Zweig der Strahlentherapie gegeben wird. Um es gleich vorweg zu nehmen: Die erfolgreiche Verwendung radioaktiver Substanzen in der Kinderheilkunde ist, wenn man von den Grenzgebieten absieht, auf einige wenige Krankheitszustände beschränkt; wie bei jeder neuen Therapie, so mußten auch hier überschwängliche Anfangshoffnungen begraben werden; andererseits steht zu erwarten, daß mit wachsender Erfahrung auch vielleicht in der Kinderheilkunde weitere gut begründete Indikationen für die Radiumtherapie sich herausstellen werden. Die heute weit verbreiteten wohlfeilen Apparate zur Herstellung von emanationshaltigem Wasser bringen die Gefahr kritikloser Verwendung durch Laienhand; als Berater und Warner soll und muß der Arzt über die Wirkungsweise der radioaktiven Substanzen unterrichtet sein.

Im Jahre 1896 fand BECQUEREL, daß Uranverbindungen und besonders metallisches Uran die Eigenschaft zeigen, ohne Energiezufuhr eine unsichtbare Strahlung auszusenden, die feste Körper durchdringt, auf die photographische Platte wirkt, und die Luft ionisiert. Diese Eigenschaft, die mit einem spontanen langsamen Zerfall eines Elementes einhergeht, wird als „Radioaktivität" des betreffenden Elementes bezeichnet. Durch mühevolle analytische Arbeit gelang es dann 1898 dem Ehepaar CURIE aus dem Uranpecherz zwei besonders stark radioaktive Verbindungen darzustellen, deren radioaktive Komponenten Radium und Polonium benannt wurden. 1910 konnten Frau CURIE und DEBIERNE die beiden Elemente Radium und Polonium in metallischer Form rein gewinnen und physikalisch-chemisch charakterisieren. Inzwischen waren im Jahre 1905 das Radiothor und das Mesothorium dargestellt worden, sowie eine dritte Familie radioaktiver Substanzen, die in Beziehungen zur Uranreihe steht, die Aktiniumgruppe. Insgesamt sind heute etwa 40 radioaktive Substanzen bekannt, von denen nur einige wenige medizinische Anwendung finden: das Radium, die Radiumemanation, das Mesothorium, das Radiothor und das Thorium X.

Die physikalische Untersuchung der radioaktiven Strahlung führte zu dem Ergebnis, daß es sich um drei verschiedene Strahlungen handelt, die von RUTHERFORD als Alpha-, Beta- und Gammastrahlung bezeichnet wurden. Im Sinne der RUTHERFORDschen Vorstellung vom Aufbau der Atome, die man sich als geschlossenes System zu denken hat, in welchem ein positiv geladener Kern von negativ geladenen Elektronen in geschlossener Bahn umkreist wird, entsteht die radioaktive Strahlung durch spontanen Zerfall der Radiumatome. Die Alpha-Strahlung besteht aus Kernen der Heliumatome (mit zweifach positiver Ladung). Sie bewegt sich mit der Geschwindigkeit von nur 20000 km/sek fort und hat nur eine geringe Durchdringungsfähigkeit; Körpergewebe z. B. durchdringt sie nur auf Bruchteile eines Millimeters, wirkt aber infolge der vollständigen Absorption sehr stark nekrotisierend auf alle Gewebe ein. Die Betastrahlen sind negativ geladene Elektronen (wie die Kathodenstrahlen), die sich etwa mit Lichtgeschwindigkeit fortbewegen und Körpergewebe auf einige Millimeter durchdringen. Die Gammastrahlen sind elektromagnetische Schwingungen, die sich von den härtesten Röntgenstrahlen nur durch ihre kürzere Wellenlänge (10^{-9} bis 10^{-11} cm) unterscheiden und ein außerordentlich großes Durchdringungsvermögen besitzen.

Die Beobachtung des Ehepaares CURIE, daß alle in die Nähe eines Radiumpräparates gebrachten Stoffe selbst vorübergehend radioaktiv werden, führte RUTHERFORD zu der Annahme, daß bei der spontanen Umwandlung radioaktiver Elemente ein gasförmiges radioaktives Zwischenprodukt entsteht, die Radium-„Emanation" (Radon). Diese Emanationen (Radium-Thorium-Aktinium-Emanationen) entstehen durch Teilumwandlungen der radioaktiven Substanzen, wobei sich diese langsam in stabilere Elemente umformen. Die Emanationen selbst erleiden eine weitere Umwandlung; sie zerfallen in feste Körper („aktiver Niederschlag"), Radium-A bis Radium-F usw., von welchen das Radium-B bis Radium-E als Erzeuger der durchdringenden Gammastrahlung erkannt sind. Die nachstehende Tabelle (nach O. HAHN, ST. MEYER) gibt eine Übersicht über die Umwandlungsprodukte der radioaktiven Muttersubstanzen und ihr Strahlungsvermögen.

Tabelle 5. (Nach O. HAHN u. ST. MAYER.)

Uran-Radiumfamilie	T	Strahlen	Aktinumfamilie	T	Strahlen	Thoriumfamilie	T	Strahlen
Uran I	$4{,}5 \cdot 10^9$ a	α						
Uran X_1	23,8 d	β, γ						
Uran X_2	1,17 m	β, γ						
Uran II	etwa 10^6 a	α						
Uran Y	24,6 h	β				Thorium	etwa $1{,}65 \cdot 10^{10}$ a	α
Protaktinum	$1{,}2 \cdot 10^4$ a	α	Protaktinum	$1{,}2 \cdot 10^4$ a	α	Mesothor 1	6,7 a	β
Jonium	$9 . 10^4$ a	α, γ	Aktinium	etwa 20 a	β	Mesothor 2	6,13 h	β, γ
Radium	1580 a	α, β, γ	Radioaktinium	18,9 d	α, β, γ	Radiothor	1,9 a	α, β
Radiumemanation	3,825 d	α	Aktinium X	11,2 d	α	Thorium X	3,64 d	α
Radium A	3,05 m	α	Aktiniumemanation	3,92 s	α	Thoriumemanation	54,5 s	α
Radium B	26,8 m	β, γ	Aktinium A	0,0015 s	α	Thorium A	0,14 s	α
Radium C	19,5 m	α, β, γ	Aktinium B	36 m	β, γ	Thorium B	10,6 h	β, γ
Radium C″	1,32 m	β, γ	Aktinium C	2,16 m	α, β			
Radium C′	$1{,}5 \cdot 10^{-8}$ s	α	Aktinium C″	4,76 m	β, γ	Thorium C	60,8 m	α, β
						Thorium C″	3,2 m	β, γ
Radium D	15 a	β, γ	Aktinium C′	etwa 0,005 s	α	Thorium C′	etwa 10^{-11} s	α
Radium E	4,85 d	β, γ	Aktinium D (Aktiniumblei)	—	stabil (?)	Thorium D (Thoriumblei)	—	stabil
Radium F (Polonium)	136,5 d	α, γ						
Radium G (Uranblei)	—	stabil						

T Halbwertzeit; a Jahre; d Tage; h Stunden; m Minuten; s Sekunden.

Die Emanation des Radiums z. B. hat eine Halbwertzeit von etwa 3,8 Tagen, d. h. ihr Strahlungsvermögen vermindert sich in dieser Zeit auf die Hälfte, wenn sie vom Radium selbst abgetrennt ist. Es ließ sich feststellen, daß im geschlossenen Gefäße die Ansammlung der Emanation bis zum 28. Tage zunimmt und von diesem Zeitpunkte an der Zerfall ebenso groß ist wie ihre Neubildung, so daß in luftdichten Gefäßen nach einem Monat das Radiumpräparat ein konstantes Strahlungsvermögen besitzt, oder wie man sagt, sich im radioaktiven Gleichgewicht befindet. Die Emanation ist löslich in Wasser, Blut und organischen Flüssigkeiten (Pflanzenölen, Petroleum usw.). Beim Durchleiten von Luft und Umrühren wird die Radiumemanation aus Wasser praktisch vollständig ausgetrieben.

Als internationale Maßeinheit der radioaktiven Strahlung ist das „Curie" eingeführt; ein Curie ist die mit einem Gramm Radium im radioaktiven Gleichgewicht stehende Emanationsmenge. Je ein Standard-Radiumpräparat wird in Paris und in Wien aufbewahrt; an diese haben die einzelnen Kulturländer ihren eigenen Meßstandard durch vergleichende Ionisationsmessungen angeschlossen. Da für praktische Zwecke das Curie zu groß ist, hat man die Einheit weiter unterteilt in:

$$1 \text{ Milli-Curie} = {}^{1}/_{1000} \text{ Curie} = 10^{-3} \text{ Curie}$$
$$\text{und } 1 \text{ Mikro-Curie} = {}^{1}/_{1000} \text{ Milli-Curie} = 10^{-6} \text{ Curie.}$$

Zur Messung der Emanationsmengen in Quellwässern und Quellengasen ist die Mache-Einheit (1 ME $= 10^{-3}$ elektrostatische Einheiten) gebräuchlich, welche auf das Liter Wasser bzw. Luft bezogen etwa $3{,}64 \times 10^{-10}$ Curie entspricht.

Das Mesothorium entsteht aus dem Thorium durch Ausstrahlung von Alphateilchen als erstes Umwandlungsprodukt. Da bei der technischen Herstellung des Mesothoriums gleichzeitig Radium aus dem Ausgangsmaterial immer mit abgeschieden wird, enthalten alle käuflichen Mesothoriumpräparate auch Radium. Während jedoch das Radium praktisch beständig ist (nach den Berechnungen nimmt sein Strahlungsvermögen im geschlossenen Gefäß erst in 1580 Jahren um die Hälfte ab), nimmt die Gammastrahlung des Mesothoriums zunächst zu, vermindert sich aber später sehr erheblich, so daß es nach etwa 6—15 Jahren bereits 50% seiner Radioaktivität eingebüßt hat; die Fabriken tauschen deshalb ältere Mesothoriumpräparate gegen frische um. Das aus dem Mesothorium entstehende isotope Radiothor wandelt sich in Thorium-X um. Das Thorium-X sendet die sehr kurzlebige Thoriumemanation (Halbwertzeit etwa 55 Sekunden) aus, die sich zum Teil als aktiver Niederschlag stabilisiert; in diesem befindet sich das sehr wirksame Thorium-C, das sehr reichlich die durchdringende Gammastrahlung aussendet.

Die Radioaktivität der Thoriumgruppe wird nach Vergleichswerten mit dem Radiumstandard bestimmt, wobei Alter und Radiumgehalt des Mesothoriums zu berücksichtigen sind, wenn die Angabe lautet: „Ein Milligramm Mesothorium ist gleich der Gammaaktivität von 1 mg Radiumelement."

Die biologischen Wirkungen der radioaktiven Strahlung sind zum großen Teil gut erforscht. Als Angriffspunkt der Strahlenwirkung wird das innere Gefüge des einzelnen Atoms angesehen, dessen physikalische Struktur durch die Strahlenwirkung gestört wird. Sicher bekannt sind denn auch nur bionegative Wirkungen auf die einzelnen Zelle, was jedoch nicht ausschließt, daß deren Zerfallsprodukte auf den Gesamtorganismus einen biopositiven Einfluß haben können. Jede Körperzelle kann, soviel bis jetzt bekannt ist, durch radioaktive Strahlung in genügender Dosis abgetötet werden. Die Empfindlichkeit der einzelnen Zellarten ist jedoch sehr verschieden. Lymphatische Zellen (Lymphdrüsen,

Thymus, Milz) zeigen unter der Wirkung der radioaktiven Strahlung einen fast momentanen Zerfall der Kernsubstanz mit nachfolgender Auflösung der ganzen Zelle. Nach den Untersuchungen von O. Hertwig und seinen Mitarbeitern sind in erster Linie die Mitosen geschädigt, so daß schnellwachsende Gewebe besonders stark beeinflußt werden. Die Stoffwechseluntersuchung ergibt nach radioaktiver Bestrahlung eine Erhöhung des Grundumsatzes sowie eine vermehrte Ausscheidung von Phosphorsäure und Purinbasen als Ausdruck des Zellzerfalles. Die lokale Reaktion der Haut läßt verschiedene Grade unterscheiden, wobei es dahingestellt sein soll, ob die entzündlichen Erscheinungen eine sekundäre Folge der degenerativen Zellschädigung sind.

1. Es kommt ohne sichtbare Reizerscheinungen der Haut zu vorübergehendem Haarausfall und zur Pigmentation.

2. Es treten Erythem und schmerzhafte Infiltration als Zeichen der Entzündung auf; Rückbildung mit Pigmentation.

3. Blasenbildung mit Verlust der Haare, später Atrophie der Haut und Teleangiektasien.

4. Tiefgehende, schmerzhafte Geschwüre, Knorpel- und Knochennekrosen.

Sehr deutlich ist die Wirkung der radioaktiven Substanzen auf das Blut und die Blutbildungsstätten zu beobachten. Kleine Dosen, von außen wirkend oder als Emanation inhaliert bzw. getrunken, rufen eine Leukocytenwelle im Blut hervor (bis über 20000, Gudzent); größere Dosen führen zu Leukopenie mit relativer Neutrophilie; die Lymphocyten verschwinden in zunehmendem Maße, die Milzfollikel atrophieren. Das rote Blutbild soll bei Sekundäranämien durch geringe Mengen radioaktiver Strahlung günstig beeinflußt werden. Größere Dosen wirken schwer toxisch auf die Blutbildungsstätten und führen zu schwerster Zerstörung des Knochenmarkes. Sehr strahlenempfindlich sind die Keimdrüsen und das chromaffine System, ferner Auge (Radiumkatarakt) und Labyrinth. Den Kinderarzt interessiert besonders die bevorzugte Schädigung wachsender Gewebe, die bei der therapeutischen Verwendung radioaktiver Substanzen im Kindesalter größte Vorsicht zur besonderen Pflicht macht!

Die therapeutische Anwendung der radioaktiven Substanzen erfolgt in verschiedener Form:

1. Durch Inhalation von Emanation.

Der empirisch seit Jahrhunderten bekannte Heilwert vieler Quellen, besonders bei rheumatischen Leiden, beruht zum großen Teil auf ihrem Gehalt an radioaktiver Emanation. Die Inhalation von Emanation geschieht entweder in besonderen mit Emanation gefüllten Räumen (Emanatorien) oder durch Einzelinhalationsapparate. Die Emanation als Edelgas wird von der Lunge aus unverändert ins Blut aufgenommen und gelangt mit dem Kreislauf an die einzelnen Zellen; die Ausscheidung durch die Lunge setzt bald nach der Aufnahme ein, so daß nur während der Dauer der Inhalation und höchstens noch einige Stunden später ein gewisser Emanationsspiegel im Blute vorhanden ist. Die festen Zerfallsprodukte der Emanation (aktiver Niederschlag) verbleiben für lange Zeit im Körper. Die Inhalation wird nach der Anzahl von Emanationseinheiten im Liter Luft und der Zeit dosiert. Die auf den Besuch von erwachsenen Patienten eingestellten Emanatorien arbeiten mit einem Emanationsgehalt von 4 bis 5 und mehr (bis allerhöchstens 40) Macheeinheiten im Liter und lassen täglich 2 Stunden inhalieren, insgesamt 20—40 Sitzungen in 4—6 Wochen. Gudzent hält für jüngere Kinder zwei Macheeinheiten pro Liter für genügend. Wenn die besondere Füllung des Emanationsraumes für Kinder zu umständlich bzw. zu kostspielig ist, kann man selbstverständlich auch den anderen Weg wählen und die Aufenthaltszeit im Emanatiorium entsprechend verkürzen. Die individuelle Dosierung erfordert größere Erfahrung, wie sie bisher wohl nur den Ärzten in den bekannten Radiumbädern zur Verfügung steht (Baden-Baden, Brambach, Gastein, Joachimstal, Karlsbad, Kreuznach, Landeck, Münster am Stein, Oberschlema, Teplitz-Schönau, Wiesbaden). Das erste Anzeichen der therapeutischen Wirkung ist das Eintreten der Allgemeinreaktion, die sich in Abgeschlagenheit und gesteigertem Schlafbedürfnis oder auch in Aufregungszuständen und Schlaflosigkeit äußern kann; daneben kommt es zunächst zu einer Steigerung der Beschwerden, etwa an erkrankten Gelenken. Da die individuelle Empfindlichkeit sehr verschieden ist, kann es schon bei durchschnittlichen Dosen zu Reaktionen kommen, die ein Abbrechen der Kur erforderlich machen; andererseits gibt es unempfindliche Patienten, die keine merkliche Reaktion zeigen und doch ohne Steigerung der Dosis ihre Beschwerden verlieren. Die Dosierung bei Kindern erfordert besonders vorsichtigen Beginn mit tastenden kleinen Dosen und sorgfältiger ärztliche Beobachtung, insbesondere Blutkontrolle.

2. Die Trinkkur.

Die vom Magendarmkanal aus zugeführte Emanation gelangt zum größten Teil durch den Pfortaderkreislauf und nur zum kleinsten Teil auf dem Lymphwege in das Herz und wird zum Teil ausgeatmet, zum Teil auch von den Alveolen aus rückresorbiert und gelangt so in den großen Blutkreislauf. Während die Emanation selbst recht bald wieder durch die Lungen ausgeschieden wird, bleiben ihre festen Zerfallsprodukte (der aktive Niederschlag) für längere Zeit im Körper und werden erst ganz allmählich durch Stuhl, Urin und Schweiß ausgeschieden; die Blutbildungsstätten Milz und Knochenmark halten alle festen radioaktiven Substanzen mit besonderer Zähigkeit fest. GUDZENT gibt für die Trinkkur als untere Grenze 200—300 Macheeinheiten pro Tag auf 5 Portionen verteilt an. Er hat jedoch auch 12jährigen Kindern ohne Nachteil täglich bis zu 1000 Macheeinheiten gegeben. In den Badeorten wird man die Dosierung der Emanationstrinkkur mit Vorteil erfahrenen Badeärzten überlassen.

Seit langer Zeit befinden sich Apparate zur Selbstbereitung von emanationshaltigem Wasser im Handel; sie bestehen aus einem feinporigen Kieselgurzylinder, in den ein unlösliches Radiumpräparat eingeschlossen ist. Legt man diesen Apparat in Trinkwasser, so tritt durch die Poren des Kieselgurs Emanation in das Wasser über (Lösungskoeffizient der Emanation in Wasser bei Zimmertemperatur etwa 0,27). Die Dosierung erfolgt in üblicher Weise nach Macheeinheiten.

3. Die Resorption von Emanation durch die Haut wird von den meisten Untersuchern nur gering bewertet und die Wirkung radioaktiver Bäder in erster Linie auf direkte Kontaktstrahlenwirkung von Emanation und aktivem Niederschlag auf die Haut sowie auf die Inhalation von Emanation zurückgeführt. Die Wirksamkeit der Bäder wird also wesentlich davon abhängen, wieviel Emanation in der Atmungsluft des Baderaumes vorhanden ist. Infolgedessen wird eine Emanationsbadekur zweckmäßig in einem der genannten Badeorte vorgenommen, sofern nicht besondere Anlagen am Orte vorhanden sind. Die Dosierung bei jungen Kindern bis zum 5. Lebensjahre soll nach GUDZENT etwa 500 Macheeinheiten insgesamt betragen, ansteigend bis zu 1500 Macheeinheiten bei 12jährigen Kindern.

4. Radiumkompressen.

Der Schlamm radioaktiver Quellen und bestimmte mineralische Ablagerungen enthalten Spuren von Salzen radioaktiver Elemente und aktiven Niederschlag; ein wirksames Präparat des Inlandes kommt unter dem Namen Eifel-Fango in den Handel. Kompressen mit radioaktivem Schlamm wird bei chronischen Gelenkentzündungen eine resorptionsfördernde und schmerzstillende Wirkung nachgerühmt. Verbrennungen durch Überdosierung sind nicht zu befürchten.

5. Für die *chirurgische Anwendung* werden größere Mengen von radioaktiver Substanz in Platten oder Röhrchen eingeschlossen, die, in Metallfilterhülsen eingelegt, direkt an den Krankheitsherd herangebracht werden. Um nur eine reine Gammastrahlung durchzulassen, muß die Wandung des Filters bei Verwendung von Gold eine Mindestdicke von 1,1 mm haben (Aluminium 3—4 mm, Silber 1,5 mm, Messing 1,5 mm, Platin 0,6 mm). Die Gammastrahlen vermögen noch eine 15 cm dicke Bleiplatte zu durchdringen (Halbwertschicht 1,5 cm Blei). Dosiert wird nach Milligramm-Radiumäquivalentstunden. Von der direkten Injektion radioaktiver Salzlösungen und der Spickung mit Thorium-X-Draht wird nur noch in Sonderfällen der Tumorbehandlung Gebrauch gemacht.

Die Indikationen der Verwendung radioaktiver Substanzen in der Kinderheilkunde sind wenig zahlreich. Gute Erfolge hatte GUDZENT schon vor 20 Jahren bei den sonst so schwer zu beeinflussenden Arthritiden des Kindesalters mit der Emanationsbehandlung. Auch HIS berichtet bei einem 8jährigen Arthritiker über guten Erfolg. HUSLER empfiehlt Bäder und Umschläge mit Fango bei chronischen Arthritiden und schreibt den Erfolg zum Teil der Emanationswirkung zu; infolgedessen erwartet er eine ausgiebigere Wirkung vom Gebrauch emanationshaltiger Wasser und der Inhalation von Emanation, sei es direkt an der radioaktiven Quelle oder künstlich hergestellter. Auch HEUBNER empfahl schon den Gebrauch der radioaktiven Quellen bei cerebralen, spinalen und neuritischen Lähmungen im Kindesalter. Der ausgesprochenen Wirkung radioaktiver Substanzen auf die Lymphocyten und ihre Bildungsstätten verdanken wohl in erster Linie die Bäder von Gastein, Kreuznach und Münster a. Stein ihren alten festbegründeten Ruf als Heilmittel gegen Lymphatismus und die mit dieser Diathese verknüpften Krankheitszustände. Die lokale Behandlung der Thymushyperplasie mit Radium ist wohl allerwärts wieder zugunsten der sicher wirkenden und relativ ungefährlichen Röntgenbestrahlung verlassen, zumal nach Radiumbestrahlung des Thymus gefährliche Zustände (Dyspnoe, Krämpfe) aufgetreten sind (MC. NEILL). Die lokale Verwendung hochwertiger Radiumpräparate hat sich sehr bewährt zur Behandlung prominenter kindlicher Angiome. Die kosmetischen Resultate sind so vorzüglich, daß übereinstimmend die Forderung erhoben wird, bei ausgedehnten Angiomen, besonders solchen des Gesichtes, von chirurgischen Eingriffen zugunsten der Radiumtherapie abzusehen. G. A. ROBINSON, der 297 Angiome bei Kindern „mit ausgezeichnetem Erfolge" der lokalen Radiumbehandlung unterzog, hebt hervor, daß die Behandlung innerhalb der ersten 6 Lebensmonate begonnen werden sollte. Die Behandlung der Angiome ist wohl die häufigste und dankbarste pädiatrische Indikation für die lokale Radiumtherapie. Die Radiumtherapie bei Tumoren des Kindesalters bleibt eine reine Angelegenheit der Chirurgie, da wohl immer eine Kombination mit operativen Maßnahmen notwendig ist. Mit relativ gutem Erfolge hat FIGI an der Mayoklinik auch große nicht operable multilokuläre Lymphcysten des Halses mit direkter Radiumbestrahlung behandelt.

Diese gesicherten Indikationen umgrenzen vorläufig das Gebiet der Therapie mit radioaktiven Substanzen für das Kindesalter. Zur Zeit werden Emanationsgeräte jeder Stärke frei an Laien verkauft; bei der ausgesprochenen Wirkung radioaktiver Substanzen auf alle wachsenden Gewebe und auf die Blutbildungsstätten ist es Aufgabe des Kinderarztes, seine Patienten vor der laienhaften Kuriererei durch Angehörige zu schützen. Die Radiumtherapie gehört ebenso wie die Röntgen- und Lichttherapie ausschließlich in die Hände des verantwortlichen Arztes.

Literaturverzeichnis.

ABELS, A.: Zur Pathogenese der Mikromelie. Z. Kinderheilk. **5** (1913). — Angeborenes Myxödem. Sitzgsber. Ges. Ärzte Wien, 3. Nov. **1911**. — S. unter WIELAND: Erkrankungen der Schilddrüse in PFAUNDLER-SCHLOSSMANN, Handbuch der Kinderheilkunde, 3. Aufl., Bd. 1. 1923. — ALBANO, G.: Der Verdauungskanal des Neugeborenen (anatomische und physiologische Röntgenbefunde). Mschr. Kinderheilk. **45** (1929). — ALTSCHUL, W.: Neuer Beitrag zur Ätiologie der SCHLATTERschen Erkrankung. Bruns' Beitr. **125** (1922). — ALWENS, W.: Die Röntgenuntersuchung in der inneren Medizin. Radiolog. Praktika, Bd. 4. Frankfurt 1925 (Literatur!). — ALWENS u. HUSLER: Röntgenuntersuchung des kindlichen Magens. Fortschr. Röntgenstr. **19** (1913). — ANDERS: Med. Klin. **1930**, Nr 28. — ARGUTINSKI: Wachstumsverhältnisse des Skelets bei angeborenem Myxödem. Berl. klin. Wschr. **1906**, Nr 37/38. — ASCHENHEIM: Z. Kinderheilk. **9** (1913). — ASSMANN: Die Röntgendiagnose der inneren Erkrankungen. Leipzig 1921. — Das anatomische Substrat des normalen Lungenschattens im Röntgenbilde. Fortschr. Röntgenstr. **17**.

BACH, HUGO: Bestrahlung mit Quarzlampe „Künstliche Höhensonne". Leipzig: Curt Kabitzsch 1922. — BACMEISTER: Dtsch. med. Wschr. **1916**; Strahlenther. **12** (1921). — BACMEISTER u. KÜPFERLE: Strahlenther. **19** (1924). — BALABAN: Lungensyphilis. Röntgenpraxis **1930**. — BAMBERG, K. u. H. PUTZIG: Die Herzgröße im Säuglingsalter auf Grund von Röntgenfernaufnahmen. Z. Kinderheilk. **20** (1919). — BAUER, K.: Über Identität und Wesen der sog. Osteopsathyrosis idiopathica und Osteogenesis imperfecta. Zugleich ein Beitrag zur Konstitutionspathologie chirurgischer Krankheiten. Dtsch. Z. Chir. **160** (1920). — BECK: Kardiospasmus im Säuglingsalter. Mschr. Kinderheilk. **9** (1911). — BECKER, J.: Die röntgenologische Darstellbarkeit der Brusteingeweide beim Neugeborenen. Z. Kinderheilk. **39** (1925). — Zur Technik der röntgenologischen Darstellung der Harnwege mit Abrodil. Röpra. **3**, 4 (1931). — Über ungewöhnliche Pseudoepiphysen bei Mongolismus. Sitzgsber. Ges. rhein.-westfäl. Kinderärzte **1929**. — Phalangeale Pseudoepiphysen. Röpra. **2**, H. 12 (1930). — Allergische Vorgänge bei der croupösen Pneumonie im Kindesalter. Sitzgsber. Ges. rhein.-westfäl. Kinderärzte **1927/28**. — Die Haut des Kindes. In Handbuch der Anatomie des Kindes. München: J. F. Bergmann 1929. — Zur Höhensonnenbehandlung des Keuchhustens. Münch. med. Wschr. **1928**. — Die wirksame Dosis bei der Quarzlichtbehandlung des Erysipels. Münch. med. Wschr. **1927**. — Heilungserfolge bei Säuglingserysipel durch U. V.-Bestrahlung. Vortr. auf dem I. internationalen Lichtkongreß Paris 1929. Strahlenther. **34** (1929). — BECKER, J. u. BRÜCKERSTEINKUHL: Die Veränderungen optischer Eigenschaften von Ölen nach Quarzlichtbestrahlung. Z. Kinderheilk. **43** (1927). — BENJAMIN u. GÖTT: Zur Deutung des Thoraxradiogrammes beim Säugling. Dtsch. Arch. klin. Med. **107** (1912). — BENJAMIN u. SLUKA: Jb. Kinderheilk. **65** (1907). (2. Mitt. betr. Chlorom und Leukämie.) — BERG, H. H.: Röntgenuntersuchungen am Innenrelief des Verdauungskanals. Leipzig: Georg Thieme 1930. — BERING u. MEYER: Strahlenther. **1912**. — BERNHARD, O.: Sonnenlichtbehandlung in der Chirurgie. Stuttgart: Ferdinand Enke 1923. — Die Sonnenlichtbehandlung der tuberkulösen Peritonitis. Strahlenther. **34** (1929). — BERNHEIM-KARRER, J.: Rachitis und kongenitales Myxödem. Jb. Kinderheilk. **105** (1924). — BERNUTH, F. v.: Zur Beurteilung der Herzgröße des Kindes nach dem Röntgenbild. Mschr. Kinderheilk. **48**. — BESSAU, ROSENBAUM, LEICHTENTRITT: Nahrung und Magenverweildauer. Jb. Kinderheilk. **95** (1921). — BINGEL: Fortschr. Röntgenstr. **28** (1921); Klin. Wschr. **1** (1922); **3** (1924). — BIRCHER, E.: Die Entwicklung und der Bau des Kretinenskelets im Röntgenogramm. Fortschr. Röntgenstr. Erg.-Bd. **21** (1909). — BIRK, W. u. L. SCHALL: Strahlenbehandlung bei Kinderkrankheiten (Literatur). Berlin 1924. — BLUM, V.: Chirurgische Pathologie und Therapie der Harnblasendivertikel. Leipzig: Georg Thieme 1929. — BOAS: Arch. Verdgskrkh. **1909**. — BOECKH: Chondrodystrophie in sechs Generationen. Zit. nach FRANGENHEIM. — BOSSERT, O.: Anatomische Untersuchungen bei chronischen Lungenerkrankungen infolge Influenza. Mschr. Kinderheilk. **19** (1921). — BOWDITSCH: Amer. J. Dis. Childr. **1924**. — BREHME, TH.: Über Encephalographie im Kindesalter. Abh. Kinderheilk. H. 14. Berlin: S. Karger 1926. — Über hypophysären Landkartenschädel. Z. Kinderheilk. **46** (1928). — BRENZINGER, JANITZKY u. WILHELMY: Physik und Technik des Röntgenverfahrens, 1930. — BROMER, R. S.: Röntgendiagnose des infantilen Skorbuts. Amer. J. Roentgenol. **29**. Ref. Mschr. Kinderheilk. **41** (1928). — BRONCKHORST: Kontrast und Schärfe im Röntgenbild, 1927.

CHAOUL u. LANGE: Ber. d. T. d. dtsch. Röntgengesellschaft, 1923. Klin. Wschr. **1923**. — CHRISTIAN: N. Amer. Med. Clin. **3** (1919). — COURTIN u. DUKEN: Über Milztuberkulose und ihre röntgenologische Darstellbarkeit usw. Z. Kinderheilk. **45** (1928). — CRAMER: Studien zur modernen Lichttherapie. Med. Klin. **1930**, H. 13. — CZERNY, A.: Zur Kenntnis der Zirkulationsstörungen bei akuten Ernährungsstörungen der Säuglinge. Jb. Kinderheilk. **80** (1914). — CZERNY u. KARGER: Die Strahlentherapie in der Kinderheilkunde. LAZARUS, Handbuch der gesamten Strahlenkunde, 1930. — CZERNY u. KELLER: Des Kindes Ernährung, Ernährungsstörungen und Ernährungstherapie, 2. Aufl., Bd. 2, 1. 1925.

DAHLET: Die Technik der Bronchialfüllung mit Kontrastmitteln. Münch. med. Wschr. **1926**. — DANDY: Bull. Hopkins Hosp. **1919**. — Ann. Surg. **1919**. — Surg. etc. **30** (1920). — DANNMEYER, F.: Intensitätsbestimmungen im hygiedorischen Bereich gewisser Ultraviolettstrahler. Strahlenther. **1926**. — Strahlenther. **1928**. — Großstadtsonne und Ultraviolettglühlampe. Umsch. **1928**, H. 29. — DANNMEYER u. RÜTTENAUER: Grundlegende Untersuchungen an Glühlampen mit ultraviolettdurchlässigem Glase. Lichtforschungsinstitut Hamburg-Eppendorf. — DEMUTH, F.: Magenfunktionsprüfung beim gesunden Säugling. Z. Kinderheilk. **33** (1922). — DEUTSCH, F.: Ein Beitrag zur Röntgendiagnostik der Lungensyphilis. Fortschr. Röntgenstr. **24** (1916/17). — DIETERLE, THEOPHIL: Über endemischen Kretinismus und dessen Zusammenhang mit anderen Formen von Entwicklungsstörung. Jb. Kinderheilk. **64** (1906). — Die Athyreosis unter besonderer Berücksichtigung der dabei auftretenden Skeletveränderungen, sowie der differentialdiagnostisch vornehmlich in Betracht kommenden Störungen des Knochenwachstums; Untersuchungen über Thyreoaplasie, Chondrodystrophia foetalis und Osteogenesis imperfecta. Virchows Arch. **184** (1906). — DIETLEN, H.: Über interlobäre Pleuritis. Erg. inn. Med. **12** (1913). — Herz und Gefäße im Röntgenbilde. Leipzig: Joh. Ambr. Barth 1923. — DORNO: Physik der Sonnen- und Himmelsstrahlung. Lehrbuch der Strahlentherapie. Berlin-Wien: Julius Springer 1925. — Physikalische Grundlagen der Sonnen- und Lichttherapie. Handbuch der gesamten Strahlenheilkunde (Lit.!). München 1927. — Strahlenther. **1923, 1924, 1926, 1927, 1929**. — DRAGENDORFF: Abschnitt Herz und Gefäße. Handbuch der Anatomie des Kindes. München: J. F. Bergmann 1929. — DRESLER, K.: Beitrag zur Diagnose der Persistenz des Ductus arteriosus Botalli. Jb. Kinderheilk. **56** (1902). — DUKEN, J.: Die Besonderheiten der röntgenologischen Thoraxdiagnostik im Kindesalter als Grundlage für die Beurteilung der kindlichen Tuberkulose (Lit.!). Jena: Gustav Fischer 1924. — Über Fehlerquellen bei der Röntgenuntersuchung von Lungen und Zwerchfell des Kindes. Münch. med. Wschr. **1921**. — Über Chondrodystrophie. Z. Kinderheilk. **26** (1920). — Mediastinale Pneumatocele nach Pneumonie bei einem Säugling. Z. Kinderheilk. **43** (1927). — Eine Hals-Lungen-Pneumatocele auf der Grundlage eines Abscesses bei einem Säugling. Z. Kinderheilk. **43** (1927). — Zur Frage der Lungenmißbildung und ihrer klinischen wie röntgenologischen Diagnostik im Kindesalter. Arch. Kinderheilk. **84** (1928). — Exspiratorisches Keuchen und hochklingender Husten durch Fremdkörper im Oesophagus. Arch. Kinderheilk. **84** (1928). — Beitrag zur Kenntnis der malacischen Erkrankungen des kindlichen Skeletsystems. I. Mitt. Spätrachitis und Osteodystrophia fibrosa. II. Mitt. Spätrachitis, Tetanie und chronische Schrumpfniere. Z. Kinderheilk. **46** (1928). — DUKEN, J. u. RUNHILT VON DEN STEINEN: Das Krankheitsbild der Bronchiektasie im Kindesalter. Erg. inn. Med. **34** (1928) — DURIG: Denkschrift der Akad. Wiss. Wien, Math.-naturwiss. Kl. **86** (1911). — DURIG u. ZUNTZ: Arch. Anat. u. Physiol. **1904**, Suppl.-Bd.

ECKSTEIN: Die encephalographische Darstellung der Ventrikel im Kindesalter. Erg. inn. Med. **32** (1927). — EISLER, FR.: Die interlobäre pleuritische Schwarte der kindlichen Lunge im Röntgenbild usw. Münch. med. Wschr. **61** (1912). — ELIASBERG u. NEULAND: Die epituberkulöse Infiltration der Lunge bei tuberkulösen Säuglingen und Kindern. Jb. Kinderheilk. **93** (1920). — II. Mitt. Jb. Kinderheilk. **94** (1921). — ENGEL, ST.: Über paratuberkulöse Lungenerkrankungen (Pneumonie massive [GRANCHER], Splenopneumonie). Berl. klin. Wschr. **1921**. — Die anatomischen und röntgenologischen Grundlagen für die Diagnostik der Bronchialdrüsentuberkulose beim Kinde. Erg. inn. Med. **11** (1913) (Literatur!). — Die okkulte Tuberkulose im Kindesalter. Tbk.bibl. Leipzig **1923**. — Erkrankungen des Respirationsapparates in Handbuch von PFAUNDLER-SCHLOSSMANN, 3. Aufl., 1924. — Die paravertebrale, dystelektatische Pneumonie des Säuglings. Arch. Kinderheilk. **71** (1922). — EPSTEIN u. PODRINEC: Destruierende Veränderungen im Knochenschaft bei kongenital syphilitischen Säuglingen. Mschr. Kinderheilk. **44** (1929). — ESKUCHEN, K.: Die Zisternenpunktion. Erg. inn. Med. **34** (1928). — ETTIG, FR.: Über die Differentialdiagnose zwischen einer Pleuritis mediastinalis posterior und der Infiltration eines abnormen Lungenlappens (Lobus infracardiacus). Mschr. Kinderheilk. **28** (1924).

FANCONI, G.: Der intestinale Infantilismus und ähnliche Formen der chronischen Verdauungsstörung. Abh. Kinderheilk. H. 21. Berlin: S. Karger 1928. — FEER, E.: Diagnostik der Kinderkrankheiten, 3. Aufl. Berlin: Julius Springer 1924. — Lehrbuch der Kinderheilkunde, 8. Aufl. Jena: Gustav Fischer 1922. — FIGI, FR. A.: Radium in the treatment of multilocular lymphcysts of the neck. Amer. J. Roentgenol. **21** (1929). Ref. Zbl. Kinderheilk. **23** (1930). — FINKELSTEIN: Lehrbuch der Säuglingskrankheiten, 2. Aufl., 1921. — FINKELSTEIN u. ROHR: Die Behandlung der tuberkulösen Bauchfellentzündungen im Kindesalter. Halle a. S.: Carl Marhold. — FINSEN, N. R.: Über die Bedeutung der chemischen Strahlen des Lichtes für Medizin und Biologie. Leipzig 1899. — FLEISCHNER, F.: Lobäre und interlobäre Lungenprozesse. Fortschr. Röntgenstr. **30** (1922/23). — FLESCH, H.: Beitrag zur Behandlung der Leukämie mit Röntgenstrahlen. Jb. Kinderheilk. **62** (1905). — FLESCH u. PÉTERY: Ergebnisse von Magenuntersuchungen mittels Röntgenstrahlen im Säuglings- und späteren Kindesalter. Z. Kinderheilk. **2** (1911). — FOERSTER: Z. Neur.

94 (1925). — FRANGENHEIM: Die angeborenen Systemerkrankungen des Skelets. Erg. Chir. 4. Berlin: Julius Springer 1912. — FREUDENBERG, E.: Physiologie und Pathologie der Verdauung im Säuglingsalter. (Lit.!) Berlin: Julius Springer 1929. — FREUND: Z. Morph. u. Anthr. 8, 87 (1905). — FRIED: Verh. dtsch. Ges. Kinderheilk. Mschr. Kinderheilk. **1927**. — FRIEDRICH, W.: Physikalische Grundlagen der Radiumtherapie. Strahlenther. **1927**.

GÄHWYLER, M.: Über nicht tuberkulöse Bronchialdrüsenerkrankungen und -verkalkungen. Schweiz. med. Wschr. **1921**. — GHON, A.: Beih. zur Med. Klin. **1924**. — GOEBEL, F.: Weitere Beiträge zu der Bedeutung des Mesenterium commune ileocolicum für die Genese der HIRSCHSPRUNGschen Krankheit. Z. Kinderheilk. **27**, 323 (1920/21). — GOEPPERT: Erg. Med. **4** (1909). — GÖTT, TH.: Die Pathogenese der Säuglingsrumination. Z. Kinderheilk. **16** (1917). — Beitrag zur Kasuistik ungewöhnlicher Röntgenbefunde am kindlichen Thoraxmittelschatten. Z. Kinderheilk. **12** (1915). — GÖTT, THEODOR: Studien über die Pulsation des Herzens mit Hilfe der Röntgenstrahlen. Habilschr. München: Müller und Steinicke 1913. — Die Röntgenuntersuchung in der Kinderheilkunde. Lehrbuch der Röntgenkunde von RIEDER-ROSENTHAL, Bd. 2. 1924. — GÖTT, TH. u. J. ROSENTHAL: Über ein Verfahren zur Darstellung der Herzbewegungen mittels Röntgenstrahlen. Münch. med. Wschr. **1912**. — Über Röntgen.-Kymographie. Röntgen. Taschenbuch, 1913. — GÖTTCHE, O.: Die Pertussislunge und ihr Röntgenbild. Mschr. Kinderheilk. **44** (1929). — GOETTCHE u. ERÖS: Die Pertussislunge, ihr Röntgenbild und ihre pathologische Anatomie. Mschr. Kinderheilk. **47** (1930). — GOETTE: Über Schädigung nach Bestrahlung von Morbus Basedow. Fortschr. Röntgenstr. **39** (1929). — GOETZKY u. F. WEIHE: Über die Bedeutung der Epiphysenschatten beim Myxödem. Z. Kinderheilk. **11** (1914). — GOTTHARDT: Fortschr. Röntgenstr. Kongreßh. **1921**. — Lehrbuch der Röntgenkunde von RIEDER-ROSENTHAL, 2. Aufl., 1928. — GOTTHARDT, P. P.: Strahlentherapie in der Kinderheilkunde. Lehrbuch der Röntgenkunde von RIEDER-ROSENTHAL, 2. Aufl., 1928. — GOTTLIEB u. MOELLER: Über Säuglingspertussis. Jb. Kinderheilk. **100** (1923). — GRAEPER: Handbuch der Anatomie des Kindes. München: J. F. Bergmann 1929. — GRÄVINGHOFF: Zur Kenntnis der „epituberkulösen Infiltration". Mschr. Kinderheilk. **21** (1921). — GRÄVINGHOFF, W.: Versuche und Beobachtungen über Röntgenstrahlenwirkungen beim jugendlichen Organismus als Grundlage der Röntgentherapie des Kindes (Literatur!). Handbuch der Röntgentherapie von PAUL KRAUSE. Leipzig: Georg Thieme 1928. — GRALKA, R.: Über den Einfluß chronischer Entzündungen auf die Ossification. Fortschr. Röntgenstr. **33** (1925). — Fortschr. Med. **1922**, 242. — Röntgendiagnostik im Kindesalter (Literatur!). Leipzig: S. Hirzel 1927. — GRASHEY, R.: Atlas typischer Röntgenbilder vom normalen Menschen, 4. Aufl. München: J. F. Lehmann 1923. — Irrtümer der Röntgendiagnostik und Strahlentherapie. Leipzig: Georg Thieme 1924. — GREBE, L.: Einführung in die Physik der Röntgenstrahlen. Bonner Röntgenbücher, Bd. 1. Bonn: F. Cohen 1923. — GREBE u. BICKENBACH, zit. nach GREBE u. NITZGE. — GREBE u. NITZGE: Tabellen zur Dosierung der Röntgenstrahlen. Wien u. Berlin: Urban u. Schwarzenberg 1930. — GROEDEL, F. M.: Die Röntgendiagnostik der Herz- und Gefäßerkrankungen. Berlin: Hermann Meußer 1912. — Die röntgenologische Untersuchung des kindlichen Herzens. Z. Kinderheilk. **29** (1921). — Die Röntgendiagnostik in der inneren Medizin (Literatur!). München: J. F. Lehmann 1921. — Die Orthoröntgenographie. München: J. F. Lehmann 1908. — GROEDEL, TH u. F. M. GROEDEL: Über die Form der Herzsilhouette bei den angeborenen Herzkrankheiten. Dtsch. Arch. klin. Med. **1911**. — GRÖER, FR. v. u. W. v. JASINSKI: Über die Beeinflussung der Schmerzempfindlichkeit der Haut durch Quarzlampenbestrahlung. Klin. Wschr. **1922**. — GUDZENT, FR.: Grundriß zum Studium der Radiumtherapie. Berlin: Urban u. Schwarzenberg 1919.

HÄBERLIN, KESTNER, LEHMANN, WILLBRAND, GEORGES: Die Heilwirkung des Nordseeklimas. Klin. Wschr. **1923**. — HAMBURGER, FR.: Tuberkulose. Handbuch von PFAUNDLER-SCHLOSSMANN, 3. Aufl. — HAMMER, G.: Die röntgenologischen Methoden der Herzgrößenbestimmung usw. Fortschr. Röntgenstr. **25** (1917/18). — Kurzes Handbuch der gesamten Röntgendiagnostik und -therapie. Herausgeg. v. G. KOHLMANN. Berlin: S. Karger 1928. — HANSEMANN, v.: Echte Nanosomie. Berl. klin. Wschr. **1902**. — HASSELBALCH: Skand. Arch. Physiol. (Berl. u. Lpz.) **1905**. — HASSELBALCH u. LINHARD: Analyse des Höhenklimas in seinen Wirkungen auf die Respiration. Skand. Arch. Physiol. (Berl. u. Lpz.) **25**, 191. — HASSELWANDER u. BRÜGEL: Zit. nach KAESTLE. — HAUSMANN, W.: Grundzüge der Lichtbiologie und Lichtpathologie, 1923. — HAUSSER u. VAHLE: Die Abhängigkeit des Lichterythems und der Pigmentbildung von der Schwingungszahl (Wellenlänge) der erregenden Strahlung. Strahlenther. **1921**. — HECHT, A. F.: Erkrankungen des Herzens usw. Handbuch von PFAUNDLER-SCHLOSSMANN, 3. Aufl., Bd. 3. 1924. — HERTEL: Z. Physiol. **1904**, **1905**, **1907**. — HERTHOGHE: Die Rolle der Schilddrüse bei Stillstand und Hemmung des Wachstums und der Entwicklung und der chronisch gutartige Hypothyreoidismus (Übersetzung). München: F. B. Lehmann 1900. — HERZ, R.: Die photographischen Grundlagen des Röntgenbildes, 1929. — HESS, ALFRED F.: The ultraviolet rays of the sun. American Association for the Advancement of Science. Washington 1924. — Antirachitic properties imparted to inert fluids by ultraviolet irradiation. Amer. Pediatr. Soc. Pittsfield **1924**. —

Verleihung antirachitischer Eigenschaften durch ultraviolette Strahlen an inaktive Flüssigkeiten und Pflanzen. Z. Kinderheilk. **1925**. — HESS, ALFRED F. and A. WINDAUS: Experiments on Activation of Cholesterol Derivatives and Allied Sterols by Ultra-violet Irradiation. Proc. Soc. exper. Biol. a. Med. **1926**. — HESS, ALFRED F. and MILDRED WEINSTOCK: The Antirachitic Value of irradiatet Cholesterol and Phytosterol. J. of biol. Chem. 5 Mitt. **1925/26**. — HESS, R.: Über Frauenmilchernährung an der Brust und aus der Flasche. Z. Kinderheilk. **19** (1919). — HESSBERG, R.: Die Röntgentherapie in der Augenheilkunde. KOHLMANNS Handbuch, 1928. — HEUBNER, O.: Lehrbuch der Kinderheilkunde, Bd. 1. Leipzig: Joh. Ambr. Barth 1903. — HINTZE, A.: Dosierung der Röntgenstrahlen nach ihrer Wirkung auf die Haut. Verh. dtsch. Röntgenges. **1926**. — HIRSCH, C.: Über die Beziehungen zwischen dem Herzmuskel und der Körpermuskulatur usw. Dtsch. Arch. klin. Med. **64** (1899). — HIRSCH, W.: Fortschritte in der Strahlenbehandlung bei Kindern. Kinderpraxis **1930**, 114 (neueste Literatur!). — HOCHSINGER, C.: Über das Kongenitalitätsproblem der Syphilis. Abh. Kinderheilk. H. 15. Berlin: S. Karger 1926. — Die Osteochondritis epiphysaria im Röntgenbild. Arch. f. Dermat. **57** (1901). — Über einen Fall von Säuglingsmyxödem. Mschr. f. Kinderheilk. **12** (1913). — Diagnostische Betrachtungen über drei seltene Formen infantiler Kardiopathien. Jb. f. Kinderheilk. **57** (1903). — Erkrankungen des Kreislaufsystems. Handbuch von PFAUNDLER-SCHLOSSMANN, 2. Aufl. — Zur Kenntnis der hereditär syphilitischen Phalangitis der Säuglinge. Verh.ber. dtsch. Ges. Kinderheilk. **17** (1900). — Stridor congenitus und Thymushyperplasien. Verh. dtsch. Ges. Kinderheilk. **20** (1903). — HOFFA, TH.: Die Entstehung des rachitischen Beckens. Mschr. Kinderheilk. **27** (1924). — HOFFMANN, E.: Berl. klin. Wschr. **1921**. — HOLFELDER: Irrtümer und Gefahren der Röntgentherapie. Leipzig: Georg Thieme 1924. — Strahlenther. **13** (1922). — HOTTINGER, A.: Über die Aufzucht frühgeborener Kinder im Basler Kinderspital und deren Ergebnisse von 1922—1927. Mit besonderer Berücksichtigung der Frühgeburtenrachitis. Abh. Kinderheilk. H. 20. Berlin: S. Karger 1928. — HÜHNE: Bruns' Beitr. **132**. — HÜHNE u. SCHÖNFELD: Eine eigenartige Wachstumsstörung im Kindesalter. Mschr. Kinderheilk. **42**, 267. — HUETER, C.: Über angeborene Bronchiektasien und angeborene Wabenlunge. Beitr. path. Anat. **59** (1914). — HULDSCHINSKY, K.: Dtsch. med. Wschr. **1919**. — Heilung von Rachitis durch künstliche Höhensonne. Dtsch. med. Wschr. **1918**. — Die U.-V.-Therapie der Rachitis. Strahlenther. **1920**. — (Neue Lampentypen, Ultraleuchtröhre und Solarcalampe). Klin. Wschr. **1931**. — Die Osram-Vitaluxlampe. Dtsch. med. Wschr. **1929**, H. 47. — Die Ultraviolett-Therapie des kindlichen Ekzems. Klin. Wschr. **1929**, 71. — HUSLER, J.: Multiple Abartungen. Handbuch der Kinderheilkunde von PFAUNDLER u. SCHLOSSMANN, 3. Aufl., Bd. 1. — Erkrankungen des Bewegungsapparates. Handbuch der Kinderheilkunde von PFAUNDLER u. SCHLOSSMANN, 3. Aufl., Bd. 4; s. a. ALWENS u. HUSLER.

IBRAHIM, J.: Organische Erkrankungen des Nervensystems. PFAUNDLER-SCHLOSSMANN, Handbuch der Kinderheilkunde, 3. Aufl., Bd. 4, 1924. — Die Krankheiten des Nervensystems. FEER, Lehrbuch der Kinderheilkunde, 8. Aufl. Jena: Gustav Fischer 1922. — Zur Klinik der angeborenen Oesophagusatresie. Korresp.bl. allg. ärztl. Ver.igg Thüringen **49** (1923).

JADASSOHN: Ref. Strahlenther. **1919**. Ther. Mh. **1918**. — JAHR u. HIRSCH: Die Bronchopneumonie des Säuglings im Röntgenbild, zugleich ein Beitrag zu Pathogenese und Klinik. Z. Kinderheilk. **46** (1928). — JANSEN, M.: Achondroplasia, its nature and its cause. Leiden 1912. — JESIONEK: Die Reizwirkung des Lichtes und ihre therapeutischen Indikationen. Vortr. Ärztever. Gelsenkirchen Sollux-Verlag. — JESIONEK u. ROTHMANN: Irrtümer der Lichttherapie. GRASHEY, Irrtümer. Leipzig: Georg Thieme 1924. — JOCHIMS, J.: Beitrag zur Röntgendiagnose der Pachymeningitis haemorrhagica interna. Röntgenpraxis **1** (1929). — JOHANNSEN, N.: Ein Beitrag zur Kenntnis der STILLschen Krankheit. Acta paediatr. (Stockh.) **2** (1923). — DE JOSSELIN DE JONG u. MUSKENS: Mitt. Grenzgeb. Med. u. Chir. **21** (1910). — DE JOSSELIN DE JONG u. PLANTENGA: Zit. nach SCHIPPERS. — JOSEFSON, A.: Die Pseudoepiphysen, ein Stigma der endokrinen Hemmung des Skeletwachstums. Fortschr. Röntgenstr. **24**, 266 (1916). — JÜNGLING: Röntgenbehandlung chirurgischer Krankheiten. Leipzig: S. Hirzel 1924. — (Lymphosarkom): siehe bei KOHLMANN.

KAESTLE, C.: Die Röntgenuntersuchung der Atmungsorgane. Lehrbuch der Röntgendiagnostik, herausgeg. von A. SCHITTENHELM. Berlin: Julius Springer 1924. — KAHN: Über die Dauer der Darmpassage im Säuglingsalter. Z. Kinderheilk. **29** (1921). — KARGER: Jb. Kinderheilk. **93** (1921). — Jkurse ärztl. Fortbildg **1926**. — S. auch CZERNY und KARGER. KAUFMANN: Untersuchungen über die sog. fetale Rachitis (Chondrodystrophia foetalis). Beitr. path. Anat. **13**. Berlin 1892. — KAYSER, K.: Röntgenologischer Beitrag zur Klinik der Lungensyphilis. Fortschr. Röntgenstr. **22** (1914/15). — KELLER, PH.: Erythemdosimeter zur Dosierung ultravioletter Lichtquellen. Strahlenther. **1924**. — Über die Wirkungen des ultravioletten Lichtes auf die Haut usw. 5. Mitt. Strahlenther. **1924**. — Die lichtbiologischen Grundlagen einer Ultra-Violett-Licht-Dosimetrie. Referat auf 1. internat. Lichtkongr. Paris **1929**. — KEMKES, B.: Zur Diagnose und Therapie des sog. Pylorospasmus.

Arch. Kinderheilk. 88 (1929). — KESTNER, O.: Z. Biol. **1921**. — Beitr. Klin. Tbk. **50**. — Verh. dtsch. Röntgenges. **1924**. — KESTNER, PEEMÖLLER u. PLAUT: Die Einwirkung der Strahlung auf den Menschen. Klin. Wschr. **1923**. — KIENBÖCK: Über Osteochondritis an der Tuberositas tibiae und sog. OSGOOD-SCHLATTERsche Erkrankung. Fortschr. Röntgenstr. **28** (1921). — Fortschr. Röntgenstr. **22** (1914). — KIMMERLE: Münch. med. Wschr. **1921**; Strahlenther. **1922**. — KIRSCH, O.: Grundlagen der orthodiagraphischen Herzgrößen- und Thoraxbreitenbeurteilung im Kindesalter. Abh. Kinderheilk. H. 25. Berlin: S. Karger 1929. KISCH, EUGEN: Der gegenwärtige Stand der Lichtbehandlung der Knochen- und Gelenktuberkulose in der Ebene. Extrapulmon. Tbk. **1925**, Nr 1. — Die Strahlenbehandlung der chirurgischen Tuberkulose. Strahlenther. **28** (1928). — KLEINSCHMIDT, H.: Die HIRSCHSPRUNGsche Krankheit. Erg. inn. Med. **9** (1912). — Magen- und Darmerkrankungen. Handbuch von PFAUNDLER-SCHLOSSMANN, 3. Aufl., 1924. — Handbuch der Tuberkulose von BRAUER, SCHRÖDER, BLUMENFELD, 3. Aufl., 1923. — Herz und Gefäßsystem bei Ernährungsstörungen der Säuglinge. Jkurse ärztl. Fortbildg **11** (1920). — Die Tuberkulose der Kinder, 2. Aufl., 1927. — Zur Röntgendiagnostik der intra- und extrapulmonalen Höhlenbildungen im Kindesalter. Mschr. Kinderheilk. **46** (1930). — KLIENEBERGER: Strahlenther. **1913**, **1923**. — KLINKE, K.: Mschr. Kinderheilk. **31** (1926). — KLÖVEKORN, G. H.: Die Röntgenbestrahlung der Entzündung usw. (Lit.!). Zbl. Hautkrkh. **33**. — KLOSE, E.: Zur Kenntnis der Osteopsathyrosis idiopathica (Lit.!). Mschr. Kinderheilk. **12**, **347** (**1914**). — KLOTZ, M.: Über Rachitis. Erg. inn. Med. **24** (1923). — KNOEPFELMACHER: Jb. Kinderheilk. **105** (1924). KOCH, H.: Zur Diagnose der akuten miliaren Tuberkulose im Säuglingsalter. Z. Kinderheilk. **38** (1924). — KÖHLER, A.: Vollzählige proximale Metacarpalepiphysen (Fall von infantilem Myxödem). Fortschr. Röntgenstr. **19** (1912). — Über eine häufige, bisher anscheinend unbekannte Erkrankung einzelner kindlicher Knochen. Münch. med. Wschr. **55** (1908). — Eine typische Erkrankung des zweiten Metatarsophalangealgelenkes. Münch. med. Wschr. **67** (1920). — Knochen- und Gelenkerkrankungen. SCHITTENHELM, Lehrbuch der Röntgendiagnostik. Berlin: Julius Springer 1924. — KOENIGSFELD, H.: Z. klin. Med. **1921**. — KOEPPE, H.: Ein Fall von STILLscher Krankheit. Jb. für Kinderheilk. **76** (1912). — Angriffspunkt und Wirkungsweise der ultravioletten Strahlen usw. Arch. Kinderheilk. **1928**; **86** (1929). — KOHLMANN, G.: Röntgenbehandlung in der Kinderheilkunde. PAUL KRAUSE, Handbuch der Röntgentherapie. Leipzig: Georg Thieme 1928. — Kurzes Handbuch der gesamten Röntgendiagnostik und Röntgentherapie. Berlin: S. Karger 1928. — KOHLMANN u. SCHMIDT: Zit. nach G. HAMMER. Abschnitt Herz und Gefäße. Kurzes Handbuch der gesamten Röntgendiagnostik und -Therapie. Berlin: S. Karger 1928. — KRAFT, DE: Zit. nach HAUSMANN. — KRAUSE, PAUL: Handbuch der Röntgentherapie. Leipzig: Georg Thieme 1928. — KRÜGER, W.: Die Aufenthaltsdauer der Nahrung im Säuglingsmagen unter physiologischen und pathologischen Verhältnissen. Mschr. Kinderheilk. **21** (1921/22).

LANGE, CORNELIA DE: Angeborene Cystenlunge und agenetische Bronchiektasie. Acta paediatr. (Stockh.) **6** (1927). — LANGE, R. u. H. FELDMANN: Herzgrößenverhältnisse gesunder und kranker Säuglinge bei Röntgendurchleuchtung. Mschr. Kinderheilk. **21** (1921). LANGHANS: Anatomische Beiträge zur Kenntnis der Kretinen. Virchows Arch. **149** (1897). — LANGSCH, H.: Chronische myeloische Leukämie. Mschr. f. Kinderheilk. **21** (1921). — LAQUEUR u. ROHN: Das Blutbild bei Höhensonne, Ultrasonne und „Ema-Lampe". Münch. med. Wschr. **1923**. — LAUCHE, A.: Zur Histologie der Knochenwachstumsstörungen beim Mongolismus. Virchows Arch. **249**, 315 (1924). — Die Entzündungen der Lungen und des Brustfelles. HENKE-LUBARSCH' Handbuch der speziellen pathologischen Anatomie und Histologie (Vollzählige Lit.!). Berlin: Julius Springer 1928. — Die Entstehung der lobären Ausbreitung der fibrinösen Pneumonie. Dtsch. med. Wschr. **1927**, 55. — LAZARUS: Handbuch der Radiumbiologie und Therapie. Wiesbaden: J. F. Bergmann 1913. — Handbuch der gesamten Strahlenkunde, 1930. — LEDERER, R.: Über „Bronchotetanie", ein noch nicht beschriebenes Krankheitsbild der Spasmophilie. Z. Kinderheilk. **7** (1913). — Über Bronchotetanie. Z. Kinderheilk. **23** (1919). — Chronische Bronchitis, Bronchialasthma und Bronchotetanie. Erg. inn. Med. **19** (1921). — LEDINGHAM and KERRON: Lancet **1905**. — LENK u. HASLINGER: Röntgenuntersuchungen an gesunden und kranken Bronchien und Füllung mit Lipjodol. Klin. Wschr. **4** (1925). — LEONHARD: Amer. J. Roentgenol. **1925**. — LESNÉ u. DE GENNES: Vortr. 1. internat. Lichtkongr. Paris **1929**. — LIEBERMEISTER, G.: Der Pneumocephalus artificialis (Literatur!). Erg. inn. Med. **25** (1924). — LINZENMEIER, G.: Der Verschluß des Ductus arteriosus Botalli nach der Geburt des Kindes. Z. Geburtsh. **76** (1915). — LOOSER: Zur Kenntnis der Osteogenesis imperfecta congenita und tarda (sog. idiopathische Osteopsathyrosis). Mitt. Grenzgeb. Med. u. Chir. **15** (1906). — Über Spätrachitis und die Beziehungen zwischen Rachitis und Osteomalacie. Mitt. Grenzgeb. Med. u. Chir. **18**, 678 (1908). — LOWETT: Ein Fall von Osteogenesis imperfecta (Demonstration). Ref. Münch. med. Wschr. **53**, 2179 (1906). — LUST: Zur Klinik des Ösophagospasmus. Ref. Tgg südwestdtsch. Kinderärzte **1923** — LYON u. MEYER: Z. Kinderheilk. **49** (1930).

MACNEILL, NORMAN M.: Infantile thymic-hyperplasia. Arch. of Pediatr. **42** (1925). Ref. Zbl. Kinderheilk. **19** (1926). — MADER: Med. Klin. **19** (1923). — MAJOR, R.: Röntgenologische Beobachtungen am Säuglingsmagen. Z. Kinderheilk. **8** (1913). — MARBURG u. SKAGLITZER: Die Röntgenbehandlung der Nervenkrankheiten. Berlin 1930. — MATTHES: Differentialdiagnose innerer Krankheiten. Berlin: Julius Springer 1921. — MEYER, HANS: Lehrbuch der Strahlentherapie. Wien u. Berlin: Urban u. Schwarzenberg 1925/26. — MEYER, S.: Die Heilungsaussichten der Bauchtuberkulose unter der Behandlung mit künstlicher Höhensonne. Jb. Kinderheilk. **87**. — MEYER, ST.: Die radioaktiven Substanzen. Handbuch der biologischen Arbeitsmethoden, herausgeg. von ABDERHALDEN. Wien u. Berlin: Urban u. Schwarzenberg 1926. — MIESCHER, G.: Strahlenschutz und Lichtgewöhnung. Klin. Wschr. **1929**. — MORITZ: Die Veränderungen in der Form, Größe und Lage des Herzens beim Übergang aus horizontaler in vertikale Körperstellung usw. Dtsch. Arch. Klin. Med. **1905**. — MORRISON u. BOGAN: Knochenentwicklung bei diabetischen Kindern. Amer. J. med. Sci. **174** (1927). Ref. Mschr. Kinderheilk. **41** (1928). — MÜLLER u. WEBER: Über Lobus venae azygos. Mschr. Kinderheilk. **46** (1930). — MUNK, A.: Die Kerngrößen der Handwurzelknochen usw. Arch. Kinderheilk. **80** (1927).

NADOLNY, GERTRUD: Osteosklerose im Kindesalter. Jb. Kinderheilk. **105** (1924). — NEURATH, R.: Physiologie und Pathologie der Pubertät. Handbuch der Kinderheilkunde von PFAUNDLER-SCHLOSSMANN, 3. Aufl., Bd. 1.

OPPENHEIM: Lehrbuch der Nervenkrankheiten. Berlin: S. Karger 1923.

PALTAUF, A.: Über den Zwergwuchs in anatomischer und gerichtsärztlicher Beziehung, nebst Bemerkungen über verwandte Wachstumsstörungen des menschlichen Skelets. Wien 1891. — PALUGIAY: Zit. nach GREBE u. NITZGE. — PANCOAST, HENRY K. and E. P. PENDERGRASS: Röntgenologic diagnosis of diseases of the upper respiratory tract in children. Amer. J. Roentgenol. **23**, Nr 3 (1930). — PEARSON, J. W.: Diagnosis of pulmonary conditions in children. Amer. J. Roentgenol. **9** (1922). — PEEMÖLLER, FR.: Biologische Lichtwirkungen beim gesunden und kranken Menschen. Strahlenther. **1925**. — Die Wirkung von erythembildenden Lichtstrahlen und Wärmestrahlen auf die menschliche Haut. Strahlenther. **1927**. — PEEMÖLLER u. F. DANNMEYER: Der therapeutische Wert unserer künstlichen Lichtquellen und Lichtfilter. Med. Klin. **1927**. — PEIPER, A.: Dünndarmperistaltik. Jb. Kinderheilk. **122** (1929). — PEIPER-ISBERT: Bewegungen des Magen-Darmkanals im Säuglingsalter. Jb. Kinderheilk. **119**, **120** (1928). — PEISER, J.: Über Osteopsathyrosis im Kindesalter. Verh. dtsch. Ges. Kinderheilk. **24** (1907). — PERTHES: Arch. klin. Chir. **77** (1905). — PERTHES, G. u. WELSCH: Über Entwicklung und Endausgänge der Osteochondritis deformans des Hüftgelenkes (CALVÉ-LEGG-PERTHES), sowie über das Verhältnis der Krankheit zur Arthritis deformans. Beitr. klin. Chir. **127** (1922). — PFAUNDLER, M. v.: Über Magenkapazität und Gastrektasie im Kindesalter. Bibl. med. **1898**. — PFITZNER, W.: Die morphologischen Elemente des menschlichen Handskelets. Z. Morph. u. Anthrop. **1900 II**. — PICARD: Klin. Wschr. **1923**. — PINCUSSEN, L.: Biologische Lichtwirkungen, ihre physikalischen und chemischen Grundlagen. München: J. F. Bergmann 1920. — Photobiologie. Leipzig: Georg Thieme 1930. — POGORSCHELSKY, H.: Zur Frage des Auftretens von „Skorbut beim Brustkinde". Z. Kinderheilk. **35** (1923). — PORDES: Med. Klin. **1921**. — PRIESEL, R.: Über Osteomyelitis gummosa im Säuglingsalter. Z. Kinderheilk. **45** (1928).

QUINCKE, H.: Über Athyreosis im Kindesalter. Dtsch. med. Wschr. **1900**.

RACH, E.: Röntgendiagnostik der kindlichen Lungenerkrankungen. Erg. inn. Med. **32** (1927). — Beiträge zur Röntgendiagnostik der Lungentuberkulose im Kindesalter. Z. Kinderheilk. 8 (1913). — Röntgenologisch erkennbare anatomische Typen der kindlichen Lungentuberkulose. Münch. med. Wschr. **61** (1914). — REICHE: Mschr. Kinderheilk. **31** (1926). — REYHER, P.: Über bemerkenswerte Ossificationsbefunde an den Händen bei fetaler Chondrodystrophie. Fortschr. Röntgenstr. **20** (1913). — Das Röntgenverfahren in der Kinderheilkunde. Berlin 1912. — Die röntgenologische Diagnostik in der Kinderheilkunde. Erg. inn. Med. **2** (1908). — Zum Spasmophilieproblem. Klin. Wschr. **1923**. — Über den Wert orthodiagraphischer Herzuntersuchungen bei Kindern. Jb. Kinderheilk. **64** (1906). — RHODENS, v.: Z. exper. Ther. **21** (1920). — RIEDEL, G.: Strahlenther. **12** (1921); Münch. med. Wschr. **1920**. — RIEDER-ROSENTHAL: Lehrbuch der Röntgenkunde, 2. Aufl., 1928. — RIETSCHEL, H.: Bronchotetanie, Bronchialasthma und asthmatische Bronchitis im Kindesalter. Mschr. Kinderheilk. **12** (1914). — ROBINSON, G. ALLAN: Radiumtreatment in angiomas. Arch. of Pediatr. **44** (1927). Ref. Zbl. Kinderheilk. **21** (1928). — ROHR: Siehe FINKELSTEIN u. ROHR. — ROLLIER: Die Heliotherapie der Tuberkulose. Berlin: Julius Springer 1913. — ROMINGER: Sitzgsber. Ver.igg südwestdtsch. Kinderärzte, 11. Dez. **1921**. — ROSENBAUM, S.: Physiologie und Pathologie des Säuglingsmagens. Abh. Kinderheilk. H. 4. Berlin: S. Karger 1925. — ROST, G. A.: Die biologischen Grundlagen der Ultraviolett-Therapie. Strahlenther. **1924**. — ROST u. KELLER: Die Wirkungen des Lichtes auf die gesunde und kranke Haut. Handbuch der Haut- und Geschlechtskrankheiten, Bd. 5, 2. Berlin: Julius Springer 1929. — ROTHMANN, ST.: Untersuchungen über die Physiologie der Lichtwirkung. Z. exper. Med. **1923**. — ROTHMANN u. CALLENBERG: Lichtbäder und Serumkalkspiegel. Klin. Wschr. **1923**. — Rulison, R. H. u. Mc. Lean Stafford: The treatment of vascular nevi with radium. Amer. J. Dis. Childr. **25** (1923). — Ruckensteiner, E.: Die normale Entwicklung des Knochensystems im Röntgenbild. Leipzig: Georg Thieme 1931. — Rudberg: Arch. Anat. u. Physiol. **1907**. — Rüttenauer, A.: (U.-V.-Messung). Strahlenther. **1928**, **1929**. — Rüttenauer, Pulfrich u. Dannmeyer: Die Osram-Vitaluxlampe, ihre Eigenschaften und ihre Anwendung in der Praxis.

Saupe, E.: Das Thoraxröntgenbild im frühesten Kindesalter. München: J. F. Lehmann 1925. — Röntgenpraxis **1930**. — Saupe, E. u. K. Ehle: Das Thoraxröntgenbild des normalen Säuglings. München: J. F. Lehmann 1929. — Schall, L.: Zur Hauterythemfrage. Strahlenther. **23** (1926). — Das Lichterythem. Erg. med. Strahlenforschg. **4** (1930). (Vollständige Literatur!). — Schiff, E.: Das Spasmophilieherz, Acta paediatr. (Stockh.) **3** (1924). — Röntgenologische Beobachtungen über die Zwerchfellbewegungen im Kindesalter. Dtsch. med. Wschr. **1920**. — Schilling: Münch. med. Wschr. **1910**. — Schippers, J. C.: Das Hirschsprungsche Syndrom usw. Mschr. Kinderheilk. **43** (1929). — Eine seltene Komplikation der Bronchopneumonie (sog. Osteoarthropathie hypertrophiante pneumique). Mschr. Kinderheilk. **45** (1929). — Schittenhelm, A.: Beobachtungen über den offenen Ductus Botalli. Dtsch. med. Wschr. **46** (1920). — Schloss, E.: Über Rachitis. Berl. klin. Wschr. **53** (1916). — Schmidt, H.: Zur Statistik der Knochenerkrankungen bei Säuglingssyphilis. Z. Kinderheilk. **46** (1928). — Schmidt u. Kohlmann: Siehe Kohlmann u. Schmidt. — Schönfeld, H.: Zur röntgenologischen Differentialdiagnose zwischen Hernia und Relaxatio diaphragmatica. Klin. Wschr. **1926**. — Beiträge zur Röntgendiagnostik pleuritischer Prozesse im Säuglings- und Kindesalter (Literatur!). Mschr. Kinderheilk. **39**, 385—471. — Schönfeld u. Baumbach: Die Röntgenbehandlung des kindlichen lymphatischen Rachenringes. Strahlenther. **36** (1930). — Schreus, H. Th.: Röntgenbehandlung in der Dermatologie. Bonner Röntgenbücher, Bd. 3. Bonn: Fr. Cohen 1923. — Schüller: Die Schädelbasis im Röntgenbild, 1905. Hamburger Atlanten. — (Christians syndrome.) Fortschr. Röntgenstr. **23** (1915). — Röntgendiagnostik der Erkrankungen des Kopfes. Lehrbuch der Röntgendiagnostik, herausgeg. von A. Schittenhelm. Berlin: Julius Springer 1924. — Über ein eigenartiges Syndrom von Dyspituitarismus. Wien. klin. Wschr. **1921**. — Röntgendiagnostik. Lewandowskys Handbuch der Neurologie. Berlin: Julius Springer 1910. — Schulzer u. Sonne: The effect of the light-bath in rachitis. Ref. Strahlenther. **1924**. — Schwarz, G.: Die Röntgenuntersuchung der Verdauungsorgane. Schittenhelms Lehrbuch der Röntgendiagnostik. Berlin: Julius Springer 1924. — Segawa, M.: Über die Kombination angeborener und erworbener Skeleterkrankungen. Z. Kinderheilk. **12**, 246 (1915). — Seitz u. Wintz: Strahlenther. 5. Sonderband. — Shillito, L.: The place of general ultra-violet irradiation in the treatment of whooping couch. Brit. J. Actinother. **4** (1929). — Siegert, F.: Myxödem im Kindesalter. Erg. inn. Med. **6** (1910). — Der Mongolismus. Erg. inn. Med. **6** (1910). — Der chondrodystrophische Zwergwuchs (Mikromelie). Erg. inn. Med. 8 (1912). — Beiträge zur Lehre von der Rachitis. Jb. Kinderheilk. **58** (1903). — Siegl, J.: Die kindliche Appendix im Röntgenbilde. Arch. Kinderheilk. I. Mitt. **82**, 81 (1927/28); II. Mitt. **82**, 262. — Münch. med. Wschr. **76** (1927). — Simon, G.: Die offene Lungentuberkulose des Schulalters. Leipzig: Joh. Ambr. Barth **1928**. — Handbuch der Kindertuberkulose, herausgeg. von Engel u. v. Pirquet. Leipzig: Georg Thieme 1930. — Simon-Redeker: Praktisches Lehrbuch der Kindertuberkulose. Leipzig: Curt Kabitsch 1926. — Sluka: Röntgenbefunde bei Lungen-Drüsentuberkulose im ersten Lebensjahr. Verh. dtsch. Ges. Kinderheilk. **26** (1909). — Sorgo: Med. Klin. **1925**. — Spitzy: Orthopädische Therapie. Handbuch der Kindertuberkulose von Engel-Pirquet. Leipzig: Georg Thieme 1930. — Stein, A.: Papaverin zur Differentialdiagnose zwischen Ösophagospasmus und Ösophagostenose. Fortschr. Röntgenstr. **23** (1915/16). — Stephan: Münch. med. Wschr. **1920**, **1921**, **1922**. — Strahlenther. **11** (1920). — Stettner, E.: Über die Beziehungen der Ossification des Handskelets zu Alter und Längenwachstum bei gesunden und kranken Kindern von der Geburt bis zur Pubertät. Arch. Kinderheilk. **68**, **69** (1921). — Der Einfluß von Krankheiten und Pflegeschäden auf die Ossification. Münch. med. Wschr. **67** (1920). — Stoccada: Zit. nach E. Wieland. Handbuch von Pfaundler-Schlossmann, 3. Aufl., Bd. 1, S. 889, Fußnote 1. — Strassburger: Dtsch. med. Wschr. **6** (1910).

Teleky: Wien. klin. Wschr. **1897**. — Tendeloo, M. N.: Studien über die Ursachen der Lungenkrankheiten. Wiesbaden: J. F. Bergmann 1902. — Allgemeine Pathologie. Berlin: Julius Springer 1919. — Teschendorf, W.: „Röntgenbehandlung der Blutkrankheiten" in Kohlmann, Kurzes Handbuch der gesamten Röntgendiagnostik und -Therapie. Berlin: S. Karger 1928. — Thedering, F.: Das Quarzlicht und seine Anwendung in der Medizin. Berlin 1923. — Theile: Zur Radiologie des Säuglingsmagens. Z. Kinderheilk. **15** (1917). — Thomas, E.: Zur Einteilung der Myxödemformen. Dtsch. med. Wschr. **28** (1912). — Über riesenwuchsähnliche Zustände im Kindesalter. Z. Kinderheilk. **10** (1913). — Polyarthritis acuta. Handbuch von Pfaundler-Schlossmann, 3. Aufl., Bd. 2. Leipzig: F. C. W. Vogel 1924. — Die innere Sekretion in der ersten Lebenszeit. Jena: Gustav Fischer 1926. — Thost, A.: Die Röntgenuntersuchung der Ohren, der Nase und des Halses. Lehrbuch der

Röntgendiagnostik, herausgeg. von A. SCHITTENHELM. Berlin: Julius Springer 1924. — TOBLER, W.: Der Skorbut im Kindesalter. Z. Kinderheilk. **18** (1918). — TRAUGOTT, K.: Über den Einfluß der Ultra-Violett-Strahlen auf das Blut. Münch. med. Wschr. **1920**. — TRUSEN, M.: Spontanfraktur bei einem Kinde mit lymphatischer Leukämie. Mschr. Kinderheilk. **50** (1931).

VAHLE, W.: Optische Grundlagen der Lichttherapie usw. Lehrbuch der Strahlentherapie. Berlin-Wien: Julius Springer 1925. — VALENTIN: Fortschr. Röntgenstr. **29** (1922). — Med. Klin. **18** (1922). — VEITH, A.: Über orthodiagraphische Herzuntersuchungen bei Kindern im schulpflichtigen Alter. Jb. Kinderheilk. **68** (1908). — VELDE, G.: Fortschr. Röntgenstr. **36**, 2 (1927) (Lit.!). — VIETHEN, A.: Die Behandlung akuter Entzündungen mit niedrig dosierten Röntgenstrahlen. Jb. Kinderheilk. **122**, 284 (1929). — VIRCHOW: Virchows Arch. **94**, **166** (1901). — VOGT, E.: Röntgenuntersuchungen der inneren Organe des Neugeborenen. Fortschr. Röntgenstr. **28** (1921). — Zur Kritik der Röntgendiagnostik des Herzens und der Thymus in der ersten Lebenszeit. Fortschr. Röntgenstr. **32** (1924). — VOLTZ, FR.: Dosierungstafeln für die Röntgentherapie. München: J. F. Lehmann 1921. — VOLLMER u. FRANKENSTEIN: Die biologische Sonderstellung der Haut Früh- und Neugeborener. Z. Kinderheilk. **1924**.

WARTENBERG: Z. Neur. **99** (1925). — WEBER, G.: Zur Diagnose und Klinik der angeborenen Duodenalstenose. Mschr. Kinderheilk. **45** (1929). — WEBSTER, HILL and EIDINOW: Measurement of ultra-violet-light by means of acetone-methylene-blue solution. Lancet **1925**. — WEIHE: Die interlobäre Pleuritis im Kindesalter und ihr röntgenologischer Nachweis. Z. Kinderheilk. **13** (1916). — WEIL: Erg. inn. Med. **22** (1922). — WERNSTEDT, W.: Zur Kenntnis der Rumination im Säuglingsalter. Acta paediatr. (Stockh.) **1** (1921). — WETTERER, J.: Internat. Radiotherapie **1** (1925/26 f.). — Handbuch der Röntgen- und Radiotherapie, 1922. — WIELAND: Über sog. angeborene und über frühzeitig erworbene Rachitis. Berlin: S. Karger 1910. — WIELAND, E.: Über Bronchotetanie. Mschr. Kinderheilk. **13** (1914). — Spezielle Pathologie des Bewegungsapparates. BRÜNING-SCHWALBES Handbuch der allgemeinen Pathologie und pathologischen Anatomie des Kindesalters, Bd. 2, 1. 1913. — Erkrankungen der Schilddrüse. PFAUNDLER-SCHLOSSMANN, Handbuch der Kinderheilkunde, 3. Aufl., Bd. 1. — WIENER, C.: Behandlung des Pylorospasmus der Säuglinge durch Röntgenbestrahlung. Jb. Kinderheilk. **122**, 113 (1929). — WIESE, O.: Die Bronchiektasien im Kindesalter (Lit.!). Berlin: Julius Springer 1927. — Fehlerquellen in der Röntgendiagnostik der intrathorakalen Tuberkulose des Kindes. Z. ärztl. Fortbildg **1925**. — Handbuch der Kindertuberkulose, herausgeg. von ST. ENGEL und CL. v. PIRQUET. Leipzig: Georg Thieme 1930. — Eigentümliche metaphysäre Bandschatten im Röntgenbild gelenktuberkulöser Kinder. Bruns' Beitr. **142**. — Über maximale Herzverlagerungen beim Kinde als Folge langsam verlaufender Lungentuberkulose, mit besonderer Berücksichtigung der Dextrokardie (Dextroversio cordis). Beitr. Klin. Tbk. **68** (1928). — WIESER, v.: Weitere Erfahrungen mit der Röntgentherapie beim kindlichen Schwachsinn. Spezielle Indikationen. Fortschr. Röntgenstr. **38** (1928). — WIMBERGER: Röntgenologie der Brustorgane bei kindlicher Tuberkulose. Verh. dtsch. Ges. Kinderheilk. **1924**. — WIMBERGER, H.: Röntgenometrische Wachstumsstudien am gesunden und rachitischen Säugling. Z. Kinderheilk. **35** (1923). — Zur Diagnose des Säuglingsskorbuts. Z. Kinderheilk. **36** (1923). — Klinisch radiologische Diagnostik von Rachitis, Skorbut und Lues im Kindesalter. Erg. inn. Med. **28**. — Zur Röntgensymptomatologie des kindlichen Mediastinums. Fortschr. Röntgenstr. **31**. — WOLLENWEBER, M.: Spontanpneumothorax bei Grippe. Arch. Kinderheilk. **90** (1930). — WOLLMANN: Ein Fall von Agenesie der linken Lunge mit Bronchiektasien. Inaug.-Diss. Freiburg 1891. — WYSS, ROBERT VON: Beitrag zur Entwicklung des Skeletes von Kretinen und Kretinoiden. Fortschr. Röntgenstr. **3**.

YLPPOE, A.: Z. Kinderheilk. **20**, **24**.

ZAPPERT: Syphilis. Handbuch von PFAUNDLER-SCHLOSSMANN, 1924. — ZAPPERT, J.: Über röntgenogene fetale Mikrocephalie. Arch. Kinderheilk. **80** (1927). — ZIEGLER: Strahlentherapie **14** (1923).

Sachverzeichnis.